高次脳機能障害の
作業療法

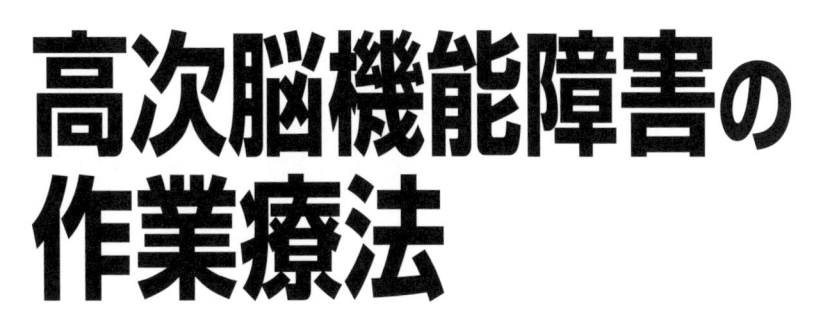

鎌倉矩子・山根 寛・二木淑子／編

鎌倉矩子・本多留美／著

三輪書店

編者の序

　鎌倉先生の呼びかけにより，一連の作業療法テキストの編纂が始まったのは1997年頃であったろうか．表題も巻数も発行年も限定せず，こんなテキストがあればいいなという私たちの願い，それを形にできそうな書き手が思い浮かんだものから編纂作業に取りかかろう．思い浮かんだ書き手に，私たちの気持ちを伝え，おもしろいと応じてきた書き手がいれば，その思いと主体性を重んじながら，編者も遠慮なく自分たちの考えを述べよう．なんともわがままで注文の多い編集だろう．それでいい，最後まで形にならずに終わったものがあってもいい，無理に形にしない，納得がいくものを生み出していこう，それが合い言葉であった．

　編者もそれぞれ自分の思いを表そうということで始まっており，その第1号が拙著『ひとと作業・作業活動』，1998年秋に脱稿し1999年春に出版された．鎌倉先生は，作業療法の生い立ちに始まり，作業療法とは何かを語り，作業療法の枠組み，作業療法理論やモデルの変遷を解き明かされた．それが，今なお，多くの作業療法士に読み継がれている2001年初版の『作業療法の世界』である．

　それから，幾冊かの個性豊かなテキストを世に出し，いずれも版を重ね読まれている．そうした一連のテキストの中に，今，あらたな名著が誕生した．作業療法が目指すのは「人がそれぞれよりよい作業的存在となるように助け導くこと」だという鎌倉先生のライフワーク『高次脳機能障害の作業療法』である．編者の幸せは，読者より一足先に，生まれる本の巣立ちに寄り添えることであろう．

　原稿を手にしたときから，ああ，素敵な文章だと思った．卓越した一人の作業療法士が高次脳機能障害について，自分の知りえていることを語り，読者はその語りを聞きながら，共に考え学ぶという全編通したスタイルが，よどみなく一つの流れとなっている．これは，専門書でありながら物語として聞くように読み，学ぶ，もしくは声をあげ誦読しながら学ぶという学び方が似つかわしい．

　専門的なことを，気負うことなく，楽しく，わかりやすく，伝える，まさに私たち編者の思いが結集された一冊である．開いた最初の頁から，著者が高次脳機能障害がある人に対してどのような思いを抱き，どのように寄り添うかがみえる．さあ，あなたも著者の語りかけに応えながら，高次脳機能障害に対する作業療法の世界を旅してみませんか．

2010年5月　卯の花匂う　風に吹かれて　東山の尾根を歩々

編者を代表して　山根　寛

著者の序

　今日，作業療法士のところへ紹介されてくる人々の多くは脳機能に障害がある人々である．最大多数は脳血管障害に見舞われた人々であるが，そのほかに事故によって引きおこされた頭部外傷や無酸素脳症の患者がおられ，脳腫瘍や脳炎の患者がおられ，さらには脳の変性疾患に見舞われた高齢期の人々がいる．この中で，認知機能すなわち高次脳機能の障害を有している人々の数は決して少なくない．

　高次脳機能の障害は，"見えない障害"として知られる．脳疾患や脳外傷の後に上下肢の麻痺をきたすことがなければ，関係者はほっとすることであろう．もしも麻痺があったら，当事者も関係者も，運動の訓練に邁進するのは当然である．しかし患者がいよいよ"生活"に戻っていこうとするちょうどその時，それまで"見えなかった障害"が大きな壁となって行く手に立ちふさがる．

　私自身は，作業療法を自分の職業として選んでから比較的はやい時期に，そのような患者に出会う機会があった．大橋博司（1965）の分厚い『臨床脳病理学』を唯一の手がかりに，患者の脳機能再建を模索し続けた日々は，今となっては遠い思い出である．しかしこの患者と，この後に続く何人かの患者との出会いは，作業療法士が患者のために何ができるかを考える恰好の機会をもたらしてくれた．彼らに出会ったがために私は，作業療法士であり続けようとする意志を保つことができ，作業療法には存在意義があるのだという思いを辛くも持ち続けることができた．

　脳損傷後の機能回復は，運動機能であれ，認知機能（＝高次脳機能）であれ，幸運な少数例を除けば，完全を期待できるわけではない．しかしどのような場合にも，"前進"を生みだすことはできる．機能上の小さいかもしれない回復を生活上の小さくない前進に変えてゆくには，実に多くの患者側の努力と，実に多くのセラピスト側の工夫が必要だということを私は学んできた．障害に見舞われた人々の新しい生活は，この小さいかもしれない"前進"を積み重ねた先に現われる，ということもまた学んできた．

　私が臨床活動に専念できた年数はそう長くはない．しかし仕事の場が研究所や大学に移った後も，高次脳機能障害の作業療法はつねに私のテーマ（のひとつ）であり続けた．たくさんの方々の協力に支えられ，患者に出会う努力を絶やさないようにもしていた．

　高次脳機能障害のリハビリテーションあるいは作業療法について，これまでに学んできたことや考えてきたことを1冊の本にまとめてみたいという気持ちはかなり以前からあった．だがそれは，着手してみると容易なことではなかった．脳はあまりにも複雑な器官である．解明されていることもあるが，そうでないことも多い．患者はみな違う．私が知り得た臨床的事実など，大海の一滴に過ぎない．一方では脳を，いや高次脳機能をめぐる論文の数は，天空の星をも凌ぐ夥しさに達している．

　そのような重圧に耐えつつ，私はテキストの構成を思案した．乏しくはあっても大切な自身の経験を書き述べ，自分の中で未解決の問題に対する答えを文献の中に探し求めた．脳につい

て何がわかっているか・いないかを，できる範囲で正確に書き表そうとした．

　言語障害に関する部分（6章）をのぞいて，全ての章をひとりで書き進むという企みも無謀ではあった．しかしこれには理由がある．

　脳は，特定の部分が特定の機能を担うのと同時に，全体が複雑なネットワーク機構を形成している（と考えられる）．しかしその全てがことごとく解明されているわけではない．このようなときセラピストに求められるのは，脳の全体に対するその人の視座である．視座が定まらなければ，どのような観察も，どのようなアプローチも，生み出すことはできない．よしんばできたとしても，それは表面的な，その場しのぎに終わるであろう．

　それにセラピストは，自分の得意領域の患者だけを選んで仕事をしてよいわけではない．どのような患者が来てもひととおりの対応ができるように，自分の知恵と技を整えておかねばならない．ひとりの作業療法士にそれがどこまでできるか，本書で実験がしてみたかった．（もちろん言語障害にまで触手を伸ばすことはできない．私が信頼するこの領域の専門家，本多留美さんに該当章の担当をお願いした．）

　たいていの書物は簡明をもってよしとされる．しかし脳の話は，簡明に過ぎるとかえって誤解を生む危険があるのではないか，と私は思う．若かりし時に何に困ったかを思い出し，できるだけ納得のいく説明をと心がけた．結果は分厚い一冊を誕生させることになったが，この本を読んでくださる方々には，少なくとも一度は本書を通読してほしいと願っている．著者が脳をどのように考えているかは，全部を読み終えたときに初めてわかっていただけると思うからである．高次脳機能障害がある人々へのアプローチは，この脳全体の理解が大前提である．

　本書はハウツーものではない．高次脳機能障害は決してひと括りにはできない現象であるから，ハウツーものやマニュアル本はあり得ないと私は思う．ひとりのセラピストがひとりの患者に出会ったとき，セラピストとしての行動をどのように組み立てていけばよいか，それを判断する材料を提供するつもりで本書を書いた．主要な読者には解剖学や臨床神経学，作業療法概論の履修を終えた作業療法学部生を想定しているが，すでに臨床活動を行なっている作業療法士の方々にも，あるいは隣接領域で高次脳機能障害のリハビリテーションに取り組んでおられる他職種の方々にも，参考にしていただけるならば幸いである．

　本書は数年前に刊行されるはずであったが，筆者のさまざまな事情により今になった．本書を企画し，発刊を待ちわびてくださった前三輪書店会長，三輪敏氏に，心からの感謝とお詫びをここで申し上げる．またその企画を受け継ぎ，相も変わらぬ遅筆の筆者を待ち続けてくださった現三輪書店社長，青山智氏に，また面倒な編集作業の数々を緻密にこなしてくださった同書店編集室の佐々木理智氏に，心からの感謝を申し述べる．

2010年5月

著者代表　鎌倉矩子

目　次

編者の序 —————————— iii
著者の序 —————————— v

序論

1　高次脳機能障害と作業療法 —————————— 3
- 1・1　高次脳機能障害とは —————————— 4
- 1・2　高次脳機能障害を扱う学術領域 —————————— 6
- 1・3　高次脳機能障害リハビリテーションの歴史 —————————— 7
- 1・4　高次脳機能障害の作業療法 —————————— 10

2　高次脳機能障害がある人々 —————————— 13
- 2・1　高次脳機能障害の特殊性 —————————— 14
  - 2・1・1　病像の不思議・不可解さ　14
  - 2・1・2　病像の個別性　17
  - 2・1・3　障害の多重性　17
  - 2・1・4　アウェアネスという問題　21
- 2・2　高次脳機能障害をもたらす疾患 —————————— 23
- 2・3　脳血管障害における高次脳機能障害の発症率 —————————— 24

3　高次脳機能障害のリハビリテーション —————————— 27
- 3・1　高次脳機能障害の回復の基盤 —————————— 28
  - 3・1・1　損傷脳の機能回復　28
  - 3・1・2　健常脳の可塑性　29
  - 3・1・3　損傷後の脳の可塑性　31
- 3・2　機能回復に影響を与える要因 —————————— 32
- 3・3　リハビリテーションとしてのアプローチ —————————— 34
- 3・4　臨床実践の効果に関するコンセンサス —————————— 36

基礎知識篇

4 注意の障害 ——————————————— 41

4・1 障害像 ——————————————— 42
4・2 注意とはなにか ——————————————— 43
- 4・2・1 注意とはなにか 43
- 4・2・2 注意の構造 44
- 4・2・3 注意の神経基盤 46

4・3 注意障害の評価 ——————————————— 47
- 4・3・1 行動観察 47
- 4・3・2 検査 49
- 4・3・3 Test of Everyday Attention（TEA，日常生活注意テスト） 54

4・4 治療的訓練 ——————————————— 56
- 4・4・1 注意の全般的訓練 56
- 4・4・2 注意の要素の特異的訓練 58
- 4・4・3 目標指向型注意訓練 58

4・5 作業療法士の役割 ——————————————— 60

5 記憶の障害 ——————————————— 63

5・1 障害像 ——————————————— 64
5・2 記憶とはなにか ——————————————— 69
- 5・2・1 記憶とはなにか 69
- 5・2・2 記憶の種類 70
- 5・2・3 記憶の神経基盤 79
- 5・2・4 記憶障害のアウェアネス 81

5・3 記憶障害の評価 ——————————————— 82
- 5・3・1 面接 83
- 5・3・2 日常行動の調査 83
- 5・3・3 検査 87
- 5・3・4 アウェアネスの評価 95

5・4 治療的訓練 ——————————————— 97
- 5・4・1 単純反復訓練の効果 97
- 5・4・2 記憶スパンの拡張訓練 100
- 5・4・3 記憶術の適用 101

5・4・4　エラーレス学習　103
　　　5・4・5　外的記憶補助具の利用訓練　107
　　　5・4・6　スキル学習　113
　5・5　作業療法士の役割 ──────────────────── 113

6　言語の障害 ────────────────────────── 117
　6・1　失語症とは ──────────────────────── 118
　6・2　失語症の言語障害の特徴 ─────────────────── 121
　　　6・2・1　失語症の言語障害とその他の言語障害との区別　121
　　　6・2・2　失語症の言語症状　122
　　　6・2・3　失語症のタイプ　126
　　　6・2・4　失語症の神経基盤　129
　　　6・2・5　失語症者のアウェアネス　130
　6・3　回復過程 ───────────────────────── 131
　6・4　失語症の評価 ─────────────────────── 132
　6・5　失語症のリハビリテーション ──────────────── 134
　　　6・5・1　言語機能回復のための援助　135
　　　6・5・2　実用的コミュニケーション回復のための援助　136
　　　6・5・3　心理社会面への援助　137
　6・6　失語症者とのコミュニケーション ────────────── 137
　6・7　失語症以外の言語の障害 ─────────────────── 140
　6・8　おわりに ───────────────────────── 143

7　半側無視（一側性無視） ─────────────────── 145
　7・1　障害像 ────────────────────────── 146
　7・2　半側無視とはなにか ──────────────────── 148
　　　7・2・1　半側無視とはなにか　148
　　　7・2・2　無視症候群　150
　　　7・2・3　半側無視の「空間」　151
　　　7・2・4　半側無視の諸要素　156
　　　7・2・5　半側無視の神経基盤　159
　　　7・2・6　患者のアウェアネス　162
　7・3　発生頻度と回復経過 ──────────────────── 164

7·4　半側無視の評価 —————————————————— 166
　　7·4·1　留意すべきこと　166
　　7·4·2　行動評価　168
　　7·4·3　検査　169
　　7·4·4　アウェアネスの評価　175

7·5　治療的訓練 ——————————————————————— 177
　　7·5·1　左(右)を見ることの促し　177
　　7·5·2　視覚的走査の訓練　180
　　7·5·3　アウェアネスの促進　183
　　7·5·4　視覚的手がかりを与えることの意味　184
　　7·5·5　全般性注意の促進　186
　　7·5·6　左手の使用　187
　　7·5·7　体性感覚/知覚の利用　190
　　7·5·8　単眼遮蔽（単眼パッチング）および半視野遮蔽　192
　　7·5·9　プリズム眼鏡　194

7·6　作業療法士の役割 ———————————————————— 195
　　7·6·1　無視軽減の基礎訓練と生活技能訓練　195
　　7·6·2　患者にとっての他者の力　197
　　7·6·3　再出発の支援　199

8　視覚性認知の障害 ——————————————————————— 201

8·1　障害像 ——————————————————————————— 202

8·2　視覚性認知の障害とはなにか ——————————————— 209
　　8·2·1　視覚失認　209
　　8·2·2　視覚失認の臨床類型　209
　　8·2·3　視覚失認の質的類型—「統覚型」と「連合型」　216
　　8·2·4　その他の高次視覚性障害　221
　　8·2·5　視覚性認知障害の神経基盤　223
　　8·2·6　患者のアウェアネス　224

8·3　回復経過 ————————————————————————— 225

8·4　視覚性認知の障害の評価 ————————————————— 228
　　8·4·1　留意すべきこと　228
　　8·4·2　行動評価　228
　　8·4·3　検査　229
　　8·4·4　アウェアネスの評価　233

8·5　治療的訓練 ——————————————————————— 233

8·5·1　単純反復訓練の効果　234
　　　8·5·2　フラッシュカード訓練およびMOR法　235
　　　8·5·3　要素的視覚障害への対処　236
　　　8·5·4　視覚的特徴への注意の喚起　236
　　　8·5·5　"手がかり"を使った認知学習　237
　　　8·5·6　代償的方法の導入―作業を可能にする工夫　238
　8·6　作業療法士の役割 ──────────────── 239

9　空間関係の認知と操作の障害 ──────────── 243
　9·1　障害像 ────────────────────── 244
　9·2　視空間性認知と操作の障害のいろいろ ────────── 252
　　　9·2·1　視空間性認知の障害　252
　　　9·2·2　構成失行（構成障害）　254
　　　9·2·3　心像の障害について　257
　9·3　視空間の認知と操作に関する評価 ──────────── 258
　　　9·3·1　留意すべきこと　258
　　　9·3·2　行動評価　258
　　　9·3·3　検査　258
　　　9·3·4　アウェアネスの評価　262
　9·4　治療的訓練 ───────────────────── 263
　　　9·4·1　視空間知覚の自然回復　263
　　　9·4·2　視空間性定位のための練習　263
　　　9·4·3　地誌的障害（道順障害）への対処　264
　　　9·4·4　構成障害が生み出す問題への対処　265
　　　9·4·5　心像の問題　268
　　　9·4·6　"関係"を表す言葉の理解の障害への対処　269
　9·5　作業療法士の役割 ──────────────── 270

10　読み・書字・計算の障害 ──────────────── 271
　10·1　障害の特徴 ──────────────────── 272
　　　10·1·1　読みの障害　272
　　　10·1·2　書くことの障害　273
　　　10·1·3　計算の障害　276
　　　10·1·4　計量障害について　278
　10·2　評価 ────────────────────── 278

        10·2·1　読む能力の評価　278
        10·2·2　書く能力の評価　279
        10·2·3　数処理および計算能力の評価　280
        10·2·4　計量器類の使用について　281
    10·3　治療的訓練 ──────────────────────── 281
        10·3·1　読字障害の治療的訓練　281
        10·3·2　書字障害の治療的訓練　281
        10·3·3　数処理・計算障害の治療的訓練　284
        10·3·4　計量器使用の障害の治療的訓練　286
    10·4　作業療法士の役割 ──────────────────── 286

11　身体意識の障害 ───────────────────────── 287
    11·1　障害像 ─────────────────────────── 288
    11·2　身体意識の障害のいろいろ ─────────────── 291
        11·2·1　両側性（＝非半身性）身体意識の障害　291
        11·2·2　半身性身体意識の障害　297
    11·3　身体意識の評価 ─────────────────────── 300
        11·3·1　自己身体部位認知の評価　300
        11·3·2　半身無視の評価　302
        11·3·3　片麻痺病態失認の評価　303
        11·3·4　重症度分類　305
    11·4　治療的対応 ──────────────────────── 306
        11·4·1　非半身性身体意識障害の場合　306
        11·4·2　半身性身体意識障害の場合　307
    11·5　作業療法士の役割 ──────────────────── 309

12　運動/動作の高次障害 ────────────────────── 311
    12·1　失行症の"発見" ────────────────────── 312
    12·2　運動/動作障害のいろいろ ─────────────── 317
        12·2·1　古典的失行　317
        12·2·2　古典的失行批判　320
        12·2·3　現代失行分類論　325
        12·2·4　失行症以外の高次運動障害　327
        12·2·5　失行患者のアウェアネス　330

12·3　運動/動作の高次障害の評価 ———— 330
- 12·3·1　留意すべきこと　330
- 12·3·2　行動評価　331
- 12·3·3　検査　332
- 12·3·4　アウェアネスの評価　341

12·4　治療的訓練 ———— 341
- 12·4·1　症状経過　341
- 12·4·2　治療的訓練の効果の検討　342
- 12·4·3　指示様式の違いによる効果の検討　346
- 12·4·4　失行症治療の事例研究と事例報告　347
- 12·4·5　失行症以外の高次運動障害への対応（事例報告）　352

12·5　作業療法士の役割 ———— 357

13　遂行機能の障害 ———— 359

13·1　障害像 ———— 361

13·2　遂行機能障害とはなにか ———— 364
- 13·2·1　遂行機能とはなにか　364
- 13·2·2　遂行機能の障害とはどのような現象なのか　364
- 13·2·3　神経基盤　367

13·3　遂行機能障害の評価 ———— 369
- 13·3·1　留意すべきこと　369
- 13·3·2　行動評価　370
- 13·3·3　検査　371
- 13·3·4　アウェアネスの評価　383

13·4　治療的訓練と支援 ———— 383
- 13·4·1　病気のインパクトの理解を助ける：患者と伴侶のための教育的アプローチ　383
- 13·4·2　問題行動を減じるための行動療法　386
- 13·4·3　行動促進の手がかりの提供　390
- 13·4·4　"行動する前に考える"—自己教示法の適用　392
- 13·4·5　構造化された訓練Ⅰ：問題解決訓練（PST）　394
- 13·4·6　構造化された訓練Ⅱ：目標管理訓練 Goal Management Training　398
- 13·4·7　構造化された訓練Ⅲ：時間圧力管理法（TPM）　401
- 13·4·8　外的補助具の利用　402
- 13·4·9　生活の自立に向けた包括的支援　403

13·5　作業療法士の役割 ———— 405

実践篇

14 高次脳機能障害の作業療法 ——— 409
14・1 高次脳機能障害の作業療法 ——— 410
14・2 介入のプロセスおよびインフォームド・コンセント ——— 411
14・3 患者とセラピストの協業 ——— 412

15 作業療法で行う高次脳機能評価 ——— 417
15・1 評価のシナリオ ——— 418
15・2 初回面接 ——— 419
15・3 生活現況をしらべる ——— 420
15・4 作業活動歴をしらべる ——— 424
15・5 "定番的"認知機能評価 ——— 424
  15・5・1 事前説明　426
  15・5・2 一般精神機能検査　426
  15・5・3 注意・作動記憶の検査　433
  15・5・4 記憶の検査　434
  15・5・5 認知・行為の初期評価　434
  15・5・6 遂行機能等の評価　447
  15・5・7 認知初期評価のまとめ　448
15・6 "非定番的"認知機能評価について ——— 453

16 作業療法プログラムの立案 ——— 461
16・1 その患者の障害と残存機能の特性を把握する ——— 462
16・2 高次脳機能障害と ADL 障害との関連を読み解く ——— 464
16・3 必要と可能性の両面から最初の目標を決める ——— 465
16・4 最適課題と最適学習法を考える ——— 467
16・5 達成度をはかる手段を織りこむ ——— 474
付．余暇活動支援のプログラムについて ——— 478

17　プログラムの実行 —— 479

引用文献 —— 481
索　引 —— 513

序 論

1

高次脳機能障害と作業療法

1・1　高次脳機能障害とは————————————————4
1・2　高次脳機能障害を扱う学術領域————————————6
1・3　高次脳機能障害リハビリテーションの歴史————————7
1・4　高次脳機能障害の作業療法—————————————10

1 高次脳機能障害と作業療法

　高次脳機能障害は，作業療法の対象となる患者またはクライエント（以下患者）に比較的よく見られる障害である．それは，作業療法の対象となる患者の圧倒的多数が脳原性疾患をもっているという現実からきている．高次脳機能障害とはなにかを知っていること，それに見舞われた人の生活の困難を理解していること，さらには障害を減じあるいは代償する手段を講じて生活再建の支援をすることは，作業療法士が果たすべき重要な役割のひとつである．

　高次脳機能障害は，神経学者やその近縁領域の研究者によっても興味ある研究対象とみなされてきた．研究の多くは脳の構造や機能を理解する観点から行なわれたものであるが，結果として大きな知識体系を生み出し，今日の臨床家たちを助けている．また，当初は基礎的研究のみを行なっているかに見えた研究者の中から，臨床的介入をめざす者が現れるようにもなった．

　今日，高次脳機能障害には多様な臨床家と研究者とが関わっている．行動神経学者，神経心理学者，認知心理学者，そしてリハビリテーションの専門家たちがそれにあたる．作業療法士はその一部である．

　本章の目的は，上記の事情をやや詳しく述べるとともに，その中で作業療法の実践家が果たすべき役割を明らかにすることにある．

1・1　高次脳機能障害とは

　今日わが国の医学的リハビリテーション領域において，「高次脳機能障害」は，脳損傷に起因するさまざまな精神機能障害の総称として用いられている．それは，長い間神経学の中で扱われてきた失語・失行・失認・健忘・痴呆などの症状のほか，心理学が取り上げてきた注意・知覚・記憶・言語・思考等にかかわる精神機能の障害を含むきわめて包括的な言葉である．

　わが国に近代リハビリテーションの思想と技術が，またその一端を担う近代作業療法がもたらされたのは 1960 年代のことであるが，1970 年代には早くも，のちに高次脳機能障害と総称されることになるさまざまな精神機能障害が作業療法学会の一般発表や専門学術誌の記事に登場するようになっている（鎌倉，1996）．ただし当初はもっぱら，当時の脳病理学が扱っていた失行や失認に主な関心が向けられていた．

　大橋正（2002）によれば，用語のうえで「高次脳機能障害」という言葉が登場したのは 1983 年のことである．この年，雑誌『総合リハビリテーション』は高次脳機能障害を特集に掲げた．その編集責任を負った上田は，特集によせる言葉を次のように書き始めている（上田，1983）．

　　高次脳機能障害といえばもっぱら失語・失行・失認のみを意味していた初期の時代から，

次第に対象範囲を拡大して，記憶・注意・意欲の障害，動作の持続の障害にもひろがり，更に現在では，以上のような高次脳機能の部分的・要素的障害にとどまらず，痴呆，意識障害などの脳機能の全般的な障害をも含めて考えるようになってきている．―総合リハビリテーション，11(8)，p.605

　作業療法における用語の移り変わりも，上に述べた状勢の変化にほぼ準じている．1986年には雑誌『作業療法』の特別号に，学会一般演題の区分名称として初めて「高次脳機能障害」が登場した．それ以前には「失行・失認」あるいは「CVA（脳血管障害）」の区分に入れられていた演題が，この新たな名称のもとに集められるようになったのである．
　こうしてリハビリテーション，あるいは作業療法の世界に高次脳機能障害という言葉が定着した．
　しかしこの"見えない"障害の存在が一般社会に知られるのには，もっと長い時間を要した．高次脳機能障害がある患者たちは，生活の自立を著しく奪われていたにもかかわらず，通常の障害者にひらかれている公的支援制度の恩恵を受けることができずにいた．
　やがて，家族たちが声をあげる時がやってきた．1998年2月，大阪・名古屋・神奈川の3つの脳外傷家族会代表を中心に各領域の専門家たちが集まり，脳外傷者が置かれた状況についてシンポジウムを開いた（大橋正；2002，大橋正；2005）．この運動がマスメディアを動かし，さらには政府を動かすところとなり，2001年からは厚生労働省によって『高次脳機能障害支援モデル事業』が実施される運びになった．
　この一連の動きの中で，高次脳機能障害という言葉の理解に多少の齟齬が生じた．岩田(2002)は，今まで医療関係者が"高次・脳機能障害"ととらえていたのに対し，報道関係者その他が"高次脳・機能障害"という，思ってもみなかった見解を持ち込んだと述べ，驚きと危惧とを表した．端的にいうと，長い間医療関係者が取り組んできた失語・失行・失認などの問題は置き去りにされ，脳外傷のようなびまん性脳損傷をもつ人々に際立って現れる記憶・注意の低下，人格変化，情緒・行動障害などの問題ばかりがクローズアップされてしまった，ということである．すなわち，高次脳機能障害は一般用語として認知されたものの，内容は医療関係者の思惑から隔たったものになるという危惧が生じた．
　これを書いている今，この危惧はいまだ完全に払拭されてはいない．しかし医療の世界ではこれからも高次脳機能障害という言葉がより包括的な意味で使われていくことであろう．本書もその立場をとる．
　ところで，この「高次脳機能障害」という用語については，2つのことをコメントしておかなければならない．
　ひとつは，これにはたくさんの類似語が存在するということである．これについては後述する．
　もうひとつは，この用語の普及はどうやらわが国に固有の現象らしい，ということである．実際，英語文献を見ていても，「高次脳機能」に相当する英語を見かけることはめったにない．

内容から見てほぼ同じものを指していると思われるのは，「認知 cognition もしくは認知（的）機能 cognitive function」または「神経心理学的機能 neuropsychological function」である．稀に「高次皮質機能 higher cortical function」や「精神機能 mental function」がある．しかし大橋正（2002）によれば，英語圏でも「高次脳機能 higher brain function」という言葉が全く使われていないわけではなく，検索すればいくつかの Web サイトが見つかるという．

1・2 高次脳機能障害を扱う学術領域

　リハビリテーションの関係者は（したがって作業療法の関係者も），高次脳機能障害を軽減するにはどうすればよいか，あるいは高次脳機能障害と折り合いながらよりよい人生を生きられるようにするにはどう援助すればよいか，という視点から高次脳機能の問題に取り組んでいる．しかしそうなる以前から，この障害に目を向けていた人々がいた．

　今日，高次脳機能障害を扱う領域には，神経学 neurology または行動神経学 behavioral neurology，神経心理学 neuropsychology，認知心理学 cognitive psychology，認知神経心理学 cognitive neuropsychology などがある．これらは末尾の言葉が示すように，神経学または心理学の系譜に属している．

　この中で神経学は最も古い歴史をもっている．脳機能の局在論と全体論をめぐって激しい論争が展開されたのは 19 世紀のことであるが，これが最高潮に達したのは 1861 年，パリで開かれた人類学会においてであった（Feinberg & Farah, 1997）．この会議に P. Broca が登場し，後に患者"タン"として知られることになるある患者について，脳とその臨床所見とを発表したのである．この患者は 20 年余りてんかんと右半身麻痺と言語喪失とを病んでいたが，表出した唯一の言葉が "Tan" であった．脳解剖の結果は，第 2・第 3 前頭回後部に位置する卵大の液状病巣と線条体を含む隣接組織の侵蝕を示していた．

　この 1861 年討論がターニングポイントとなり，近代行動神経学と神経心理学は生まれた（Feinberg & Farah, 1997）．脳のどこがどのようにひとの行動にかかわっているのかの探究に火がついたのである．神経学者が，やがては医療の場にいた心理学者たちが，この探究に加わった．外傷や疾患がもたらす脳損傷は自然が仕組んだ"実験"だと見なされた．そしてそれらを解明する中から，ひとの行動がある種の機能系を形成しており，その機能系と脳領域との間に一定の関係があるという図式が浮かび上がった．1970 年代から 1980 年代の初めにかけては，数々の神経心理学テキストが英語圏で発刊された時期でもある．神経心理学とは，脳と行動の関連の解明をめざす学問である．行動神経学はこれを神経学の側から表現した言葉，とみてよいであろう．

　一方で 1970 年代は，実験心理学の領域から認知心理学が興った時代でもあった．この新領域の特徴は，すべての認知活動は情報処理過程だと考えるところにある（Feinberg & Farah, 1997）．つまり認知心理学は一種のコンピューター・アナロジーであり，脳を動かす精神には関

心をもつが，それを容れている脳の構造には関心をもたない．仮説としての情報処理過程は，紙に書かれたモデルとして理論化されるのが常である．

だが1980年代のはやい時期に，神経心理学と認知心理学の合流がみられるようになった．それぞれが自領域に不足していたものに気づき，それを相手から得ようとしたのである．神経心理学は認知の理論を，認知心理学は脳の損傷の意味を相手から学ぶようになった．神経心理学の雑誌には認知心理学の，認知心理学の雑誌には神経心理学の論文や特集記事が掲載されるようになった．そしていろいろな場所に，認知神経心理学の名が見られるようになった．

さらには，神経心理学的リハビリテーション，認知心理学的リハビリテーション等々の言葉も見かけるようになった．印象に基づいていうなら，この領域のリハビリテーションについて英語文献で多用されている言葉はおそらく認知リハビリテーションである．加藤元(1999)は，治療プログラムとして最初に「認知リハビリテーション」という言葉が冠されたのは，1976年に発表されたニューヨークのDillerらによるそれであろうという．

つまり，高次脳機能障害(学)は学際領域である．出身母体の違いが領域名称と守備範囲に微妙な違いをもたらしている．大切なことは，これらの領域が互いに刺激を与え合っており，互いの発展に寄与しているということである．本書も神経学や神経心理学研究から多くを引用することになるはずである．またリハビリテーションに関しては，高次脳機能障害リハビリテーションの語を基本とするが，引用に際しては原著者が使った言葉をできるだけそのまま用いるつもりである．

1・3　高次脳機能障害リハビリテーションの歴史

さきに述べたように，わが国のリハビリテーションまたは作業療法関連の雑誌において高次脳機能障害リハビリテーションが扱われるようになったのは1970年代以降のことである．はじめはリハビリテーションの阻害因子という側面ばかりが強調されがちであったが，やがて攻略の対象となり，難しくはあるがやりがいのあるテーマとして，多くの臨床家の関心をとらえるようになった．今日，通常の医療リハビリテーションにおいては，通常の作業療法や言語療法や理学療法の一部として，高次脳機能障害に対するはたらきかけが行なわれている．

では国外ではどのようであったか．Boake(1989)が述べる頭部外傷者認知リハビリテーションの歴史が，その一端を伝えている．

彼によれば，頭部外傷者に対する認知リハビリテーションの歴史は第一次世界大戦の時代に始まったとされる．当時ドイツでは，戦争による頭部外傷者のためのリハビリテーションセンターがいくつか作られていた．これを率いた人の中に，神経科医 K. Goldstein[*1]やW. Poppelreuterがいた．彼らが行なったリハビリテーションは，認知障害の治療から学業・

[*1] K. Goldstein は脳機能全体論の主張者として長く歴史に名をとどめるひとりである．ユダヤ人であった彼は後に米国に亡命した．

職業への復帰までをめざす広範かつ総合的なものであった．検査の方式が開発され，長期にわたる追跡データが残された．これらはずっと後に，英語圏で同様のリハビリテーションが行なわれるようになったとき，貴重な参考資料となったといわれる．

　第二次世界大戦時にはいろいろな国で頭部外傷リハビリテーションが試みられるようになり，ここから若い神経学者と心理学者が育っていった．英国では，頭部外傷の専門病院が作られ，盛んに研究が行なわれるようになった．その基礎を築いた人として心理学者 O. Zangwill がいる．ソヴィエト連邦では，頭部外傷を負った軍人のためのリハビリテーション病院が作られた．先頭に立ったのは心理学者であり医師でもあった A. Luria である．このグループにより，1943年までには銃創による脳損傷800例以上が治療されたという（Boake, 1989）．ここでは外科治療，薬物治療，物理医療のほかに，体操，作業療法，教育活動が行なわれた（Luria, 1948/translated by Zangwill, 1963）．Luria は脳機能の系統的局在という理論を生みだした人であり，その理論と著作は，後に英語圏に紹介されて多大な影響を与えることになった．また米国でも，言語治療を主体とするリハビリテーションが何か所かで開設された．そこでは言語治療以外に，理学療法，心理療法，職業訓練なども提供されたという．しかしこれら戦時の試みは，戦争の終わりとともに，少なくとも英語圏では終息した．

　頭部外傷患者の認知リハビリテーションへの関心がふたたび高まりをみせたのは，1970年前後，交通事故災害を生き延びる人が次第に増え始めるようになってからである．急性期の頭部外傷リハビリテーションを行なう病院がテルアビブやロス・アンジェルスに作られ，モデル病院の役割を果たした．しかし患者たちの社会復帰というところまではなかなか進まなかった．

　ことの深刻さを訴えたのは，またもや戦争である．第四次中東戦争（1973）がそれであった．1975年，イスラエル防衛省はニューヨーク大学リハビリテーション医学センターから神経心理学者 Ben-Yishay と Diller を招き，頭部外傷軍人のためのデイ・プログラムを開設した．このプログラムは，患者の認知と行動の障害に焦点をあてた初のリハビリテーション・プログラムとして，歴史的な意義をもつものである．そして1978年，米国に戻った Ben-Yishay はニューヨーク大学でデイ・プログラムを開設した．その後，脳損傷者のためのリハビリテーションプログラムは米国内で急速に増加した．たとえば1979年には2, 3か所であったものが，1989年には200か所を数えるまでになったという（Johnston, et al. 1991）．

　Ben-Yishay（1996）は，1975年のイスラエル・プロジェクトを振り返り，その思想を"環境療法 therapeutic milieu concept"という言葉で表現している．彼はそのプロジェクトを一切の妥協を許さぬ頑固さでやり遂げた．あえて病院から離れた場所を選び，厳選した15名の患者とその家族を迎え入れ，1日7時間，週に6日，1年間の治療・訓練を実施した．たぶんそれは，特別な学校のようなものであったと思われる．患者とスタッフの比はほぼ1：1であった．集められたスタッフはニューヨークから招聘した理学療法士1名，ニューヨーク留学を経て自国へ呼び戻した生体工学者兼心理士1名，イスラエルで起用した新進の心理士6名，作業療法士1名，特殊教育の教師1名，秘書1名であった．しかも彼らは，自分の職域のためにではなく，治療環境全体のために働くようにと言い渡された．患者も家族も，治療コミュニティの重要な

一員であった．そして"実験"は成功した．

　Ben-Yishay は，このような治療的コミュニティ構想を思いつくに至った背景に，出身地イスラエルでの非行少年たちとの出会い，渡米後に教えを受けた K. Goldstein からの影響があったことをあげている．師 Goldstein が言うように，下位の脳機能が上位脳機能に，また上位の脳機能が下位脳機能に影響を及ぼすものならば，抽象的態度 abstract attitude の障害が見られる患者において，下位機能や情緒機能が侵されていないはずはない．もしそうであるなら，治療的介入を細かく区分けすることには意味がない．介入は，治療的コミュニティという秩序立った支持的な環境の中で行なわれてこそ成功のチャンスをもつ．またこれらの患者たちは多かれ少なかれ自我の機能 ego functions が障害されているのであるから，ある種の精神療法も加えなければならない，と彼は考えた．

　以上は外傷性脳損傷に対する認知リハビリテーションの歴史である．では，非外傷性の脳損傷についてはどうだったのだろうか．探した限りではこれだけを抜き出した報告が見あたらない．おそらくそれは，脳疾患を有する患者の多くが運動性の麻痺を有しているために，一般的なリハビリテーションの中で，その一部として実施されてきたためと思われる．ただし当初は悲観論が主流をしめた．そもそもリハビリテーション医学の誕生が第二次世界大戦後のことではあるが，たとえば 1958 年には Carroll が，左片麻痺患者に視空間失認が見られることを指摘し，同時に，認知訓練の成果が全くあがらなかったことを述べている．

　一方，頭部外傷患者を主対象とする長期型認知リハビリテーション・プログラムが軌道にのると，その中へ，非外傷性脳損傷の患者が受け入れられるようにもなった．そのことは種々の outcome study（帰結研究）の中に読みとることができる（たとえば Johnston et al, 1991）．Cicerone ら（2000a）は Mazmanian et al.（1993）を引用して，脳損傷者を対象とするリハビリテーション機関の 95% は，個人療法，集団療法またはその組み合わせを含む何らかの認知リハビリテーションを実践している，と述べている．

　Ben-Yishay ら（1993）は，外傷性脳損傷の認知リハビリテーションの考え方として，生物学的志向と心理/学習論的志向の 2 つがあるとしているが，これは非外傷性脳損傷の場合にもあてはまることであろう．さきにあげた治療的コミュニティの形成は後者の典型というべきである．

　Gianutsos（1989）は，認知リハビリテーションはたくさんの親に育てられてきたという．彼によればその親とは，神経心理学，作業療法，言語病理学，特殊教育などである．

　Wilson BA（2002）は，認知リハビリテーションについて，「われわれは，ドリルや訓練を駆使して基礎的障害を減らそうと躍起になった初期の時代から，障害が患者の日々の生活にもたらす影響に個々に対処しようという個別的アプローチの時代へと移ってきた」といい，また，「簡単に言えば，認知リハビリテーションとは，現実の生活，機能的な問題に焦点を合わせるべきものである．また，認知的困難だけでなく，気分の問題や行動的問題など，関連諸問題への対処も含むべきものである．さらには，障害者本人と，親族と，リハビリテーションにかかわる人すべてをまきこむものでなければならない」と述べている．このような基本的態度の変化

は，高次脳機能障害リハビリテーションを手がけた多くの臨床家が経験するものだと私は考えている．

1・4　高次脳機能障害の作業療法

　高次脳機能障害のリハビリテーションにはいろいろな専門職がかかわっており，基本的な考えかたには共通するところが多い．しかし患者との接点のとりかたは少しずつ異なっている．それは患者と出会う目的や場面が異なるからである．作業療法士は作業活動（日常の目的活動）に関して，理学療法士は姿勢や移動に関して，言語聴覚士は言語聴覚活動やコミュニケーションに関して，また精神心理の専門家たちは心理的適応の問題について患者にかかわるであろう．

　作業療法とは，ひとがよりよい作業的存在であるように助け導くしごとのことである（鎌倉，2001）．これは具体的には，その人が自分の体と心と脳を使って，その人に最もふさわしい作業（目的活動）を営むことができるように助け導くことを指している．患者が元の職場に戻ることができるかどうかの予測を立て，復帰に向けて動作や認知の力を高めるように患者を支援していくことや，自立性の低い患者のためにたとえ短時間であっても家でひとりの時間を過ごすことができるように"できる"作業を育てることや，半側無視のために食卓上の皿のありかもわからない患者のためにひとりで食事ができる手立てを探っていくことは，どれも作業療法士のしごとである．つまり作業療法士は，障害を有することになってしまった人に対し，その後の人生において仕事や愉しみ活動や身辺処理活動をその人に意義あるように展開していくにはどうすればよいか，ということについて患者（障害者）にかかわる．この原則は相手がどのような障害を有する人であっても変わることはない．

　では相手が高次脳機能障害者である場合，何が他と違うのであろうか．

　キーワードは"脳"である．セラピストには第1に，その患者（障害者）の脳機能がどのような状況にあるかを見積もる力が求められる．それにはあらかじめ，損傷をこうむった脳にどのような精神機能障害が起こり得るかを知っていることや，精神機能検査法（高次脳機能検査法）にある程度習熟していることが必要になる．

　第2には，観察や検査の結果を生活機能という観点に置き換えて理解する力が求められる．関節可動域検査や筋力テストと違い，高次脳機能検査の結果からは，患者がこうむる日常行動の支障は必ずしも明らかにならない．検査所見を日常行動に翻訳して理解する力をもつことなしには，セラピストは介入の焦点を定めることができない．

　第3には，脳機能障害の質と重症度を知り，さらにはその個人の個別的背景を知ったうえで介入方針を決定する，という力が求められる．文献情報を参考にすることや，自身で創意工夫することや，結果を検証することが必要になるであろう．実際のところ，これは容易ではない．介入法に関する文献は少ないうえに，介入方法の工夫や検証には実に多くの時間とエネルギーが必要になるからである．しかしそれゆえにこそ，高次脳機能障害作業療法は興味深く，やり

甲斐のあるしごとだということができる．

　高次脳機能障害を扱う作業療法士は，二つの言語に精通していなければならない．その二つとは，神経心理学用語と作業療法用語である．二つの世界を自由に行き来することができ，かつ作業療法の目的を決して忘れずにいるということが，高次脳機能障害作業療法を手がける者の心意気でなければならない．

2

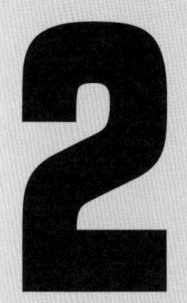

高次脳機能障害が
ある人々

2・1 高次脳機能障害の特殊性	14
2・1・1　病像の不思議・不可解さ	14
2・1・2　病像の個別性	17
2・1・3　障害の多重性	17
2・1・4　アウェアネスという問題	21
2・2 高次脳機能障害をもたらす疾患	23
2・3 脳血管障害における高次脳機能障害の発症率	24

2 高次脳機能障害がある人々

　高次脳機能障害に見舞われた人々が実際にどのような苦難をもつことになるかをひとことで説明することはできない．障害の内容も重さもきわめて多様であるうえに，患者（障害者）は誰しもそれまでの人生史をもっており，その連続線上に新たな人生を紡いでいくことになるからである．

　にもかかわらず私は，ここで高次脳機能障害がある人々に共通の運命を探し出し，それについて述べたいと思う．この特殊な障害に見舞われた人々と向かい合っていくためには，医療者の側にある種の心構えが必要だと思うからである．

　高次脳機能障害はふつう"目に見えない"．それは身体部分の欠損とも，運動の麻痺とも異なっている．予備知識がない人からは，それが疾患や外傷によって起こっているのだとはわかってもらえない性質のものである．けれどもひとたびその障害に見舞われれば，生活の自立は高度に脅かされ，生活を共にする人々をも困惑の中に引きずりこんでしまう．

　本章では，高次脳機能障害の特殊性と，それがどのような疾患/外傷によってもたらされるかを，また脳血管障害に限った場合に，それがどの程度の頻度で現れるかを述べたいと思う．

2・1　高次脳機能障害の特殊性

2・1・1　病像の不思議・不可解さ

　高次脳機能障害の第一の特徴は病像の不思議・不可解さということにある．初めてそれに出会う人は，いったいどうしてこんなことが起こるのだろうと不思議な感じに打たれるものである．

　この不思議・不可解さは，患者の機能のちぐはぐさからくる．手足は十分に動いており，会話も普通にできていると思われるのに誰もがふだん使う道具を使えなかったり，視力はあるらしいのに眼前のものが何であるかを理解していない様子であったり，知能テストの結果はわるくないのに今までこなしていた家事ができない，といったことが起こるからである．

　次の一例は，オリバー・サックス著『妻を帽子と間違えた男』（Sacks, 1985/高見・金沢訳, 1992）に出てくる音楽家Pの話である．サックスは神経科医であるが，すぐれたノンフィクション・ライターとしても知られる．

　　　Pはすぐれた音楽家だった．長年声楽家としてよく名を知られ，それからあと，地方の
　　音楽学校で先生になった．ここで生徒を相手にしていたときのことだ，いくつかの奇妙な

ことが起こり始めたのは，ときおり生徒が前に現れても，彼はそれに気づかないのだ．相手の顔がそこにあっても，誰だかわからない．生徒がなにかしゃべると，その声で誰だかわかるのだ．こうした出来事がたびかさなるにつれて，困惑や，気まずさや，不安が増大した．ときには喜劇も生じた．相手の顔がわからなくなったばかりでなく，相手もないのに，誰かそこにいるようにふるまい始めたのだ．町を歩いていて，消火栓やパーキングメーターを見ると，子供たちの頭であるかのように愛想よく話しかけ，応答がないのにびっくりしているふうだった．はじめのうち，こうしたまちがいは笑って済まされていた．P自身も笑っていた．彼には一風変わったユーモアのセンスがあったし，禅問答に見られるような逆説やふざけが結構わかる人間だった．彼の音楽的才能は，依然としてすばらしかった．病気を訴えることもなかった．これ以上ないほど健康だった．しくじりも，これほどばかげて念が入っていると，深刻に受けとられなかったし，深刻な問題の前兆だとも考えられなかった．なにやらおかしいと思いはじめたのは，それから三年ほどたって，糖尿病になってからのことだ．糖尿病だと眼をやられることを知っていたから，Pは眼科医のところへ行った．医者は，症状をよく聞いてから，Pの眼を入念にしらべた．「眼はまったくなんともありません」と彼は言った．（中略）

　会ってただちにわかったが，通常いわれるような精神異常はなんら認められなかった．彼はたいへん教養があり，魅力的な人物だった．話すことはまともだし，会話もよどみがなかった．想像力もユーモアも十分ある．どうして私のところへまわされてきたのかふしぎだった．

　だが，ちょっとだけおかしなところがあった．彼は私のほうを見ながら話をする．彼の顔はたしかにこちらを向いている．だが問題はそこなのだ．はっきりとうまくいえないが，前にいる私に注意をはらっているのは耳であって，眼ではない．彼の眼は私を注視していない．ふつう相手を見るときの眼つきではないのだ．その視線は次々と移って，私の鼻に向けられたり，右の耳へいったり，顎へおりたり，右の目にいったりする．私の顔の各部分をじっと見つめるけれど，顔を全体として把握することはしていないし，表情をくみとろうとする様子もなかった．そのときは私もそれほどよくわかっていなかった．ただ，ちょっと変だな，と不安に感じただけだった．普通やるように，たがいに見つめあい，顔と顔とで何かを表現しあう，ということが全然なかったのである．彼は私を見ていた．しげしげと見つめはする．なのに‥‥．

「どういうふうに悪いのですか」と私は聞いてみた．
「わからないんです」彼は微笑を浮べながら言った．「でも，みんなは，私の眼がどこかおかしいのじゃないか，と考えているらしいのです」
「でも，ちゃんと見えるんでしょう？」
「ええ，見えますよ．でも，ときどき間違いをやらかすんです」
（中略）

　私は，いつもやる神経学的検査にとりかかった．やり慣れている仕事だけに，やっているあいだ，私の不安は—おそらくPもそうだろうが—おさまっていた．筋力テスト，協調運動，腱反射，筋緊張‥‥彼の腱反射は，左側が少し異常だったが，これを検査していたときはじめて奇妙なことが起こった．私は，左の靴をぬがせて，足の裏を鍵でちょっと掻いた．つまらないことのように見えるかもしれないが，これは，腱反射を調べるために必ずやることだった．それがすむと，靴をはくようにと言って，私は検眼鏡の準備にとりかかっ

た．ところが驚いたことに，一分たっても，彼は靴をはきおわらないではないか．
「手伝いましょうか」と私は言った．
「何をです？　誰を手伝うのですか」
「あなたが靴をはくのを，ですよ」
「あっ，そうか」と彼は言った．「靴でしたね，忘れていました」それからひとり言のように「靴ねえ，靴ねえ」と言って困ったような顔をしていた．
「あなたの靴ですよ」私はくり返した．「自分ではけるでしょう」
　彼は下を見つづけていたが，靴をみていなかった．熱心に見つめているけれど，ちがうところを見ていた．そのうちにやっと，視線が足に定まった．「あれが私の足かな，そうでしょうか？」
　私の聞きちがいだろうか？　彼は言いわけしながら，足を手でさわって言った．「これ，私の靴ですよね．ちがいますか？」
「ちがいます．それは足です．靴はあっちです」
「あっそう，あれは足だと思っていた」
　（この後，風景写真集をめぐってのやりとりがあるが，省略）
　私は呆然とした顔つきになっていたにちがいない．だが彼は，立派な答えをした気になっていた．彼の顔には微笑が浮かんでいた．テストは終了したと思ったのだろう，帽子をさがしはじめていた．彼は手をのばし，彼の妻の頭をつかまえ，持ち上げてかぶろうとした．妻を帽子と間違えていたのだ！　妻のほうでも，こんなことには慣れっこになっている，というふうだった．―上掲書，p.29-34 より抜粋

　ここに記された症状は「視覚失認」とよばれるものの一種である．Ｐは視覚そのものを失っているわけではないが，見えているものが何であるかを識別できない．声を聞けば相手が誰かわかるのだから，識別力のすべてを失っているわけではない．視覚情報と意味とを結ぶ過程のどこかが機能しなくなったと推定されるケースである．あるいは，視覚情報の取り入れ方の異変，ということも加わっているかもしれない．
　これと同じようなことは別の人にも，他の機能系にも起こり得る．聴覚認知についても，空間認知についても，動作の企画についても起こり得る．その中のもっと微細な過程についても，あるいは逆に，それらのすべてを統合する過程についても起こり得る．
　ひとの精神活動はこのうえなく複雑で精巧な神経機構に支えられていると考えられるが，その一部について選択的な，特異の破綻が起こり得るのである．
　私たちがさまざまな活動を行なうとき，脳の中で何が起こっているかを私たちは知らない．患者に特異な障害が起こったのを見てはじめて，そのような機能を支えている特異の神経基盤があるらしいと知るのである．しかし，その機能が神経活動の全体とどのように関連しあっているのかは依然としてわからないままである．これが，患者の症状を知ったときに抱かされる不思議・不可解感の正体である．

2・1・2　病像の個別性

　もちろん，臨床所見が蓄積される中で，いくつもの普遍的現象があることがわかってきた．脳部位との関連もある程度わかってきたといえる．しかしひとりひとりの患者についていえば，個々の患者が示す症状はみな少しずつ，あるいは大いに異なっている．

　単純に考えれば，それは病巣の位置や状態が少しずつ異なるからだ，ということになるだろう．しかしBensonは，「比較的限局された病理症状をもつ患者でさえ（たとえば，脳下垂体腺種，後大脳動脈閉塞症など），同じ疾患の他の症例に見られない兆候や症状を呈することがある．この多様性は閉塞性頭部外傷や，薬物中毒のような変化の多い病理に基づく患者においてはさらに顕著に混合している」と述べている（Benson, 1994/橋本監訳，1996, p.13）．まだ証明されていない何か，脳の共通マップだけに帰することができない何かが関与している可能性があるのだといえよう．

　だからたとえどんなにたくさんの知見が蓄積されたとしても，臨床家が患者ひとりに出会ったときに覚える驚きはなくなることはないのかもしれない．この個別性の高さに勇気をくじかれるのでなく，そのすべてを引き受ける気概が，高次脳機能障害と向き合う臨床家には求められるのだと思う．

　岩田は1997年に行なった「神経心理学の展開」と題する講演の中で，神経心理学はこころの解明をめざす学問だとしたうえで次のように述べている（岩田，1998）．

> 　実証不可能な事象を扱う科学としてよく知られたものには，進化論や宇宙生成論がある．これらの分野では，実験による仮説の証明ということはできないため，証明ではなく，全ての事象を矛盾なく説明できるような仮説を考え出すということがその研究目標となる．そのためにはできるだけたくさんの自然の事象を集めることが必要になるが，自然の現象には，Ceteris Paribus[*1]ということはない．自然は事情を揃えてくれない．むしろ集められた事象の奥にある事情の違いを探りだすことが，これらの分野の研究の基本的方法論なのである．「こころ」もまた，一つの自然事象ではなかろうか．―上掲論文, p.6

2・1・3　障害の多重性

　高次脳機能障害にはありとあらゆることが起こる．それは自分の臨床経験に照らしても，文献を読んでいても，学会発表を聞いていても実感することである．

　なかにはきわめて限定された，たったひとつの特殊な機能だけが障害されている例が報告されることがある．遠い昔，「それが何かはわかるのに"それが誰のものか"だけがわからない（ハンドバッグだということはわかるのに，それが自分のハンドバッグなのか他人のハンドバッグ

[*1]「他の条件が同じならば」の意．普遍性，論理性，客観性をめざす近代科学では，このCeteris Paribusの成立を前提に実験が行なわれる．

なのかがわからない）」患者についての学会発表を聞いた憶えがある．また比較的最近では，「相手の視線がどこを向いているかの識別だけができない」患者についての報告（加藤元，2005a）を聞いたこともある．このように特殊な例はあるが，しかし圧倒的多数の高次脳機能障害者には同時に多種類の障害が見られる．

　ここでは，山田規畝子著『壊れた脳　生存する知』（2004）に記されているこの著者の症状を見てみることにしよう*2．山田は自身が医師であり，持病「モヤモヤ病」に起因する脳出血，脳梗塞のために，34歳のときから高次脳機能障害を経験することになった人である．"私は奇想天外な世界の住人"と言い，症状・障害を精緻にかつ直截に述べている．

　手術後間もない時期に山田に起こった異変は，ベッド上に座ってお尻をずらそうとしたとき，どこに手をつけばよいのかわからない，というものであった（上掲書, pp.28-30）．このときは半身の運動麻痺はない．黒っぽいところと白っぽいところが漠然と見えていた．山田は迷ったあげく，黒っぽいほうを選ぶ．そしてベッドから転落した．黒っぽいほうは実は何もない空間だったのである．トイレでも見分けがつかず，和式便器の中に足をつっこんでしまう．階段はアコーディオンの蛇腹のように見え，上がる階段なのか，下がる階段なのか見当がつかない．絵を描こうとして白い紙と机上面の境界が理解できず，机いっぱいにペンを走らせてしまう．皿をトレイに置こうとしてスープが入った皿のうえに重ねてしまう…．これらを振り返って山田は"私は二次元の世界の住人だったのだ"としている．

　しかし空間に関する判断の障害はこれだけにとどまらない．アナログ時計から時刻を読み取ることができない時期があった．短針は山田にとって短すぎ，数字の前を指しているのか後を指しているのか判断がしにくい．長針が「分」を示しているのだとはわかっているが，十分なら2，四十五分なら9を指す，ということが理解できない．"ずいぶん楽に読めるようになった今でも，なぜか四時を八時，五時を七時と読み違えることはしょっちゅうある"．そのため明け方に息子をたたき起こす，というような事件を起こす（上掲書, pp.13-15）．

　自宅生活をはじめた山田は，空いた時間を読書にあてようと思い立つ．ところが本屋の棚の前に立つと，ずらりと並んだ本のタイトルが識別しにくい．"字は読めるが，目があちこちへ行こうとする"のである．読書にとりかかる．"1行読んだところで，思わぬ困難を自覚した．次にどこを読めばいいのかわからない．左隣の行も，反対の右隣の行も，次に読むべき行の頭のような気がして目移りしてしまう．結局わからなくなって元の行に戻り，もう一度読む．文の内容から，次の行はこんな内容だろうと推測し，どうやら該当するらしい行を選び，たぶんここからだろうと読み始める"（同, p.52）．宅配便の伝票を書こうとする．決められた欄に何を書けばいいのかがわからない．"四角く囲まれたそのエリアの意味を把握しにくい"のである．部屋の中で方向感覚を失う．「1, 2, 3…」と振られた通し番号というものが理解しにくい．辞書が引けない．漢字のかたちがイメージとして思い浮かばない…．幼稚園に通う息子のための絵本袋作りは，第一回目のときは放棄した．メジャーで長さをはかることも，布に印をつける

---
*2 同書は高次脳機能障害者がその体験と内省，生きる姿勢を語った稀有の書である．

ことも至難であり，まっすぐにハサミを使う自信すらなかったのである（のちにこの問題は並外れた努力と工夫により解決された）．

これらの障害は，視空間知覚・視空間認知の障害が実空間とイメージ空間の両方に及んだものとして理解できるだろう．しかしこの空間性障害は身体空間にも及んでいた．ベッドに休んでいるとき，自分の体がどのように横たわっているのか確信がもてないし，自分の体の左右も，「お箸を持つほうとお茶碗を持つほう」と，いちいち自分に言い聞かせなければならない．

ここまでは「空間性認知障害」（山鳥，同書，p.241）として括ることのできるものである．

山田の第2の障害は「記憶障害」であった．"記憶がやられた．これには愕然とした．私は記憶の人である．これがなくては生きていけない，と思った．数分前のことが覚えられない．ものをなくす．「二時に来てください」といわれたばかりなのに，三時だった？　とわからなくなる．単純な数が覚えられない．人の顔を忘れる．（中略）ひどいときには数秒前のことさえ覚えていられない"（上掲書，p43）．"やたらと短期記憶が消えるわりに，何年も前のことは覚えていることに気がついた．しかも中途半端に古い記憶より，徹底的に古いものほどしっかりした記憶がある．二年前よりは二十年前のほうが覚えている"（同，p107）．

この記憶障害は，他の障害と結びついて，もろもろの悲惨を生む．さきの読書困難の続きはこう書かれている．"ページが変わるときは，さらにたいへんだ．めくる，という行為のあいだに，今度は記憶障害が顔を出す．前の行の情報は，目を離した数秒でかなり薄くなっている．1行を何度も読み返す作業が続き，なかなか本全体としの内容をつかむにいたらなかった"．めざとい読者ならここで，注意配分の障害という第3の障害が顔を出していることに気づくだろう．

山田の言語性障害は，失語とは異なるものだ．手記は闊達な文章で綴られており，とても言語に障害がある人とは見えない．言語はむしろ山田に残された機能と見るべきものだ．しかし山田自身は，神経心理学の第一人者山鳥に初めて手紙を送った後，「あれだけの長文，さぞかし大変だったでしょうに」という返事をもらったことに最高度の感激を味わっている．"「わかっている人」でなければ，そうは書かない"，とピンときたのである．これはどうやら書字困難のために何度も修正をくり返して手間取ったことをさしているらしいが，別のところでは，喚語障害（＝言わんとすることを適切に表す言葉が思い浮かべられない，またはそれに手間取ること）に悩む時期があったことを述べている．日常語には不自由をしないようになっても，詩や俳句を書くための"輝きをもった言葉"はまったく浮かんでこなかった．比較的自由に言葉を操ることができるようになったのは，発症後2年以上を経てからのことであるという．この言語性障害を仮に第4の障害としておこう．

以上は34歳のとき，右頭頂葉後方部位に起こった病変のために生じた症状・障害である．その3年後に起こった脳出血により症状・障害はさらに重症度を増したのであるが，ここでは割愛する．

では山田は，このほかにどのような困難を体験していたであろうか．手記のあちこちに，"倒れて以降，認知が鈍くなるとともに感情に以前のような抑揚がなくなっていた私が……"，"私

は磨りガラスの入った窓がついた部屋にいる．窓の向こうに社会があって，人が歩いてくる．ときどき誰かが訪ねてもくる．開けようと思えば開けられる窓ではある"，"患者の見た目が健常時と変わらないと思えるほど回復しても，脳卒中から二年程度は何十パーセントか頭の回転が遅くなっていることを理解してもらいたい"，"やたらと気が利かない女になってしまったという自覚もある．失敗も多く，とっさにリカバリーできないことも頻繁にあって，情けないったらありゃしない"，"…何を話そうかと考えているそばから自分の記憶が消えていくので，話がトンチンカンになりやすい"，などの記述がある．頭の回転の遅さ，思考のとぎれやすさに苦しんでいたのである．これを仮に第5の障害とよぶことにしよう．

　長い説明になったが，以上が医師山田規畝子が直面した高次脳機能障害のあらましである．つまりこの場合は，空間性認知障害，記憶障害，注意障害，言語性障害，思考の遅さとまとまりにくさというたくさんの障害に苦しんだことになる．

　このように，ひとりの患者に多種類の障害が同時に見られる原因はいくつか考えられる．

　ひとつは病巣が広域にわたるか，複数領域に及ぶかしている場合である．あるいは皮質とそれに隣接する皮質下領域が同時に損傷をこうむり，そこを通る連絡線維が遮断されたために，遠く離れた部位の皮質が担う機能が同時に侵される，ということもある．

　逆に，ある中核的な機能の喪失が障害の見かけの多様さを生んでいる場合もある．山田の場合でいえば，「空間性認知障害」がそれにあたる．上に紹介したたくさんの障害のうち，かなりのものが空間性障害という共通特性を有していた．

　このほかに，ひとつの機能障害の二次的効果や複数の機能障害の相乗効果が生まれている，と見なされる場合がある．山田の場合でいえば，読解がいっこうにはかどらないことや，思考がとぎれやすいこと，頭の回転が全体として遅く感じられることがそれにあたる．この現象は，実際，非常に多くの高次脳機能障害者に見られるものである．

　ひとの思考がどのように営まれるかということがよくわかっているわけではない．

　『The Neurology of Thinking（邦題：思考の神経心理学）』を著したBenson（1994）は，「考える」ことは脳活動の総体によってもたらされると考えている．

　彼は，大脳皮質が細胞構築特性と髄鞘化の時期の違いによって3つに類別される点を重視する．その3つとは一次感覚運動野，二次感覚運動連合野，三次連合野の3つであり，それぞれが解剖学的に特定の位置を占めている．一次感覚運動野は単一の感覚または運動のモダリティmodalityの入力または出力を扱う．二次感覚運動連合野は一次感覚運動野に隣接し，同じモダリティの連合を受けもつ．三次連合野は複数の二次感覚運動連合野，他の三次連合野および皮質下領域と連絡をもち，異種モダリティ間の連合を行なう．そして第四次の皮質活動として，前頭葉前頭前野が行う超様態（超モダリティ）連合がある．活動様式はまだ十分明らかでないが，ここは全ての認識活動の最高位の制御を司どると考えられている．そしてさらに注目すべきこととして，皮質以外のさまざまな系が上記の皮質レベルのいずれかに連絡線維を送っている．「考える」とは，脳のこれらすべてのレベルの相互作用が"一斉にsimultaneously，しかし非同期的にasynchronously"（上掲書，p.260）起こることだ，とBensonはいうのである．

このような前提に立てば，私たちの前に現れる患者の障害が多重的であるのは，十分頷けることだといえよう．

2・1・4 アウェアネスという問題

　高次脳機能障害者と向き合う臨床家が必ず出会う問題のひとつに，患者による自分自身の障害への気づきという問題がある．一部の患者は，自分がこうむっている障害に全く気づかないか，気づいているとしてもまったく頓着しない．

　さきに引用した例についていえば，妻を帽子と間違えたPは，自分の障害に対して少しも深刻さがない．足と靴とを見誤るというとんでもない間違いをおかしながら，"あっ，そう"と恬淡としている．"でも，みんなは，私の眼がどこかおかしいのじゃないか，と考えているらしいのです"という言い方も，どこか他人事めいている．

　これに対して山田医師の場合は，自分の障害を冷静に見ており，失敗を書きとめながら，"情けないったらありゃしない"と述べている．"与えられたキットを，図を参照しながら組み立てる"ことなど全くできないと悟り，"整形外科の現場には二度と戻れない"と決断するのである（前出書，p112〜113）．担当医に"とくに生活上，支障はありませんね"と言われると，内心では"いえ，支障，あるんですけどね"と思いながら，脳外科的にはどうしようもないだろうと考え，"そうですね"と応じるのだ．

　このように見事なまでに自分の状態を正しく意識している患者がいる一方で，自分の欠陥に全く気づかない患者や，自己能力を実際よりも甘く見積もる患者が相当数存在する．

　自分が病気の状態にあること，または何かの欠陥を有していることを意識せずにいる状態はふるくから「病態失認」という言葉で表現されてきた．しかし最近では「アウェアネスawarenessの障害」と表現されることも多い．語感としては「現状認識の障害」「自覚の欠如」などに近いが，あまりぴったりしないので，アウェアネスの障害がそのまま使われている．

　この障害が問題になるのは，リハビリテーションの成果との関係が深いためである．高次脳機能障害のリハビリテーションに手を染めたことのある臨床家なら誰でも，アウェアネス障害の重い患者ほど機能獲得が困難だと感じていることであろう．実際，それを裏付けたデータもある（Pedersen et al, 1996；Jehkonen et al, 2000）．

　アウェアネスの障害は，介護者にも大きな心理的負担を与える．次の引用は，高畑（1999）が半側視空間無視を有する患者の妻たちから，"介護者としての困りごと"を聴取した際の記録の一部である．

　　Anさん：「ゴルフをするから手袋を買っておいてくれという．手足が麻痺しているということが分かっていない．（患者は）パチンコに行くという．バスに乗っていくという．無理だと言ってもきかない．」
　　Miさん：「（患者が）工場の仕事に手を出すと製品が不良品になってしまうのでやめて欲し

いと言っても聞かない．不出来な作品を見せて説明しても，自分の作ったのではないという．」

そんなわけで，アウェアネスの問題は，リハビリテーションの担当者が攻略すべき課題のひとつとして常に目前にある．

だが，それを意識するあまり，忘れてしまいがちなもうひとつの側面がある．それは，患者のアウェアネスを医療担当者や介護者が低く見積もってしまう場合があるということだ．

ある日私は，視覚性認知障害の併発が疑われる認知症の女性Sに，作業療法部門の一室で会うことになった．年齢は60歳代の初めである．家族に伴われて入ってきたSは，みけんに皺を寄せ，うつむいていた．何も答えようとせず，どんな簡単な検査にも全く応じようとしなかった．

考えあぐねた私は次の日，Sが毎週通っているというデイケア部門に赴き，普段の様子を見せてもらうことにした．私服で出かけた．にぎやかなホールの一隅にSはいた．前日とは全く違う晴れやかな表情である．一来訪者として自己紹介をした私に，彼女はたいへん愛想がよかった．自発的に，ほとんど途切れることなくしゃべった．その言葉は日本語のかたちを保ってはいたが，内容はほとんどと言っていいくらい失われていた．しかしところどころに意味を類推できるフレーズがあったので，孫と暮らしている日々の様子を語ろうとしていると察せられた．食卓では自ら箸に手を出すことができず，スタッフが患者の手に箸を当てて，それと知らせてやっていた．Sは皿の一口を口にするとすぐに，"おーいしい！"と抑揚をつけて言い，それはいかにもスタッフへの礼を尽くしているというふうであった．小鉢のおかずを食べ終わったとき，空になった小鉢の中央に花の模様があらわれたが，Sはそれを箸でつまもうとした．風船バレーのゲームの時間には観客のひとりとしてグループの後方に立っていた．ときどき声援を送ったが，それは場面の展開とそぐわないものであった．周囲からは"なんだか奇妙な人"と見られていた．私はSの通所日に合わせて3回，そのデイケアに通った．そしてその3日目に，Sはポツリと私に言ったのだ．「実は，何がなんだかわからなくなっちまったんだわ‥」．

私は胸をつかれた．Sが認知症だからと，自意識の問題を軽くみていたことに深く気づかされた．検査室での応答拒否，デイケアでの私への愛想よさ，スタッフへのねぎらい，仲間への元気な応援，…どれもこれも，崩れかかっている自分を見せまいとするSの，精一杯の努力ではなかったか，と思った．

自分の病態や障害に対する意識の問題は，病態の一部である場合もあれば，病を負った患者の心理を映し出す鏡となっている場合もある．そのいずれが顔を出すか，どのように現れるかは患者によって著しく異なっている．

2・2　高次脳機能障害をもたらす疾患

　高次脳機能障害は，外傷や疾患によって脳の組織が破壊された後に起こり得る．また何らかの原因によって脳組織への酸素供給が一時的に低下もしくは停止した後にも起こり得る．どの機能がどのように侵されるかは，組織の破壊や機能停止がどの部位でどれほどの広がりと強さをもって生じたかによって大方決まる．侵襲や機能停止の原因が何であるかは，それほど大きな違いをもたらさない．高次脳機能障害が外傷の種類や疾患名によってでなく，機能系別に語られることが多いのはそのためである．

　Wilson BA（1999）/鎌倉・山﨑訳（2003）は神経心理学部門に照会されてくる患者に多い疾患として，外傷性頭部損傷，脳血管障害，脳炎，低酸素脳症，アルコール性脳症，脳腫瘍，神経変性疾患をあげている．このリストは，高次脳機能障害のリハビリテーションを手がけている臨床家なら誰でもほぼ共通してあげるものであろう．以下に簡単な説明を加える．

1）外傷性頭部損傷

　脳外傷，頭部外傷ともいう．

　交通事故，スポーツ事故，高所からの転落，襲撃などにより強い外力が頭部に加えられた結果として脳が損傷を受ける場合をいう．このとき脳は，頭蓋骨の中で外力が及んだ方向とその逆の2つの方向に揺さぶられ，頭蓋骨の内面に衝突して2か所で挫傷を受ける．同時に脳内部に位置的ずれを生じてびまん性軸索損傷を起こす．ありとあらゆる脳機能障害が起こり得るが，実際には，記憶障害・注意障害・思考力低下などが前面に出ることが多い．推理・判断・自己統制などが著しく損なわれる結果，反社会的行動を起こし，職場や家庭に受け入れられなくなることも稀ではない．一見障害がないように見えても，遂行障害（後出，13章）のために期待される仕事ができず，失職をくり返すこともある．

　銃創などのように脳挫傷や脳実質の剪断とは別種の外傷もあるが，現在のわが国ではふつう遭遇しない．

2）脳血管障害

　通常のリハビリテーション病棟であれば，原因疾患としてはこれが最も多いと思われる．脳出血または脳梗塞がこれに該当する．ただし，高次脳機能障害が必発というわけではない（発症率については後述）．この症状が出るか出ないか，どのような障害が生じるかは基本的に出血または梗塞がどの場所で生じたかによって決まる．右半球と左半球のいずれが侵されたかによっても障害像は異なるし，病巣が多発性の場合もある．半身の運動・感覚麻痺を伴うことが少なくない．引退後の高年層を襲うことが多いが，若年や壮年を直撃することもあり，本人と家族に深刻な影響をもたらす．

3）脳炎

単純ヘルペス脳炎はその代表格である．インフルエンザや予防接種が原因で炎症が起きる場合もある．症状は炎症が起きた部位により異なる．

4）低酸素脳症（または無酸素脳症）

溺水，心筋梗塞，一酸化炭素中毒，麻酔事故等々の理由で脳への酸素供給が一時的に停止し，後遺症として高次脳機能障害を呈するものである．障害像は必ずしも一定していないが，記憶障害，遂行機能障害，統覚型視覚失認，重度の全般性認知障害などがあることが知られている．

5）アルコール性脳症

長期の大量飲酒によりウェルニッケ・コルサコフ症候群を引きおこすことがあることが知られている．中心症状は健忘である．患者の多くは記憶の困難を自覚していないといわれる．知的機能は比較的よく保たれているとされる．多くの患者は健忘以外の認知障害を併発している．私の限られた経験によれば，ひとりひとりの障害像は複雑であり，脳血管障害のような限局性病巣が原因になっている場合に比べ，障害の読み解きがはるかに困難である．

6）脳腫瘍

髄膜腫に代表される良性腫瘍と，神経膠腫に代表される悪性腫瘍とがある．症状はその腫瘍ができた部位によって異なるが，近接組織の構造を変位させたり，脳血流や脳脊髄液の循環を変えたりすることによる二次的障害をもたらすことがある．悪性であれば周辺組織を浸潤するほか，再発や転移の危険も高い．

7）神経変性疾患

筆頭はアルツハイマー病であるが，このほかにパーキンソン病，多発性硬化症，エイズその他がある．症状が進行性である点がこの群の特徴である．

Halliganら（2003）が編纂したテキストでは，このほかに次の2つが加えられている．
8）内分泌性障害
9）てんかん

2・3　脳血管障害における高次脳機能障害の発症率

どこのリハビリテーション病棟，リハビリテーションセンターであっても，最多を占めるのは脳血管障害の患者である．彼らの多くは運動・感覚障害を有しており，そのために理学療法や作業療法を処方されることが多いが，しかし一部の患者には高次脳機能障害（認知障害）が

表 2-1 対照群および脳卒中患者の神経心理学的検査の成績（無修正の平均値と標準偏差），および5パーセンタイル値以下を示した脳卒中患者の割合（%）(Tatemichi et al, 1994)

神経心理学的検査	対照群 ($n=240$)	脳卒中患者 ($n=227$)	5パーセンタイル値以下の 脳卒中患者の割合（%）
記憶			
選択的想起テスト（総合点）	42.8 (10.6)	33.1 (11.5)	19.5
選択的想起テスト（長期記憶）	29.5 (15.2)	18.7 (13.5)	10.2
遅延再生	5.9 (2.9)	4.2 (2.8)	18.1
遅延再認	11.4 (1.3)	10.3 (2.2)	21.2
Benton 再認テスト	7.8 (1.8)	6.0 (2.2)	24.6
見当識	9.7 (0.6)	8.6 (1.9)	25.8
言語			
呼称	13.7 (1.7)	12.4 (2.7)	13.8
単語連想	11.7 (4.9)	7.4 (4.1)	14.4
カテゴリー内語想起	17.3 (4.9)	12.3 (4.8)	32.7
復唱	7.8 (0.5)	7.4 (1.1)	15.1
意味理解	5.5 (0.9)	4.8 (1.4)	13.3
視空間			
Rosen 描画テスト	3.5 (1.0)	2.5 (1.2)	16.8
Benton マッチングテスト	8.8 (1.4)	7.3 (2.3)	25.0
抽象的思考			
類似	10.7 (2.9)	8.2 (2.7)	16.1
同定	14.8 (1.6)	13.3 (2.2)	20.1
注意（標的探索）			
正答数/秒	0.17 (0.08)	0.27 (0.09)	38.5
誤答数/正答数	0.29 (1.09)	0.05 (0.31)	20.2

潜んでいる．では，その頻度はどの程度であろうか．

　この答えを出すことは容易ではない．なぜなら，高次脳機能障害（認知障害）とは総称であるから，何をもって高次脳機能障害ありと見なすかによって，またどのような検査を用いるかによって，検出率が変わってしまうからである．

　Tatemichi ら（1994）は，このあたりの難問を賢明に処理して調査にあたっている．彼らの対象はある期間にある病院に入院した60歳以上の患者のうち，虚血性脳卒中 ischaemic stroke の診断を受けた227名である．いずれも発症後30日以内に入院しており，入院後約3か月の時点で検査が行なわれた．検査を行なった認知の領域は記憶 memory, 見当識 orientation, 言語能力 language ability, 視空間能力 visuospatial ability, 抽象的思考 abstract reasoning, 注意 attention の6領域であり，そのために用いた神経心理学的検査は全部で17種である．これらは公刊されている検査法の中から選ばれており，全て特定されている．また障害ありと見なしてよいかの判断資料を得るため，上記227名と同じ年齢層の健常者240名を対照群に依頼し，同じ検査を実施した．そして，この対照群が示した成績の5パーセンタイル値をカット・オフ

点として用いている．

　それぞれの検査について，対照群および患者群が示した成績の平均値と標準偏差，およびカット・オフ点以下の成績を示した患者の，患者群内での割合は**表 2-1**のとおりであった．すなわち，カット・オフ点以下の成績を示した患者の割合は10.2〜38.5％の範囲の中にあり，検査の種目によってかなりの違いがあることがわかる．

　次に彼らは認知障害の総合指標を作ることを考え，得点がカット・オフ点以下になった検査の種目数を対象者ごとにしらべた．ここでもふたたび対照群の5パーセンタイル値をカット・オフ点に定めることとしたが，"4つ以上の検査種目での失敗"がそれに相当することがわかったため，これを"認知障害あり"の指標と見なすことにした．これに相当する者の割合は，患者群では35.2％，対照群で3.8％であった．

　つまり，たいへん大まかな言い方をすれば，発症後3〜4か月時点の脳血管障害の患者について，約3人にひとりは何らかの認知障害（高次脳機能障害）を有している，ということになる．また認知障害ありと判断される患者はそうでない患者に比べて，生活機能面での自立が有意に低いこともわかった．

　彼らの引用によれば，Wadeら（1989）の報告では見当識障害が27％，模写障害が26％，Wadeら（1987）の報告では論理記憶の即時再生の障害が29％とされているという．ただし前者は発症後6か月を経過した脳卒中患者470名についての，後者は発症後3か月を経過した脳卒中患者138名についての報告である．

　Tatemichiらの研究は，きちんとした手続きを踏んで行なわれており，2群の比較においては，年齢，性，人種，教育年数その他の差の補正が施されている．これに匹敵する調査報告は国内の文献では探し当てることができなかった．

3

高次脳機能障害の
リハビリテーション

- 3・1 高次脳機能障害の回復の基盤 ─── 28
  - 3・1・1 損傷脳の機能回復 ─── 28
  - 3・1・2 健常脳の可塑性 ─── 29
  - 3・1・3 損傷後の脳の可塑性 ─── 31
- 3・2 機能回復に影響を与える要因 ─── 32
- 3・3 リハビリテーションとしてのアプローチ ─── 34
- 3・4 臨床実践の効果に関するコンセンサス ─── 36

3 高次脳機能障害のリハビリテーション

　リハビリテーションの関係者は高次脳機能障害者に向き合うとき，常に2つのことを心にかけてきた．それは，どのようにしたら損なわれた機能を回復することができるかという問題と，残された機能の活用を含め，どのようにしたらその人の生活能力を高め，維持することができるか，という問題である．

　臨床家たちは，損なわれた脳機能が完全でないまでも，あるところまでは回復することを経験的に知っている．しかしそれがどのようなメカニズムによるかということや，回復がはたして治療・訓練によってもたらされたものなのかを知ることは困難であった．長い間脳はブラックボックスと見なされていたし，治療や訓練の効果を確かめようとしても，無作為対照試験に耐え得る患者集団を集めることは非常に困難だったからである．

　しかし最近の神経科学では，健常者や脳損傷者の脳の可塑性の問題を最新の画像診断技術を用いて追求することが可能になり始めている．臨床家たちは，これまで手探りしてきた治療・訓練の方法が実際に脳内変化をもたらしているかを，これらの研究法を通して知る可能性がでてきた．

　一方で臨床研究にもまた進展があった．集団対象の研究と単一症例研究の双方が集積され，どのような場合にどのようなアプローチをすれば脳機能の回復傾向が得られるかについて，ある程度の根拠が得られるようになった．

　しかし，リハビリテーションの最終目的は，ある障害者において特定の脳機能が回復の方向に向かうかどうかをしらべる点にあるのでなく，その人が新しい生活を作り上げ，一定の安定を得るかどうかを見届ける点にある．その意味で，リハビリテーションがめざすものは，障害の治療というよりは障害の治療とマネジメントだというべきである．

　本章では高次脳機能障害回復の基盤，回復に関与する要因，リハビリテーションの形態，臨床実践の効果に関するコンセンサスを概観する．

3・1　高次脳機能障害の回復の基盤

3・1・1　損傷脳の機能回復

　一般に損傷脳の機能回復には2つの場合があると考えられている．復元 recovery と代償 compensation がそれである．用語は研究者によって多少異なるので，ここでは内容に注意して読み進んでほしい（本項では"回復"を restoration の意味で用いる）．

　復元 recovery と代償 compensation の違いを，Kolb ら（2003）は"三本脚の猫の問題"を

使って説明している（p.679）.「猫は自動車に衝突すると，たいてい後肢の1本に重度の負傷を負う．そこでその1本を切断されることになる．はじめその猫は動き回るのにひどく難渋するので，飼い主は絶望のあまり，いっそ死んだほうがましだったのではと思うほどだ．ところが幸運なことに，猫は元気を回復し，数週間もすれば切断前と変わらず機敏に動き回るようになる．しばしば，この回復（restoration）は完璧に近く，観察者によっては後肢の1本が欠けていることに気づかないほどだ．つまり，その猫は失われた機能を再獲得した．しかし失われた後肢が復元（recover）したわけではない．その猫はふたたび世界を動き回るために，困難を代償（compensate）し，新たな行動戦略を開拓したのだ.」

これと同じことがヒトの脳損傷の後でも起こると考えられる．たとえば，右半球損傷後の左半側無視は比較的よく見かけるものであるが，この症状を示す患者たちは周辺視野の左半分を欠いているのが普通である（必ずではない）．はじめこの患者たちは，左空間にある物や人に気づかず，これらに働きかけることがない．しかし時がたつにつれ，あるいは治療的訓練を受ける間に，左空間に対する無視は少なくなってゆく．だが，周辺視野の半側欠損はあいかわらず存続しているのが普通である．

復元（recovery）は，より厳密には，もともとその機能をになっていた脳内の部位またはネットワーク（神経結合）が，ふたたび損傷前と同じようにその機能をになうようになることをいう．いわゆる急性期に見られる比較的急速な回復はこの復元によるものとみることができる（加藤元，2004；Anderson et al, 2003；Kertesz et al, 2003；Kolb et al, 2003）．受傷直後の脳の内部では，局所的虚血に続いて細胞内物質の変化，イオン変化，膜変化，神経伝達物質の変化が次々と起こり，その部位がになっていた機能は停止する．その部位とつながっていた遠隔の部位への抑制または興奮的影響も停止する．これらに対しては薬物投与がなされるのが通常である．そしてこれらの生理学的変化が回復するにつれ，機能停止に陥っていた部分の機能や，その部位からの影響を免れていた部分の機能が元にもどる．これが厳密な意味での復元である．英語ではrecoveryのほか，reinstitution，restorationなどの言葉が当てられることがある．

代償compensationは，このような急性期を過ぎた後に，周辺組織や対側半球の相同部位が新たな役割をもつことによって，損なわれた機能の代用を果たすようになることをいう．脳地図はその脳の持ち主の経験の集積とともに変化するという考えがその根底にある．リハビリテーションの場で行なわれる訓練は意図的に行なわれる経験の集積であり，脳地図の書き替えをめざすものである．この脳地図の書き替えは，脳機能の再組織化functional reorganizationともよばれている．急性期の後の，いわゆる回復期に起こる機能変化は，脳の内部で起こるこの機能的代償，または脳機能の再組織化によるものであると考えられている（加藤元，2004；Anderson et al, 2003；Kertesz et al, 2003；Kolb et al, 2003）．

3・1・2 健常脳の可塑性

可塑性plasticityとは「変形し得る性質」を意味する．脳や神経に可塑性があるならば，その

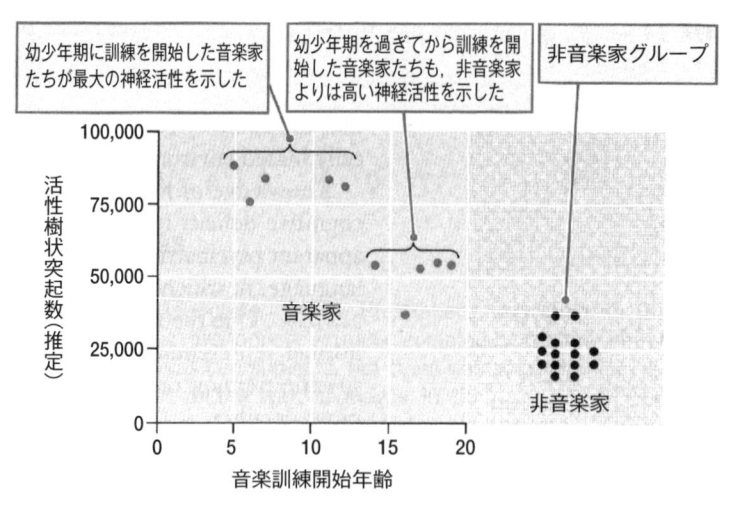

図 3-1 強化訓練の効果．弦楽器演奏訓練開始年齢と神経活性量の関係
神経活性量は左第5指への触覚刺激に対する反応により測定した．
（Kolb et al, 2003, p.625 より．ただし出典は Elbert et al, 2001）

可塑性をよい方向へ促す要因をしらべ，それを治療に役立てることができる．

幼年者の脳の可塑性が高いことは，かなり以前から知られている．その代表と見なされるのが，幼年脳損傷の後遺症には失語がないという事実である．これはたとえ左半球が損傷を受けたとしても，その後に右半球が言語機能を引き受けるようになるからであるとされる．

では成人脳には可塑性があるか．最近の研究は，幼児の脳ほどではないにしても，やはり可塑性を有していることを示している．しかも，変化を引きおこすのは"経験"である．Kolbら（2003）の引用によれば，Elbertら（2001）は，弦楽器奏者たちの運動皮質についてそのことを明らかにした．対象となったのは，幼少期あるいは思春期以降に日に数時間ずつの練習を重ねて弦楽器奏者となった人々と，そのような訓練を経ていない人々である．弦楽器演奏においては，弦を操作する左の手指（2～5指）の運動量が最も大きく，拇指はただ楽器を掴んでいるのみである．右手は弓を掴んでいるのに使われ，指の動きはほとんどない．神経解剖学を少しでも学んだ人なら誰でも知っているように，通常，ヒトの運動皮質に占める拇指の投射部位の面積は，他の4本の指のそれを合わせたよりも大きい．

神経画像を使ったElbertらの研究は，弦楽器奏者たちの左手指の投射領域の面積が，右手の拇指または他の4指のそれよりも大きいことを明らかにした．しかもそれだけでなく，その変化量が，弦楽器演奏の訓練を開始した年齢にほぼ比例することを示した（**図 3-1**）．すなわち，左手指の投射領域の面積は13歳までに（思春期前に）定期訓練を始めた者たちにおいて最大であった．思春期以降に定期訓練を開始した者たちの投射域はそれより少なかったが，しかし弦楽器演奏をしない人たちのそれと比べれば明らかに大きかった．

シナプスの組織化についても興味ある所見が報告されている．この研究は死後の脳細胞に特殊な染色を施すことによって行なわれる．Kolbら（2003）がJacobsとその共同研究者たちを

引用して述べているところによれば，ヒトの感覚皮質におけるニューロンの樹状突起の構造は，体幹の投射域よりも手指の投射域において複雑性が高い．これは，手指の投射域のほうが，脳皮質に要請される作業がより複雑であるためと考えられる．また，このニューロン構造の体幹—手指間の差は，個人によっても異なることが明らかになった．たとえばピアニストのように，高度の手指巧緻性を達成していたと思われる人の感覚皮質においては体幹—手指間のニューロン構造の差が大きいが，セールスマンのように，特に高度の手指使用を行なわなかったと思われる人の脳皮質の場合は，そのような差が見いだされなかったという．

このほかにも，シナプス結合における生理学的反応や脳内の細胞生成について，可塑性の研究が進んでいる（Kolb et al, 2003）．

3・1・3 損傷後の脳の可塑性

局所的な脳虚血（梗塞）を起こさせた後の運動皮質で脳機能の再組織化がどのように起こるかについては，成人サルを使った Nudo ら（1996）の報告がある（Kolb et al, 2003, pp. 687-689）．彼らはそれ以前に行なった研究において，手の投射域の一部に損傷を与えた場合に，運動皮質がどう変化するかを確かめていた．結果は手の投射域の損失が損傷域以上に広がり，損傷の隣接領域にまで及んでいくというものであった．そこでこんどの実験では，同様の脳梗塞を起こさせたうえで患手の使用訓練を行なわせ，脳地図がどうなるかをしらべた．結果は，隣接の非損傷域における手の皮質の喪失を免れる，というものであった．中には，かつて肘や肩の投射域であった部分に手の投射域が拡大している場合もあった（図 3-2）．損傷を与えられなかった皮質における脳機能の再組織化 functional organization には，実際の行動における手の使用の改善が伴っていた．このことから Nudo らは，損傷を受けた脳の運動皮質の再組織化にはリハビリテーション的訓練が有益だと考えている．

この研究の意義は，手の使用訓練を加えたことが放置した場合とは異なる展開をもたらしたという点にある．ちなみに Nudo らの実験で採用された手の使用訓練とは，健側の腕を拘束することによる患肢の強制的使用である．

同様の結果は，脳卒中患者を対象にした Liepert ら（2001）の研究からも得られている．彼らは脳卒中後の亜急性期にある 9 名の患者に対し，慣例的な理学療法のほかに患肢の強制的使用のプログラムを追加して，運動皮質に変化が生じるかをしらべた．運動皮質の測定に用いたのは TMS（transcranial magnetic stimulation）という手法である．測定部位には短拇指外転筋の投射域が選ばれた．患者に対する訓練の内容は，1 週めが通常の理学療法，2 週めが通常の理学療法プラス患肢の強制的使用訓練であった．実験開始前は，麻痺側の筋の投射域が反対側よりも有意に小さく，その状態は実験 1 週めまで続いた．しかし，強制的使用訓練導入後は，麻痺側の運動皮質の面積が有意に拡張した．またこの運動皮質の拡張には，運動動作能力の改善が伴っていた．2 週間の治療期間が終了した後には，運動皮質の中心点移動は患側半球において非患側半球におけるよりもより強く現れていた．これらのことから著者らは，慣例的なプロ

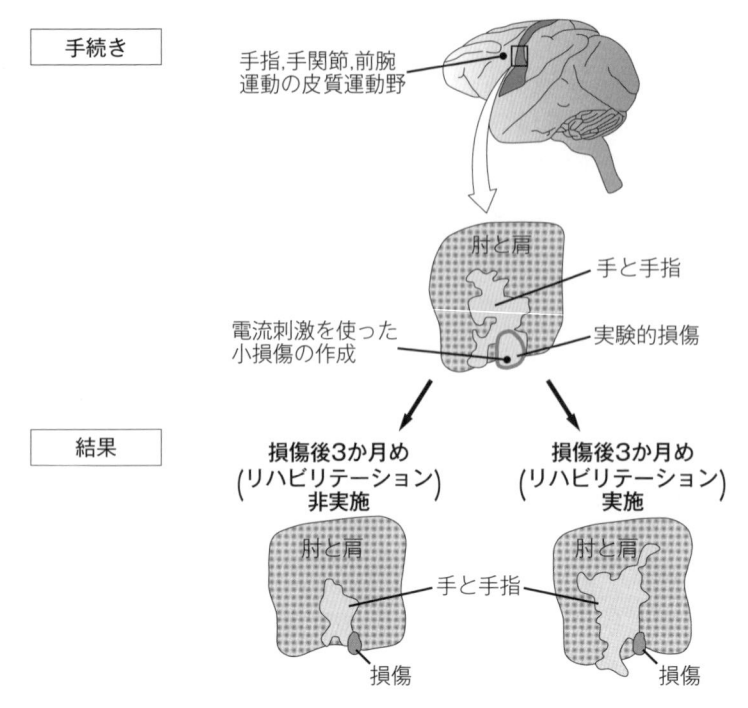

図 3-2 サルの運動野に実験的損傷を作った後に生じる肩・肘および手・手指運動の投射域の変化—リハビリテーションを実施しない場合と実施した場合の比較（Kolb et al, 2003, p.689 による，ただし Nudo et al, 1996 に準拠）[注]

注）Kolb et al (2003) によれば，本図は Nudo ら (1996) の論文，Science 272：1793, 1996 に従ったことになっている．しかし同論文には本図と同じ図が見当たらない（趣旨は一致）．図のみ，Nudo らの他の論文に基づいている可能性がある．

グラムに患肢の強制的使用訓練を加えることが運動皮質の興奮性と運動性を高めるのであろうと結論している．

さてここまでいくつかの研究を紹介してきたが，それらは成人脳にも可塑性があること，その可塑性は経験依存的であること，これらのことを実証する研究が少しずつ発表されるようになったことを示している．残念ながら，引用したものは全て運動や体性感覚に関するものばかりであるが，いずれ認知機能をめぐる脳の可塑性についてもデータが提供される日がくることと思う．

3・2 機能回復に影響を与える要因

機能の回復に影響を与える第一の要因が"損傷の大きさ"であることは間違いない．この損傷の大きさとは，たんに出血や梗塞が起きたその部位の大きさというだけでなく，神経回路が

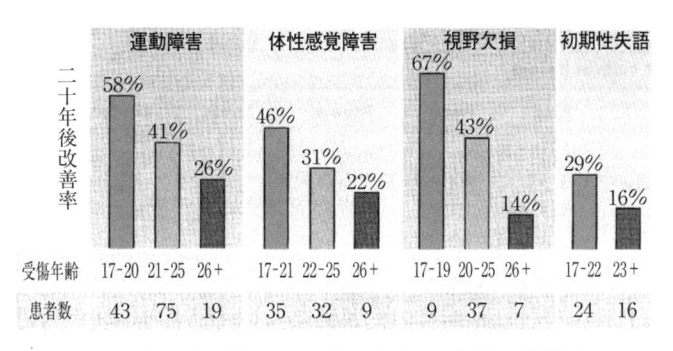

	運動障害			体性感覚障害			視野欠損			初期性失語	
二十年後改善率	58%	41%	26%	46%	31%	22%	67%	43%	14%	29%	16%
受傷年齢	17-20	21-25	26+	17-21	22-25	26+	17-19	20-25	26+	17-22	23+
患者数	43	75	19	35	32	9	9	37	7	24	16

図 3-3　頭部外傷受傷後1週間以内と20年後の比較（Kolb et al 2003, p.625 より．ただし出典は Teuber, 1975）

断たれた範囲という意味を含んでいる．直接損傷の部位は小さくても，神経回路が断たれた範囲は大きい，ということはあり得る．Robertson ら（1999b）は，神経結合の損失が小さければ自動復元 automatic recovery を期待できるが，非常に大きければ永久的な損失に至るから，その場合は代償的なアプローチが必要だという．この場合の代償はさきに述べた脳内で起こる機能的代償のことではなく，個人が実生活の中で取り入れていくより広い代償のことを指している．だが Robertson らは，この自動復元と代償の間にもう一つ中間形態があるという．この場合の損傷回路は潜在的な回復力を有している．"導かれた復元"が成功するかどうかは，狙い定めた入力を正確に供給することができるか，覚醒のレベルを適性に維持することができるか，あるいは目標回路の活動を妨げそうな回路の活動を回避することができるかにかかっている，と彼らは考えている．

　このほかに回復に影響を与える要因として年齢，性，利き側，発症前の知能，性格などがあることはおおかたの意見が一致している（Kertesz et al, 2003；Kolb et al, 2003）．しかしこれについて正確な結論を得ることは容易ではない．

　比較的はっきりしているのは年齢要因である．Kolb ら（2003）は，受傷年齢が若年であるほど回復が良好であることはたとえば Teuber（1975）によって示されているという．Teuber らの調査対象は戦傷者である．このため受傷年齢が比較的若いだけでなく，その後の追跡と記録の保管がよくできており，受傷直後と20年後を比較するという滅多にない機会が得られることになった．残念ながらここでも調査の主体が運動・感覚障害であり，高次脳機能障害としては失語があがっているのみであるが，発症年齢が 17-20，21-25，26 歳以上のいずれであるかによって，20年後の回復に相当のひらきがあり，若年であるほど改善率が高かったことが示されている（図 3-3）．

　ヒトの脳には解剖学的，機能的性差があるという説はかなり有力なものである．ここでは女性の脳のほうが側性化の程度が低い，ということが回復のしやすさと関係がある．なぜなら両側利きのほうが脳内の機能的代償が起こりやすいとされているからである．また，一般に，知能の高かった者のほうが知能の低かった者よりも回復がよいと信じられている．これはおおかたの臨床家が自分の経験に照らして同意できることであろう．性格については，楽天的，外向

的，気楽であることがよりよい回復につながると考えられているが，これを証明することは困難である．これらの点をひっくるめてKolbら（2003）は，「言ってみれば，一番いいのは，若く，知的で，楽天的な，両手利きの女性であるということらしい」としている（p. 689）．

もちろんこのほかに，感情を含む心理的状況とか，それまでの個人史とか，さまざまなものが影響を与えている可能性は十分ある．しかしこれらを証明することはさらに困難である．

肝心なことは，いま上に述べたことはあくまでも全体の傾向にすぎないということだ．目前の患者は，さまざまな要因を一身に集めて，複合的な存在として私たちの前に在る．

3・3　リハビリテーションとしてのアプローチ

発症後まもない時期のさまざまな試行によって損なわれた脳機能があるところまで回復することはわかった．しかし，完全な回復が得られることはめったにない．これが，今日の患者とリハビリテーション関係者が置かれている状況である．したがって，リハビリテーションの試みは，① 脳機能の回復をいかにして促進するか，② 再建できない機能をどのように補うか，③ 能力低下を抱えてなお人生を充実させるにはどうすればよいか，に向けられることになる．実際，リハビリテーションの歴史もこの順序で進んできたとみてよい．つまり，当初は脳機能の回復という目標に全エネルギーが投入されたが，やがて ② が加わり，③ が加わったのである．

同様の見地からAndersonら（2003）は，認知リハビリテーションには，① 認知の再訓練 cognitive retraining，② 代償的アプローチ compensatory approaches，③ 包括的アプローチ holistic approaches の3つがあると述べている．この包括的アプローチを理解するには，第1章で紹介したBen-Yishayらによる頭部外傷軍人のためのデイ・プログラムを思い起こしてもらえばよいと思う．

Wilson BA（1997）は，現在行なわれている認知リハビリテーションのプログラムには4つの種類があるという．第1の試みは認知的な欠損をドリルやエクササイズによって取り戻そうとするものである．第2の試みは認知的な欠損を同定し，回復させるのに認知心理学の理論モデルを使おうとするものである．第3は基本的に患者駆動型のアプローチであって，認知的な欠損の同定と治療に学習理論や認知心理学，神経心理学が組み合わせて使われる．そして第4は包括的アプローチである．これは基本的には，感情や動機やその他の非認知的機能と切り離したところに認知的機能は成立しないという信念に立ち，それら全ての側面にこたえるプログラムを展開しようとするものである．そしてWilsonの主張は，第1，第2のアプローチはよい臨床成果をもたらさない，第3，第4のアプローチの統合こそが最良の認知リハビリテーションを生み出すだろう，というものである．

私自身は，作業療法という領域で行なわれる認知リハビリテーションとしては，① 認知機能の再訓練，② 生活技能の再学習の指導，③ QOLの支援という3種類のアプローチがあると考えるのがよいと思う．生活技能の学習とは"その人"に必要な技能の学習を指しており，外的

代償手段を利用することの学習も含んでいる．またこれら3つは，個人を対象としても，グループを対象としても実践することができるものである．

　第1の認知機能（高次脳機能）の再訓練は，リハビリテーションを職務とする者が患者に出会ったとき，最初に試みるものである．作業療法士も，言語聴覚士も，理学療法士も，それぞれの守備範囲において，患者の損なわれた脳機能の再建を試みる．最も頻繁に行なわれるのは，難しすぎず易しすぎない練習課題を設定し，反復練習をさせ，成績の進展に合わせて順次課題の水準を引き上げていくというものである．たとえば，左空間へ視線を向けることがない左側無視の患者に対して，何種類もの探索課題の中から見落としが最少の課題を見つけ出し（たいていは視覚刺激が少なく，大きくて単純な図柄のものがそれに当たる），視線移動を助けるキューを与えながら探索活動を促す．そして次にはキューを与えられなくても，またもっと密度の高い図柄においても探索が成功裡に行なわれるようになるまでを導く，というようなのがそれである．そこにはスポーツ選手やピアニスト同様，練習を積み重ねればやがては目標に到達するであろうとの前提がある．しかしそれには，課題の設定が適切であり，さらに指導が適切であるならば，という条件がつく．臨床家は脳機能の評価を行なうことによって患者の障害の質と水準を判定し，それに基づいて適切な課題を設定しようと心がける．また認知心理学や神経心理学の理論の中に参考にできるものがあればそれを利用し，指導の方針を決める．基礎的な訓練から順次積み上げる，いう考え方をとっているために，この種のアプローチはしばしば，ボトムアップ・アプローチとよばれる．こうした基礎訓練が意味をもつ時期はあるが，しかしあまりに長くこの段階にかかわっていると，先行きが見えないまま，次第に日々の生活の意味が失われていく危険があるので注意しなければならない．

　これに対して，第2の生活技能の再学習の指導は，はじめから特定能力の獲得をめざしている．この点でトップダウン・アプローチとよんでよいものである．「生活」には，セルフケアもしごと活動も余暇活動も全てが含まれる．左側無視を例にとるなら，せめて食事をひとりでとれるようにしようとか，新聞記事を読み落としなく読めるようにしようとか，あるいは正確な文書を作れるようにしようとか，具体的な目標が立てられることになるだろう．記憶障害の患者なら，スケジュール管理という目標の実現のために，スケジュール表やアラームやメモリーノートの使用訓練が実施されることになるかもしれない．これらの場合，損なわれた機能の強化もさることながら，残された機能の活用や，外的補助手段の活用や，はては人的資源の活用まで，ありとあらゆる資源が動員されることになる．このとき臨床家に求められるのは，実現可能な目標を探し出す力，技能の学習過程を最適条件で導く力である．学習理論の適用が効を奏することもあれば，心理的問題への対応が同時進行的に行なわれなければならないこともある．大切なことは，その患者にとって意味のある目標が設定されることである．

　第3のQOLの支援は，その人にとって意味のある作業の実現，と言い換えてもよい．残存能力の活用が最も前面に押し出されるプログラムである．場合によっては，家族やリハビリテーションスタッフの支援を受けながら，その輪の中で有意義な時間をもつことがその人に望み得る最良の活動，ということもあり得る．この場合も臨床家には，個々の患者の残された力

を的確に見抜く力とそれを生かして実際の作業活動を実現させる力とが求められる．

　ところで，これら3つのアプローチは，医療機関の中でも，地域保健・介護機関の中でも実施することができるものである．しかし発症後の経過という観点に立てば，急性期リハビリテーションでは認知機能の再訓練に，回復期リハビリテーションでは生活技能の再学習に，維持期リハビリテーションでは生活技能の再学習と有意義活動の実現に力点が置かれるのが自然であろう．

　英語文献にしばしば登場する包括的アプローチは，脳損傷者のために設けられる"学校"のようなところで実践されている．"生徒"は一定の期間，フルタイムでそこに参加し，一定の時間割に従って多種類の専門家による認知訓練，言語訓練，作業療法，社会技術訓練，職業準備訓練，心理療法，カウンセリングなどを受ける（たとえば Prigatano, et al., 1986／八田他訳, 1988）．そこでは通常のボトムアップ・アプローチやトップダウン・アプローチも行なわれるが，それにとどまらず，患者とスタッフが協力して"治療的環境"をつくりあげ，その場の力を患者の生活再建に役立てていくことが強く目論まれる．作業療法とか言語療法とかの枠を超えたアプローチである．

3・4　臨床実践の効果に関するコンセンサス

　どのような臨床実践にも根拠 evidence の提示が求められる時代になった．では，高次脳機能障害リハビリテーションの名の下に展開されているプログラムは，どの程度まで効果が実証されているのだろうか．

　Cicerone ら（2000a）がこれについてひとつの回答を示している．彼らは，外傷性脳損傷と脳卒中の認知リハビリテーションについてその効果を扱った科学論文を集め，効果の分析を行ない，その結果に基づいて何らかの治療基準を提案したいと考えた．

　彼らはまず MEDLINE を使って，注意，アウェアネス，認知，コミュニケーション，遂行，言語，記憶，知覚，問題解決，リハビリテーション，治療，訓練のキーワードに関わる文献を検索した．集積された論文の数は総計655であった．ここから介入 intervention に関わりのないもの（論説，総説，記述的論文），介入方法が特定されていないもの，外傷性脳損傷または脳卒中以外の疾患を扱っているもの，小児を対象とするもの，薬学的効果を扱ったもの，英語以外の言語で書かれたものを除外すると，残りは232文献となった．さらに仔細にしらべた結果，61文献は条件を厳密に満たさないことがわかったので除外することになり，結局171文献が対象文献となった．これを7つの分野に分けてから審査委員に割りふり，1論文につき少なくとも2名の委員がその論文を読んで，決められた基準に従って"根拠の強さ"を判定することにした．第Ⅰ級根拠とは前向きで無作為対照試験が行なわれている場合，第Ⅱ級根拠とは前向きのコホート研究であるか，後ろ向きであっても対照ケースをそなえた研究である場合，あるいは対照群があるよくデザインされた臨床研究である場合，第Ⅲ級根拠とは対照群をもたないシ

表 3-1 認知リハビリテーションのための根拠に基づく勧告
(Cicerone et al, 2000a)

実践スタンダード

＜介入＞	＜勧告内容＞
・視空間性リハビリテーション	・視空間知覚障害と視覚性無視を併せもつ右半球性脳卒中後の患者に対して推奨
・認知-言語治療	・左半球性脳卒中による言語性障害を有し，急性期または回復期にある患者に対して推奨
・機能的コミュニケーション障害への特殊介入（実践的会話技能を含む）	・外傷性脳損傷を有する者に対して推奨
・記憶の代償的ストラテジーの訓練	・外傷性脳損傷による軽度記憶障害を有する者に対して推奨

実践ガイドライン

＜介入＞	＜勧告内容＞
・注意訓練（各種の刺激様態，複雑さ，反応要請を含む）	・外傷性脳損傷または脳卒中の患者で回復期にある者に対して推奨．ただし中等度または重度の外傷性脳損傷に関しては，急性期の特化した注意訓練の効果を自然回復またはより全般的な認知介入の効果から鑑別できる根拠は不十分
・走査訓練	・重度視知覚障害（右半球性脳卒中後の視覚性無視を含む）を有する患者に対する重要もしくは必須の介入要素として推奨
・視野の直接拡大を図る視空間的介入（代償性視覚走査の訓練を伴わないもの）	・推奨しない
・読解，構文などの特定言語障害に対する認知的介入	・左半球性脳卒中または外傷性脳損傷後の患者に推奨
・定型的問題解決ストラテジーとその日常生活への適用に関する訓練	・脳卒中または外傷性脳損傷の患者で回復期にある者に対して推奨
・包括的神経心理リハビリテーション	・外傷性脳損傷後の認知的，機能的障害を軽減するために推奨
・左側の行動性不注意をコンピューターのみを用いて治療すること	・推奨しない（効果があるとは思われない）

実践オプション

＜介入＞	＜勧告内容＞
・特定技能または知識の獲得を促すためにメモリーノートまたはその他の外的補助具を使用すること	・中程度または重度の外傷性脳損傷の患者に対し適用を考慮してよい．ただし記憶機能の改善というよりは，日常活動に直接用いるべき
・視空間的，組織的技能の系統的訓練	・右半球性脳卒中の患者で視覚性無視はないが視知覚障害がある場合，急性期リハビリテーションの一部として適用を考慮してよい．半側空間性不注意を有しない左半球性脳卒中の患者や外傷性脳損傷の患者に対しては推奨しない．理由はこれらの場合の有効性を支持する一定した根拠が存在しないため
・自己統制を促すための自己指示，自問，自己モニタリング	・外傷性脳損傷後の遂行機能障害を有する患者に対し適用を考慮してよい．日常場面で起こる問題行動の低減化を含むが，その場合は神経心理学的評価および臨床評価の仔細な検討を行なって問題行動を同定し，個々の強みと制約に基づいた治療の修正を行なわなければならない
・個別化した認知および対人関係治療の統合的実施	・包括的神経心理リハビリテーションプログラムの一部として行なわれるなら機能的改善を期待してよい．
・セラピストの積極的介入を伴うコンピューター利用活動（認知上の長所と短所に対する自己洞察の促進，代償的ストラテジーの開発，習得した技能の生活場面への適用などを目的とするもの）	・認知障害に対する多重様態介入の一部として利用してよい
・セラピストの広範な関与，介入なしにコンピューター課題を与え，それを反復実施させること	・推奨しない

リーズ研究か，あるいは適切な実験計画をそなえた単一事例研究である場合である．結果は，第Ⅰ級根拠に相当すると判断された論文が29，第Ⅱ級相当が35，第Ⅲ級相当が107であった．Ciceroneらはこの結果を3つのタイプからなる勧告案としてまとめた．『実践スタンダード Practice Standards』とは第Ⅰ級根拠が認められたプログラム，『実践ガイドライン Practice Guideline』とは第Ⅱ級根拠が認められたプログラム，『実践オプション』とは第Ⅲ級根拠が認められたプログラムである．

　表3-1は，Ciceroneらがこうしてまとめた勧告案である．発表されたのは2000年であるが，この時点で効果あり（あるいはなし）と判定されたプログラムにどのようなものがあったかがわかる．第Ⅰ級の根拠ありとみなされたプログラムは，左半側無視に対する視空間的訓練，認知—言語治療，実用コミュニケーション障害への介入，記憶ストラテジーの訓練の4つだけであった．それも適用してよい患者の範囲が特定されている．

　しかしながら彼らの勧告案は，ここにあげた以外のプログラムは有効でないといっているわけではない．効果が確認されたプログラムはこのとおり，といっているのである．根拠資料があるということは，患者や関係者に説明をする際の強い味方となるが，すでに効果を実証されたプログラムだけを実施しているのでは進歩を望めない．試しながら，常に新しい根拠を付け加えていくことが必要になる．Ciceroneらは，これからの根拠探求のありかたとして，対象も介入方法もさらに特化し，研究方法にも新たな工夫を加えていくことが必要であろうとしている．なぜなら，認知リハビリテーションは基本的に個人仕様であるべきだからである．

基礎知識篇

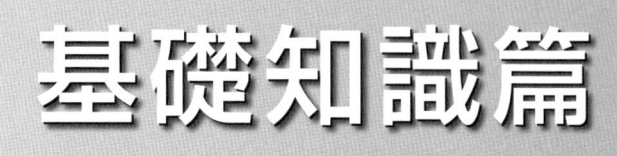

4

注意の障害

- 4・1 障害像 ─── 42
- 4・2 注意とはなにか ─── 43
  - 4・2・1 注意とはなにか ─── 43
  - 4・2・2 注意の構造 ─── 44
  - 4・2・3 注意の神経基盤 ─── 46
- 4・3 注意障害の評価 ─── 47
  - 4・3・1 行動観察 ─── 47
  - 4・3・2 検査 ─── 49
  - 4・3・3 Test of Everyday Attention(TEA，日常生活注意テスト) ─── 54
- 4・4 治療的訓練 ─── 56
  - 4・4・1 注意の全般的訓練 ─── 56
  - 4・4・2 注意の要素の特異的訓練 ─── 58
  - 4・4・3 目標指向型注意訓練 ─── 58
- 4・5 作業療法士の役割 ─── 60

4 注意の障害

　臨床家がひとりの脳損傷者に出会うとき，まず気になるのは，その患者がこちらのはたらきかけにきちんと応じてくれるかどうかということである．作業療法に送られてくる患者はたいてい，明らかな意識障害の時期を脱している．しかしそれでも，セラピストにも周囲にも意識を向けようとしない患者や反応が続かない患者に遭遇することがある．集中のわるさ，課題意識の持続のわるさは，脳損傷者がさまざまに示す認知障害の中の主要な一角を占める．

　神経心理学ではふつう，このような障害を「注意の障害」とよぶ．だが仔細に考えてみると，「注意」には，概念上かなり厄介な問題が含まれている．それは，注意があらゆる認知活動の基盤をなしているというだけでなく，たくさんの要素が関与していると考えられるからである．また，覚醒水準，記憶，遂行機能などと重なる部分もあり，「注意」の輪郭は必ずしも明瞭でない．神経心理学者によれば，注意の神経心理学はまだ緒についたばかり（Robertson, 1999；Manly, 2003）のようなのである．

　本章では，注意障害の臨床的意味は何か，最近の神経心理学では注意をどのようにとらえているか，検査法としてどのようなものがあるか，障害軽減のアプローチとしてどのような試みが行なわれてきたか，作業療法の担当者が留意すべきことは何かを概観する．

　なお，本章で扱うのは全般性注意である．方向性注意（空間性注意）については7章を参照されたい．

4・1　障害像

　私が注意の問題を初めてつよく意識したのは，ある頭部外傷の患者に出会ったときである．彼は60歳を過ぎたばかりの会社経営者であったが，介護人に車椅子を押してもらって初期評価のために作業療法室にやってきていた．表情に変化はないが，会話はふつうにでき，内容にも問題がないと思われた．

　だが，たまたま別の人が私たちの机の脇を通り過ぎて行ったとき，彼はくるりと上半身をまわし，体もろとも過ぎ去った人のほうへと目と顔を向けて私を驚かせた．まもなく彼が正面に向き直ったので，私は1枚の図版と1枚の紙を彼の前に置いて言った．「これとそっくりの図をこちらの紙に描いてみてください」．すると彼はいきなりその紙を裏返し，裏面に小さく印刷された文字（病院名か何かだったと思う）を声に出して読んだ．「……これでは今すぐ社長職に戻るわけにはいくまい」，と私は考えざるを得なかった．

　見方によっては，この患者の問題は注意集中の不良にあるといえるだろう．

　だが注意の障害にはいろいろなものがある．鹿島（1990）は，前頭葉損傷3例に対する注意

訓練の結果を報告した中で，2例が「2つのことを一度にできなくて困る」と訴えたと述べている．彼の第2例は脳挫傷受傷後2年半近くが経過している患者で，WAIS（ウェクスラー成人知能検査）の総IQは109にまで回復していたのだったが，この訴えのほかに発動性低下と易疲労性があり，事務職としての職場に復帰できずにいた．

この患者たちの共通点は，特定の感覚情報の処理ができないことにあるのではなく，しかるべき対象に必要なだけ意識を向け続けることが難しい，という点にある．この「対象」は外界のさまざまな刺激である場合もあれば，自分の心のうちにある思いである場合もある．またたったひとつの場合もあれば複数の場合もある．いずれにせよ，もしこのような問題があるとすれば，その人にまとまりのある行動を期待することは困難になる．リハビリテーションにおいて患者の注意機能に注目しなければならない理由はここにある．

4・2　注意とはなにか

4・2・1　注意とはなにか

注意とはなにかを説明するにあたって，多くの著者たちはWilliam James（1890）の言葉を引用している（鹿島他，1986；石合，1999；Kolb et al, 2003；Manly, 2003）．それは以下のようなものだとされる．

> 「誰でも注意 attention とはなにかを知っている．それは心 mind が，そこにあるらしいいくつもの対象や考えの中からひとつを選んで占有することだ．焦点を合わせること focalization，すなわち意識を集中させること concentration of consciousness がそのエッセンスである．それは，或るものとの関りから身を引いて，他のものとの関りを効果的に進めることを意味する．」— Manly, 2003, p.24 における引用から

たしかにこの説明は，私たちが日常，注意という言葉に託している思いをよく表している．しかしそれでもなお，注意の説明は容易ではない．

しばしば用いられる比喩は，注意をスポットライトになぞらえるものである．KolbとWhishawは，「注意という概念は，われわれが"精神のスポットライト"を持っていて，その焦点を何がしかの感覚入力や，運動プログラムや，記憶や，内的表象に向けて合わせる，ということを意味している」と述べている（Kolb et al, 2003, p.577）．このスポットライトは意識されている場合も意識されていない場合もある．そして，研究者たちもまた2つのサブカルチャーを作ってしまい，一方のグループは注意の自動的プロセスに，他方のグループは感覚情報の意識的選択のほうに関心をもつようになったのだという．実は，本章で扱うのは主として後者である．

Lezak ら (2004) は，注意 attention，集中 concentration，思路形成 mental tracking の 3 つを併置させ，これらは理論的には鑑別できるものの，実際には分離困難だとしている．彼らによれば，注意とは，意図とは無関係の焦点化された行為であり，集中と思路形成の前段をなすものである．

4・2・2 注意の構造

現在，比較的よく受け入れられているのは，注意は多種類の要素から成る，という考え方である．

Sohlberg と Mateer は，独自の注意訓練プログラムを開発したことで知られるが，そのもとになったのは，注意には 5 つのレベルがあるという考えである．その 5 つは次のように説明されていた (Sohlberg et al, 1987)．

① 焦点性注意 focused attention：特定の視覚的，聴覚的，触覚的刺激に個別に反応する能力
② 持続性注意 sustained attention：持続的・反復的活動において一貫した行動的反応を維持する能力
③ 選択性注意 selective attention：刺激を判別しつつ活性化と抑制の指令をくり出す認知セットを維持する能力
④ 交替性（または転換性）注意 alternating attention：精神的柔軟性．すなわち別個の認知的要求をもつ複数の課題間を動き回ることのできる能力
⑤ 分割性注意 devided attention：複数の課題に同時に応じる能力

しかし彼らの 2001 年の論文では一部が修正された．注意の"レベル"は注意の"要素"と言い換えられ，「持続性注意 sustained attention」の説明は「覚醒 vigilance*と作動記憶 working memory」に，「選択性注意 selective attention」の説明は「無関係なまたは妨害的な刺激を無視する能力」に変わっている（Sohlberg et al, 2001）．

これらの諸要素は，多少の違いはあるにせよ他の著者たちも指摘しているものであり，しばしば注意のタイプともよばれる．

Sohlberg らがあげた 5 種の中では，「焦点性注意」と「持続性注意」の区別がわかりにくいが，「焦点性注意」は提示された刺激にちゃんと反応するかどうかということを問題にしている．たいていの患者はこのレベルの注意を取り戻しているが，意識障害から十分に回復していない時期の患者ではしばしばこれが障害されているともいう（Sohlberg et al, 2000）．したがって彼らのいう焦点性注意は，他の研究者たちがいう「覚醒水準」に重なる．臨床ではふつう，覚醒水準（＝意識水準）は反応するかどうかの問題であり，注意は選択性の問題だという区別が行

---

*alerting および後出の vigilance に関する訳語は，『神経心理学事典』(Beaumont et al, 1996/岩田他訳, 2007) が alertness を警戒性，vigilance を覚醒としているのに準拠した．

表 4-1 TEA およびその他のテスト成績の因子分析 (Robertson et al, 1994c)

テスト （下線つきは TEA のサブテスト）	因子1 視覚的選択性 注意/速度	因子2 注意の転換	因子3 持続性注意	因子4 聴覚的-言語的 作動記憶
地図記号探し	0.84	0.09	0.02	0.00
Stroop Test	0.72	0.19	0.05	0.10
電話番号探し―ページあたりの時間	−0.80	−0.25	−0.09	−0.21
Trail-Making Test B	−0.74	−0.19	−0.27	−0.22
d2 total	0.67	0.13	−0.02	0.43
視覚的エレベーターカウント―正答数	0.22	0.78	0.19	0.22
WCST―カテゴリー数	0.29	0.68	0.00	0.21
宝くじ	0.25	0.18	0.70	−0.10
エレベーター・カウント	−0.27	0.28	0.56	0.12
電話番号探し―二重課題	−0.21	0.24	0.72	−0.31
反転エレベーター・カウント	0.49	0.12	−0.10	0.62
妨害音つきエレベーター・カウント	0.03	0.32	0.28	0.52
数列逆唱	0.04	0.14	0.06	0.77
PASAT（2秒タイプ）	0.33	0.18	0.10	0.58

$N=154$. 4因子による分散の説明比率は 62%．

なわれているが（Strub et al, 2000），覚醒水準の障害がごく軽微となった患者に何かの課題を与えたとき，そこに注意の障害と同じ現象を見いだすということは実際によくあることである．覚醒障害も注意障害も共に境界をはっきりさせることができない概念であるが，注意は覚醒を基盤に成り立っているということを考えればそれは当然のことだといえよう．

このほかにしばしば取り上げられる要素として，方向性注意と注意の制御がある．「**方向性注意**」は，右（または左）半球損傷の患者において損傷半球と反対側の空間にあるものに気づかない現象がしばしば生じるところから浮上してくる要素であるが，これについては7章であらためて取り上げる．一方「**注意の制御**」は，注意という精神現象の全体的進行を担うものは何かということを考えるとき（たとえば，"選択"を司るのは何か，ということを考えるとき），必然的に浮上してくる要素である．そしてこの要素もまた「遂行 execution」という別の概念（13章「遂行機能の障害」参照）に重なることになる．

だが，こうして取り出された注意の諸要素は観念的なものである．それらが脳の内部で機能的モジュールを形成しているわけではない．このことは，何かひとつの課題を取り上げて，それを行なうのにどのような注意の要素が必要かを考えてみるだけで容易にわかることである．つまり，ひとつの注意の要素だけで遂行できる課題はない．

以上のことは注意の諸側面を比較的うまく分離したと思われる TEA（the Test of Everyday Attention，日常生活注意テスト）（後出，4・3・3）のサブテストについてもあてはまることである．このテストを作成した Robertson ら（1994c）は，用意したサブテストが実際のところ何を測定しているのかを検討するため，これらの成績に既存の他のテストの成績を加えて因子分析

を行なっている．結果は，8つのサブテストのそれぞれが因子1（視覚的選択性注意/速度），因子2（注意の転換），因子3（持続性注意），因子4（聴覚的-言語的作動記憶）のいずれかとより高い関連をもつ，ということを明らかにした（**表4-1**）．この結果は，個々の課題がそれぞれに固有の注意特性と強い関わりをもつことを示しているが，しかし同時に，他の特性とも多少の関わりをもつことを告げている．

　Spikmanら（2001）の研究もまた注意の構造に関わるものである．彼らは，健常被検者に対し，注意の3つの側面すなわち，焦点化，分割，制御を引き出すと見なされている検査を実施し，その成績について因子分析を行なった．その結果，当初の想定とは一致しない2つの因子が浮上した．その2つを彼らは，記憶駆動性行為 Memory-driven Action および刺激駆動性反応 Stimulus-driven Reaction と命名した．後者の刺激駆動性反応とは，構造が単純でタイムプレッシャーが高い課題（たとえば後出の Trail Making Test A）の中で要求されるような反応のことであり，記憶駆動性行為とは，ある程度複雑な課題（たとえば後出の Trail Making Test B）において，そこで与えられる教示にしたがって一定の統制を行なわなければならないような行為をさすことが，このグループの別の論文（van Zomeren et al, 2003）から推察できる．

　つまり「注意」は，意識対象の選択・持続という誰もが思い描く素朴なイメージから出発しているが，しかしどこかで覚醒や記憶や制御の問題につながってしまうというのが現実の姿である．

4・2・3　注意の神経基盤

　Posnerら（1990）（および Manly, 2003 による）は，脳には注意という機能を支える固有の神経ネットワークが存在するはず，という前提から出発した．しかもそのネットワークを構成する複数の脳領域は，それぞれに別個の機能を担うという考えである．つまり，注意の神経システムはいくつかのサブシステムから構成されると見なす．彼らが注目したサブシステムは，"方向決定 orienting"，"標的発見 target detection"，"警戒維持 alerting" の3つであるが，Manly と Robertson（2003）はこれを次のように言い換えた．

① 方向性または空間性注意 orienting or spatial attention：ひとつの空間にある複数のシグナルに優先順位をつける能力
② 選択性または焦点性注意 selective or focused attention：機能目標または記憶情報に基づいてある情報を優先し，他の情報を抑圧する能力
③ 覚醒/持続性注意 arousal/sustained attention：覚醒を維持し，反応にそなえている能力

　Posnerらのグループはその後も一貫して当初の仮説を検証する研究を進めている．そして2005年にはこれら3つを "**警戒の制御** alerting control"，"**方向の制御** orienting control"，"**遂行の制御** executive control" と言い換えて（列挙の順序は変わっている），警戒の統制には視床

の関与と皮質前方および後方領域の活性化が，方向の統制には頭頂葉と前頭眼運動野の活性化が，そして遂行の統制には帯状回前部とそのほかの部位の活性化が関与していることがわかってきた，としている．彼らの推論は，被検者に種々の課題を与えた際のfMRI画像の比較から得られたものである（Fan et al, 2005）．

4.3　注意障害の評価

　注意は，直接測ることのできないものである．できるのは，患者の行動から間接的にそれを推し量ることだけである．検査は有用なものであるが，手段のひとつに過ぎない．全ての精神作業は注意を基盤にして起こっていることを考慮し，検査の成績だけにとらわれないで，行為の全般を観察することが大切である．

4.3.1　行動観察

　Ponsfordら（1991）は，通常の神経心理学的検査だけでは注意障害が日常生活に与える影響を十分に予測し得ないとして，生態観察の視点を取り入れた行動チェック・リストを用いることを提案した．点検される行動（または状態）は，「無気力または活力不足に見える」「飽きっぽい」「動きが遅い」「促しがなければことを続けられない」「他のものに気を取られやすい」など，全部で14項目である（**表4-2**）．この点検項目は，注意障害の可能性を示す行動の総覧ともいえるので，臨床観察のポイントとして参考になる．

　Ponsfordらはこのチェック・リストを注意行動の評価スケールとして位置づけ，それぞれの行動の頻度を尺度化することを考えた．ある行動（または状態）が全くなければ「0」，たまにあれば「1」，……，常にあれば「4」というぐあいである（同表）．

　彼らの研究ではこのチェック・リストを作業療法士2名と言語病理士2名に使ってもらい，評定尺度としての妥当性と信頼性を検討している．具体的には，各患者を担当している作業療法士と言語病理士の両方に評定を依頼し，その日の作業療法場面あるいは言語療法場面での観察結果をこの尺度にあてはめてもらった．その結果，従来の「選択性注意」にかかわる神経心理学的検査得点との間に有意の関連が認められたので，内容的にはまずまずの妥当性があると判断した．また，同一のセラピストが3日後に同じ評定を行なった場合のスコアの一致率がきわめて高く，この点での信頼性は高いことが認められた．しかし評定者が異なり，しかも観察場面が異なる（作業療法か言語療法かの違いがある）場合は，評定結果の一致率が低いことがわかった．

　この結果は，注意の障害が課題もしくは場面依存的であることをあらためて思い出させる．したがってもし本スケールを使うとしたら，観察者と観察場面を正確に付記しておく必要があるだろう．つまり，Ponsfordらのこのスケールは，注意障害の絶対指標として使うことはでき

表 4-2 Ponsford らの注意行動評価スケール (Ponsford et al, 1991)

注意行動評価スケール

セラピスト：　　　　　職種：　　　　　年月日：

質問：
・患者（*）＿＿＿＿＿＿＿殿について，以下の行動（と状態）がどの程度見られたか，もっともあてはまる欄をチェックしてください．

最近の所見	全く なかった (0)	たまに あった (1)	ときどき あった (2)	ほとんど いつもあった (3)	いつも あった (4)
1. 無気力または活力不足に見える					
2. 飽きやすい					
3. 動きが遅い					
4. 言語応答が遅い					
5. 精神作業の運びが遅い					
6. 促しがなければ事を続けられない					
7. 長い間じっと宙を見つめている					
8. 集中することが難しい					
9. 他のものに気を取られやすい					
10. 一度に2つ以上のことに注意を払うことができない					
11. 適切に注意を払っていないことによる間違いを犯す					
12. 何かをしているときに重要な細部が抜ける					
13. 落ち着きがない					
14. 1つの活動に長く集中して取り組むことができない					

ない.しかし,どの時期にどの場面でどのような問題があったかを記録する手段として有用なツールのひとつだということができる.

なお類似の評価スケールとして,53項目から成る the Moss Attention Rating Scale(MARS)が開発されているとのことである(Whyte et al, 2003).

4・3・2 検査

注意の障害が疑われるとき,ほんとうにそれを注意の障害と見なしてよいかを判断するために,あるいはその時期の注意の状態をより正確な記録にとどめておくために,検査を行なう.標準化されている検査(=手続きが決まっており,正常得点の範囲がわかっている)も標準化されていない検査もあるが,それぞれの価値を承知していて,そのときほんとうに必要なものだけを実施するのがよい.

実施すべき検査を選ぶうえで大切なことは,(1)刺激入力が視覚的であるものと聴覚的であるものの両方を選ぶこと,(2)注意の諸要素がある程度網羅されるようにすること,(3)少なくともひとつは標準化されている検査であること,(4)患者の心理的負担が過度にならないこと,である.また採点作業だけに終始せず,観察所見をつぶさに書きとめるようにしたい.

文献に登場する注意の検査法は非常に多岐にわたっている.しかもひとつひとつの検査についてその意義をどうとらえるか,それを注意の検査と見なすかどうかについては著者たちの見解が分かれている.ここでは筆者なりの観点から,臨床に有用だと思われるものを,また文献を読むうえで知っておいたほうがよいと思われるものを挙げる.くり返しになるが,ひとりの患者にこの全てを実施すべきだ,というのではない.

1)"A" Random Letter Test(無作為配列"A"文字テスト)―聴覚版

Strub ら(2000)の『神経学における精神機能検査法』(邦訳:江藤訳,2005,『高次脳機能検査法―失行・失認・失語の本態と診断 原著第4版』)に記載されているものである.検査者は患者に向かって「私はこれから一連のアルファベット文字を読み上げていきます.もし私が途中で"A"と言ったら,あなたはすぐに机をトンと叩いてください」と言い,ランダムに並べられた60個のアルファベット文字を,1秒に1文字のテンポで読み上げる.期待される最高正答数は18である.誤りには"見逃し omission error"と"お手つき comission error"の2種がある.この検査は厳密には標準化されていないが,健常成人なら間違えずに(平均誤数:0.2)これを完成するという.

本検査は比較的単純な持続性注意のテストとみてよいが(それゆえにヴィジランス・テストともよばれる),実際には選択性注意の要素も含まれている.

2)"A" Random Letter Test(無作為配列"A"文字テスト)―視覚版

文献上は存在しないが,聴覚版だけでは不便なので,筆者は自家用に視覚版を作って用いて

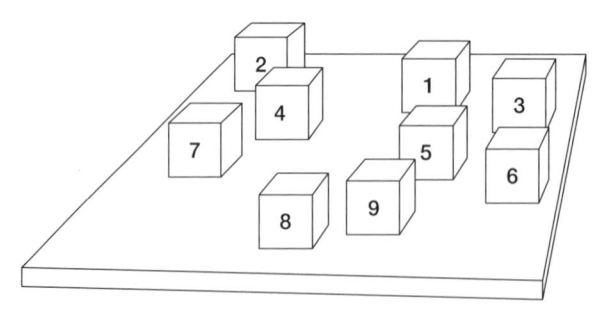

図 4-1 Corsi Block-tapping Test のブロック配置
(Lezak et al, 2004, p. 355 より)

いる．名刺の倍の大きさの厚紙を 61 枚用意し，中央にアルファベット文字 1 個を大きく印字する．うち "A" を印字した 1 枚は「標的」見本とする．刺激カード 60 枚の文字と提示順序，教示内容は聴覚版に準じる．毎秒 1 枚のテンポで 1 枚ずつ提示する．

1），2）を併せて実施することにより，同一個人内で聴覚入力の場合と視覚入力の場合の比較が可能になる．この一方だけに障害を示す患者がいるものである．

3) Digits Forward（数列順唱）

臨床で必ずといっていいほど行なわれている検査である．検査者は被検者に向かって「いまから私がいくつかの数字を言いますから，よく聴いていて，私が言い終えたら全く同じようにその数字を言ってください」と告げる．読み上げのテンポは 1 秒間に 1 数字とし，最後の数字をトーンを少し下げて読み，末尾の合図とする．短い数列から始めて成功すれば順次その数を増やし，最高何列まで正しく復唱できるかをしらべる．

この検査は WAIS-Ⅲ（Wechsler Adult Intelligence Scale-Third Edition, 15・5・2-4）を参照）の中にサブテストとして組み込まれているので，問題や教示方法はこれに従うとよい．ただし標準値の算出にあたって順唱と逆唱のスコアを合算する方式をとっているので，順唱のみについての判定ができない．Lezak ら（2004）は，さまざまな基準値研究を参考にしたうえで，正答できるスパンの長さが 6 以上なら「正常」，5 なら「正常の下限」，4 なら「明らかに境界」，3 なら「欠陥性」とみてよいとしている．加齢による影響は少なく，84～100 歳でも順唱スパンの平均は 5.7±1.0 であるという．

この検査は記憶検査の一種とみられていることがある．しかし Lezak ら（2004）は，この検査は第一義的には注意の検査であるといい，とくに注意の容量（1 回に注意を向けることができる量）をしらべるものだとしている．実際，数列順唱のスパンが 2 までというような患者の場合，与えられる教示についても聞き取れる要素は 2 つまで，というようなことがよくあるものである．

4) Corsi Block-tapping Test またはその変法

3)の視覚版である．あらかじめ1.5インチの立方体9個をばらばらに板に配置したものを作っておき（**図4-1**），検査者はあらかじめ決めた順番に従ってそれらに触れる（数字は被検者には見えない）．被検者は後からその順序を再現しなければならない．

これを二次元図版に変えたものがWMS-R（Wechsler Memory Scale-Revised, 5・3・3-1）を参照）の中に視覚性記憶範囲 Visual Memory Span という名のサブテストとして組み込まれているので利用できる．ただしここでも正順再生と逆順再生の成績が合算されてしまっているので，標準値は参考にできない．視覚的再生スパンの長さは，聴覚的なそれよりも1～2点低いとされている（Lezak et al, 2004）．

WMS-Rの改訂版であるWMS-Ⅲ（Wechsler Memory Scale-3rd Edition, 5・3・3-2）を参照）では，Spatial Span というサブテスト名で，Corsi Block-tapping Test をほぼ再現した三次元ボードが刺激として使われている．ただしブロック数は10個である．

5) 視覚性抹消検査（または視覚性探索検査）

行列状またはランダムに配置された文字/記号の中から，あらかじめ指定された文字/記号を選んで抹消させる（＝抹消線を記入させる）ものである．日本製の場合は抹消というよりも選ばせる（＝丸で囲ませる）ことが多いので，この場合は探索検査というべきであろう．指定された標的の全てを見逃さずに抹消（または選択）できるかをしらべる．

いろいろな図版が発表されているが，現在市販されているものの中では『BIT 行動性無視検査日本版』（BIT 日本版作製委員会，1999）の中に数点，この種のサブテストが含まれているので利用できる．この場合はカット・オフ点すなわち，正常と異常の境界値が明らかにされている．

この検査には選択性注意，持続性注意の両要素が関与していると考えられる．また方向性注意の要素が損なわれた場合にもはっきりとそれが現れるので，半側無視の検出に使われることが多い．

6) AMM または ADT

5)の聴覚版とみてよいものである．AMMは audio-motor method（聴覚-運動メソッド）の略称であり，鹿島らのグループがこれを開発した（鹿島他，1986）．テープレコーダーを用いて5種類の類似語音「ト，ド，ポ，コ，ゴ」を1音/秒の速度で5分間提示し，目標語音「ト」に対して何らかの合図による反応を求める．各語音はランダムに配置してあり，目標語音である「ト」は1分間に10回，計50回出現する．正答率（母数は50）と的中率（母数は総反応数）を算出する．64歳以下と65歳以上の健常群において，正答率の平均値はおのおの89.8，72.4%，的中率はおのおの91.4，65.0%だとされる（鹿島他，1986）．検査具の市販はされていない．

なお同テストはその後，同グループの加藤元（1995）の論文ではADT（auditory detection test，聴覚性検出テスト）と言い換えられている．いずれにせよ，聴覚刺激に対する選択性注意

と持続性注意の両要素をしらべていると考えられる．

7）Digits Backward（数列逆唱）

ここから10）までは思路形成 mental tracking または作動記憶 working memory のテストという側面をもつものである．作動記憶とは，当座の思路を形成し維持するためにさまざまな知覚や記憶の小片を意識のうちに留めることをいう．これらの材料をスキャンし，選びあるいは捨て続けることで思路が形成されると考えれば，これらは注意のテストという側面を併せもつことになる．

Digits Backward（数列逆唱）は，3）と類似の聴覚刺激を全く逆順で再生させるものである（問題が3-4-8なら答は8-4-3）．問題と教示の方法についてはWAIS-Ⅲのサブテスト「数唱」の中の"逆唱"を利用するとよい．ほかの研究者の成果を参考にしたうえでLezakら（2004）は，順唱と逆唱のスパンの差は1よりも大だが2どまり，としている．したがって4〜5が正常域，3が境界値または欠陥性（教育歴による），2は明白な欠陥性とみてよい，とのことである．

8）Mental Control（精神統制）

WMS-Rの第2サブテストに掲げられているもので，"注意/集中力"テストと位置づけられている．3つの項目から成り，第1項では数を20から始まって1までを逆順に（20，19，18，…）できるだけはやくカウントダウンすることを（制限時間：30秒），第2項では「あ」から始まって50音をできるだけはやく唱えることを（制限時間：30秒），第3項では1から始まって3つずつ大きい数を順に40まで唱えることを（1，4，7，…）（制限時間：45秒）被検者に求める．

精神活動水準が低い被検者でも実施可能な検査のひとつである．

9）PASAT

PASATはPaced Auditory Serial Addition Test（ペースを決めて行う聴覚的連続加算テスト）の略であり，Gronwall（1977）により作成された．原法ではあらかじめ音声テープに1から9までの数をランダムな順序で連続61個記録しておき，それを聴かせる．読み上げの時間間隔は一定しており，2.4，2.0，1.6，1.2秒のいずれかである．つまり4通りのバージョンがある．被検者はテープが告げる数を聴きながら，新しい数を聴くたびにそれに直前の数を加えた和を言う，ということを続けなくてはならない．聴覚的な分割性注意の検査と見なされているが，それ以上に聴覚的な作動記憶の検査だとみるべきであろう．被検者に与える心理的負担がきわめて高く，健常な大学生でさえこれを受けた後は気分が滅入ることが報告されている（Lezak et al, 2004）．

検査用テープ（教示法および採点用紙を含む）は，カナダのヴィクトリア大学に申し込めば取り寄せることができるとのことである（Spreen et al, 1998）．正常値については，Spreenら（1998）のテキストに他の研究者たちのデータの引用がある（p.249）．

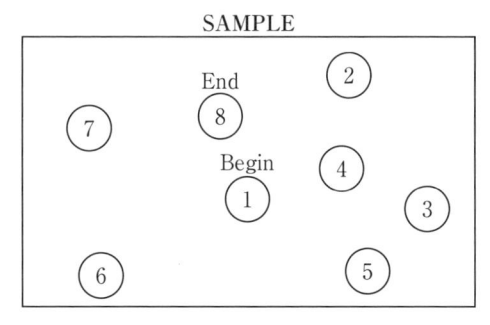

図 4-2 Trail Making Test, Part A の
　　　練習用図版
（Reitan, 1992 より）

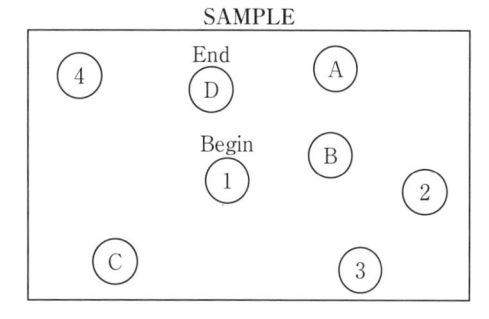

図 4-3 Trail Making Test, Part B の
　　　練習用図版
（Reitan, 1992 より）

10) Trail Making Test（TMT），Part A および B

　かなりよく使われている検査である．そもそもは 1938 年に Partington により分割性注意のテストとして考案されたものだとされるが（Reynolds, 2002），1944 年に米国陸軍の個別検査バッテリーに組み込まれたときから，誰もが自由に使うことができるようになった（Lezak et al, 2004）．Part A と B の 2 つから成る．

　Part A では被検者は，1 枚の紙にばらばらに印字された ① から ㉕ までの数字を，① から始まって順に線でつないでいかなければならない．**図 4-2** はその練習用サンプルである．Part B では，①〜⑬ の数字と Ⓐ〜Ⓛ のアルファベット文字がばらばらに配置されている図が与えられる．被検者は ① から出発して，こんどは数字とアルファベット文字を交互に順につないでいくことを求められる（①-Ⓐ-②-Ⓑ-③-……）．**図 4-3** はその練習用サンプルである．

　その後いろいろな研究者がそれぞれのバージョンを開発したが，採点法については，Reitan（1992）のやりかたが最も普及しているといわれる（Lezak et al, 2004）．それは，もし被検者が途中で間違っても，そのつどそれを指摘して直前の位置からやり直しをさせ，完了までに要した時間を計測するやりかたである．教示の方法も細かく定められている．

　しかし Reitan が示した標準データには年齢層区分がなく，成人についてはカット・オフ点が示されているのみである．おそらくそのためであろうが，TMT の健常者データについては他の研究者による夥しい数の報告がある（Mitrushina et al, 1999, pp. 36-64 ほか）．それらの中からひとつを選ぶとすれば，Spreen ら（1998）のテキスト（p. 540）に引用されている Tombaugh らのデータが臨床で参照するのによいと思われる．ただしこれは英語圏のデータである．

　この検査の Part A は選択性注意と持続性注意の検査として使うことができようが，本命は Part B にある．つまりこれによって注意の分割や転換が十分に行なわれるかをみようとしている．だが遂行機能をみているという見方もある（Reynolds, 2002）．

　筆者が知るかぎりでは，Reitan と Reynolds のバージョンがそれぞれ市販されており，入手できる（文献リスト該当欄の URL を参照）．ただし Reynolds のそれは検査図版に大胆な修正が加えられているのでオリジナル版とは別種と考えたほうがよい．わが国では鹿島ら（1986）

4・3　注意障害の評価

がかなり以前からTMTを使っているが，日本語版の標準化や市販はされていないもようである．

11）Stroop Test

これも広く知られたテストである．被検者は赤，青，黄，緑などに彩色された色彩パッチまたは単語の配列表を見せられ，個々の色名を答えるよう求められる．単語は色名を表わす単語である．基本形は1935年にStroopによって作られた（Trenerry et al, 1989ほか）．ひとは色彩名称を表す単語を読み上げるよりも色彩パッチの色の名を言うほうにより多くの時間がかかる，しかし色彩名称を表す単語がそれとは異なる色のインクで印刷されている（例．「赤」という単語が青いインクで印刷されている）ときには，そのインクの色の名を言うのにさらに多くの時間がかかる，ということの発見をもとにこの検査は作られた．そしてこれ以降，実に多種類のStroop Testが多数の研究者によって作られた（Spreen et al, 1998；Lezak et al, 2004ほか）．それらは用いる図版の大きさやデザインや種類数，あるいは色彩名称の種類数，単語数など，ことごとくが互いに大きく異なっている．たとえばいま筆者の手元にある中の2つを取り出してみても，Regard（1981）のそれは変形A4判の1/2サイズを縦長に使用し，1枚の図版に配置されている単語またはパッチの数は24，図版数は3，そのすべてが4色刷りであるのに対し，Golden（1978）のそれは変形A4判サイズを縦長に使用，1枚の図版に配置される単語または図形の数は100，図版数は3，モノクロ印刷または3色刷り，というぐあいである．標準値についても夥しい数の研究がなされている（Mitrushina et al, 1999, pp.80-83ほか）．

現在市販されているものに，Golden（1978）の"Stroop Color and Word Test"，Regard（1981）の"Stroop Test：Victoria Version"，Trenerryら（1989）の"Stroop：Neuropsychological Screening Test"があり，図版だけでなく実施マニュアル，標準値等を入手できる（全て英語版）．わが国では鹿島のグループが以前からStroop Testを紹介しているが（鹿島他，1993），日本語仕様の標準化や販売は特にされていないもようである．

Stroop現象の神経心理学的な意味についてはさまざまな解釈がある．ある人々はそれを反応抗争によるものだと考え，ある人々は習慣的反応の抑制に手間取るためと考え，ある人々はまた選択性注意の発揮に手間取るためだと考える（Lezak et al, 2004）．色名を表す単語がそれとは異なる色のインクで印刷されているときに，その単語を読むのではなくインクの色を答えるようにするためには，インクの色というたったひとつの特性だけに意識を集中し，文字という形態には意識を払わない努力をしなければならないはずである．このように考えればStroop Testは選択性注意のテストとしての側面をもつ，ということができる．

4・3・3 Test of Everyday Attention（TEA, 日常生活注意テスト）

上に掲げた諸検査は個々ばらばらに作られたものであるが，ひとつのテストバッテリーにまとまったものとして，Robertsonら（1994c）のthe Test of Everyday Attention（TEA, 日常生

活注意テスト）がある．一見，注意の ADL テストかと思わせるが，題材を日常生活に近いところからとっているということであって，ADL テストとは似て非なるものである．標準化され，市販されているが，英語版である．

8つのサブテストから構成され，それぞれのサブテストの粗点は，年齢層別に1～19のスケール・スコアに変換されるようになっている．健常群のスケール・スコアの平均は 10，標準偏差は3である．材料は3つのバージョンが準備されている．サブテストは以下のとおりである．

① 地図記号探し Map Search：フィラデルフィアのカラー・マップを提示し，2分以内に，あらかじめ指定したシンボル・マーク（A バージョンではレストラン）をできるだけ多く探して丸をつけさせるもの．
② エレベーター・カウント Elevator Counting：乗っているエレベーターのフロア表示装置が故障したのでフロアを通過するたびに聞こえるトーンの数からそれを判断しなくてはならないとして，音声テープを聴かせ，トーンの数を答えさせるもの．
③ 妨害音つきエレベーター・カウント Elevator Counting with Distraction：② と同じであるが，音声テープに高音のトーンを妨害音として加えてある．
④ 視覚的エレベーター Visual Elevator：エレベーター・ドアを表す記号が横方向に小さな矢印でつながれて並んでいる中に，ところどころに大きな下降サインと上昇サインが挿入された図版が提示される．各エレベーター・ドアは各フロアに到着したエレベーターを象徴的に表し，大きな下降または上昇サインはそれ以降のエレベーターが下降または上昇に転じることを表す．被検者は図の流れに従い，エレベータの動きを，「1(階)，2(階)，下へ，1(階)，上へ，2(階)，3(階)，……」というぐあいに声に出して言わなければならない．
⑤ 反転エレベーター・カウント Elevator Counting with Reversal：④ の聴覚版である．フロア通過は中間音トーンに，上昇サインは高音トーンに，下降サインは低音トーンに置き換えられ，これを録音したテープに ④ と同様の反応をすることを求める．
⑥ 電話番号探し Telephone Search：使用バージョンのシナリオに応じ，条件に合う鉛管工（またはレストラン，ホテル）の電話番号を電話帳ページから探させるもの．各電話番号の前にはいろいろな記号がついているので，同一記号が2つが並んでついているもの（星2つ，丸2つなど）を選び出すことが条件である．
⑦ 電話番号探しと計数 Telephone Search with Counting：⑥ と同じ課題をこなしながら，同時に音声テープから聴こえる連続音の数を数えることを求める．
⑧ 宝くじ Lottery：自分がもっている宝くじ券の番号が当たりかどうか，ラジオを聴いて確かめることになったと想定させる．音声テープが文字2つと数字3つから成る5桁の番号（例．BC143）を逐次読み上げるのを聴かせて，その中の末尾が 55 で終わる番号の最初の2文字を書き取らせる．聴き取りは 10 分間，該当番号は 10 個である．

以上のサブテストは，それぞれが4・3・2で紹介したテストのどれかによく似ており，全体と

して無駄なくまとまった形になっていることがおわかりであろう．各サブテストと注意の諸要素との関連はさきに表4-1で示したとおりである．

4・4 治療的訓練

　注意訓練は多分にパーソナル・コンピューター時代の申し子だといわれる（Robertson, 1999）．さまざまな画面を手軽に瞬時に提示できることや，提示時間の操作，反応時間の測定が容易にできることがプログラムの発展を助けた．それらの多くはすでに述べた注意のテストによく似ており，それらの訓練効果を問うところから注意障害のリハビリテーションは開始された．

4・4・1　注意の全般的訓練

　Ponsfordら（1988）の結論はあまり肯定的ではない．彼らは10名の重度の頭部外傷者を対象に，コンピューターを使って情報処理速度の向上をめざす訓練を実施した．その内容は，(1)スクリーンのいろいろな場所に現れる数字が逃げ始めるのをスペースバーを押すことによって停止させる，(2) スクリーン中央に提示されたのと同じ幾何図形がその画面のほかの場所にあるのを探しだす，(3) スクリーンに緑の四角が現れたら左のボタンを，赤の四角が現れたら右のボタンを押し，それ以外の四角が現れた場合にはボタンを押さないようにする，(4) スクリーンに文字と数字のつながりが順次現れてくる中，単文字だけが現れたらすかさずボタンを押す，(5) スクリーンに単数字が順次現れてくる中，その数字が偶数または5の倍数ならすかさずボタンを押す，というものである．いずれもできるだけはやく行なうよう求め，反応時間を測定した．訓練効果の測定には，数種の注意テストと『注意行動評価スケール』が用いられた．実験法は対象者の2つのサブグループ間でベースライン期間を違えた多重ベースライン式シングルケース実験法であり，デザインはA-B-BC-A方式である（A：ベースライン期間，B：訓練期間，BC：フィードバックと報酬を加えた訓練の実施期間）．各期間の長さは3週間であった．結論は，ひとたび自然回復と練習効果の影響を取りのぞいてしまえば，介入の効果はほとんど認められないというものである．この結論は，各測定値の推移をサブグループごとの平均値によって追跡した結果から導かれている．

　同じ頃Sohlbergら（1987）は注意訓練の効果はあると発表した．彼らが検証しようとしたのは，彼ら自身が開発したAPT（Attention Process Training，注意プロセス訓練）の効果である．このAPTは，彼らがいう注意の5つのレベル（プロセスに同じ）に対応する階層的プログラムを有しており，個々のプログラムを一定の進級ルールに従って順次積み重ねていく方式をとっている．彼らの研究対象は脳損傷患者4名であり，採用された実験法は，機能間でベースライン期間を違える多重ベースライン式シングルケース実験法である．他の認知訓練との対比をみるため，注意訓練期間のほかに視覚処理訓練や記憶訓練の期間がもうけられた．実験配置

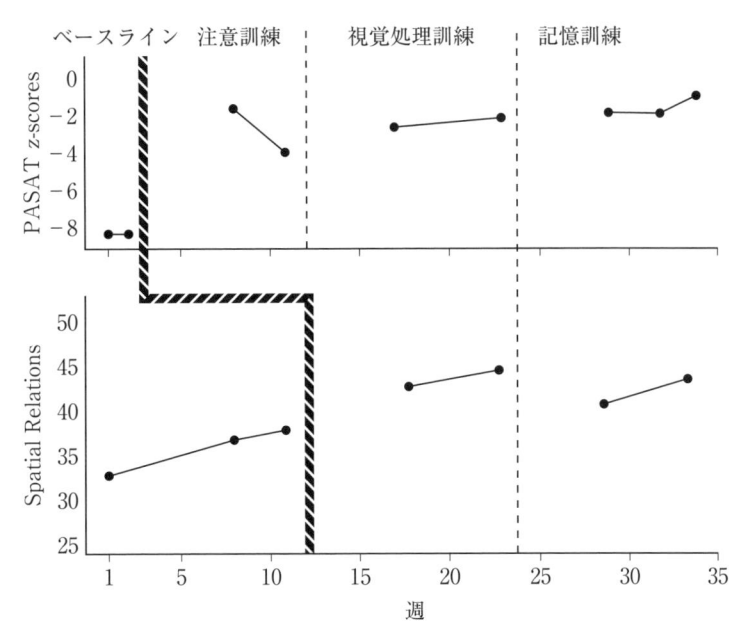

図 4-4 Sohlberg ら (1987) の対象 1 の訓練結果

　デザインは,「ベースライン-注意訓練-視覚処理訓練-記憶訓練」または「ベースライン-視覚処理訓練-注意訓練」である．測定指標には，注意機能に関してはPASATを，視覚処理機能に関してはSR (Spatial Relations) という名のテストを用いた．訓練効果の判定は対象者別に，経過を示すグラフの目視によって行なった．結果は，注意訓練を実施した期間にはPASATの成績が上昇し，SRの成績は変わらなかった．視覚処理訓練を実施した期間にはPASATの成績は変わらなかったが，SRの成績は上昇した．またそれぞれの対象者の生活の自立度は，訓練中止のやむなきに至った第3例をのぞけば，3名とも当初は家族や施設スタッフの保護下で生活をしていたのが，訓練途中または訓練終了後に自立生活を営むほどに変化したという．
　この研究の難点は，シングルケース実験でありながら，データ測定の頻度があまりに少ないことである．各期のデータは2〜3個しかなく，それを見るかぎりでは特に第2, 3例について，上記のような結果を認めたとしてよいのか，疑問が残る．しかし第1例のデータには，そのような難点を考慮してもなお注意訓練の効果はあったのではないかと思わせる力がある（**図4-4**）．つまり彼らの報告は，注意訓練の効果についてある程度の希望を示したことになる．この流れを汲む報告はほかにも何件かあるが（Robertson, 1999），わが国に関していえば，鹿島 (1990), 豊倉ら (1992), 濱田ら (2003), 吉村ら (2004) がある．いずれも事例ごとのデータ採取数は Sohlberg ら (1987) よりもさらに少ない．
　Grayら (1992) の報告は，コンピューターを使った注意訓練の効果が，訓練終了後しばらく時間が経過してから現れた，というものである．彼らは注意上の問題をもつ脳損傷者31名を無作為に2群に分け，一方の実験群にはコンピューターを使って平均約15.3時間の注意訓練を行い，他方の対照群にはそれとほぼ同量の，注意負荷が少ないコンピューター・クイズやゲー

ムを行わせた．実験群に実施した注意訓練の内容は，反応時間課題，数字比較，数字-符号変換，Stroop 課題，分割性注意の反応時間課題などである．そして訓練開始前，訓練終了直後，訓練終了後6か月の3つの時点で実験群と対照群のあいだに認知機能の差があるかを検討した．結果は意外なことに，訓練終了直後の時点では両群に有意の差がないが，6か月後のフォローアップ時点では，PASAT および WAIS-R の算数問題に関して，実験群のほうが対照群よりも有意に高い成績を示した，というものである．

ここまでは，いわば"散弾銃的"注意訓練（Robertson, 1999）の効果がどのようなものであったかという話である．要約すれば，ある範囲内で検査成績の向上が得られる場合があるが，それ以上のことはわからない，ということになろう．

4・4・2 注意の要素の特異的訓練

以上の経緯を受けて，新たな方向を探る動きが現れた．そのひとつは，注意全体を扱うのでなく，その個々の要素（またはタイプ）に目を向けようとするものである．

Sturm ら（1997）の研究はその線上にある．彼らは 38 名の脳卒中患者について，4つの要素（警戒，覚醒，選択性注意，分割性注意）のどれが侵されているかを個々にしらべ，そのうちで最も重度に侵されている2つの要素のうちのひとつを第1期の訓練対象とし，残りのひとつを第2期の訓練対象とする，という方法をとった（たとえば警戒と覚醒が最も侵されていた患者の場合，第1期は警戒の訓練，第2期は覚醒の訓練が行なわれることになる）．各訓練期の長さは3週間である．これにより，各患者，各訓練期ごとに訓練の対象になった要素とならなかった要素の組み合わせができるので，全部の結果を寄せ集め，各注意要素の成績が，訓練の対象になった場合とならなかった場合とでどのように変化するかをしらべた．結果は，警戒に特化した訓練を行なった場合には警戒の成績が上昇するが，他の要素の成績は改善しないか悪化することが多く，覚醒の訓練を行なった場合には覚醒の成績は改善するが，他の要素は改善しないか悪化することが多い，というものであった（以下，他の要素を訓練した場合も同じ）．このことは，注意訓練の効果が要素特異的であること，すなわちある要素の訓練効果は他の要素に及ばないことをより鮮明にしたということができる．

4・4・3 目標指向型注意訓練

ここまでのアプローチが伝統的なボトムアップ・アプローチであるとすれば，次に述べるのはその逆の，トップダウン・アプローチである．それは，机上の紙やコンピューターを使った"基礎"訓練の積み上げをやめ，生活に直結した機能の獲得をめざす目標指向型訓練のかたちをとる．

Wilson C ら（1992）は，読書に集中できないことを訴えた 30 代の頭部外傷の患者に対し，読

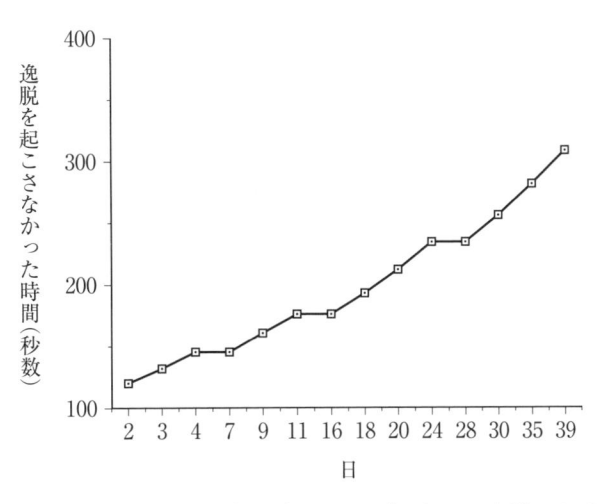

図 4-5 Wilson C ら（1992）のシングルケース実験におけ
る訓練 A の成績変化：行動シェイピングによる
無騒音下での小説の読みにおける集中時間の漸増

書への集中時間を増やす訓練を試み，その結果を報告した．彼らのねらいは，その課題の中での注意の随意的統制を強化する点にあった．患者は自宅で生活しており，復職をめざして会計学を勉強中であった．

読書中に起こる注意の逸脱 slip の頻度は，患者自身がそのつどカウンターを押すことで測定するようにさせた．訓練用の読み物には小説を，効果測定用の読み物には会計学テキストを用いた．ベースライン測定に 16 試行を費やした結果，この時期の逸脱頻度は平均で 15 分間に 10.75 回，すなわち 90 秒ごとに 1 回の頻度で起こっていることがわかった．

訓練 A は，単純な行動形成ストラテジーを採用したもので，騒音のない状況下の読書集中時間を徐々に増していくことをめざすものであった．準備として短時間のリラクセーションと 5 呼吸のカウントを行なわせたが，それには"一千，二千"を心の中で，"三千，四千"を口に出して唱えるようにさせた．次に"今までの記録に基づき，今日私は必ず，○○秒間，注意を逸らさずに読むことができると確信します"と声に出して言わせた．この目標秒数は，最初は 90 秒以下に定めるが，一度も逸脱を起こさずに目標を達成することが 3 回続いたら，次は 10％増の秒数へと引き上げる．実際にこの訓練は自宅で 40 日間行なわれ，その間に逸脱を起こさずに読む時間の長さは 5 分台に到達した（**図 4-5**）．

訓練 B1 は，騒音下での読書集中時間の上昇をめざし，テープからラジオの会話番組が聞こえる条件下で小説を読む，というかたちで行なわれた．1 試行を 5 分とし，日に騒音なし試行 1 回，騒音あり試行 3 回を行なうということを 11 日間続けたが進歩は見られなかった．そこでやりかたを少し変えた訓練 B2 を行なうことにし，こんどは目標時間を 3 分に引き下げたところから開始し，その間の逸脱回数が 2 回を超えなかったら目標時間を 15 秒ずつ引き上げる，ということにした．日に 6 試行を 26 日間続けた結果，小説の読みに関しては毎分の逸脱回数と

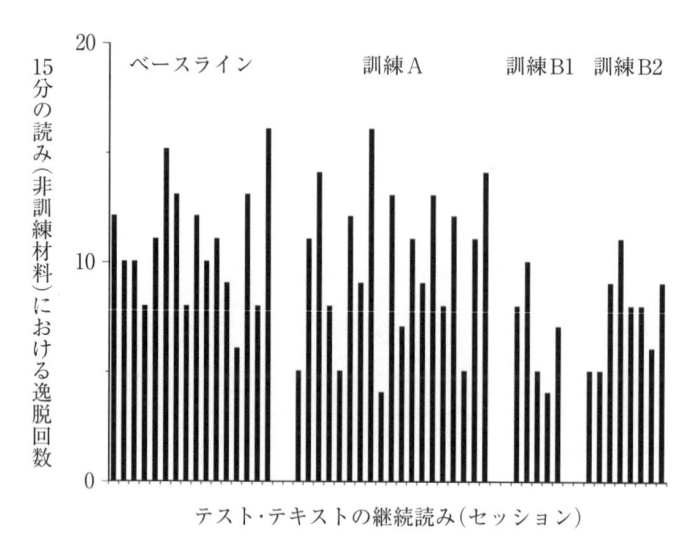

図 4-6　Wilson C ら（1992）のシングルケース実験における
会計テキストの読みの集中時間の全経過

最初の逸脱が起こるまでの時間が漸次改善したことが確認された．
　ベースライン期に始まり，訓練 A，訓練 B1，訓練 B2 へと続く約 4 か月の間の，会計学テキストにおける読みの集中時間の変化は**図 4-6** に示すとおりである．訓練 B1 開始以降に成績が好転したことは目視でも明らかであるが，ベースライン期と（B1＋B2）期の差が統計学的にも有意であることが U テストによって確認された．この変化を患者自身は，「読むことを楽しめるようになった」と表現し，病前のレベルには及ばないにしても，訓練の前と後との差は「チョークとチーズ」ほどの差があると述べたという．

4・5　作業療法士の役割

　すでに何度か指摘したように，注意は全ての認知活動の基盤を成しており，それだけを切り取ってしらべたり治療したりすることが本当は難しいという側面をもっている．患者の日常的な目的活動に全方位からかかわろうとする作業療法士にとって，このことは重要な意味をもっている．
　セラピストはその患者の注意機能が，通常の神経心理学的検査の標準スコアのどのあたりに相当するのかということは知っていなければならない．それは他のスタッフとのコミュニケーションのためにも，また記録としての有用性を保つためにも必要である．しかしそれと同じくらいに大切なことは，患者の注意の逸脱や持続不良が日常のどのような場面で起こり，それが患者の生活をどのように妨げているのかを知ることである．
　発症後の日が浅く，生活目標を考えるにはまだ早すぎる時期に，APT やこれに類するドリル

を実施することにはそれなりの意味がある．しかし病状が急性期を過ぎた段階では，注意の障害によって妨げられている作業活動を特定し，その作業活動の実現もしくは改善をはかるのが作業療法の目的により適っていると私は思う．しかしそれは，たんにその作業活動を反復練習させることで実現できるわけではない．緻密なプランに基づいて，効果を確認しながら進めていかなければならない．先にあげた Wilson C らの研究はそのような場合の手本のひとつである．

患者のための作業活動の選択にあたって留意すべきことは，注意障害の発現は課題の質とレベルに依存する，ということである．患者は全ての課題や状況下で注意障害を示すのではない．少し乱暴ないい方をすれば，その課題がその患者にとって難しすぎるときに，または興味がもてないときに注意障害は現れる．頻繁な注意の逸脱は課題が適切でないことの警告かもしれない，と考えてみることが必要である．

Wilson BA (1999) の『事例でみる神経心理学的リハビリテーション』（鎌倉・山﨑訳, 2003）の中の事例"ジム"は，作業療法で与えた課題が不適切であったために問題行動が生じたと思われるケースである．

重度の頭部外傷をこうむった青年ジムは，失調，運動性構音障害，後天性失読，知覚と推論の障害その他をかかえ，リハビリテーションセンターで理学療法，作業療法，言語療法を受けていた．しかし彼は，作業療法での行動が非常に破壊的であったことから，問題行動への対処を求めて著者 Wilson のもとに送られることになった．ジムは理学療法と言語療法ではとくに破壊的行動を起こしていなかったが，作業療法では「すぐに椅子から離れて立ち歩き，暴言をはいたり，大声を出したり，床に物を投げたりする」とのことであった．

Wilson が現場を観察してみると，ジムは理学療法には時間どおりにやってきていたが，作業療法には10分ほど遅れてやってきた．そこで指示された作業は"タイプライター作業"である．担当の作業療法士はジムが書字不能であることを承知していたが，個々のアルファベットは識別できるので，キーボードを打つことはできるだろうと考えていた．ジムは「作業療法はばからしい」と文句を言い，椅子に腰を下ろし，叫んだり，紙をまるめて床に投げたりした．かと思うと席を立ち，部屋の中を歩き回った．作業療法士が彼と共にタイプライターの前に座り，彼の学生時代や仕事のこと，母親のことを話しかけると，その間はおとなしく会話を続けたが，作業療法士が別の患者のもとへ立ち去ると，立ち上がってふらふらと食堂のほうへ行き，戻らなかった．

Wilson は，種々の神経心理学的検査を使ってジムの認知機能を詳しくしらべた．そして「作業療法で出された課題が彼にとって難しすぎ，このことが彼の問題行動を引きおこし，または悪化させた」という仮説を立てた．注意の欠陥があるかもしれないとも考えたが，少なくとも聴覚言語性課題に関しては彼の注意力は適切であると判断した．また，学生のひとりに臨床場面の観察と記録を依頼し，5日間にわたって，日に2回行なわれる作業療法でのジムの破壊的行動のベースラインをしらべた（課題遂行時間，暴言・離席・物を投げることの回数）．

この後で Wilson は関係者と連絡をとりながらひとつのプログラムを作り上げ，治療チーム

に提案した．ジムにも同意を求めた．9項から成るこのプログラムの中には,「1．作業療法士はジムが自力で遂行できる課題を特定する(オートバイ雑誌で特定のモデルを探す,など)」「2．作業療法士はジムにとって困難な課題を特定する(タイプライターに用紙をセットする,など)」「3．ジムには自力で遂行できる課題を用意し,30秒間はその課題に続けて取り組むこととし,目標を達成したらそれを知らせるようにタイマーをセットする」「4．課題を続ける時間は,ジムが目標を達成するごとに5秒ずつ延長させる」「5．ジムが目標を達成したらそのつど賞賛し,フィードバックを与え,離席と3分の立ち歩きを許可する」「6．15分間自力で課題を遂行できるようになったら,課題を難度の高いものに換える」が含まれている．そしてこのプログラムは,実際によい結果をおさめたという．

　この事例報告は,患者の評価と作業プログラムの立案がどの程度の精度で行なわれなければならないかを教えている．

　最後に,注意の概念は理論的にまだ未熟であることをもう一度くり返しておきたい．セラピストは自身の思考を柔軟に保ちながら患者の行動をしっかりと見つめることを,また仮説を立てながら実証的なアプローチを試みることを求められている,といえよう．

5 記憶の障害

- 5・1 障害像 ──────────────────────── 64
- 5・2 記憶とはなにか ─────────────────── 69
  - 5・2・1 記憶とはなにか ─────────────── 69
  - 5・2・2 記憶の種類 ───────────────── 70
  - 5・2・3 記憶の神経基盤 ─────────────── 79
  - 5・2・4 記憶障害のアウェアネス ─────────── 81
- 5・3 記憶障害の評価 ───────────────── 82
  - 5・3・1 面接 ───────────────────── 83
  - 5・3・2 日常行動の調査 ─────────────── 83
  - 5・3・3 検査 ───────────────────── 87
  - 5・3・4 アウェアネスの評価 ─────────── 95
- 5・4 治療的訓練 ─────────────────── 97
  - 5・4・1 単純反復訓練の効果 ─────────── 97
  - 5・4・2 記憶スパンの拡張訓練 ─────────── 100
  - 5・4・3 記憶術の適用 ─────────────── 101
  - 5・4・4 エラーレス学習 ─────────────── 103
  - 5・4・5 外的記憶補助具の利用訓練 ─────── 107
  - 5・4・6 スキル学習 ───────────────── 113
- 5・5 作業療法士の役割 ─────────────── 113

5 記憶の障害

　私たちの精神活動の大部分は記憶に支えられている．いま私がこうしてパソコンに向かって原稿を作ろうとしているのは，かなり前に出版社と交わした約束を忘れないでいるからであるし，さきほどアラームが鳴ったのでちょっとキッチンまで行ってきたのは，鍋を焦げつかせないようにと自分でアラームをセットしたのを覚えていたためである．曲がりなりにも文章を綴ることができるのは，自分が出会った患者や読んだ文献のこと，あるいは折々に感じ，考えてきたことが今も頭の中に痕跡をとどめており，この瞬間の思考の材料となってくれるからである．明日もこの仕事をするだろうが，それは今日しあげたことの記憶に基づいて，続きとしての意味をなすようにつながれていくだろう．私が読み書きできるのも，ワープロソフトを何とか使いこなしているのも，学習という名の記憶機能のたまものである．私が家族を識別できるのも，自分の職業や役どころを何とかわきまえているのも，さらには私が私であることを承知しているのも，生まれてこのかたの見聞や自分がしてきたことを知っている（記憶している）からにほかならない．もし記憶の全てを奪われたら，と思うと，私は恐怖におそわれることがある．

　実際，脳の損傷によって，記憶の機能を奪われる人々がいる．それは，過去のことを思い出せなかったり，新しいことを覚えられなかったりする人々だ，ということを意味する．しかしだからといって，彼らの精神活動が空白であるわけではない．私はそのことを患者から学んだ．

　記憶は，精神活動の大部分にかかわるがゆえに多要素的，多面的である．そして記憶の障害は，何かを失わせるが何かは残す，というかたちで現れる．本章では，記憶と記憶障害の諸側面を解説するとともに，記憶障害がある人を支援する方法にどのようなものがあるかを述べる．

5・1 障害像

　記憶の障害は質の面でも重症度の点でもさまざまな現れかたをする．ここでは2例によってそのほんの一部を述べることにしたい．

　最初に紹介するのは，Wilson BA が「常に目覚めたばかりの男」として記した1例である（Wilson BA, 1999/鎌倉・山﨑訳, 2003, pp. 68-82）．

　その男クライブは，そのときまで，傑出した音楽家として名を知られた人であった．25年余にわたり，指揮者として，古典音楽の研究者として，また歌手として活躍していた．何日も続いた激しい頭痛と不眠に対して睡眠薬を処方されたので，そのまま眠り続けているはずであったが，妻の外出中に起きだしてタクシーで外出した．だが運転手に行き先を告げることができなかったので，運転手が彼を警察署に連れて行き，財布にあったクレジットカードを手がかり

に妻が呼び出された．入院後の検査によって病気は単純ヘルペス脳炎であることが判明した．CTスキャンでは，特に左側頭葉から前頭葉の下後方にかけて，また右の中側頭葉にかけて低吸収域がみられた．てんかんの大発作が起こり，数日間の意識錯乱と見当識障害が起きた．失語も生じた．しかしこの急性期の症状が去ると，クライブに絶望が訪れた．彼は約2か月の間，毎日のほとんどを泣き暮らした．そしてその後に，著しい記憶障害と，ある程度の自己洞察を伴う抑うつ反応，そしててんかんが原因とみられるげっぷ・ひきつけ・震えなどの身体症状が残った．言語，音楽など多くの認知能力は残されていた．

著者 Wilson が初めてクライブに会ったのはそれから約2年後のことである．彼はそのときまで，ノートに強迫的に書き続けていた．その内容は「いま私は目覚めた」という文を，時刻とともにぎっしりと書き連ねたものである．ある日のノートは，「4.40 am 私は初めて目覚めた．5.30 am 私は初めて目覚めた．6.02 am 私は初めて目覚めた．……．8.42 am いま私は初めて目覚めた．……」となっており，最後の 10.21 pm の記録まで，同じような文が35行書き連ねられている（「初めて」の部分にはなぜか取り消し線がつけられている）．クライブに検査を行なうのは容易でなかった．その様子を Wilson は次のように記している．

> 彼は定期的にいま目覚めたばかりだと言って私の話の腰を折った．彼はたいてい次のようなことを言った．「私はいま初めて目覚めたばかりだ．どうやってここに来たのか思い出せないが，いまは目覚めている．私は初めて意識が戻ったところだ．これは初めて見る光景，初めて聞く音だ．まるで死んでいるようだ」．数分ごとに彼は私を遮って，自分はいま目覚めたばかりだと繰り返した．ときには怒り出し，検査を放棄せざるをえないこともあった．たとえば，あるとき私は彼に『Seashore 音楽能力テスト』を実施した．この検査はそれほど要求が高くないので，彼のやる気にちょうど合っているだろうと考えたのである．だが彼は怒った．彼ほどの能力をもった音楽家が音の高さを区別するなどという課題をさせられたことに，侮辱されたという感情を強くもったのである．彼がもっとも楽しんだようにみえた課題は Wechsler 成人知能検査の下位検査の積木模様であった．クライブの検査には種々の困難があったものの，最終的には彼の協力が得られ，われわれとしては信頼できるとみなしうる結果を得ることができた．（上掲書 p.72）．

この頃に得られた神経心理学的検査の結果は，クライブの一般的知能が平均域内にあることを示している．すなわちウェクスラー成人知能検査（WAIS）の言語性IQは105，動作性IQは106であり，個々の下位検査の年齢群別評価点は，「符号」が8，「類似」が9であるほかは全て10〜14の範囲におさまっていた（積木模様が14）．病前はこれより上位の成績にあったであろうことは容易に想像されるが，しかしこれ自体決してわるくない成績である．

これに対して，記憶検査の成績は非常にわるかった．数列の順唱や逆唱や視覚的記銘スパンは正常であったにもかかわらず，少し前に起こったことや経験したことは全く思い出すことができなかった．テストを受けたことさえも否定した．「ちょっと推測してみて」と促されても，「いや，私は何も聞いていない（見ていない）．私はたったいま目覚めたばかりなんだ」と言っ

た．リバーミード行動記憶検査の単純な2つの再認検査ですら，その刺激を前に見たことすら否定した．短い物語の即時再生を求められると，それが（客船の）衝突の話だという程度には内容を告げることができたが，細部はすべて作話に置き換えられていた．自伝の記憶も極度に障害されていた．大学で音楽の勉強をしたことや子どもの頃に住んでいたところ，妻のことについての記憶はあったが，結婚のことは覚えていなかった．国営放送に就職したことは覚えていた．そのほかの記憶はほとんど残っていなかった．Wilsonらは，自伝的記憶が乏しい患者は不安になったり苛立ったりしやすいだろうと考え，クライブに自伝的情報を再学習させることを試みたが，これは結局，破局反応をおこすだけだとわかった．座位から歩行に移ることや，カードゲームからピアノ演奏へと課題が変わるだけでも，言語反復やげっぷ，ひきつけを多発させることがわかった．いま目覚めたばかりだと言う彼の苦境に同情することは興奮の激化を招いたし，いやあなたは本当は目覚めていたなどと言おうものなら，彼は怒り出し，威嚇的にさえなった．「この文章を読んでいただいてもよろしいでしょうか」と尋ねてもめったに同意は得られず，かえって興奮を招くことが多かったが，「この文章はどんな内容ですか」と尋ねると，まったく抗議せずにその文を読むのであった．結局まわりの人々は，彼と対立せず，折り合うことが最良であることを学んだ．

その後7年間，彼の記憶機能はほとんど変わらなかった．Wechsler記憶検査改訂版（WMS-R）の得点はどれも最低値だったが，その中で注意と集中力の得点は平均範囲にあった．その他の認知テストでは多少の成績改善を示したものもあった．しかし，Wechsler成人知能検査改訂版（WAIS-R）の成績は，彼の反応の質がわずかに悪化したことを示した．彼のピアノ演奏能力は，妻に言わせれば往時ほどではなかったが，素人の耳にはやはり巧みと思われ，記憶障害の重篤さにもかかわらず，彼の音楽的才能は無傷のままと思われた．

次の事例は99歳の女性，Kである．たまたま私の家族であったために，通常の臨床面接からは窺いにくい生活の一部始終を知ることになった．

Kの発症が気づかれたのは，97歳のある朝，朝飯の支度をするはずの台所で「わからない，わからない」と立ちつくしていたときであった．促すと，干し魚をいきなりガスコンロに載せた．「今日は何月何日？ テレビつけるの，どうすればいいの？」とも言った．郵便受けから新聞を取ってくるように頼むと，出かけて行ったまま戻らなかった．迎えに行ってみると，マンションの1階のオートロックの玄関ドアの外に，新聞を手にして立ちすくんでいた．本当は鍵を持って出なければならなかったのだがそれを忘れ，ついでに，いつもならそうしていたのに，ドア脇のドアホンを押して娘を呼び出すことも思いつかなかったのである．

重いうつ状態のまま2か月が過ぎたが，やがてうつは目立たなくなり，記憶の障害とある種の行為の困難が目立つ日々がやってきた．週に2日半，デイ・サービスに通い，自宅に居る時間はテレビ・新聞・雑誌と居眠りで過ごした．「読んでも端から忘れるけど，ほかにすることがないから」というのが本人の弁であった．

留守居の日の食事は娘が作っておく弁当でまかなわれたが，これは居間のテーブルの上に目に

つくように並べておかなければならなかった．なぜなら，Kが冷蔵庫の棚から「弁当」を選んで取り出すことは期待できなかったし（眼前のひとつの物について問われればそれが何かを正しく答えることができたが，たくさんの物が並んでいる中から目当ての一品を取り出すことはできなかった），そもそも冷蔵庫から取り出さねばならないことを思い出す，ということを期待できなかったからである（約束はすべて忘れた）．目につくところにメモを書き残したとしても，それを見るとは限らず，また見たとしても，冷蔵庫がどこにあるかを思い出せずにうろたえる可能性が十分にあった．

この時点で神経内科医の診察を受け，左内包膝に小病変があること，視床前核にもその可能性があること，上記周辺部位のほか両側前頭葉その他で血流量低下があることを指摘された．Kは「やっぱり私，病気だったんだね．どうも変だと思った」と言った．試しにMMSE（Mini Mental State Examination, 15章後出）を実施してみると，得点は24/30であった．失点は3つの単語の遅延再生ができないことと，そのとき住んでいた地の県名，町名などが言えないためであった（稀なことだが，その日はたまたま日付を正答した）．

日常において，記憶の障害はあまりにも明らかであった．紅葉狩りに出かけた先で転倒して歩けなくなり，すぐに病院に連れて行かれて車椅子で帰宅するという出来事があったのに，翌日には「私はどうして怪我をしたのだろう」と訝しがった．

だがKの記憶障害にはある種の傾向があると思われた．別件で病院を受診したある日のこと，夕方になって自分の腕に小さな絆創膏が貼ってあるのを見て，「今日病院へ行ったのは知っているけど，注射をしたのは知らなかったよ」と言ったのがその典型である．娘が出張で留守になることを予告されると，「いつ出かけるの？　いくつ泊まってくるの？」とその日まで聞き続けた．病院に行ったという経験や，娘が近々出張することになったという大まかな記憶は保持されるが，それにまつわる細部の記憶は保持されないと思われた．居間に到来物が置いてあると，「これは何？　誰からもらったの？」と何回でも聞いた．その到来物を見るたび，それは前にはそこになかったという記憶が想起されるのであろうに，自分がそれについてすでに尋ねたということや答えてもらったということは全く記憶されていないのだった．テレビのリモートキーが使えなくなり，「どこを押せばいいの？」といちいち尋ねた．エレベーター・ボタンについても同様である．「掃除をしたいけれど掃くものはどこ？」とも言った．手渡された道具はどれも正しく使ったが，たとえば調理のように，複数の段取りを含む作業はできなかった．なぜなら，必要な道具や材料を思い出したとしても，それがどこにしまわれているかを思い出せなかったからである．食器も衣類も，しまい場所を間違えることが増えていた．Kに対する私の印象は，「What?」は知っているが，「When?」「Where?」「Which?」には答えられない人，というものであった．緊急時にそなえ，携帯電話の短縮コールを娘宛に発信できるようにと，娘はさまざまな工夫をこらして訓練を試みたが，すべて失敗に終わった．

実物がそれにまつわる記憶の想起を助けるらしいと思われる場面はいくつかあった．手渡された道具をすぐに正しく使うのもその一端とみることができるが，あるとき娘が着けている刺し子刺繍のエプロンを見て，「ああ，私も昔はそんなのを作れたのにねえ」と言ったことがある．

確かにそのエプロンはKが10年ほど前に作ったもので，その日娘が初めて着けたものなのであった．

状況を理解する力は，不十分ながら機能していた．テレビの放映内容も，断片的かもしれないが理解しており，「今日は選挙だって．（お前は）行かないの？」などと言った．ものごとに対する感情は失われていなかった．気に入った食事には必ず「おいしい」と言った．紅葉も，それを目の当たりにしている時は「きれいだねえ」を連発していたのだった．何かをしてもらえば「ありがとう」というのを忘れなかった．「嫌だ」「したくない」と言うこともももちろんあった．同じ質問を立て続けにくり返すときなど，たまりかねた娘が「それにはもう4回答えました」などと言うと，そのあとそのあとその質問をくり返すことは一度たりともなかった．

何かをしたいという気持ちはいつもあった．それは，「だって人間は何もしないでなんかいられないもの」という欲求からくる場合もあれば，「何もしないでただ食べるだけなんて恥ずかしいこと」という身にしみついた倫理観からくる場合もあった．そこで娘は，掃除機を手渡して掃除を頼む，準備万端を整えたうえで茶碗洗いを頼む，というように，できない部分を助けつつ，Kが家事に参加する機会を作った．また，読み物をみつくろって卓上に置いた．

その後2年を経てKの様態は基本的には変わらないが，活動性は少しずつ低下している．古い記憶の残量もさらに減少しつつある．この間に転居があった．転居後の住居は馴染みがあったためか，部屋を間違えることはなかったが，新しい決まりごと，たとえば「読み終えた新聞をしまう場所」などは1年以上経っても決しておぼえなかった．以前のように洗濯物をたたんでくれるが，今では「誰のかわからない」と言って，全部をそこに積み重ねておくだけである（着替え用に準備された一式を正しく着るところからみて，個々の衣類を正しく識別していることはたしかである）．○○をしたいけれど○○するもの（＝道具）はどこ？　とはもはや問わず，掃除でも草抜きでも，すべて素手でとりかかって娘をあわてさせる．道具・材料をととのえてから包丁仕事などを頼めば，すぐにやってきてしてくれるのは変わりがない（仕上がりは上首尾とはいえないが，辛うじて役に立つ）．乾燥した牛蒡を使ったので料理をしくじったと娘がこぼすと，水につけておけばよかったのに，と先輩風をふかせる．庭に行きたいと言ってよく庭に出る．そして，雑草も香草も区別なく引き抜く．「この草抜くな」の立て札は全く効き目がない．週に一度のショートステイに出かけるときは，毎回版で押したように，「顔を洗うもの（＝洗面用具）は持った？」と聞く．

Kの行動は，約束や予定によって支配されることがない．また，最近の経験の記憶（失敗や成功）によって支配されることもない．そのぶん，(1) 生理的欲求やふるくからの習性，(2) その場で相手から頼まれたこと，または (3) たまたま目にとまった事物/事象によって惹起される発意，によって支配されているように見える．

いまでも，心を占めている思いやその場での感想を言葉にするが，言葉に詰まることや，思いとは別の単語が混じることが増えている．使える言葉も少なくなった．

印象的なのは，近親者に対する記憶がほかの事物/事象に比べてよいように思われることだ．あるとき孫の一家がKを訪ねてきたが，そのときのことは，連れられてきた小さな子どもがそ

のとき庭で遊んだ様子も含めて翌々日にもまだ覚えていた．「大事なことは忘れないよ」とは本人の弁である（ほんとうかどうかはわからない）．そして，「○○はよく来てくれたね，あの子が小さいときには…」と昔語りをした．しかしその昔のできごとの細部は，作話というほどではないにしろ，かなり歪んだものになっていた．一方，当日ガウンを贈られたことを喜び，試着してはしゃいでいたのに，翌々日には贈り物をされたこと自体，全く覚えていなかった．娘がそのガウンを持ってきてみせるとはじめて，「あぁ○○からもらったのだね」，と言った．

訪問者があると，「私はバカになった．みんな忘れてしまう」と告げている．数分おきに同じ質問をくり返すときなど，娘が「さっきからもう5回同じことを訊いているよ」と言うと，「ほんとう？　知らなかった」と驚いたように言う．ただし娘の口調に少しでも非難の色が混じると，「そんなことない！」とむきになる．あるとき，Kが何かを少し覚えていたのに娘が感心してみせると，「覚えていることもあるよ．薄くね」とのことであった．

5・2　記憶とはなにか

5・2・1　記憶とはなにか

私たちは，記憶という言葉をふだんの生活でためらいなく使っている．しかし記憶の障害があると見なされる患者に出会い，その人の精神活動をつぶさに観察していると，どこまでが記憶の障害によるものでどこからがそうでないのか，判断に迷うことがある．

記憶とは何だろうか．

答えを探すつもりでいろいろな神経心理学テキストにあたってみると，意外なことに，記憶の定義を掲げていないテキストがかなりあることに気づく．記憶に関する一章がいきなり記憶の種類の説明で始まっていたり（たとえば Bradeley et al, 2003；Wilson BA, 2003），記憶の障害の解説で始まっていたりするのである（たとえば Bauer et al, 2003）．

Tulving (2000) は，記憶を扱う研究者の間で，用語のあいまいさや不一致が目立つことを指摘している．彼によれば，記憶 memory という言葉は，少なくとも次の6つのどれかを意味するものとして使われてきた．

1) 情報の符号化 encode, 貯蔵 store, 回収 retrieve を行う神経認知的能力を意味するものとして
2) 情報を保存する仮説的貯蔵庫を意味するものとして
3) その貯蔵庫の中にある記憶を意味するものとして
4) その情報のある種の特性 property を意味するものとして
5) その情報の回収における要素的プロセスを意味するものとして
6) あることを覚えているという個人の自覚 awareness を意味するものとして

上記の中で，1）すなわち，記憶とは情報の符号化，貯蔵，回収を行う能力のことであるという考えかたは，かなり頻繁に耳にするものである．しかしこれについてTulvingは，そのようなとらえかたは認知（の記憶）に関しては自然であるとしても，行為（の記憶）に関してはよくいってぎこちなく，わるくいってばかげている，と述べている．

山鳥（2002a）は，その著書『記憶の神経心理学』の中で，「本書では記憶を『新しい経験が保存され，その経験が行為や意識の中に再生されること』とごく常識的に定義し，この定義にはまるものはすべて記憶と考えることにする」と述べている（pp.4-5）．続けて「この定義でいう経験とは，今まで自己が受け取ったことのない，新しい事象のとりこみという意味である．単語を一つ覚えるのも，旅行で駅の名を一つ覚えるのも，経験である．（中略）意識化されない経験だっていっぱいある」といっている．Lezak（2004）はFusterを引用して，「記憶とは，情報を貯え，目的に適うようにそれを利用する能力のことである」と述べている（p.414）．

なお，記憶にきわめて関連が深い言葉として「学習 learning」がある．この2つの関係をSquireが巧みに説明した．それによれば，「学習とは新しい情報を獲得する過程のことである．記憶とは学習したものを残留させて後で再現できるようにすることを言う」とある（WAIS-Ⅲ/WMS-Ⅲ Technical Manual, Updated, p.3）．

5・2・2 記憶の種類

記憶は多要素システムだとみなされている（Bradley et al, 2003）．このシステムが生み出す現象は，臨床家や研究者たちによってさまざまに切り取られてきた．

さまざまな脳損傷患者を扱う臨床神経学は，ふるくから記憶障害の問題を手がけてきた．即時記憶・近時記憶・遠隔記憶の区分や前向健忘・逆向健忘の概念はこの中から生まれた．一方，認知心理学における記憶の研究は近年目覚しいものがあり，その成果は，臨床神経学やこれに近いところにいる人々に多大な影響を与えるようになった．今日の私たちの記憶に関する知識は，この認知心理学の発展に負うところが大きい．その結果，臨床現場でも，心理学に由来する用語が頻繁に使われるようになっている．

以下に，今日の認知心理学または臨床神経学で使われている概念としてのさまざまな記憶の種類を述べる．これらは記憶の体系だった分類であるというよりは，観点のさまざまなかたちとみるべきである．

1) 陳述記憶と非陳述（手続き）記憶

記憶には再生にあたってそれを陳述できるものとできないものがある，とするとらえかたが一般的である．

陳述記憶は英語のdeclarative memoryにあてられた日本語であり，別名**宣言的記憶**ともいう．**認知記憶** cognitive memoryと称されることもあるが，これは陳述記憶の意味するところを指しての別称である．declareとは陳述するという意味であるから，陳述記憶とは言葉で説

明できる記憶のこと，と考えてよさそうなものであるが，神経心理学者たちは決してそのようにはいわない．Tulving (2000) によればそれは認知の記憶である．山鳥 (2002a) によれば，イメージ化できる記憶または意識化できる記憶のことである．このような説明はおそらく，言葉は再生の手段にすぎず，この場合の記憶（されるまたはされたもの）の本体は認知の中にある，という考えからきているものと思われる．それを承知のうえで乱暴ないい方をするなら，陳述記憶とは言葉で説明できる記憶だということになるだろう．私たちがふだん「記憶」というとき，実はこの陳述記憶を指していっていることが多い．また記憶の研究の大部分は，陳述記憶をめぐってなされてきた．

非陳述記憶 non-declarative memory は，通常は**手続き記憶** procedural memory とよばれる．つまりは行為の記憶 behavioral memory のことである．泳ぐ，自転車にのる，道具を使うなどはいずれも，学習された行為の再生とみなされる．これらを言葉で説明することは困難である．俗にいう"身体が覚えている記憶"がこれにあたる．しかしだからといってこの記憶が運動―知覚要素による記憶であるとばかりはいい切れない．Cohen と Squire (1980) が 8 名の健忘症患者について行なった，鏡像単語を読み取る学習（彼らは"見る"ことによってのみそれを学んだ）の経過に関する研究では，患者たちは読み取り方法の習得にかけては健常者に劣ることがなかったが（つまり鏡像単語をちゃんと読めたが），読んだ単語が何であったかを思い出すことはできなかったという．ここから Cohen らは，陳述記憶と手続き記憶の違いは，that を知っているか how を知っているかの違いであるとの考えを導いている．山鳥は，手続き記憶は知覚的要因が強いもの，運動的要因が強いもの，認知的要因が強いものに区別されるという (2002b)．

高次神経機能障害を扱う臨床にあっては，陳述記憶と手続き記憶の区別は重要である．なぜなら，陳述記憶の機能は損なわれても，手続き記憶は保たれているという場合があるからである．

臨床神経学の領域では，記憶障害といえばふつう陳述記憶の障害を指す．手続き記憶すなわち行為の記憶の喪失に対しては失行症の名が使われてきた，という見方ができる．山鳥 (2002a) はこれについて，「（各種失行症は）従来は記憶障害の枠組みではとらえられていないが，記憶障害の枠組みでとらえることで，新しい展開が期待できるかもしれない」と述べている (p. 110)．

2) エピソード記憶と意味記憶

エピソード記憶と意味記憶は，通常は，上述の陳述記憶の下位区分である．

エピソード記憶 episodic memory は**出来事記憶**ともいう．自分が，いつ，どこで，何をした，という特定情報から成るもので，当事者から見れば一生にただ一度の経験についての記憶である．山鳥 (2002a) はこれに感情経験が伴うことを指摘している (p. 11)．エピソード記憶とよぶにしろ，出来事記憶とよぶにしろ，何も特別なことを指すわけではない．昨日の午後拙宅に二人の来客があったのでお気に入りのバウムクーヘンと紅茶でもてなしたというのも，今日の

昼食にはスナックえんどうとアンチョビのパスタを作ってみたというのも，私にとってのエピソード（出来事）であり，そのことの記憶はエピソード記憶（出来事記憶）である．Bradley ら（2003）は，エピソード記憶とは，特定の場所と時間に関連づけられる個人的経験を符号化し，貯蔵し，利用することであるとしている（p.150）．

意味記憶 semantic memory は，一回生起性の出来事情報から離れた，もっと抽象的な記憶である．山鳥（2002a）はこれを**知的な記憶**（意味の記憶）だといい，「すわりのわるい表現だが，つまりは知識のことである」としている（pp.15-16）．「いまここにあるアンチョビの瓶詰めは2週間ほどまえに○○ストアで私が買ってきたものだ」というのはエピソード記憶だが，「アンチョビとは塩漬け小鰯のオイル漬けのことで，たいそう塩辛いが，上手に使えば料理を美味にしてくれる調味料」というのは，私が知る限りのアンチョビに関する意味記憶である．これは特定の一回の経験から引き出されたものではない．読んだり，聞いたり，使ったり，味わったりの多様な経験を経て意味だけが抜き出され，概念化したものである．さきの Bradley ら（2003）は，意味記憶とは，単語，概念，および文化的・教育的に獲得された事実についての知識体 an organized body of knowledge のことだとしている（p.150）．だが，これだけではわかりにくい．山鳥（2002b）の「単語の意味，物体の意味，形の意味はすべて意味記憶に属する．非言語性記号，社会的約束にかかわる概念，科学にかかわるさまざまな表記・法則などもすべて意味記憶である」という説明のほうがわかりやすい．

このようにエピソード記憶（出来事記憶）と意味記憶を区別するわけは，ある種の患者でこの2つの損なわれかたが異なる，という点にある．たとえば逆向健忘（後出）では，侵されるのは出来事記憶であり，意味記憶は保存されるのがふつうである（山鳥，2002a，p.64）．

ところでエピソード記憶（出来事記憶）と意味記憶は，それらの定義から予想されるほどには区別が容易でない．意味記憶はさまざまなエピソード記憶（出来事記憶）の積み重ねの後に形成されるものであるし，エピソード記憶（出来事記憶）のほうもまた，時間の経過とともに時間的・空間的要素の記憶が薄れたり，直接体験以外の情報が加わったりするからである．Wheeler（2000）は，2つを区別する最もよい目安は，エピソード記憶の場合には回収（想起）にあたって過去のその瞬間と同じ体験を心の中に呼び出すことができる点だとしている（p.598）．

山鳥（2002a）はエピソード記憶（出来事記憶）を「生活記憶」と命名したうえで，これには自伝的出来事の記憶と社会的出来事の記憶があるとしている．また，彼のいう知的な記憶すなわち意味の記憶についても，個人的な意味の記憶と社会で共有できる意味の記憶とを区別する必要があるという（p.17）．しかしまた，自伝的出来事の記憶と社会的出来事の記憶では脳内の情報処理機構が異なっている可能性が高く，前者はより本来的な出来事記憶の特徴を備え，後者はより意味記憶に近いかたちで処理されている可能性がある，ともいう（pp.67-68）．

記憶とはもともと，個人の経験にまつわる情報の処理・貯蔵・再生の問題である．私にとっては，個人的出来事であれ社会的出来事であれ，当人が取得した情報の質と経緯に基づいてエピソード記憶か意味記憶かを区別するほうがわかりやすい．ある日，まだ私がN町に住ん

いた頃，家人の上ずった声に呼ばれてテレビの前に行ってみたら，画面に超高層ビルとそれに接近する小型飛行機が映っており，あっと思う間もなく飛行機はビルに突き刺さり，ビルはたちまちにして炎上した．そのシーンが何度もくり返されていた．これが9.11テロに関する私のエピソード記憶である．ほどなく私はさまざまな報道を通じて，同じ日に米国防総省が攻撃されたことや，アルカイダの犯行声明が出されたことや，数千人もの命が犠牲になったことを知るようになる．しかし，それらをいつ，どのようにして知ったかについての記憶はもはやない．これが，9.11テロに関する私の意味記憶である．

意味記憶について，多少の補足をしておこう．

山鳥（2002a）は，単語の意味記憶が障害されるものとして**語義失語**をあげている（p. 85）．彼があげている例によると，そのような患者は，会話の形式を保つことができるのに単語の意味だけがわからない．例示によると，検査者との間に交わされる会話は次のごとくである．"言葉が言えないの？"，「コトバって？」．"赤鉛筆はどれ（赤鉛筆と時計を提示）？"「アカエンピッて？」＜中略＞．"名前を書いて"，「ナマエってどういうふうに書くもん？」．また山鳥は，モノ自体の意味がわからなくなる場合があるとし，そのような患者は，物品を触っても眺めても，名称を聞かされても，その物品が何であるかがわからないという．この場合は物品の概念表象自体が消滅するか，不安定化していると考えざるを得ない，と彼は述べている（p. 98）．

また，最近注目を集めているものとしてsemantic dementia（意味痴呆あるいは意味性認知症）がある．これは，広範囲性認知障害があまり認められないまま，意味記憶の障害が進行した状態を指す．この場合，エピソード記憶は比較的保たれている（Bradley et al, 2003）．

3）短期記憶と長期記憶

情報が保持される時間の長さ，という観点から区分される記憶の種類をここにあげる．

短期記憶 short-term memory は**即時記憶** immediate memory とよばれることもある．情報保持時間が"数秒以内"のものを指すのが通例であるが，せいぜい10秒までといういい方をするテキストや，長くて2分くらいまでとするテキストもある．即時記憶という語は途中に干渉を入れないで即時に再生させる記憶という意味を強調したいときによく使われる（山鳥 2002a）．日常生活の中では，たとえば新しい電話番号を見てダイアルするまでの間保持される記憶がこれにあたる（Wilson BA, 2003）．

これに対する**長期記憶** long-term memory は，数秒以上，数分，数時間，数日，数十年にわたって保持される記憶だと考えられている．ふつうに考えると，10分前の記憶と10年前の記憶には何かの違いがあるだろうと想像されるが，現在の心理学はその違いを区別していない．

しかし臨床神経学のほうでは，長期記憶を，近時記憶と遠隔記憶の2つに区分している．**近時記憶** recent memory とは，数時間，数日間，数週間，または数か月前から保持されている記憶のことをいい，**遠隔記憶** remote memory とは，幼少期や青少年期以来保持されている記憶のことを指している（Bradley et al, 2003）．患者の中にはこの2つに違いを示す者があるので，必然的に生まれてきた区分なのである（臨床神経学では，ここでいう近時記憶に短期記憶とい

う用語をあてることがあるので注意されたい).

　短期記憶（＝即時記憶）には**容量制限**がある．たとえば健常人が一定の長さの数列を1秒1数字のテンポで聞かされ，即時の復唱を求められる場合，正しく再生できる長さはふつう「7±2桁」だとされる（山鳥 2002a，ただし Miller, 1970 からの引用）．この再生可能な長さすなわち再生のスパンは，「ハチ，ヨン，ロク」のような数字であっても，「あ，お，る」のような五十音であっても，「山，海，水」のような単語であってもあまり変わらない（同）．つまり，短期記憶の容量を決めているのは，音韻の長さよりもむしろ意味的なかたまりであるらしい．これに対し，長期記憶のほうには容量制限がない．

　ところで，短期記憶と長期記憶の概念は，1960年代後半までに登場したさまざまな記憶モデルの中に登場したものである（Baddeley, 2000）．その中でも最も影響力が強かったのは Atkinson と Shiffrin（1968）のモデルであった（同）．Modal model として知られるそのモデルでは，ひとが環境から受け取った情報はまず感覚登録器に入るが，すぐに短期記憶という貯蔵庫に移行してしばらくそこに貯め置かれ，やがて機会を待って長期記憶という貯蔵庫に移行してそこで永久保存される，と考えられていた．またそれらは，視覚，聴覚，触覚などのモード別に並行的に処理されると考えられていた．

4）作動記憶（＝作業記憶）working memory

　しかしある時期から，それまでの短期記憶に代わるものとして作動記憶（別名作業記憶）[*1] working memory という概念が提唱されるようになった．作動記憶とは，当座の課題を遂行するのに必要な情報を短時間保存し，かつ利用する脳内システムのことである．この場合に想定されている課題は，言語理解や学習，推論などの複合的な認知課題である．さしあたっては書物を読みながら内容を理解していく過程や，あれこれを関連づけながら推論を進める過程を想像してもらえばよい．

　作動記憶モデルは，Baddeley と Hitch によって1974年に提唱され，その後いろいろな研究者によって検証が進められているモデルである（Baddeley, 1992；Baddeley, 2000）．作動記憶という言葉自体はさきの Atkinson と Shiffrin（1968）のモデルでも使われており，短期記憶の役割のひとつとされていたのだが，しかしこの場合は単一モード情報を扱うことが想定されていた．これに対し Baddeley と Hitch のモデルは，システム内部で多種類の情報を同時に扱うことを，また情報の保存と処理の双方を行なうことを想定している．

　図 5-1 は Baddeley と Hitch の作動記憶モデルである．同モデルでは，システム内に少なくとも2つの従属システムがあると想定されており，そのひとつは音韻情報の保存と処理を行なう音韻ループ phonological loop，他は視空間情報の保存と処理を行なう視空間スケッチ・パッド visuo-spatial sketch pad だとされる．そしてこの音韻ループがかつての短期記憶の概念に近いものだという．注意の統制機関である中央遂行 central executive はこれら従属システム

[*1]「作動記憶」とすべきか「作業記憶」とすべきか大いに迷ったが，『日本版 WAIS-III 成人知能検査法』が前者を採用しているため，本書もこれに倣うことにした．

```
視空間スケッチパッド          中央遂行              音韻ループ
Visuo-spatial              Central              Phonological
sketch pad                 executive            loop
```

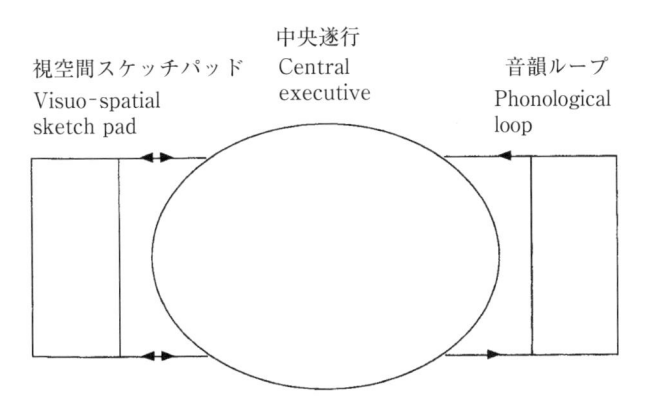

図 5-1 Baddeley と Hitch (1974) の作動記憶モデル
(Baddeley, 2000 による)

の間の協調を司ると考えられている．アルツハイマー病などではこの中央遂行の機能低下が認められるという (Baddeley, 1992；Baddeley, 2000)．

　つまり作動記憶は，言語理解や推論といった複合的な認知作業の中での情報処理という問題から起こってきた概念である．保存時間が短いという理由で短期記憶の近縁に位置づけられているが (また，従来の短期記憶を一部に組み込んだ概念となっているが)，同時に思考の形成や行為の組織化という領域に踏み込んでもいる．そこに作動記憶モデルのユニークさがある．一方，作動記憶は注意の容量という問題とも関連が深い．多種類の，または多量の情報を同時に扱うために，注意の容量に制限があれば当然，作動記憶にも影響が及ぶと考えられるからである．

　Baddeley と Hitch の作動記憶モデルは，その細部については異論を唱える研究者があるものの，基本概念は広く受け入れられるところとなった．情報の短期保存とともに情報の能動的処理を行う装置だという考えが受け入れられたのである (WAIS-Ⅲ/WMS-Ⅲ Technical Manual, 2002, pp.5-7)．1997年に行われたウェクスラー成人知能検査 (WAIS) とウェクスラー記憶検査 (WMS) の大改訂では，WAIS-Ⅲ と WMS-Ⅲ の双方に作動記憶が登場している．

5) 前向記憶と逆向記憶

　ふたたび，従来の記憶の話題に戻る．

　記憶には新たに覚える (学習する) という側面と，かつて覚えたことを後になって思い出す (想起する) という側面がある．脳損傷者についていえば，脳損傷をこうむった時点以降に経験したことをきちんと覚えていられるかということと，受傷以前に覚えて貯えてあった情報を正しく想起できるか，ということが問題になる．

　前向健忘 anterograde amnesia は，脳疾患や脳外傷の発生時点以降に新情報の獲得が困難になったり (要するに新しいことを覚えられなかったり)，その時点以降にあった出来事を覚えていることが困難になったりする場合をいう (Bradley et al, 2003)．

逆向健忘 retrograde amnesia とは，脳損傷発生時点以前の出来事に対する記憶が損なわれる場合をいう（同）．記憶が失われる時間は，発症時からさかのぼる数分間のこともあれば，数時間のこともあり，あるいはまた何十年間にも及ぶこともある．時間的勾配があり，新しい記憶ほど（脳損傷発生時点に近い記憶ほど）想起が困難なことが知られている．きわめて長期にわたる逆向健忘が生じる例としては，コルサコフ症候群，ウイルス性脳炎による場合や，アルツハイマー型痴呆（認知症）の後期に相当する場合がある．

　ところで前向健忘と紛らわしい用語に外傷後健忘 posttraumatic amnesia，PTA がある．これについて山鳥（2002a）は次のようにいう．「前向健忘という用語は現在進行形の記銘力障害を表すのに用いられる（傍点筆者）．つまり，意識障害があれば使わない．これに対し，外傷後健忘という用語は回復して過去が追想できるようになった状態で，外傷受傷以降の，出来事が思い出せない期間すべてを包含する．つまり，前向健忘は現在進行形の病態に使われ，外傷後健忘は主として外傷後の経過をまとめるのに使われる」（p.34）．

6）予定記憶と回想記憶

　記憶障害がある患者がかかえる問題のひとつに，しかるべき時刻または日時にしかるべきことをしなければならないということを肝心のそのときまで覚えていられない（またはタイミングよく思い出せない）という問題がある．すなわち予定記憶の障害である．ある予定を立てたということは（ある約束をしたということは），それ自体はひとつの出来事であるが，いわゆる出来事記憶とは内容が少し異なる．

　予定記憶 prospective memory は，ある個人が将来のある時間にあることをしなければならないということを思い出せるようにするために，出来事記憶と遂行機能との間に相互作用が起こることを求める（Bradley et al, 2003）．「展望記憶」という訳語があてられることもあるが，ここでは山鳥（2002a）に従い，「予定記憶」を用いる．予定記憶はその行為が実現する時点まで脳内に保持されていて，何かを手がかりに想起され，行為の実現を待ってリセットされる．想起の手がかりになるものとしては，時刻（時計を見ては思い出す）と事象（何かを見て思い出す）があるという（山鳥，2002a）．

　これと対をなす用語は回想記憶 retrospective memory である．すなわち過去の記憶を指す．私たちが話題にする記憶の大部分はこちらであるが，そのたびに一々回想記憶だと断ることはしない．

7）潜在記憶と顕在記憶

　ふたたび心理学用語の世界に戻る．記憶の研究を扱った論文にはしばしば，潜在記憶と顕在記憶という区分が登場する．これは，貯えられている情報に対するアウェアネスの違いという観点からの区分である．

　潜在記憶 implicit memory とは，行動の変化または生理学的変化として表出される記憶のことであって，当の情報に対する当人の意識は欠如しているかまたは低下しているかのどちらか

である．通常，**プライミング** priming，**条件付け** conditioning，**技能学習** skill learning がこれに含まれる（Bradley et al, 2003）．ここでプライミングとは，ある先行刺激を与えることによって類似の後発刺激に対する反応がよくなることを指す（正確にはプライミング効果という）．たとえば，ちょっと見ただけでは何が描かれてあるのかわからないような断片図であっても，その前に完全な原図を見ていれば識別は容易になる．これは最初に見た原図の記憶が潜在的に残っているために断片図の識別が助けられるのだと考えられる．山鳥（2002a）はプライミングを"呼び水"という言葉で説明している．条件付けとは生理学でよく知られた条件付けのこと．技能学習は文字どおりの意味だが，心理学実験の世界に限っていえば，回転円盤の動きを指で止めさせることの学習などがその代表格である．

　これに対し，**顕在記憶** explicit memory とは意識の上で接近可能な記憶であり，たいていの記憶課題はこれに属している（同）．

　ところで，潜在記憶は基本的に実験用語であり，臨床用語として使われることはめったにない．しかし技能の記憶すなわち手続き記憶（前出）が，心理学の世界では潜在記憶のひとつに位置づけられるということは知っていたほうがよい．プライミングは，いつか臨床の世界でもクローズアップされる日がくるかもしれない．

8）聴覚性記憶と視覚性記憶

　入力情報のモダリティの違いによる区分である．したがって聴覚性記憶，視覚性記憶以外にも，触覚性記憶，動作性記憶などがあり得る．実際，上記の潜在記憶の一部は，動作性記憶とよぶべきものである．

　記憶の臨床的検査ではたいてい，聴覚性刺激か視覚性刺激が使われており，しかも前者が多い．これまでに行なわれた記憶研究は聴覚性記憶，なかでも言語性記憶に関するものが大部分である．このような言語性記憶への関心の集中は，私たちの日常感覚において，記憶と言葉が切っても切り離せない関係をもっていることと無関係ではないと思われる．

9）再生と再認

　記憶には①**登録** registration（または**符号化** encoding），②**貯蔵** storage（または**保持** retention），③**再生** recall（または回収 retrieval，復号 decoding）の3つの段階があると考えるのが一般的である（山鳥，2002a；Wilson BA, 2003，用語は少しずつ異なる）．登録とは情報の取り込み，貯蔵とは取り込んだ情報を神経機構のどこかに保存すること，再生とは，保存していた情報を必要なときに再現させることである．しかしながら実際には，登録や貯蔵が起こったかどうかは，再生によらなければ確かめることができない．

　再生 recall には大きく4つの様式が区別できると山鳥はいう（2002a, p.31）．a）**自発再生（または自然再生）** spontaneous recall，b）**手がかり再生** cued recall，c）**意図的再生** intentional recall，d）**再認再生** recognition がそれである．「自発再生」は文字どおり自然に思い出されるもの，「手がかり再生」は，頭文字を与えられて人の名前を思い出すというふうに，何か

の手がかりを与えられて思い出す場合である．前出のプライミングも手がかり再生の一種であろう．「意図的再生」は意図的に特定の事象を思い出すものである．検査場面で質問されて答えるタイプの再生は全て，質問という手がかりに意図的再生が組み合わされたものだと山鳥はいう．「再認再生 recognition」は，提示された刺激に対して既知感 familiarity があるか（見たまたは聞いたことがあるか）どうかを答える場合である．再認再生という言葉は正確を期するために山鳥があえて生み出したものであろう．通常は recognition には「再認」の語をあてている．

　Bradley ら（2003）は，記憶の検査における回答の形式には**再生** recall と**再認** recognition の2つがあるので注意しなければならないとしている（p.151）．彼によれば，再生とは手がかりを与えられない回収のことであって自発的探索過程を含むものである．一方，再認をよりどころとする検査では複数の選択肢からひとつを選ばせるのが通常であり，ここには既知感と再生という2つの要素が存在しているという．そして彼は，脳損傷者にとっても健常者にとっても，再認は再生よりも容易であると指摘している．このことは，臨床的には非常に重要なことである．

　近縁の用語として，**学習 learning** がある．学習は1回の提示によっても可能であるが，通常は複数回の提示が行なわれる．学習の成果の確認すなわちテストは，再生，再認のいずれによっても行なわれる（Bradley et al, 2003）．

10）メタ記憶

　メタとは日本語に置き換えにくい言葉である．英和辞書には種々の説明がならんでいるが，その中に「超越的」「一段と高い階の」などとあるのがこの場合は最も近いであろう．メタ記憶には，自分の記憶や記憶能力を一歩離れた高みから眺めたときにもつ意識，というほどのニュアンスがある．

　私たちは，情報を取り込み，貯蔵し，ときに再生するという一連の記憶機能を営む一方で，そのような営みについてある種の意識をもっている．たとえばある個人の名前を言おうとしてすぐにはそれが言えず，けれども「いま，喉元まで出かかっている」という感じをもつことがあるのは，いまはそれを再生できないが，自分は確かにそれを知っている（記憶している）という意識があるためである．

　メタ記憶とは何か．いくつかのテキストが指摘するところによれば，それはおおよそ次の3つを含むものである（コーエン（Cohen）1989/川口他訳，1992；Craik et al, 1995 など．表現は同一ではない）．

　1）記憶系統に関する意識 systematic awareness
　2）自分の知識に対する意識 epistemic awareness
　3）オンライン意識 on-line awareness

コーエンによれば，記憶系統に関する意識とは，記憶はどのように作用するか，何が覚えやすく何が覚えにくいか，記銘や回収はどのようにするのが一番よいか，などに関する知識である．自分の知識に対する意識とは，自分が何を知っているか・いないか（＝どんな知識を貯蔵しているか・いないか）の知識と，その知識が正確であるかどうかを判断する能力である．Craik らはこれを「記憶能力の自己評価」と表現しているが，このほうがわかりやすいかもしれない．オンライン意識とは，現在進行中の記憶活動の内容に関する知識と，現在進行中の記憶活動をモニターする能力からなるという．これは，予定記憶の場合を想像するとわかりやすい．予定記憶では将来実行すべきことがらを，それが果たされるときまで，記憶の貯蔵庫の中にとどめ，点検し続けなければならないからである．

　メタ記憶という概念が生まれてきた背景には，人間の記憶はおおかた不完全であり，あいまいだったり，矛盾していたり，誤ったりすることがあるという認識がある．このような欠点だらけの情報システムを用いて人はどのようにして活動を続けていくのか，という点に認知心理学者たちの関心はある．一方，臨床家たちは，患者の情報システムがどのように損なわれたのか，その損なわれたシステムに対して患者がどのような自覚をもっているのか，ということに関心をもつ．Clare（2004）は Hultch らを引用して，メタ記憶とはシステムについてのアウェアネスであり，自分自身の記憶機能に関する理解とこれに伴う感情および動機のことを指すのだとしている．

　常にそうだというわけではないが，メタ記憶とメタ知識はほとんど同義で使われていることがある．Metcalfe（2000）は，メタ知識の傘の下にはたくさんのものが入るといい，既知感 feeling of knowing，覚えている/いない（知っている/いない）判断，現実性判断 judgments of reality，記憶源の判断を例としてあげている．

5・2・3　記憶の神経基盤

　ある機能の喪失が見られる場合，そのときの脳損傷部位をその機能をになっていた部位だと想定する手法がここでも使われる．ここでは主として Markowitsch（2003）によりながら記憶の神経基盤についてみていくことにする．

1）エピソード記憶の神経基盤

　健忘症は前向性エピソード記憶の障害が顕著な疾患であるが，これについては種々の責任病巣が指摘されてきた．それらは大別すると2つの領域に分かれる．第1領域は**側頭葉の内側**，第2領域は**間脳領域の内側**であり，いずれの場合も損傷は両側に及ぶ（Markowitsch, 2003）．第1領域に属するのは海馬，海馬傍回，帯状回などであり，第2領域に属するのは視床，乳頭体などである．有名な症例 HM は，てんかん治療のために側頭葉内側の両側切除を受けたが，術後ずっと重篤な前向性健忘をこうむることになった．彼は，「毎日がその日限りだ．私がどんな楽しみ，どんな悲しみを味わったとしても」と言ったという．これに対し，両側の間脳損

傷をこうむったある患者は，自身の重篤な健忘を認めることがなく，自分は正常だと思っていた（同）．上記2領域に関して，その中のどの箇所が真に記憶に責任をもつかについては，いまなお研究者の間で論争が続いている（同）．

記憶の第3領域はおそらく**大脳基底部**である．ここには大脳基底核や扁桃体があり，脳弓ほかたくさんの結合線維がここと他の2領域をつないでいる（同）．

2) 登録のための脳回路

一般的見解によれば，ひとが受け取る情報はまず感覚器官を介して脳に入り，ついで短時間，頭頂葉とおそらくは前頭前野の一部に保存され，しかる後に辺縁系に移されると考えられている．辺縁系は系統発生的には旧皮質に属し，情動と関連が深い脳部位である．この辺縁系は，送られてきた（記憶）情報を評価し，最終保存の場に向けて送り出す．もしそれがエピソード記憶であるなら，行き先は脳皮質ネットワークである．

この辺縁系の記憶処理機能をはたすものとして，少なくとも2つの回路がある．ひとつは**内側回路** medial circuit（別名，**パーペッツの回路** Papez circuit），もうひとつは**基底外側辺縁回路** basolateral limbic circuit である．

第1の回路である内側回路（パーペッツの回路）は，乳頭体→視床前核→帯状回→海馬をつないで乳頭体に戻る回路であり，長期保存に向けて情報を振り分ける役割をもつとみなされている．第2の回路である基底外側辺縁回路は，扁桃体→視床背内側核→前頭葉内脳梁下領域（眼窩皮質後方）をつないで扁桃体に戻る回路である．入力情報の情緒的側面を評価し，もうひとつの内側回路と相互作用をもつとされる．このほかにもいくつかの回路が存在すると考えられている．山鳥（2002a）は第3の回路として前頭前野外側が視床を介して側頭葉内側とつながる回路その他をあげている．

ところで，このような回路が記憶の主要な座をになっているとすると，同じ回路のどこが絶たれても症状は似たようなものになるはずである．だが実際はそうではない（山鳥，2002a）．そこにまだ記憶の脳回路の不明な部分が残されている．

3) 貯蔵のための脳回路

一般的に，登録された情報は脳内の広範囲のネットワークに保存されると推定されている．エピソード記憶についていえば，新皮質の連合野がその主たる場所と考えられている．ただし，それ以外の同系皮質や皮質下領域が使われる可能性もあるとされる．

4) 回収のための脳回路

ひとが過去の体験を思い起こそうとするとき，そのとき脳の中から回収されてくる情報は，最初に貯えられた情報と全く同じではない．そのときのきっかけ cue や気分 mood と脳の中にある記憶痕跡との間に交互作用が起こり，その結果として再生が生じると考えられている．このプロセスはエクフォリー ecphory とよばれる．機能的脳画像を使ったある研究によれば

(Markowitsch 2003 による Fink GR et al, 1996 の引用)．ふるい自伝記憶のエクフォリーを起こすには，大脳皮質の（右）前頭前野と側頭葉前部の活動が必要とのことである．これは，前頭前野が後方の連合野に貯えられている記憶の回収を発進させるからであろうし，また側頭葉前部が活動するのは，再生されるエピソードの情緒的側面に関与したり，再符号化 re-encoding に関わったりするためであろうと考えられている．

予定記憶，メタ記憶，情報源記憶などのより高度な記憶については，回収における前頭葉皮質の関与がとりわけ高いことが推定されている．認知症の場合に，これらの記憶が早くから悪化するのが認められるからである．

5) 脳内の生化学変化

記憶の障害をきたすのは脳損傷だけではない．ある種の精神疾患や薬物の影響，あるいはホルモンの変化によっても記憶障害が起こることがわかっている．これは記憶の処理に関わる神経伝達物質がこれらの疾患や薬物，ホルモンの影響を受けるためだと考えられている．なかにはパーキンソン病のように，ドーパミンの欠乏が手続き記憶の障害をもたらすことが明らかになっているものもある．心因性の記憶遮断であるいわゆる記憶遮断症候群 mnestic block syndrome についても，その原因を糖質コルチコイド（ストレス・ホルモン）の放出に求める仮説があるほどである．

5・2・4 記憶障害のアウェアネス

アウェアネスとはそもそも，当事者の内省によってもたらされるものである．したがって当事者に尋ねるのでなければそれを知ることができない．しかし自分の経験を記憶することが困難な人に対してあなたはあなたの記憶能力についてどう思っていますか，と尋ねることには無理が伴う．そこで，記憶のアウェアネスについては，患者の生活をよく知る人（介護者）に患者に対するのと同じ質問をして，両者の答えにどのくらいの開きがあるかをしらべるという方法がとられてきた．

だがこれとても万全ではない．質問が記憶のどの側面に光をあてているかによっても答えは違ってくるし，介護者の観察力やあるいは心情が回答に影響を与えるということもある得る．たいていの場合，患者の自己評価点は介護者が与える評価点よりも甘いことが指摘されているが，Wilson BA (1999)／鎌倉・山﨑訳 (2003) の事例集の中に出てくる「アレックス」の場合はそうではない．この著者がアレックスとその母親に Kapur と Pearson のスケール（後出，5・3・4 参照）を使って日常記憶障害を評価してもらった結果では，アレックスの自己採点が 13，母親が 9 点であった（0 点が病前と同じ）．このように介護者の評点が患者のそれよりも甘いというのは珍しいことだが，Wilson はその原因を，アレックスの母親が息子の病状の深刻さを否定したいためであったろうとしている．

一方で，記憶障害に対する患者自身のアウェアネスの不良は，患者が自分の経験を覚えてい

られないことや心情の問題が原因とばかりいえないことがわかっている．記憶障害を示す患者の中で，アウェアネスの低下が見られるのは前頭葉損傷の場合だという指摘が少なからずある（Clare, 2004による他の2論文の引用）．Kopelman ら（1998）もこれに近い見解をとっている．彼らが側頭葉損傷，前頭葉損傷，間脳損傷の3患者群に自己記憶能力の評価をさせた結果では，後2群の成績が側頭葉損傷群のそれよりも有意に低かった．つまり，これら2群の「洞察力」は側頭葉損傷群のそれよりも低いと判断されたのである．疾患別にみると，純粋健忘症候群，一過性全健忘，側頭葉切除などの場合はアウェアネスが良好だとされる（Clare, 2004による McGlynn et al, 1989の引用）．

　Wilson BA（1999）/鎌倉・山﨑訳（2003）の事例集には記憶障害を補う代償法を身につけることに成功した3例が登場する．「ジャック」は一酸化炭素中毒，「ジェイ」はクモ膜下出血，「アレックス」は事故による無酸素脳症であるからそれぞれの原疾患は異なるが，いずれも中心症状が記憶障害であり，他の認知障害がない点が共通している．そしてそのそれぞれの経過記録は，急性期をのぞき，彼らの記憶障害に対するアウェアネスがきわめて的確であったことを明らかにしている．とりわけジェイが十年余をかけて自身の記憶代償システムを精緻に構築していく様は（同事例集および Wilson BA et al, 1997a），正確なアウェアネスなしには到底実現できなかったと思われるものである．

　アルツハイマー病における記憶のアウェアネスの経時的変化については Clare と Wilson BA（2006）の報告がある．論文のタイトルはアルツハイマー病におけるアウェアネスの経時的変化になっているが，測定されているのは記憶のアウェアネスである．彼らはアルツハイマー病初期にある患者12名とその介護者にMARS（後出，5・3・4参照）という記憶のアウェアネス評価を実施し，患者-介護者間の得点差と予測-行為得点差が1年後にどう変化するかをみた．結果はこれらの得点差がグループ全体の平均としてはわずかに増加しているのが認められたが，統計学的には有意でなかった．個々にみると，大部分の患者はごくわずかな変化しか示さなかったが，残りはアウェアネスが低下するか，上昇するかのいずれかに分かれた．つまり一括した結論を下すことはできないことがわかった．簡易認知検査であるMMSE（Mini-Mental State Examination, 15章後出）得点の変化の程度とアウェアネスの変化点との間に有意の関連は認められなかった．

　つまり，記憶障害がある患者のアウェアネスは一様ではない．臨床的観点からは，個々に注意深くしらべる必要がある，ということになる．

5・3　記憶障害の評価

　私たちは実際に患者に会う前に，その人に記憶障害があるという情報を与えられていることがある．しかしだからといって，これから会う患者の頭の中は空白状態だろうなどと考えるべきでない．ひとが記憶のいっさいを失ってしまうなど滅多にないことであるし，また仮にそう

だとしても，刻々の状況に対するその人なりの思いや感情があるということはいつも心にとどめていなければならない．

もちろん，予備情報をほとんど与えられずに患者に会うこともある．しかしもしその患者が脳疾患や脳外傷を有していることがわかっているならば，記憶障害の有無と程度の確認は必ず行なわなければならない．

まずは患者の生活を知り，その中に記憶障害の影響が現れているかどうかを判断する．次いで検査の内容を決め，その患者の記憶障害の質と程度を判断する．そのうえで記憶障害が生活に与えている影響をあらためて特定する．これが，リハビリテーションに狙いを定めた記憶障害評価のおおよその道筋である．

5・3・1 面接

作業療法士は初めて患者（と介護者）に会うとき，患者が毎日をどのように過ごしているか，患者と介護者が困っていることは何かと尋ねるものである．このとき患者や介護者が自発的に記憶の問題を持ち出すなら，それはその人が記憶の障害を意識していることを意味する．どのようなときにどのような困りごとが起きるのか，具体的に尋ねるのがよい．おそらくは介護者のほうが，毎日何度でも歯を磨くのですとか，財布の置き場所を忘れては騒動を起こします，とかを話すだろう．

患者や介護者が自ら話題にしない場合は，「病気の前に比べて忘れっぽくなったと思いますか」と聞いてみるとよい．これをきっかけに実は問題があるのだと語られることもある．少なくともそれについて，患者がどのような意識をもっているかは明らかになる．

5・3・2 日常行動の調査

記憶の問題が日常生活に大きな支障をきたしていると推定される場合は，実生活の状況をさらに詳しくしらべる必要がある．それには生活全般をくり返し観察しなければならないが，それができるのは同居の家族である．

Wilson BA（1999）はその事例集の中で，「ジャック」の両親に「記憶日記」をつけるよう依頼したことを述べている（鎌倉・山﨑訳，2003）．

この記憶日記には28の"問題"が掲げられており，日に何回それが起きたか，回数を記入するようになっている（**表 5-1**）．記入は毎晩行うが，もし忘れた晩があってもあて推量で欄を埋めてはならない．7日分が貯まってはじめて1セットの記入が完成する．Wilsonはジャックと両親にこれを2週間分つけることを求めた．その結果，最も記載の多かったのは「車の駐車場所を忘れる」「ダブルブッキングをする」「持ち物を紛失する」「使ったお金の説明ができない」「予定していたことをし忘れる」の5つであることが判明した．

Wilsonは同時に「記憶補助具の使用状況」（同表末尾）についても報告を求めた．ジャック

表 5-1 Wilson BA がジャックのために用いた記憶日記の書式および記憶補助具の使用状況の調査票（Wilson BA, 1999/鎌倉・山﨑訳, 2003 より）

記憶日記

向こう7日間，毎晩この日記を使い，日中に次の項目の問題が何回起きたかを答えてください． 1回なら，表に1を書き入れてください． 2回なら，表に2を書き入れてください． 3回なら，表に3を書き入れてください．以下同様です． 記入を忘れた晩があっても，想像で書き入れないでください． 1週間，規則的に記入するように心がけてください． これはあなたの意見を聞くためのものです．他人に尋ねないで自分で記入してください． もし，その日該当することがなかったら，0を記入してください． 7日目を完成するまで続けてください．	曜日を入れてください

	曜日を入れてください
1日目	水曜日
2日目	
3日目	
4日目	
5日目	
6日目	
7日目	

次回の予約日時 _____

	第1日	第2日	第3日	第4日	第5日	第6日	第7日
1．物を置いた場所を忘れる．家の周囲で物をなくす．							
2．以前よく行った場所をそれとわからない．							
3．テレビの内容についていけない．							
4．日常の決まり事を変えたときに，それを忘れてしまう．物の置き場所を変えたこと，時間の変更など．元のやり方に戻ってしまう．							
5．しようとしたことを終えた後，本当にしたかを確認しにその場所に戻る．							
6．過去を思い出すとき，あることがいつ起こったかを忘れる．たとえば，昨日のことか先週のことかわからない．							
7．持ち物を持っていくのを忘れる．または物を置き忘れて取りに戻る．							
8．昨日か2～3日前に言われたことを忘れ，そうと言われないと思い出せない．							

（つづく）

表 5-1 つづき

	第1日	第2日	第3日	第4日	第5日	第6日	第7日
9. 前に読んだこと（本や新聞，雑誌の記事など）を忘れ，また読み始める．							
10. 重要でないこと，関係ないことをとりとめなく話し続ける．							
11. 近い親戚やよく会う友人と会ってもそれと気づかない．							
12. 新しいスキルの獲得が困難．たとえば，新しいゲームのやり方，ちょっとした機械の操作など，1～2回やってみても覚えられない．							
13. 単語が出てこない．それが何か，わかっていても言えない．							
14. やると言ったことや，やろうとしたことを完全に忘れる．							
15. 前日に自分が行ったことや，自分に起きたことの重要な詳細を忘れる．							
16. 誰かと話していて，たったいま自分が話していたことを忘れる．たとえば，「いま何の話をしていたっけ？」などと言う．							
17. 新聞や雑誌を読んでいて，話の道筋を追うことができない．							
18. 大切なことを伝え忘れる．たとえばことづけをし忘れたり，誰かにあることを思い出させたりするのを忘れる．							
19. 自分についての重要な詳細を忘れる． 例）誕生日，現住所							
20. 人から聞いた情報をごちゃまぜにしたり，混乱したりする．							
21. 前に話したことや同じジョークをくり返す．							
22. いつもしてきたことの詳細を忘れたり，することの詳細，する時間などを忘れる．							
23. テレビや写真で見かける有名人の顔が見知らぬ人のように見えるのに気づく．							
24. いつもの置き場所を忘れたり，全く違う場所を探したりする．							
25. a．以前よく行った場所での旅行中，散歩中あるいはビルの中で迷子になったり，違う方向に進んだりする．							
b．以前，1～2度行った場所での旅行中，散歩中あるいはビルの中で迷子になったり，違う方向に進んだりする．							

（つづく）

表 5-1 つづき

	第1日	第2日	第3日	第4日	第5日	第6日	第7日
26. 日常の決まりごとを間違って2度する.たとえば,ティーポットにお茶の葉を2回入れる.やったばかりなのに歯をみがいたり髪をブラシやくしで梳かしたりする.							
27. 同じ話をくり返したり,同じ質問を2回くり返す.							
28. その他,記憶や集中力に関する問題点が何かあれば,記述してください.							

記憶補助具

以下のものを使っていますか.	事故/病気の前	現在
1. 朝起きるための目覚まし時計		
2. 日付を知るための時計,腕時計		
3. タイマー付き時計		
4. 日記（予約用）		
5. 雑記帳（メモ帳）		
6. ノート		
7. システム手帳		
8. することまたは買う物のリスト		
9. 手などに書く		
10. カレンダー/壁掛け表など		
11. ディクタフォン,テープレコーダー（または特別な計算器）		
12. 人に頼んで,声をかけてもらう		
13. 思い出しやすいように物をいつもと違う場所に置く		
14. 視覚的イメージ法（単語,名前を絵に変える）		
15. アルファベット検索法		
16. 出来事の追想		
17. PQRST法		
18. その他の記憶補助手段		

の場合は小さな日記帳や紙片を使ったメモを用いていた.しかし使いかたが整っておらず,不確実であることが判明した.

　これらはいわば,記憶に特化したADL調査であるが,"実際に起きたことを正確に記録する"という考えが徹底していることに注目したい.ただしこれを実際につけるのは家族なので,家

族の理解と協力が得られることが大前提である．

5・3・3 検査

　記憶はあらゆる精神活動の重要な基盤をなしているので，たいていの精神機能検査や知能検査にこれに関わる項目が組み込まれている．しかし，記憶の機能をきちんとしらべるためには，「記憶の検査」を使うのがよい．

　すでに述べたように，記憶にはさまざまな側面がある．しかもそのとらえ方は時代とともに変化してきた．記憶の基礎的，総合的検査として定評があるのはウェクスラーの記憶検査であるが，これとても初版の the Wechsler Memory Scale（1945）に始まり，その改訂版である the Wechsler Memory Scale—Revised（WMS-R）（Wechsler 1987/日本版は 2001）を経て，第三版としての the Wechsler Memory Scale—Third Edition（WMS-Ⅲ）（Wechsler 1997b，日本版は本書執筆時点で未刊）に至るという長い経過を経ている[*2]．改訂作業には非常に多くの心理学者が参加しているので，そこには時代の最大公約数的見解が反映されているとみることができる．特に WMS-R から WMS-Ⅲ にかけては大幅な改訂が施された．

　一方，『リバーミード行動記憶検査』は日常行動によく似た場面での患者の力を測るものであるが，これもかなりよく使われている．文字どおり，行動という観点から記憶の力をみようとするものである．これも原版は 1985 年に発刊されたが（Wilson BA et al, 1985/日本版は 2002），1999 年にはある意味でその改訂版ともいえる「拡大版」（Wilson BA et al, 1999b）が発行されている．

　一連のウェクスラー記憶検査もリバーミード行動記憶検査もいわゆる総合検査であり，それらの下位検査には，過去の研究者たちが用いた検査の多くがかたちを変えて取り込まれている．したがって本書では，まずこれら 2 つの総合検査の説明をし，ついでいくらかの補足を加えることにしたい．ただしウェクスラー記憶検査については，最新版である WMS-Ⅲ の日本語版が刊行されていないため，日本版 WMS-R と英語版 WMS-Ⅲ の両方を説明しておく．

1) 日本版ウェクスラー記憶検査（WMS-R）

　上述のように，原版である the Wechsler Memory Scale—Revised（WMS-R）は 1987 年に出版されたが，日本版は杉下により 2001 年に出版された．記憶の障害を要素的な側面から分析したい場合に適している．下位検査は以下の 13 種である（実施順）．

　① **情報と見当識** Information and Orientation Questions：名前や年齢，母親の名前，総理大臣の名前，日時，いま居る場所等々を質問するもので，名称どおりのいわゆる見当識テストである．ただしこの成績は参考情報にされるのみ．指標 Index の算出には使われない．

[*2] 原著者 Wechsler は WMS-R 改訂作業の半ばで死去したが，同作業は改訂プロジェクトメンバーにより続行された．

② **精神統制 Mental Control**：誰でもすらすら言えるような数字または文字シリーズを言うこと，すなわち「数字を 20 から 1 まで逆順に言う」「五十音を言う」「1 から始まって 3 つずつ大きい数字を言う」などを命じて，どれだけ正しくそれを言うかをみる．"注意・集中力"を見る検査と見なされていた．

③ **図形の記憶 Figural Memory**：抽象図形（複数）を 5 秒間見せ，直後にそれよりも多数の選択肢を与えて，さっき見たのはどれかと尋ねる．

④ **論理的記憶Ⅰ Logical Memory Ⅰ**：いわゆるお話の記憶である．短い物語を読み聞かせ，直後にそれをできるだけ忠実に再現するよう求める．

⑤ **視覚性対連合Ⅰ Visual Paired Associates Ⅰ**：黒の抽象的図形 1 つと彩色された正方形 1 つ（赤，青などの単色）が印刷されたカード 6 枚を順次見せる．直後に図形のみのカードを 1 つずつ見せ，これと対になっていたのはどの色だったかを尋ねる．

⑥ **言語性対連合Ⅰ Verbal Paired Associates Ⅰ**：はじめに 2 つずつの単語が組になった"言葉の対"を 8 対聞かせる（例．赤ん坊―泣き声）．その直後に対の最初の単語だけ（例．赤ん坊）を告げ，これと対になっていた単語（例．泣き声）は何だったかを尋ねる．

⑦ **視覚性再生Ⅰ Visual Reproduction Ⅰ**：幾何図形が描かれたカードを 10 秒間だけ見せ，直後に同じ図形を別の紙に描くよう求める．

⑧ **数唱（Digit Span）**：おなじみの数唱課題．順唱では検査者が告げた数列を同じ順序で，逆唱では検査者が告げた数列を逆の順序で，いずれも直後に再生するよう求める．採点では順唱得点と逆唱得点が合算される．

⑨ **視覚性記憶範囲 Visual Memory Span**：小さな正方形 8 個がばらばらに配置された図版 1 枚を用いる．被検者にはわからないが，この正方形には秘密の番号がつけられている．検査者は数唱課題を実施したのと同じ要領で，それらの正方形を「8-1-6」のような順番で 1 つずつタッチする．被検者には直後に，同じ順序で（または逆の順序で）同じ正方形をタッチするよう求める．

⑩ **論理的記憶Ⅱ**：④で読み聞かせた短い物語を，④の実施から約 30 分後にどの程度再生できるかをしらべる．

⑪ **視覚性対連合Ⅱ**：⑤で提示した 6 つの視覚対を，⑤の実施から約 30 分後にどの程度再生できるかをしらべる．

⑫ **言語性対連合Ⅱ**：⑥で提示した 6 つの言語対を，⑥の実施から約 30 分後にどの程度再生できるかをしらべる．

⑬ **視覚性再生Ⅱ**：⑦で提示した 4 つの図形を，⑦の実施から約 30 分後にどの程度再生できるかをしらべる．

　WMS-R では，これら下位検査の粗点に重みづけをしたうえで特定の項目を組み合わせ，④⑥から「言語性記憶」，③⑤⑦から「視覚性記憶」，③～⑦から「一般的記憶」，②⑧⑨から「注意/集中力」，⑩～⑬から「遅延再生」という 5 つの合成得点を導く．そしてこの合成得点を，年齢層別健常者データと照合してさらに"指標 Index"へと変換する．この指標は，同年代健

常者の平均値が100, 標準偏差が15になるようにつくられている. 適用年齢は16歳から74歳までである.

つまり, WMS-Rがみようとしているのは即時性言語（聴覚）記憶と即時性視覚記憶, および言語・視覚両記憶を合わせた30分後再生能力である. 下位検査の中の「精神統制」「数唱」「視覚性記憶範囲」は結局のところ, "注意/集中力"の検査と見なされている点に注目したい.

2) WMS-Ⅲ（Wechsler Memory Scale—Third Edition）

The Wechsler Memory Scale—Third Edition（WMS-Ⅲ, ウェクスラー記憶検査第3版）(Wechsler, 1997b) はWMS-Rを受け継ぎ, かつこれに大胆な改訂を施したものである. 聴覚材料と視覚材料を使っている点は同じであるが, 一部の下位検査を削除して新たな下位検査を加えた. また旧版と同名称の下位検査でも課題や採点方法をかなり変えている. 指標（こんどは基本指標 Primary Index とよぶ）の数は8種に増え, 遅延再生に関わる指標も聴覚性と視覚性に分離された. 最も大きな変化は, 基本指標に"作動記憶"を加えたことである. また, 基本的な下位検査の粗点から個々の評価点を算出できるようになったので, 下位検査別に正常者得点との対比が可能になった. これも大きな改良点である. 適用年齢の範囲は16歳から89歳に拡大した.

＜下位検査＞

WMS-RにあったがWMS-Ⅲでは消えた下位検査は,「図形の記憶」と「視覚性対連合」である（個人的感想であるが, どちらも被検者には過酷と思われ, 実施者として気乗りがしない検査であった）. 新たに「顔」「家族写真」「単語リスト」「語音整列」が加わった. このため下位検査の数は全体で17に増えたが, うち7つはオプションである. 伝統的な"数唱"がオプションになったのは注目すべきである.

以下にWMS-Rとの違いに焦点をあてながら下位検査の概要を述べる. ただし, このうち**ゴシック文字は新規検査**, アンダーラインはオプションである.

① 情報と見当識：WMS-Rにおけるのとほぼ同じ.
② 論理的記憶Ⅰ：物語, 検査法とも改訂された.
③ **顔 Faces** Ⅰ：新規. 24枚の顔写真を2秒間ずつ提示する. 直後に48枚の顔写真を順次示して, 見た顔かどうかを尋ねる.
④ 言語性対連合Ⅰ：言語対はすべて更新された. すべての被検者に4試行を求める.
⑤ **家族写真 Family Pictures** Ⅰ：新規. 種々の活動をしている家族の写真4枚を10秒ずつ見せる. 直後にそれぞれの場面について, 誰がどの場所で何をしていたかをできるだけ詳しく述べさせる.
⑥ **単語リスト Word Lists** Ⅰ：新規. 単語のリストを読み聞かせた後, それを再生させる（順序は任意）. これを全部で4試行行なった後, 新たな単語リストを読み聞かせてそれを再生させる. この後で, 初めのリストにあった単語を思い出して答えるよう求める.

⑦ 視覚性再生Ⅰ：見本図形，採点法を改訂．
⑧ **語音整列**[*3] Letter-Number Sequencing：新規．文字と数字が交互に並んだひとくさりを読み聞かせ，直後に，数字をまとめて上昇順に，文字をまとめてアルファベット順に言うよう求める（例．T-9-A-3→3-9-A-T）．作動記憶を評価するためのもの．
⑨ 視覚性記憶範囲：難度の高い問題を追加し，二次元問題であったのを三次元問題に変えた．
⑩ **精神統制**：1問題を削除し，6問題を追加（1-20問題，曜日問題など）．採点では時間要素をボーナス加算することになった．
⑪ **数唱**：難度の低い問題と高い問題が追加された．
⑫ 論理的記憶Ⅱ：25～30分後に②を実施．ただし，再認テストが追加された．
⑬ **顔 Faces** Ⅱ：25～30分後に③を実施．
⑭ 言語性対連合Ⅱ：25～30分後に④を実施．
⑮ **家族写真 Family Pictures** Ⅱ：25～30分後に⑤を実施．
⑯ **単語リスト Word Lists** Ⅱ：25～30分後に⑥を実施．
⑰ 視覚的再生Ⅱ：25～30分後に⑦を実施．ただし，もともとあった再生 reproduction のほかに，**再認 recognition**，**模写 copy**，**弁別 discrimination** 課題が追加された．

以下に登場する"基本 primary"を冠せられた用語は，すべてオプション検査をのぞく下位検査にかかわるものである．

＜基本評価点 Primary Scaled Scores＞

各下位検査の粗点は，付録の表を使うと基本評価点 Primary Scaled Scores に換算することができる（オプション検査をのぞく）．この評価点はすでにウェクスラー成人知能検査でおなじみのもので，同年齢層の健常者平均が10，標準偏差が3になるように作られたものである．つまり，この基本評価点をみると，健常者成績分布のどこに相当するのかがわかる．これは前版の WMS-R にはなかった大きな利点である．

＜基本指標 Primary Index＞

WMS-R の場合にそうであったように，2つか3つの下位検査成績を合成して種々の指標を算出する．WMS-Ⅲではこの指標を基本指標 Primary Index とよぶが，中身は，1）聴覚性即時記憶指標，2）視覚性即時記憶指標，3）即時記憶指標，4）聴覚性遅延記憶指標，5）視覚性遅延記憶指標，6）聴覚性再認性遅延記憶指標，7）一般的記憶指標，8）作動記憶指標の8種である．ちなみに作動記憶の基本指標は「語音整列」と「視覚性記憶範囲」の評価点から算出される．これら基本指標は全て，健常者平均が100，標準偏差が15である．

＜乖離分析 Discrepancy Analyses＞

基本指標がわかると，同一の個人について，聴覚性即時記憶と視覚性即時記憶に差があるか，

[*3] WAIS-Ⅲの中にも Letter-Number Sequencing 課題があり，日本語版 WAIS-Ⅲ（日本文化科学社）ではこれに「語音整列」をあてているので，本項での和語もそれに準じた．

同じモダリティについて即時記憶と30分後遅延記憶の程度の差があるか,というようなことの分析が可能になる.一般的記憶と作動記憶の差があるかも検討できる.もちろんこれらは,同年齢層の健常者データを基準にしての検討である.WMS-Ⅲでは8種類の乖離分析のためのデータを用意しており,それを使うと,異なる2つの基本指標間の差が統計学的に有意であるかどうか,あるいはその差が健常者データのどのあたりに位置するものかがわかるようになっている.

このほかに,WAIS-Ⅲ(ウェクスラー成人知能検査第3版)の成績から予想されるWMS-Ⅲ成績と実際に実施したWMS-Ⅲの成績との差の検討もできるようになっている.

＜補足尺度 Supplementary Scores＞

種々のオプション検査の得点を同年齢層の健常者データと比較できるように,いろいろな数値変換表が準備されている.

3) 日本版リバーミード行動記憶検査（日本版 RBMT）

原本は Wilson ら（1985）の the Rivermead Behavioural Memory Test（RBMT）である.その日本版は2002年に綿森らによって刊行された.つまり,原本の拡大版である RBMT-E（Wilson BA et al, 1999b）より後に刊行された.

RBMT はひとの名前を覚える,約束を覚える,道順を覚えるといった,日常課題を使った記憶検査である.したがって記憶の障害がどのような種類の日常課題に現れやすいかを推測するのに適している.また障害の時間的変化を書きとめるのにも適している.RBMT は11種類の下位検査により構成されており,うち3種は直後検査および遅延検査として2回使われる.その種類は以下のとおりである.

①&② 姓と名：顔写真を見せ,姓名を告げて覚えるように言う.検査の終わり近くに再びその顔写真を見せて姓名を尋ねる.
③ 持ち物：患者の持ち物のひとつを出してもらい,それを隠す.そして,あとで検査が全部終わったとき,その持ち物を返すよう検査者に請求するようにと言う.検査終了時にその旨を告げ,被検者の反応を待つ.
④ 約束：被検者の眼前でタイマーを20分後に鳴るようにセットする.そして「あとでこれが鳴ったら,○○と私に尋ねてください」と約束を交わす.タイマーが鳴ったときの被検者の反応をみる.
⑤ 絵：絵カード（線画）10枚を順次提示し,覚えるように言う.数課題実施後に絵カード20枚を順次提示し,見たことのある絵かを問う.すなわち絵の再認課題.
⑥ 物語：短い話を読み聞かせ,できるだけたくさん覚えているようにと言う.a）<u>直後に再生させる</u>.b）検査の後半にもう一度,前に聴いた話を再生するよう求める.
⑦ 顔写真：顔写真5枚を順次見せる.検査の後半で,顔写真10枚を順次見せ,見たことがある顔かどうかを尋ねる.すなわち顔の再認課題.

⑧ 道順：室内経路を用いた検査．a）検査者が5つのポイントを順次たどって室内を移動して見せ，直後に同じ経路をたどるように言う．b）検査の後半にもう一度同じ経路をたどるよう求める．
⑨ 用件：⑧のデモンストレーションの際，ある「封筒」を所定の場所に置くという要件を覚えてもらう．a）直後再生の際，その用件を実行するかをチェックする．b）⑧の遅延再生の際，同要件を実行するかをチェックする．
⑩&⑪ 見当識と日付：日付，場所，年齢ほかについての10の質問．

原版RBMTでは，それぞれの下位検査の素点を標準プロフィール点およびスクリーニング点に変換することになっている．そして標準プロフィール点，スクリーニング点それぞれの合計点を求め，これらを記憶障害の有無の判断に用いる．

日本版RBMTではこの二つのカット・オフ点（正常と異常を分ける境界点）を年齢層別（39歳以下，40〜59歳，60歳以上）に明らかにしている．原版のほうは，年齢にかかわらず標準プロフィール点合計およびスクリーニング点合計によって，Normal（正常），Poor（不良），Moderately Impaired（中等度障害），Severely Impaired（重度障害）の4つのいずれであるかを診断するようになっている．しかしこれについては十分な妥当性が示されていないと日本版作者らはいう．

4) RBMT-E（Rivermead Behavioural Memory Test-Extended Version）

Wilsonらはその後，RBMTの拡大版すなわちRBMT-E（the Rivermead Behavioural Memory Test-Extended Version）を出版した（Wilson BA et al, 1999b）．日本版は本書執筆時点で出版されていないが，内容を簡単に説明しておきたい．

原版RBMTはもともとスクリーニング検査としてデザインされたために，軽度の記憶障害に対して検出感度が不十分だという問題があった．これは検査課題が易しいために天井効果が現れてしまうためである．そこでWilsonらは原版がそなえていた4つの課題バージョンの2つずつを合体させ，負荷量を2倍にすることによってこの問題の解決をはかった．また原版は年齢，性別，病前推定IQ等によるデータ補正が十分でなかったとして，この点も改良した．

RBMT-Eは，全体の構成は原版と同じであるが，各下位検査は原版のそれの2倍量またはそれに近い負荷をそなえている．付表を使って各下位検査の素点を標準プロフィール点に変換するのも同じであるが，年齢や病前推定IQによる補正の方法を下位検査ごとに指定している．年齢区分は「30歳未満」「30〜50歳」「51歳以上」の3種，病前推定IQはBelow Average（平均下位），Average（平均），Above Average（平均上位）の3種である．記憶障害に関する新たな診断区分は，Exceptionally good（優秀），Good（良好），Average（平均），Poor（不良），Impaired（障害あり）の5段階に増えた．

Wilsonらは原版RBMTによってNormal（正常）〜Poor（不良）と診断された35名が，RBMT-Eを使った場合にどのように診断されたかを報告している．それによると，原版

RBMTでNormal（正常）と診断された14名のうち4名はRBMT-EではPoor（不良）と診断された．また原版RBMTでPoor（不良）と診断された21名は，RBMT-EではGood（良好）1名，Average（平均）6名，Poor（不良）8名，Impaired（障害あり）6名に分かれた．これはRBMTの標準プロフィール点を使った場合であるが，スクリーニング点を使った場合もそれほど変わらなかったという．このような結果からWilsonらは，拡大版のほうが原版よりも精度が高いと結論づけている．

5) 遠隔記憶の検査

ここまでにあげた公式検査が扱っていたのは，モダリティに関していえば言語性と視覚性の記憶，時間的観点からいえば近時記憶であった．遠隔記憶をしらべる方法には，自伝的記憶の検査（幼少期以来の個人史について尋ねる），価格テスト（葉書のような身近な物品の値段を尋ねる），社会的大事件についての質問，人気俳優の写真を見せて名前を尋ねる，などの方法がある．しかし自伝的記憶をのぞくと，これらの成績は個人の興味や関心に左右されるところが大きく，また年代の違いもあり，結果を読み解くのが容易でない．

自伝的記憶の検査としては，Kopelmanら（1990）の **the Autobiographical Memory Interview（AMI, 自伝的記憶面接）** がある．これは半構造的面接を使っているが，質問項目と採点方法が決まっており，それによって「acceptable range 許容域」「borderline 境界域」「probably abnormal 異常の疑い」「definitely abnormal 異常」の診断ができるようになっている．

AMIで用いる質問は，『個人史的意味記憶』と『自伝的出来事記憶』に大別される．質問対象となる時期区分は，小児期について3区分，成人初期について3区分，最近期について4区分，計10区分である．質問内容は，小児期第1区分を例にあげれば，個人史的意味記憶に関する質問が「就学前に住んでいた住所」および「その時期の友人または隣人の名前3名」であり，自伝的出来事記憶に関する質問が，「就学前にあった出来事ひとつを語ってもらうこと」である．そして個人史的意味記憶に関する回答は再生の完全さによって，出来事記憶のほうは時間・場所・内容がどのくらい特定されているかによって採点される．得点を小児期，成人初期，最近期の3期間で比較すれば，時間的傾斜があるかどうかの検討も可能である．

問題は，このような"史実"に関する質問をしても回答の正しさを確かめるのに限界があるということであろう．若年者と高齢者では得点分布に差があるのではないかという不安もある．AMIの作者たちもこの点に仔細な検討を加えた．彼らの結論は，作話というものはたしかに起こる，しかし総得点に対する影響は少ない，前頭葉の広域損傷でない限り，それほど気にしなくてよい，というものである．また年齢層による違いも，病前推定IQによる違いも有意でなかったとして，18歳以上高齢にいたる広域年齢層に1つの診断表（許容域，境界域等を決める表）を用いることは妥当であるとしている．

なお，日本語で作られた自伝的記憶の検査法として**慶應版自伝的記憶検査**（ABMT：Autobiographical Memory Test）がある（吉益他，1998）．これは，KopelmanらおよびBorriniらの方法を参考にして作成されたとのことである．

6) 意味記憶の検査

意味記憶の定義に照らせば，WAIS-Ⅲ（日本版ウェクスラー成人知能検査第3版）の下位検査，「知識」「単語」「類似」がそれに相当することがわかる．ただしこれらはどれも口頭での回答を求めるものなので，失語がある患者の場合には使えない．

Bradleyら（2003）は言語応答を求めない検査としてHowardとPattersonの"The Pyramids and Palm Trees Test（ピラミッドと椰子の木のテスト）"が有用だとしている．これは単語や絵が表す意味を正しく理解しているかをしらべるもので，マッチング・テストの形式をとっている．

物品呼称テストもしばしば意味記憶テストに数えられる．しかし，意味記憶は保たれていても表出性失語があれば正答はできない．また，視覚的に与えられたものの意味がわからない（したがって呼称もできない）症状は従来「視覚失認」とよばれてきたので，この点は注意を要する．

7) 作動記憶（＝ワーキングメモリー）の検査

文献上しばしば見かける二重課題 dual tasking は，ワーキングメモリー評価の手段として研究者たちがさまざまに作り出したものである．しかしこれは実験研究用だとみてよい．

臨床目的のためには，WAIS-Ⅲ（＝日本版WAIS-Ⅲ成人知能検査法）およびWMS-Ⅲに含まれる下位検査のいくつかを参照することができる．

WAIS-Ⅲが掲げる群指数のひとつ，「作動記憶」の算出にかかわる下位検査は「算数」「数唱」「語音整列」の3つである．「算数」は算数応用問題を暗算で答えさせるもの，「数唱」は数列を同順または逆順で復唱させるもの，そして「語音整列」は，検査者が唱える数字とかなのひとつづきを聞かせ，その直後に，数字を小さいものから大きいものへ，かなを五十音順に並べ替えさせるものである．

WMS-Ⅲの場合は，基本指標のひとつである「作動記憶」を，下位検査である「語音整列」と「視覚性記憶範囲」の評価点から算出することになっている（既述，5・3・3-2))．

8) 図形記憶の検査

しばしば文献に登場するものとして，「ベントン視覚記銘検査」，「Reyの複雑図形」，その他がある．

ベントン視覚記銘検査(the Benton Visual Retention Test)の初版は1955年にBentonによって発表されたが（大竹他，2004），その後改訂を重ねており，1992年にはSivanによる第5版が発表されたとのことである（Lezak et al, 2004）．高橋剛訳による日本語版の出版年は1966年である．2つまたは3つの図形を横並びに配置した図版を刺激として提示し，即時再生，各種遅延再生等を求めるのを特徴としている．

Reyの複雑図形は1941年にReyによって考案され，1944年にOsterriethによって手順の規格化と正常基準値の提供が行なわれた．このため同図形はしばしば，**Rey-Osterriethの複雑図**

形とよばれる（Meyers et al, 1995）. もともとは脳損傷患者の視空間構成能力と視覚性記憶をしらべる目的で考案されたものであり, 1枚の複雑図形をめぐって模写, 即時再生, 遅延再生の3つを求めるのが通常であるが, 何分後の再生を求めるかは諸家によって異なる（Meyers et al, 1995；Lezak et al, 2004）.

いま私の手元にあるMeyers版（1995）では, ①模写, ②3分後再生（即時再生）, ③30分後再生（遅延再生）の3つを行なわせることになっており, さらにこれに④再認テストが加わる. 見本図にはコンピューター復元したReyの原図を用い, 教示と採点の方法を独自に定め, これに従った正常基準値を18歳から89歳までの各年齢層について示している. このため名称もRCFT（Rey Complex Figure Test and Recognition Trial,「Reyの複雑図形テスト＆再認試行」）となっている. 公刊された日本語版または日本版は本書執筆時点では見あたらない.

図形記憶の検査は, ウェクスラー記憶検査にもリバーミード行動記憶検査にも組み込まれているので, 通常の臨床場面ではあらためてベントン視覚記銘検査やRCFTを行なう必要はないであろう. ただしReyの複雑図形については特別な価値がある. この検査はその名のとおり複雑な課題を扱っているので, 職業復帰に先立ってとくに詳しい図形処理能力を評価したいときに, この検査が有用な資料を提供してくれる可能性がある.

9）手続き記憶の検査

心理学または神経心理学系の書物では手続き記憶の検査として「回転版追跡課題」や「鏡映描写課題」をあげていることが多い. しかしこれも実験研究用である.

臨床場面では, 患者が発症前に行なっていた動作・行為が行なえるかをしらべることこそが重要である. ただし, 手続き記憶の喪失は別名「動作性失行」のことであるから, これについては12章を参照されたい.

10）その他

しばしば耳にするものとして「**三宅式記銘検査**」がある. 1924年に三宅らにより考案された（大竹他, 2004）. これはいわゆる言語対（言語性対連合）の再生と学習に関する検査である.「煙草―マッチ」のような有関係語対と「障子―うさぎ」のような無関係語対がある. それぞれ10対を聞かせた後で, 各対に関し, 一方を聞かせて他方を被検査者に言わせる. 3試行をくり返すので学習能力の検査も兼ねている.

これと同類の検査はWMS-RやWMS-Ⅲにも含まれている.

5・3・4 アウェアネスの評価

記憶障害に対する患者自身の認識をしらべるものとして, さきにもあげたWilsonはジャックに対し,「KapurとPearsonの記憶評価スケール」（**表 5-2**）を使っている（Wilson BA, 1999/鎌倉・山﨑訳, 2003）. この場合はジャックと両親が別個に, 各項目に関する現在の能力と病前

表 5-2 KapurとPearsonの記憶評価スケール
(Wilson BA, 1999/鎌倉・山﨑訳, 2003より)

以下の項目についてあなたの現在の記憶の状態を病前と比べて答えてください	評価		
	ほぼ同じ	やや悪い	非常に悪い
1. 日付	0	1	2
2. 月	0	1	2
3. 長年の知り合いの名前	0	1	2
4. 1, 2度会った人の名前	0	1	2
5. 長年の知り合いの顔	0	1	2
6. 1, 2度会った人の顔	0	1	2
7. よく知っていた場所への道順	0	1	2
8. 1, 2度行ったことのある場所への道順	0	1	2
9. 物を置いた場所	0	1	2
10. 人から言われたこと	0	1	2
11. 読んだこと	0	1	2
12. その他の記憶の問題（記述してください）	0	1	2

の能力と比べ，「ほぼ同じ」「やや悪い」「非常に悪い」のいずれであるかを判定した．両者の評定結果はよく一致していたので，ジャックの障害認識は適切であると推測された．また両者がともに「非常に悪い」と評定した項目は第4, 9, 10, 11項であることもわかった．

同一の質問を患者と介護者の双方に示して答えてもらう方法は，他の研究者によっても使われている（Sunderland et al, 1984；Migliorelli et al, 1995；Kopelman et al, 1998）．質問項目の数はいずれもKapurとPearsonのスケールより多いが，これはさきの「記憶日記」に掲げられていたような内容を多く取り込んでいるためである．判定のしかたは，病前と比較するか，頻度の多寡を答えるかのいずれかである．しかし，患者と家族（介護者）の認識の違いをしらべることが目的であるなら，項目数を多くとる必要はないであろう．アウェアネスの評価は「KapurとPearsonの記憶評価スケール」のような項目数の少ないもので済ませ，実態調査のほうは「記憶日記」のような多項目調査表を使ってしらべるのが賢明だと思う．

いずれにせよ，記憶のアウェアネスの評価は，その判断を患者と介護者間の認識の差に委ねるのが通常である．しかしそのために作られた従来の質問表には内在的問題があるとClareらはいう（Clare et al, 2002b；Clare, 2004）．回答に際して，患者と家族では異なる場面（経験）を根拠にしている可能性がある，というのが理由である．

彼ら自身はこの点を克服して**Memory Awareness Rating Scale（MARS, 記憶アウェアネス評価スケール）**」を作成した（Clare et al, 2002b）．この評価法では患者に対する質問と，介護者に対する質問と，患者の記憶行動の評価が常に同一の内容を扱うように配慮されている．土台になっているのはリバーミード行動記憶検査が扱っている課題である．すなわち，リバーミード行動記憶検査を実施する前に患者に向けて第一問を発するのだが，その内容は，「あなたが誰かに会い，名前を告げられたとします．後でその人に会ったら，名前を思い出さなくてはなりません．そのときあなたはどのくらいよくそれを思い出すことができると思いますか」で

あり，介護者に向けて発せられる第一問は「彼（彼女）が誰かに会い，名前を告げられたとします．後でその人に会ったら，名前を思い出さなくてはなりません．そのとき彼（彼女）はどのくらいよくそれを思い出すことができると思いますか」である．次いで実際にリバーミード行動記憶検査を実施するが，その直後に患者に向ける質問は，「わたしはたったいま，さきほどお見せした写真の人物の名前をあなたにお尋ねしました．あなたはどのくらいよくそれを思い出せたと思いますか」である．"どのくらいよく"に対する回答の選択肢は，「いつでも思い出せる（た）(0)」から「全く思い出せない（なかった）(4)」まで5段階である．実はこのほかにもうひとつの観点からの質問が加えられることになっていて，それは"同年齢の平均的な人に比べるとどの程度にあたりますか"である．この場合の回答の選択肢は，「平均よりよい（よかった）(0)」から「平均より非常にわるい（わるかった）(4)」まで5段階となる．こうして同一課題に関して，検査をする前の患者の予測と介護者の予測，実際の検査成績，検査をした後の患者の自己評価がそろうことになる．実際には13種類の記憶課題に関してこのような質問—検査—質問が実施される．そして得られたデータを使って，患者による予測点と介護者による予測点のひらき，検査をしない段階での患者の予測点と実際の成績とのひらき，検査をした後の患者の自己評価点と実際の成績とのひらきをしらべ，これらをもって患者のアウェアネスを推し量る，というのがClareらのやりかたである．

MARSは厳正さを追究した評価法であり，どちらかといえば研究用だといえるだろう．しかしこの中に盛られた考えは，臨床家に対し，安易な判断を戒める力をもっている．

5・4　治療的訓練

5・4・1　単純反復訓練の効果

患者に何らかの機能低下がみられた場合，単純な反復訓練によってそれを克服させようとする試みがしばしば行なわれる．筋力低下が認められた場合，その筋をくり返し使うことによって筋力回復をはかるのがその典型であるが，記憶障害の治療も例外ではなかった．単純反復訓練という言葉がとくに確立しているわけではないが，以下にこれに類するものをあげ，どのような効果が認められたかを述べる．

1）リアリティ・オリエンテーション（Reality Orientation；RO）

記憶障害を含む複合的な認知障害があり，そのために見当識障害やいわゆるconfusion（錯乱）をきたしている患者に対し，リアリティ・オリエンテーション（Reality Orientation；RO）という名の治療プログラムを提供し，その有用性を説いたのはFolsom（1967）[*4]である．彼は復員

[*4] 1967年のFolsomの論文によれば，これよりはやく1966年に，Taulbee LR & Folsom JCの名によりROに関する論文が発表されている．

軍人病院の老人病棟でこれを試みた．さまざまな原因で見当識障害をきたしており，職員とのコミュニケーションがとれないばかりか，攻撃，憎悪を示すような患者たちに対し，職員のほうから積極的に名前を呼びかけ，場所や日時を話題にするということを24時間続けるとともに，毎日特定のクラスを設けて，名前や日時や場所をくり返し覚えてもらうということを行なったのである[*5]．同時に職員に対しては，患者を穏やかにゆっくり扱うことの重要性を強調した．Folsomは，患者が名前で呼ばれることや，自分の名前を知ることの効果には目覚しいものがあったと述べている．寡黙で異食があったある患者は打ち解けて職員から愛される患者になり，妄想的で攻撃的だったある患者は，協調性のある活動的な老人に変わったという．

しかしFolsom（1967）の論文はきわめて素朴な実践レポートであり，登場する事例については疾患名すら記されていない．患者たちはすでに十数年を院内で過ごし，無反応，見当識欠如，無抑制，攻撃，錯乱などの状態に陥っていた．現代とは異なる医療体制や医療者の態度が患者の認知状態を二次的に悪化させていたかもしれず，彼らのいう錯乱や見当識障害がどの程度本来の認知障害に由来していたかも明らかではない（したがって，純粋な記憶障害がどの程度関わっていたかも明らかでない）．だがFolsomは，このようなアプローチがさまざまな年代の，またさまざまな脳損傷の，"hopeless"と見られている人々に適用されるべきことを主張した．そしてこのROという名のアプローチは一定の支持者を得た．たとえばGreeneら（1983）は，在宅のままデイ・ホスピタルに通うような認知症の老人に対してもROは有用であったと述べている．

Corriganら（1985）はこれを外傷性脳損傷の患者たちに適用した．日付や時刻を言える，入院している病院の名前や所在地を言える，仲間の患者やスタッフの同定ができる，前日の出来事を言えるなど7つの行動目標を掲げたうえで，月曜日から金曜日まで，曜日ごとのグループ活動を展開し，目標獲得を促す場面を作り出した．担当職員は作業療法士と言語療法士である．そしてこれらの反応を必ず点検できる機会を作り出し，それを成績評価にあてた．反応を得点化する方法を決めておき（1～3点），患者ごとに10数週間の成績追跡を行なった．結果はこれらの患者の成績が上昇する様を描きだした．評定者間の信頼係数は0.875であったから，同評定法は適切だと見なすことができたという．

ROに関する論文は概して経験報告的であり，厳密な実証性があるとはいいがたく，むしろ啓蒙的意図を感じさせるものが多い．認知障害の特定も十分ではなく，アプローチは包括的である．しかしながら，記憶の障害を含む認知障害を治療的なはたらきかけの対象と見なしたという点で，歴史的な意義があるといえよう．

2）特定目標に向けての単純反復訓練

林ら（2001）は10年前に脳梗塞を発症した経歴をもち，物忘れを主訴としていた88歳の女性に記憶訓練を試みた結果を報告している．この患者のMMSEは24点，リバーミード行動記

[*5] 前者はのちに随時型RO，後者は教室型ROとよばれるようになった．

憶検査は標準プロフィール点が4点，スクリーニング点が1点であった．3つの訓練が行なわれた．第1の課題は「パターン化されている日課（＝筆者注．お決まりの日課）を覚えること」であり，朝から夜まで1時間ごとに区切った記入表をわたして，前日の行動を思い出しながら書き入れてもらう，ということをした．間違えた場合はヒントを出して訂正させ，正しい内容を覚えるために日課表を音読させることもあった．第2の課題は「病院関係者10名の顔写真を見て名前を言えるようにすること」であり，正答できない場合は語頭音ヒントを与えたり，正答を復唱させたり，さらに書字を行なわせたりした．第3の課題は「毎日参加しているグループ訓練について前日にしたことを思い出せるようにすること」である．グループ訓練の課題は毎回異なっていた．これも答えられない場合はヒントを与えたり，正答を誘導したりした．ベースライン測定は訓練開始前の連続3日間に3回行い，終了後測定もやはり3回行なった．訓練期間は約2か月である．結果は，「パターン化されている日課を覚えること」については100％の正答率を維持するようになった．しかしこれはベースライン時点ですでに95％前後のレベルに達していたものである．第2課題，第3課題については明白な訓練効果は認められなかった．

　飯干ら（2002）はアルツハイマー型痴呆患者4名に4か月の記憶訓練を試みた結果を報告している．リバーミード行動記憶検査の標準プロフィール点は3～4点を示していた．訓練内容は，①リハビリテーションスタッフの名前，②現住所，③日付，④スケジュール，⑤日課遂行のそれぞれを覚えることである．④の「スケジュール」はリハビリテーションや入浴のある曜日を覚えることを，⑤の「日課遂行」はカレンダーをめくる，日誌帳に記入するなど個々に与えられていた日課を遂行することを指していた．週5～6回，個人訓練を行なった．訓練法は，人名，場所については対提示による連合学習（詳細不明）を行なったが，その他については覚えるべきものを提示し，確認，復唱させる方式をとった．結果は，人名，場所の正答率は明らかに改善したが，その他は改善が見られなかったという．ここから飯干らは，固定的で意味記憶的要素をもった課題は効果を期待できるので記憶訓練の対象になり得るが，日付，スケジュール，課題遂行といった時間的変動があるエピソード記憶的課題（原文のまま）は成果を期待できないので訓練の対象にはなりにくい，としている．

　先崎ら（1997）らは，前交通動脈瘤破裂によるクモ膜下出血発症後8年めになお逆向健忘を示していた59歳男性の場合を報告している．この患者はとくに自分史の前後関係の混乱が顕著であった．このため家族の失望と喪失感が大きく，本人の自信喪失も著しかったので訓練が必要になった．そこで3か月間，自伝的出来事および社会的出来事各5事件について再生，再認，時間的順序を回答することの訓練を実施した．取り上げた事件は，ある程度本人に記憶痕跡が保たれていた事件である．誤反応に対してはその場で正答をフィードバックした．訓練頻度は1回1時間，週2回である．その結果，事実そのものの再生・再認については自伝的出来事，社会的出来事共に100％の正答率に達することができた．しかし訓練終了後19か月時点では，社会的出来事の成績は比較的よく保たれていたものの，自伝的出来事のほうは訓練開始期近くまで低下した．事件の時間的順序の正答率は，当初自伝的出来事70％，社会的出来事60％

であったのが，3か月目には100％，90％になるまで徐々に改善していたが，訓練終了後は徐々に低下した[*6]．訓練なし課題の場合は，3か月経過後の改善も認められなかった．このような結果を得て家族の失望・拒絶感と本人の自己不確実感は緩和されたということである．

加藤元ら（2002）は選択的に食べ物の意味記憶障害をきたしたヘルペス脳炎後遺症の1例について報告している．この患者は言語的にも，また視覚，聴覚，味覚のいずれからも，食べ物の意味を想起できなかった．発症後5か月めから半年間，妻の協力を得て，多種類の感覚を総動員した訓練が実施された．すなわち毎回の食事を題材に，目前の物の絵を描かせる，料理名や素材名を書き込ませる，必要な調味料を選ばせる，味・歯応え・舌触りを確認させる，同じ料理をくり返し食卓に載せる，などが行なわれた．しかし学習の効果は全く得られなかったという．

以上の研究成果は，単純反復訓練によって失われた記憶を取り戻すのは相当に困難であることを教える．少数の，ある程度記憶痕跡がある題材について，長期にわたって正のフィードバックを与え続けるならば，やがては成績が上向く場合がある，とはいえる．しかしその到達レベルが本人や周囲にとって意味あるものとなるかどうかは，状況に左右されるところが大きい．

3）健忘症例における単純提示効果の問題

菅ら（2001）は健忘症例における単純提示効果の問題を検討している．彼らによれば，単純提示効果とは別名単純接触効果ともいい，初めて見るものよりは以前に経験して知っているもののほうを好む現象である．これは健常者に見られるもので，初対面の人よりは一度でも顔を合わせたことがある人のほうに親しみを感じるなどがその例だという．菅らはこの現象が脳損傷による前向健忘症例にも起きるかを2症例を使って検討した．提示刺激は無意味図形である．2症例ともすでに提示された図形の再認が不可能であったにもかかわらず，それが新奇な図形とともに提示されると，すでに提示されたことのあるほうを好んだ（好きなほうとして選んだ）．

菅らはこの結果を，単純提示効果が顕在記憶系ではなく潜在記憶系に結びついていることの証左であるとみている．つまりこの研究は，健忘症例に反復的記憶訓練を課すことの意味に言及するものではない．しかし健忘症例に記憶訓練を課そうとする者は，このような現象があることをいちおう心得ているのがよいと思う．

5・4・2　記憶スパンの拡張訓練

今では患者のためにこれを試みる人はあまりいないであろうが，記憶スパンの強化が記憶力の強化につながるかもしれないと考えて，これらが試みられた時代があった．

Gianutsos（1981）の論文の一部にそれが含まれている．患者は46歳の大学教授で，ウィル

[*6] 筆者が論文中の図から直に読み取った．このため先崎らの記述とは微妙に異なるところがある．

ス性脳炎発症後6か月めであった．古いノートを使って大学での授業を行なうことができ，質問に答えることもできたが，質問に答えた後，話のどこへ戻っていけばいいのかがわからなかった．Gianutsos はこの患者に①記憶スパンの拡張訓練と②記憶術の適用訓練を実施し，それらがどの程度短期記憶と長期記憶を改善させるかをしらべた．このために28セッションを使うシングルケース実験が計画された．①の記憶スパンの拡張訓練には単語リストの再生が用いられた．いろいろな長さの単語リストをひとつずつ提示した後，一定数（k）の単語の再生を求める，というものである．このkは2から始まって7まで拡張された．②の記憶術の適用訓練にも単語再生課題が用いられたが，この場合は3連単語を覚えるというのが課題であった．そのために視覚イメージ法（後出）その他の記憶術を使うことが奨励された．効果の測度としては12単語から成る単語リストの再生率が用いられ，直後再生の成績がすなわち短期記憶の成績であり，干渉課題挿入後の再生成績がすなわち長期記憶の成績であると見なされた．最初の4セッションをベースライン測定にあてた後，記憶スパンの拡張訓練を開始し，8セッションめ終了後に記憶術適用訓練を加えた．次いで20セッションめを終えた時点で記憶スパン拡張訓練を止め，24セッションめを終えた時点で記憶術適用訓練を止め，最後の4セッションをフォロー・アップとした．結果は，記憶スパン拡張訓練開始によって短期記憶が改善し始め，記憶術適用訓練によって長期記憶が改善しはじめたことを示した．改善の程度は，短期記憶がベースライン期に30％台であったのが訓練後期には50％台へ，長期記憶がベースライン期後期には15％程度であったのが訓練後期には30％弱のレベルへ変化した，というものである．フォロー・アップ期の成績は訓練後期のそれを維持していた．患者はその後復職したというが，現場での問題が改善したかについては何も述べられていない．

　Gianutsos はこの実験から短期記憶と長期記憶が別個のプロセスであるとわかったとして，そこに意義を見いだしている．しかし本書のここでの文脈からいえば，この事例は，記憶スパンの拡張訓練や記憶術の適用訓練がある範囲で正の効果をもたらしたことを示したといえる．ただし彼らは変化の方向を論じたのであって，到達レベルの問題を論じたわけではなかった．

5・4・3　記憶術の適用

　ある研究者たちは，記憶術の適用は記憶障害者にとって有効か，という問題を検討している．比較的はやい時期に現れたものとして Glasgow ら（1977）の事例研究がある．

　彼らの第1例は22歳の女子学生である．脳挫傷後3.5年を経過していた．授業や宿題文献を読む際に内容を保持することが困難だと感じていた．WAIS による IQ の総合スコアは114であったという．Glasgow らはこの患者の"読み"について，リハーサル法と **PQRST 法**を適用した場合の効果をしらべた．この場合のリハーサル法とは，読み終えた直後にその内容を思い出せるままに言葉に出して言うことを指している．PQRST 法は記憶術の一種で，Glasgow らによれば，Robinson（1970）によって考案されたものである．**Preview**（下読み，大意をつかむためにざっと目を通す），**Question**（質問づくり，内容についての主要質問をつくる），**Read**

（本読み，さきの質問の答えを得るつもりで能動的に読む），State（陳述，読んでわかったことを言葉に出して言う），Test（試験，さらなる質問に答えつつ自分を試す）の5つを順次実行することにより，読んだものの内容をしっかり頭に入れさせようとする方法である．対照法としては，この学生がそれまでに使っていた自前の方法を用いた．効果の測定には主要ポイントの再生率，重要詳細点の再生率，その他を用いた．結果は，PQRSTが最も有効であることを示した．1/2週間が過ぎた時点での主要ポイントの再生率は，PQRST法：94％，リハーサル法：68％，対照法：2％であり，1週間経過時点でのそれは，PQRST法：96％，リハーサル法：66％，対照法：8％であった．本人はその後らくな気持ちで読むことができるようになり，大学での授業聴講を増やしたという．自嘲的発言は激減した（0.41/day→0.03）．

Glasgowらの第2例は23歳の男子学生である．脳挫傷後2年が経過していた．よく会う人の名前を覚えられなかった．受傷後3か月めのIQは平均域である．既知/未知顔貌の識別には問題がなかった．簡易実験では視覚イメージ法が効果があると思われたが，厳密な手続きによる比較実験では効果がないとわかった．原因はおそらく，彼が複雑なイメージを使ったり，手間取ったりしたためであり，またその手続き（名前をイメージしやすい名詞に変換し，顔貌の特徴と結びつけてイメージ化する）をうまく使えないためと思われた．そこでGlasgowらは別法を試みた．覚えにくい名前をカードに書きつけ，日に3回，定時にそれを読み上げ，その人の顔を思い浮かべる，という方法である．これは効を奏したので，患者は自ら，覚えるべき人物名のリストを増やし続けた（最後は30名分を覚えようとさえした）．この学生が名前を忘れる頻度は，訓練を始める前には1日平均4回程度であったが（2週間のベースライン，5秒以内に思い出せない場合の頻度），訓練7週間めには1日あたり1回程度になった．

Wilson BA（1982）は51歳の脳血管障害の患者，B氏について，記憶術の有効性を検討した．B氏は両側半球に損傷があったが，右半球がより重度であった．訓練は，①時間割記憶，②人名記憶，③買い物リスト記憶，④道順記憶に関するものである．①の時間割記憶はベースライン測定中に改善を続けたため，そのまま**リハーサル法のみ**を続けたところ，21セッション以降は100％の正答を維持するようになった．②の人名記憶には**視覚イメージ法**を用いた．このためにすべての名前を絵画化した．たとえばBarbaraなら，床屋（Barber）が「A」という文字札を掲げている絵を，Stephanieなら，階段のステップ（step）と膝（knee）の絵を提示する，といった具合である．最初の8セッションを使ったベースライン測定で正答率が10％を超えないことを確認した後，同法を適用した．まもなく正答率は上昇に転じ，第21セッション後は100％の正答率を維持するようになった．③の買い物リスト記憶には**語頭文字法**を用いた．もしもリストがGrapes, Oranges, Sugar, Ham, Olives, Paper, Pears, Ink, Nails, Grass Seedから成るのであれば，頭文字を次々とつないでGO SHOPPINGとして覚える，といったぐあいである．最初の12セッションをベースライン測定にあてたが，このときの正答率は50〜60％台にとどまっていた．同法導入後，成績はすぐに上昇し，第15セッション以降は100％正答を維持した．最後の④の道順記憶は難航した．はじめに試みたのは**フェイディング法**である．順路にチョークで線をつけておき，少しずつこれを消していく予定であったが失敗した．B氏

はチョーク線を見なければならないということを忘れていたし，もし線を見たとしても，こんどは何のためにその線があるかを思い出せなかったからである．そこで次に**文字順法**が採用された．進行順に従って順路の曲がり角に A，B，C，…の文字札をつけておき，それをたどらせる方法である．しかしこれも B 氏は見なかった．そこで第 3 の方法として**文字/単語記憶術**が導入された．B 氏が臨床心理室からソーシャルワーカー室へ行く道順は ReaL Emergency だと教え込まれた．はじめの角は右へ，次の角は左へ曲がったら，Emergency の表示ランプがある出口を出る，というわけである．しかしこれも失敗に終わった．ReaL Emergency という言葉は覚えていたが，どこで右に曲がるのかは思い出せなかったからである．そうこうしているうちに実験期間は終わってしまった．この研究によって明らかになったのは，視覚イメージ法などの記憶術が，ある部分では B 氏を助ける場合がある，とわかったことである．しかしこの記憶訓練が彼の日常的問題（同じ話をくり返す，決まったときに決まったダジャレを言う，いつも同じように道を間違える，自分の席を決して覚えないなど）を助けたとはいいがたい，と著者は述べている．

　仔細に検討してみると，この患者は視覚よりも言語優位であり，この点がすでに発表した別の患者とは異なる，と Wilson は述べている（既発表の患者は視覚優位であった）．実際 B 氏は，PQRST 法にもきわめてよく反応したという．道順についても彼独自の解決法があり，建物についている表示を読むとか，"白い家"といった何かの特徴を言葉で覚えているとか，あるいは紙に書きつけた方向を読むとかすれば，ある程度は道順をたどることができた．一方，B 氏には意味記憶は良好だがエピソード記憶は不良という所見がいくつもあった．道順には意味の要素が乏しいから，だから覚えられなかったのかもしれない，と Wilson は考えている．

　以上の研究所見が教えるところは何か．それは，単純反復訓練（リハーサル法）よりも記憶術を組み合わせたほうがよい効果が得られる場合がある，ということである．おそらくそれは，記憶以外の認知機能の状態がどのようであるかによっても左右されるであろう．また記憶術といっても一様ではない．患者対象の研究で最もよく用いられるのは視覚イメージ法と PQRST 法であるが，すでに明らかなように，その中身は一様ではない．患者に合わせたさまざまな工夫が必要だということは，上述の Glasgow らの第 2 例にもよく示されている．

5・4・4　エラーレス学習

　1991 年に Baddeley と Wilson BA は，「健忘症患者は学習過程で間違いをしないようにすればよりよい学習ができるか」という問題に着手した（Wilson BA, 1999/鎌倉・山﨑訳, 2003, p.127）．記憶障害のリハビリテーション手段として一時は期待を集めた潜在学習（潜在記憶を利用した学習）が結局は影響を与えないことがわかり始めていたし，少数の研究者によって，健忘患者は学習の中に一度エラーが入り込むとそれをのぞくことが難しいということが示されつつあった．一方，動物や学習障害者を対象とする研究の領域では，エラーレス弁別学習の成果が，かなりはやい時期から発表されていた（同書）．

1994年にBaddeleyとWilson BAおよび共同研究者たちによって発表された2つの論文は，記憶障害者にとって，**エラーレス学習 errorless learning**[*7]が**エラーフル学習 errorful learning**[*8]よりもはるかによい成績をもたらす，ということを明らかにした（Baddeley et al, 1994；Wilson BA et al, 1994）．エラーレス学習とは誤りを犯させない学習（法）のことであり，エラーフル学習とは誤りを犯すことを許す学習（法）のことである．通常の試行錯誤的学習はエラーフル学習に属する．

Baddeley, Wilson BAらの研究では，実験課題として単語リストの学習が使われた．1リストあたりの単語数は，健忘症患者の場合が5，対照群の場合が10である．「エラーフル学習」の条件下では，被検者はたとえば次のように告げられる；「私はTHで始まる5文字の単語を考えています．それが何という単語か，推量してみてください」．25秒経っても正しい推測ができないか，あるいは4つの（正しくない）推量を行なった時点ではじめて被験者に正解（たとえば"THUMB"）が告げられ，それを書きとめるようにと頼まれる（Wilson et al, 1994）．このようにして，リストの中の各単語の学習が行なわれる．これに対し「エラーレス学習」の条件下では推量を求めない．被検者には次のように言う；「私はSTではじまる5文字の単語を考えています．それはSTORYです．どうぞ書きとめてください」．

彼らはそれぞれの条件による学習を9試行ずつ，健忘症患者群・若年対照群・老年対照群のそれぞれに実施した．対象人数は各群16名である．結果はどの群においてもエラーレス学習のほうがエラーフル学習より高い正答率をもたらすことを明らかにしたが，なかでも健忘症患者群の場合は2条件間の成績差が大きく，エラーフル学習が際立って有利であることを示した（図5-2）（Baddeley et al, 1994；Wilson BA et al, 1994）．図には16名の平均値が示されているが，実際には健忘症群の100%（全員）がエラーレス学習で成績がよかったという．この結果がわかったときの心境をWilson BAは次のように記している．

> ……この実験は日常生活仕立てではないし，またリハビリテーションの中で人々に単語リストを教えたいとは思わないが，しかしこの結果はあまりにも鮮烈だったので，私はある確信をもつに至った．つまり私は，重度記憶障害者に新しい情報や新しいスキルを教える際には試行錯誤を避けるように努力すべきだ，と確信するに至ったのだ．実際私はその確信のあまり，一晩で臨床行動を変えてしまったほどである．（中略）私はすぐに記憶障害者に推量を求めることをやめた．リハビリテーションに携わっている人の大半がそうであるように，私も患者に「私の名前を覚えていますか？ 覚えていない？ じゃあ当ててごらんなさい．あたるかもしれませんから」と言っていた．もはや私が記憶障害の患者に推測を求めることはない（それが要求される検査をするときは別だが）．代わりに私は次のように言う，「確かだと思うことだけ話してください．推測はしないでほしいのです．」
> （Wilson BA, 1999/鎌倉・山﨑訳, 2003, p.129）

[*7] 他の文献では，「誤りなし学習」の語が当てられていることがある．
[*8] 他の文献では，「誤りあり学習」の語が当てられていることがある．

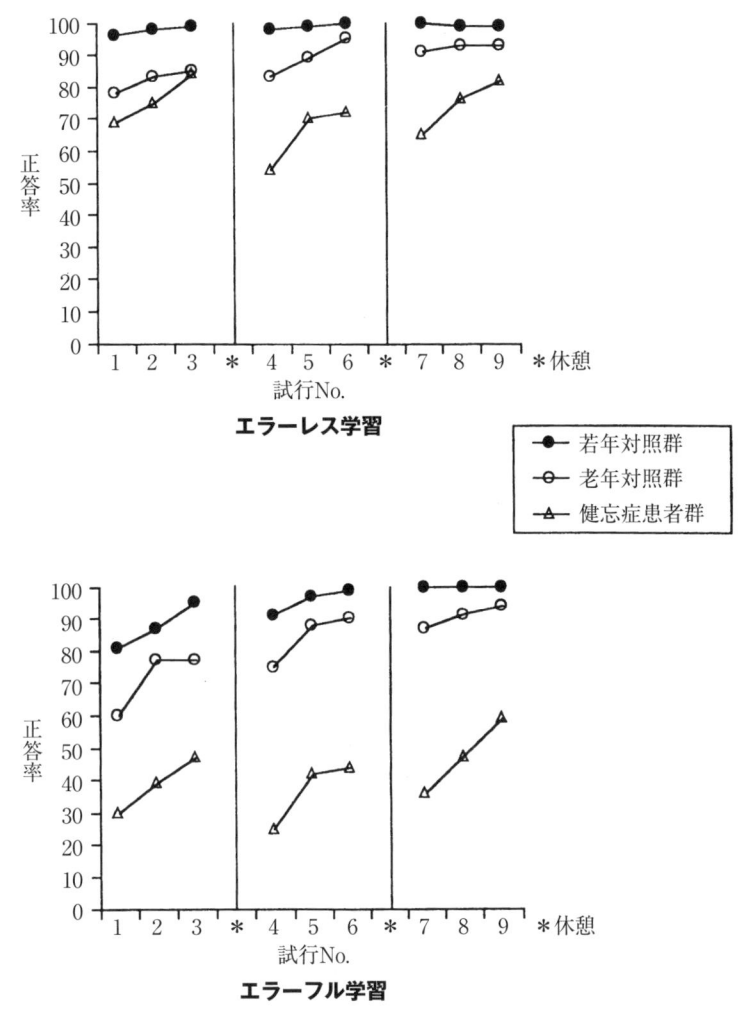

図 5-2 単語学習におけるエラーレス学習とエラーフル学習の成績
(Baddley et al, 1994；Wilson BA et al, 1994)

　実際 Wilson らは，物や人の名前の学習，電子手帳の使いかたの学習，あるいは一般知識の学習においてもエラーレス学習の効果が認められる事例があることを確認した（Wilson BA et al, 1994）．

　その後同グループが 2000 年に発表した論文では，エラーレス学習が有効にはたらく課題は何か，という問題がもう少し詳しく検討された（Evans et al, 2000）．連続した 3 つの研究が行われ，それぞれ 18，16，34 名の記憶障害者が対象になった．結論は，頭文字を与えられて名前を覚えるような課題ではエラーレス学習が有意の好成績をもたらすが，道順学習や電子手帳のプログラミングのような課題ではそうではない，むしろエラーフル学習（この場合は試行錯誤方式の学習）に分がある場合がある，というものである．

　Clare ら（2000）は軽度アルツハイマー病患者の日常記憶の問題にエラーレス学習が役立つかを検証した．対象となった 6 人の MMSE 成績は 21〜26 である．対象者それぞれの必要に

5・4　治療的訓練　　105

応じて個人仕様のプログラムが実施された．内容は，6名中3名が仲間または有名人の名前の学習，1名は個人情報（筆者注．自分に関する情報のことか）の学習，1名が日付を知るためにカレンダーを見ることの学習，もう1名が日付を知るために何らかの外的手段を使うことの学習である．この場合の学習法（指導法）は，エラーレスであることを基本としつつ，数種類の方式を組み合わせたものとなっている．たとえば，事例Aの場合は仲間11人の顔と名前を覚えることが目標であったが，まずは顔の特徴と名前を結びつけたフレーズ（筆者注．"細いお目めの細川さん"の類）を考案することを助けた後，その名前をヴァニッシング・キュー vanishing cue（筆者注．正答を引き出すための手がかり供与法の一種，たとえば語幹音の数をはじめは多く与え，その後次第に減らしていくこと）を与えながら覚えさせ，ついでそれを延長リハーサル法 expanding rehearsal（筆者注．リハーサルを行なう時間間隔を少しずつ延長していく方法）によって練習させた．訓練時は写真を使ったが，このほかに現実環境の中でも練習をさせた．実験デザインは多重式シングルケース実験である．結果は，人名を覚える，個人情報を記憶することについては，これを行なった4名とも，エラーレス学習が有効であった．訓練終了時の好成績は6か月後も維持されていた．外的記憶補助具の使用を覚えるという課題を実行した2名は，訓練中には成績好転をみたものの，その成績が6か月後も維持されていたのは1名のみであった．仲間の顔写真を見て正しい名前を想起するという課題を行なったAについては，さらに2年間を追跡した結果がその後報告されている（Clare et al, 2001）．それによると2年めから成績は低下の方向に向かったが，しかし全体として訓練した顔に対する成績は訓練しなかった顔に対する成績よりも高位にあり，2年めの最後の時点でなおベースラインより高位を維持していたという．

　初期アルツハイマー病における顔—名前連合のエラーレス学習の効果の問題は，その後同じグループにより，より多くの対象者を使ってさらに追究された（Clare et al, 2002a）．訓練対象になった連合とそうでない連合を比較した結果では，訓練対象になったほうが有意によい成績を示すことが確認できた．訓練終了後6か月めでも，訓練成果はよく保たれていた．しかし不安・うつスケールの成績や，行動的問題チェックリスト，介護者負担感指数などの成績は訓練前後で変わらなかった．また，記憶アウェアネス・スケールが好成績であるほど，訓練効果は高いことがわかったという．

　Haslamら（2006）は，エラーレス学習が有効であるかどうかは知識のレベルと関連があるという．彼らがアルツハイマー病患者やその他の患者を対象として，顔—名前—職業の連合（12組）を覚えさせる実験を行なった結果では，知識のレベルが下がるほど（情報の特定性が増すほど）エラーレス学習の優位性が増すのが認められたという．つまり，その顔は見たことがあるかを問うようなレベルⅠではエラーレス学習の優位性は現れないが，その人の職業（教師か音楽家か）を問うようなレベルⅡでは優位性が生じ，もっと特定性の高い知識（小学校の先生？中高校の先生？）を問うようなレベルⅢでは，さらにその優位性が増すというのである[*9]．

　Fillinghamら（2006）は語想起の障害がある失語症患者11名にエラーレス学習とエラーフル学習（＝試行錯誤方式の学習）を適用した結果を報告している．彼らによれば，両者の差は

なかった．しかし患者たちは例外なくエラーレス学習のほうを好んだという．また成績良好だった者は再認記憶のほか，遂行機能すなわち問題解決能力とモニター能力が良好な者であったという．

　これらの研究結果は何を物語るだろうか．

　たしかに，エラーレス学習は魅力的な学習法だといっていいだろう．しかしその成果は一様ではない．課題の質の違いが成果の違いを生むわけは，そもそもエラーレス学習をうまく成立させられるかどうかが課題によって異なるからかもしれない．もうひとつは学習者の側の条件である．おそらく記憶以外の認知機能の状況がこれには関与している．このことは，Fillinghamらの研究によっても示されていた．

5・4・5　外的記憶補助具の利用訓練

1) メモリー・ノート

　Sohlbergら（1989）は，健忘症に対するそれまでのアプローチがそれほど有効でなかったとして，これを補うための**メモリー・ノート**の使用訓練を提案した．それまでに頻繁に行なわれたものとしてドリルを使った単語やパラグラフの記憶訓練があったが，その成果が一般化される証拠は得られなかったし，もうひとつの方法すなわち，ペグ法，視覚イメージ法などの記憶術を使った訓練も，きわめて限定された情報についてしか有用でないことがわかったからである．メモリー・ノートとは，記憶障害者が大事な情報をあらかじめ記入しておき，必要に応じてそれを参照できるようにするためのノートである．

　Sohlbergらの論文の主旨は，この記憶手帳を使いこなせるようになるためには体系だった訓練が必要だと主張するところにあった．この訓練過程を経ずに記憶障害者がメモリー・ノートを使いこなせるようになることはない．このことは，私たちの日頃の臨床経験からみて十分同意できるものである．記憶障害がある患者たちは，大事なことをノートに書きつけておくようにと言われてもその指示を忘れてしまいがちである．またノートを携行すること自体も忘れてしまう．メモリー・ノートを使う練習をしておけば後で役に立つだろうと説明されても，その説明を覚えていることもまた困難なのである．

　Sohlbergらの方法ではメモリー・ノートに8種類のセクションがあり，どのセクションを使うかは患者の将来的な必要によって決められる．8種類とは，「基礎情報」「行動メモ」「カレンダー」「しなくてはならないこと」「交通機関」「感想メモ」「人名」「今日のしごと」である．訓練段階は，① 知識学習，② 試験的使用，③ 応用的使用の3段階に分かれる．訓練を受ける者は，①では各セクションの名称，目的，使い方を学ばなければならない．②ではロール・プレイを通じて当該のノート・セクションを使うことを試みる．そして③では，自然状況の中で，

[*9] Haslamらの研究の意図からはそれるが，私はこの結果にははからずも，記憶障害者にとって覚えやすい課題と覚えにくい課題の差が反映されたのではないかと思う．特定性が低い情報の記憶，すなわちおおまかなことがらの記憶は相対的に容易なので，学習法の差の影響を受けなかった可能性がある．

もし入院中であるのならその入院生活に即して，目当てのノート・セクションを使う練習を積むのである．段階ごとに目標が決まっており，その目標に達しなければ次の段階に進むことはできない．

彼らのこの論文ではFSという事例が紹介されている．19歳男性で，開始時のIQは境界域であった．遅延再生はきわめて不良で，24時間の監視が要る患者と見なされていた．入院中にメモリー・ノートの使用を開始したが，最大の援助なしにはノートに書き込むことをしなかった．退院後，夜と週末はグループホームに滞在し，日中は1日6時間，週5日の地域再編入プログラムに参加することになった．そしてここで認知リハビリテーション担当のセラピストによって上記のノート使用訓練が実施された．6か月の集中訓練後，FSはメモリー・ノートを自立して使えるようになり，保護授産所に勤務するようになった．ヘルパーの援助を受けての自立生活も維持した．この間に記憶検査の成績はわずかに改善したが，重度障害であることに変わりはなかったという．

布谷ら(1993)はクモ膜下出血後に記憶障害を有することになった38歳男性にメモリー・ノートの使用訓練を行なった結果を報告している．この患者は発症20か月後に布谷らを受診した．「数分前に誰かと話したことは覚えているが内容を全く思い出せない」「自分が1日何をしていたのかわからなくて不安」「自分の行動が管理できない」などと訴えた．それ以前からメモ帳を利用することを勧められていたが，メモを取ること自体を忘れてしまうので，メモ帳の利用を諦めた経験があるという．7単語からなるリストの干渉後遅延再生は全く不能であったが，WAIS成人知能テストの全IQは116，Wisconsin Card Sorting Testの成績は良好であった．この患者に布谷らはメモリー・ノート訓練を実施することにした．

メモリー・ノートにはB5判のバインダーノートを用い，色分けした仕切りを使って「予定」「月間予定」「人名簿」「金銭出納帳」「覚書」の5つのセクションを作ったが，最も重視したのは「予定」のセクションである．この中に「1日のスケジュール」と「その日に必ず実行すること」を書く欄を設け，余白には「今後やるべきこと」を書くことにした．毎日の夕食後，介護者とともに前日に予定したことの実施状況を検討し，翌日のために内容を更新した．この「予定」セクションはいつも，メモリー・ノートの最初のページに差し込むようにした．

しかしこのノートを実際に使用する前に，「メモリー・ノートを見る」習慣を確立する必要があった．そのために，アラーム付タイマーを使うことが計画された．内容は，「このタイマーをいつも携行する．アラームが鳴ったらすぐにそれを取り出し，タイマーを30(分)の目盛にセットし，ポケットにしまう．このときタイマーに貼り付けられた『メモリー・ノートの第一ページを見よ』というメッセージが目に入るのでこれに従ってメモリー・ノートをひらく．するとそこに『現在の時刻を書きとめよ』という課題が記入してあるので，そのとおり実行する．30分後にまたアラームが鳴るのですぐにそれを取り出し…，」というふうに一連の行為を実行させるものである．タイマーをセットする時間ははじめの30分に始まって次は60分へ，次は180分へと時間を延長させた．そしてついに，訓練開始7日めに，アラームが鳴る以上の頻度で時刻を書きとめることができるようになり，メモリー・ノートをくり返し参照するというこ

とが可能になった．『現在の時刻を書きとめよ』という課題はメモリー・ノートを見ることを習慣化させるための仮課題である．

この後，スケジュール管理，エピソード記憶の援助を目的としたメモリー・ノートの使用訓練が行なわれた．やがて病院の内外でノートを利用できるようになり，スケジュール管理が可能になったという．

2) その他の外的補助具および戦略の利用

メモリー・ノート以外にも記憶の補助具にはいろいろなものがある．

Evans ら（2003）が記しているところによると，彼らが101名の脳損傷後記憶障害の患者を対象にしらべた結果では，実際に彼らが使っている補助具，方略の種類は全部で44種にのぼっていたという．上位5つは，使用者が多い順に，①壁掛けカレンダーまたは壁掛けチャート，②ノートブック，③リスト，④予約手帳，⑤他者に合図を頼むことである．さらに，⑥決まった場所にメモを置く，⑦反復練習，⑧手に書く，⑨何かと関連づけて覚える，⑩日付付きまたはアラーム付腕時計，がこれに続く．もう少し続けると⑪日常生活のルティーン化，⑫電子手帳，⑬何でも帳，⑭日ごとの時間別予定表，⑮アラーム時計またはタイマーとなる．これらは医療スタッフに勧められて，または指導を受けて使い始めることもあるし，患者が自ら使い始めることもあるであろう．

Wilson BA ら（1997a）は，JCという記憶障害者がどのようにして自らの記憶代償システムを作り上げたかの自然史を記している．ほぼ同じ内容が『事例でみる神経心理学的リハビリテーション』（Wilson, 1999/鎌倉・山崎訳, 2003）の"ジェイ"の章に述べられているので，ここでは後者から引用する．

ジェイは成績優秀な法科の学生であったが，クモ膜下出血発症後に重度記憶障害をこうむることになった．WAISの全検査IQは121であったが，WMSの遅延再生は0，RBMTのスクリーニング点は1に過ぎなかった．発症後数か月は記憶機能の回復と改善を期待していたが，やがて失われたものを代償することの必要に自ら気づくようになった．

はじめの3か月間は毎時ごとにアラームが鳴るようにした腕時計をはめ，ノートを携行し，アラームが鳴るたびに自分がしていることを書きとめていた．やがてジェイは彼の"グランド・プラン"を編み出した．机上に置く週間予定表と携行する「一日カード」を組み合わせて使う方法である．「一日カード」にはその日にしなければならないこと全てが書き付けてあり，その内容は毎晩，週間予定表と照合しながら更新した．この更新作業を忘れないよう，毎晩の声かけを叔母と姉に頼んだ．やがてディクタフォンを手に入れ，出来事はそのつどその場で記録し，夜になって録音を日記に書き変えることが加わった．まもなく，システム手帳がこれに加わった．これはルーズリーフ式の手帳で，彼にとって重要な情報をセクション別にすべて書き込んでおくものである（前出のメモリーノートに同じ）．セクションの種類は彼の生活の変化とともに逐次更新された．ガールフレンド専用のセクションが，そして知人の名前別セクションが加えられた．外出するときには，ディクタフォンとシステム手帳とアラーム付腕時計

を手放さなかった．この代償システムの展開は，彼が法律家となる道をあきらめ，家具職人となる訓練を受け，家具職人として自営業を営むようになる過程の中でなされた．家具職人になる道を選んだのは，自分は実技的なことなら学んだり上達したりできると気づいたからである．顧客の電話番号簿も業務用シートもすべてシステム手帳の中に組み込まれた．その利用法はたとえば次のごとくである．

> 顧客から電話があるとジェイはその詳細を書きとめ，見積もり提示の日時を打ち合わせる．そして，その仕事を行なうべき日の一日用シートに「122の仕事へ」と書き込む．仕事に間に合う時刻に出かけられるように時計のアラームのセットもする．見積もりを記入すると，顧客との了解事項の記録として帳簿の1枚目は残す．また仕事の完了日時と配達などについても顧客と打ち合わせる．その仕事をする日をシステム手帳のその日付の一日用シートに記し，忘れないためにアラームをセットする．仕事にかける時間などの情報についても帳簿や業務用シートに記録する．材料費についても記録する．顧客から代金が支払われると帳簿に記録し，システム手帳の中のその業務のシートは破棄される．（上掲書，p. 47）．

おそらくジェイは記憶の補助具を最高度に使いこなしたケースであり，稀なケースだといってよいだろう．しかし，記憶のみが侵され，他の認知機能の障害がなく，もともとが組織立った思考の持ち主であった人の場合には，失われた能力の代償がここまでできるということの証しとなっている．

では，**外的記憶補助具を使いこなせるようになるのは誰か**．さきにあげた Evans ら（2003）がこの問題を取り上げている．

この問題はすでに1996年に Wilson BA と Watson が取り上げていた．この二人は，就業，就学，家事従事をはたしている記憶障害者（＝自立者）は6つ以上の補助具または戦略を使っている人だとして，それだけの数を使いこなしている人の要件をしらべていた．結果は，①受傷時年齢が30歳未満，②RBMTの成績があまり重度でない，③他の認知障害がない，④遂行障害がない，⑤受傷前にたくさんの記憶補助具を使っていた，がそれだというものである．Evans らの目的はこの Wilson と Watson の結論を検証することにあった．

Evans らの研究対象は101人である．前述したように彼らが使っていた補助具/方略は44種あったが，補助具等の使用数について自立者と未自立者を分ける境界は「3つ以上」であった．また3つ以上使っている群とそうでない群を比べると，前者は後者よりも有意に①若い，②知能が高い，③注意能力が高いことが認められたという．

もうひとつ，Prigatano ら（1993）の指摘を加えておきたい．彼らは数字—符号連合を覚えるのに紙とペンを使ったほうがよいかを検討した．実験対象者には紙とペンを与えておき，使いかたは自由に任せた．結果は，患者の場合，これを使ったかどうかは記憶成績と関係がない，というものであった．それよりもむしろ学習にかかる時間の長さ（情報処理時間の長さ）のほうが成績と関係があったという．頭部外傷患者の場合，代償のための補助具が有効にはたらく

患者とそうでない患者がいると考えるべきだ，というのがPrigatanoらの結論である．

3）ニューロページ

外的記憶補助具の特殊品であるニューロページ NeuroPage®について述べておきたい．

これは頭部外傷の息子をもつある父親が神経心理学者と共同で開発した携帯型呼び出し装置の商品名である（Wilson BA et al, 1997b）．行動予定を覚えていることができないために自分の行動管理ができないという，記憶障害者の普遍的問題を軽減するために開発された．ポケットベルの進化したものと考えればよく，端末はベルトに装着できるほどの大きさである．操作は大きなボタンひとつを押すだけである．電話回線を介して管理コンピューターに繋がっており，このコンピューターにあらかじめ記憶させておいた行動喚起のメッセージが指定の時間に配信されるようになっている．端末の携行者がアラーム音または振動に気づいてボタンを押すと，小画面に「薬を飲みなさい」「ノート記入を実行しなさい」などのメッセージが現れる．利用者は管轄会社に必要な数だけのメッセージ配信を依頼しておく．はじめ米国のカリフォルニアで開発されたが，のちには英国でも同製品の管理会社が設立された．

このニューロページについては，Wilsonのグループが精力的に有用性の検証と報告を行なっている（Wilson BA et al, 1997b；Evans et al, 1998；Wilson BA et al, 1999a；Wilson BA et al, 2001；Wilson BA et al, 2003）．1997年の研究では15名の重度健忘症または前頭葉障害の患者を対象に12週間のニューロページ導入を行い，効果の検証が行なわれた．効果をはかる測度はあらかじめ個々に選んでおいた課題（複数）の実施成功率である．結果は全員がベースラインより好成績を得た．ただし得たものの大きさは個人による違いが大きく，ニューロページ除去後も成績が落ちなかった人もあれば，ベースラインと同水準に戻った人もいた．このおかげで大学へ通えるようになった人や，妻の留守中に家事をこなせるようになった人もいた．1999年の事例報告では，ニューロページの助けを借りて6つの課題をこなすことに挑戦した「ジョージ」が報告されている．この患者は週2回の保護下就業をしているケースであったが，研究終了後自ら，同装置の使用を3か月延長することを願い出た．そしてこれにより多くの行動が自立し，一人暮らしを助ける介護人を2人から1人に減らすことができた．なぜ効果があったかについて，Wilsonらは次の6つをあげている．①洞察insightを得た，②なすべき仕事があった，③支援者がいた，④ニューロページは使いやすかった，⑤自分自身で決めたメッセージを受けることができたため，自分がコントロールしていると感じることができた，⑥ニューロページを使うことが誇らしいと思えた，というのがそれである．

ニューロページの有用性は，143名の患者を対象とする2001年の大実験によっても確認されている（Wilson BA et al, 2001）．2003年にも類似の報告が行なわれているが，ここでは，実際に配信されたメッセージについて頻度が高かったものは何かを紹介しておこう．英国内の40名のニューロページ利用者から得た結果は，1位：服薬関連（例. 薬を飲んでください），2位：見当識関連（例. 起きる時間ですよ），3位：食物関連（例. お弁当を作ってください），4位：衛生関連（例. シャワーを浴びなさい），5位：家事関連（例. 洗濯をしてください），6位：家

族員役割（例．学校へXを迎えに行ってください），7位：休息関連（例．お茶と休憩をしてください），8位：趣味関連（例．庭で種まきをして），9位：就業/就学関連（例．通勤鞄の準備をして），10位：エクササイズ関連（例．記憶と運動のエクササイズをして）である（以下略）（Wilson BA et al, 2003）．

ニューロページを扱う会社は日本にはない．しかし最近は携帯電話の進化が著しいので，個人仕様にはなるが，ニューロページに近い機能をこれに託すことができるのではないかと思う．ただし，「管理会社」の役割を誰かがはたす必要があるかもしれない．

4）コミュニケーション補助具

ここまでに述べてきたのは，記憶障害者の生活自立を助けるための記憶補助具であった．このほかに，患者と他者の間に介在させ，会話を促す手段として使われる記憶補助具がある．これらは認知症患者を対象とするリアリティ・オリエンテーションの実践の中で使われるようになったものである．認知症の患者は，話すべき内容が記憶から失われている，話したばかり・聞いたばかりのことを忘れて何度でも同じことを言ったり尋ねたりする，話のすじを忘れるなどがあり，このために他者との間で実のある会話を進めることが困難である．写真(アルバム)，ノート，ゆかりの品などがあれば記憶が想起されやすく，会話が促されるということが経験的に知られるようになった．

Bourgeois（1990）は中等度アルツハイマー病の女性患者3名（MMSE：12-18/30）を対象とし，この人たちに**会話手帳** conversation wallet を使わせた場合に会話がよくできるようになるかをしらべた．会話手帳というのは，話題別に写真や短い説明カードをファイルした小手帳のようなものであるらしい．話題とは，「私の1日」「私の生い立ち」「私自身のこと」の類である．この会話手帳を使う訓練は患者の夫たちに依頼し，その効果を測るための会話のパートナーは研究者自身および患者の隣人または娘が務めた．実験デザインは項目間多重型，ABA配置のシングルケース実験である（Bが会話手帳を使った訓練の実施）．それによると，会話手帳の使用によって，話題に沿った発話応答の回数が増えることが確認された．新規正答も増えた．この好成績は訓練終了3週間後，6週間後も比較的よく維持されていた．しかし夫たちは，妻の会話能力が向上したとは感じていなかった．会話のパートナーたちも，成績がよかったのは会話手帳の助けを借りているときだけで，日常会話への効果の波及はなかったと感じていた．また夫たちが妻について困っていることをしらべた中では，会話能力の問題は順位が低いことがわかった．それよりも夫たちが困っているのは，物の置き場所を誤ることや夫につきまとうこと，家から迷い出ることのほうであったという．

Mcphersonら（2001）は重度アルツハイマー病患者（MMSE：0-4/30）について，記憶補助具の利用が双方向性の会話を助けるか，という問題を検証している．この場合は5例のシングルケース実験である．記憶補助具として個人別に，**家族の写真**，**大事なもの**，**思い出の品**の写真などを選んだ．約10分の会話時間の中で対象者が話題に合った会話をしていた時間の割合をしらべたが，5名中3名には無効，2名には有効との結論を得たという．

5・4・6 スキル学習

ジェイの例がそうであったように，記憶障害があってもスキルの学習は可能な場合がある．これはしばしば，健忘症患者では言語性学習が困難であっても知覚運動性学習は比較的容易，という現象として説明される（たとえば Brooks et al, 1976）．これに対して Cohen ら（1980）は，健忘症患者の手続き記憶が保たれるのは，運動記憶の保存というよりはルール学習（how の学習）の保存のよさのためだと主張する．さまざまな臨床所見は，この Cohen らの主張とうまく符合するように思われる．

Glisky らは，単純ヘルペス脳炎罹患後の 32 歳の女子会社員 HD にコンピューター（以下 PC）入力技術を学習させた経過を報告している（Glisky et al, 1987；Glisky et al, 1989）．この患者の発症後 10 か月時点での IQ（知能指数）は 84，MQ（記憶指数）は 65 であり，30 分後の物語再生，図形再生はゼロ点であった．しかしこのときすでに PC 操作の学習は可能であった．4年後に職場で配置転換の必要が生じ，PC 入力の技術を教えてみることになった．仕事はカード記載事項を読み取って PC に入力することである．知識修得に 1 か月，技術学習に 2 か月を要し，その後に現場実習に臨んで成功した．ただし学習過程では vanishing cues を使用している．HD の強みとしては，注意維持，モニター能力がすぐれている，ということがあった．いわば前頭葉機能テストは好成績であった．この患者の学習は遅々としており，はじめは絶望的にすらみえたが，結局成功した．Glisky らは振り返って，HD がこれを学習し得たのは課題が高度に特異的であったため，つまり問題解決や応用的思考を要さないものであったためだろうとしている．ちなみに HD の記憶指数は訓練前 65，訓練後 63 とほとんど変わらなかった．この後 Glisky は，原因疾患がさまざまなもっと多数の患者を対象に研究を行ない，これらの患者では陳述記憶の学習は健常者より遅いが，手続き記憶の学習については健常者とほとんど変わらないことを見いだしている（Glisky, 1992）．

アルツハイマー病患者における手続き記憶の訓練効果を検証する目的で，軽中度患者 11 名を対象に 13 種の ADL 訓練を行なった研究もある（Zanetti et al, 2001）．訓練期間は 3 週間．個々の課題についてセラピストが，開始指示，促し，キューイング，賞賛，実演などによる行為のリードを加えた．測度は 13 課題の所要時間の総計である．対照群には同じアルツハイマー病患者 7 名を用いた．ベースラインと 4 か月後ファロー・アップ時の成績差を検討したところ，訓練実施群にのみ有意の時間短縮がみられたという．

5・5　作業療法士の役割

ここまでに私が述べたかったことは，記憶にはさまざまな側面があり，これに対する脳損傷の影響は一様ではないこと，治療的訓練による回復はある程度起こり得るが，その伸びしろは必ずしも大きいものでないこと，多くの場合に代償的手段の獲得が必要になるが，それさえも

周到な指導（学習）計画がなければなかなか成功に至らないこと，である．したがって臨床家には，個々の患者の記憶障害の質を特定する力，潜在能力を特定または推理する力，そして残された可能性に向かって治療と支援のプランを緻密に練り上げていく力が求められる．とりわけ作業療法士に求められるのは"生活"の中の"できる"を開拓する力である．

　患者は，記憶障害だけをもっているとは限らない．

　嘉斉ら（1993）は，頭部外傷後に失語と記憶障害その他をきたした41歳の主婦に対し，受傷後4か月以降に行なった入院時作業療法の経過を記している．失語による呼称障害があり，語の意味理解の障害も顕著であった．決められた時間に薬を必要量だけ飲むことができず，訓練時間に自主的に出棟することができなかった．調理動作はできたが，作るべき料理の品目を思い出せず計画ができない，材料をそろえられない，調理手順を正しく思い出せないという問題があった．買物のために買物リストを携えて行っても，実際の品物と一致させられないので役立たなかった．この患者に対して嘉斉らが立てた作業療法目標は，「家庭に帰り，日中はひとりで生活し，部分的に家事を行なえる」ようにすることである．

　調理作業に関してははじめ次の方策がとられた．それは，① 比較的簡単にできる家庭料理の代表品目を選び出し，仕上がり写真を1枚ずつのカードに仕立てる，② 材料となる肉，魚，野菜，調味料などの食品をやはり1枚ずつの写真カードに仕立てる，③ 個々の料理の調理手順を作業療法士がまとめる（詳細不明），④ 患者に①の料理品目カードを見てその材料を②から選ばせ，次いで③の内容を口述させる，これを反復する，⑤ 実際の調理実習を行なう，というものである．すなわち，料理品目が思い浮かばないことに対しては選択肢を与え，文字が役立たないことに対しては写真という代替手段を用い，調理手順に自信がないことに対しては決まった手順を告げて覚えさせようとしたことになる．これにより「作るべき料理が思い浮かばない」という問題は解決したが，材料を選ぶ段階は必ずしもうまくいかなかった．仕上がり写真の中にない材料は選ぶことが難しい，などの問題があったからである．手順を正確に覚えることも難しかった（詳細不明）．

　そこで嘉斉らは指導方法を変えた．患者に"料理ノート"を作ってもらうことを決め，料理1品目に見開き2ページをあて，そこに仕上がり写真，必要な材料の写真をすべて貼ってもらった．また，調理法は作業療法士が口述するのを患者にひらがなで書き取らせた．料理15品目についてこのようなノートが作られた．これをもって買い物に行くと間違いなく材料をそろえることができ，調理の際も自分で書いた作り方を確認しながら行なうことでミスが少なくなった．作業療法室で練習を重ね，自宅への週末外泊時にもノートを持参させ，作業療法士と家族が連絡を取り合いながら，約2か月にわたり買い物・調理の経過を観察した．はじめは家族による促しが必要であったが，やがて自らノートを持参して正しく買物・調理を行なうようになった．課題外の料理に挑戦することも見られるようになったという．変更後の指導が成功したわけは，材料や手順を覚えさせるということをやめ，ノートの助けを借りながら必要な行為を行なわせるようにした点にあるといってよいであろう．患者自身にノートを作らせるなど，能動的要素を重んじた点や，家族との連携のもとに十分な確認を行ないながら指導を進めたことも

よい方向に作用したと思われる．しかし何といっても決め手になっているのは，最初の指導の結果を見てすぐに次の手を考えた，問題解決志向の高さである．

　同じ著者が4年後に，著明な前頭葉機能障害を伴う重度記憶障害の患者に挑戦した（高森ら，1997）（改姓のため著者名が変わっている）．患者は52歳の元配管工で，クモ膜下出血後のCT像では前脳基底部に低吸収域が認められていたという．発症後5か月時点で通院による週2回の作業療法が開始された．WAIS-Rの全IQは62，WMSによる記憶指数は60，文章記憶は2/24という成績である．担当セラピストの名前も時間が経つと再生はできなかった．ぼーっとしていて表情が乏しく，自発性も乏しかった．居間でテレビを見ていることが多かったが，ふっと立ち上がって家中を徘徊し，つまみ食いをしたり，電気・暖房器具をつけっぱなしにしたりするため，妻は目を離すことができなかった．「つまみ食いをしないでください」「体操をしてください」などの張り紙も効果はなかった．このため妻は家を空けることができず買物にもいけないことが問題になった．ヘルパーを頼むことも，ショートステイを利用することも妻は拒んだ．そこで「妻が買い物にいく1時間程度の間，徘徊しないで1人で安全に過ごすこと」を目標に，「1時間の座位作業に集中させる」取り組みが開始された．

　はじめに解決しなければならないのは，ひとりでいる患者にどのようにして指示を届ければよいか，という問題である．「アラームをセットしておき，アラームが鳴ったらそこに書いてある指示を読む」という方法が最初に試された．しかしこれは成功しなかった．アラームが鳴っても，「アラームが鳴ったら指示を読む」という約束はすでに忘れていたし，たとえ目にしたとしてもそれに従わないことが多かったからである．鳴っているアラームが自分のものだと気づかないことも多かった．しかしこの実験により，患者は3分間くらいまでなら約束を覚えていられることがわかった．そこでこんどは，テープレコーダによる音声指示を一定の時間間隔で与えることを試みた．4つのエクササイズの指示，すなわち「Aさん，棒体操をしてください」「Aさん，腹筋運動をしてください」などの指示を担当セラピストの音声で5分間隔で与えてみた．すると患者はそのとおりにエクササイズを実行することがわかった．一方で，集中できる作業を探したところ，タイルモザイク，書字，ブロック構成がそれに相当することがわかった．

　これ以降，本訓練に入った．指示間隔3分，作業総時間15分，モザイク作業から開始し，セッションを追うにつれ総時間を延ばした．指示音声はテープに録音された作業療法士の声である．それは「Aさん，座って目の前にあるモザイクをしてください」に始まり，3分ごとの「Aさん，座ってモザイクを続けてください」がくり返され，やがて，「Aさん，お疲れ様でした．これでモザイクを終わりにしてください」で終わりとなる．遂行状況は妻が物陰から見守った．指示間隔を5分にしたこともあったが，やはり3分のほうがよいとわかった．作業種目も結局はモザイクに落ちついた．作業途中で立ち上がってしまったことも，不意の来客に邪魔されたこともあったが，全5か月をかけて，「60分間，ひとりで作業をし続ける」という目標を達成した．妻は実際，買い物に出かけるようになった．

　以上，長い引用になったが，その意図は，失語を伴う記憶障害者には写真入ノートを使うの

がよいとか，前頭葉機能障害を伴う記憶障害者には音声テープを使うのがよいとかを言うことにあるのではない．作業療法は患者の生活の中の"できる"を増やすために行なわれるものであることを，そのためには，具体的な方策のひとつひとつを効果を確認しながら進んでいかなければならないことを示したかったまでである．

　生活とはきわめて具体的なものである．たとえばメモリー・ノートひとつをとってみても，本当にそれが必要なものか，ルーズ・リーフ式がよいか，大学ノートがよいのか，大きいのがよいのか，小さいのがよいのかは患者ごとに異なる．綺麗な色の名前入りの表紙がよかったという報告もあれば，患者に好みのノートを選ばせたことがよかったというセラピストもいる．まして，使いかた，教えかたはさまざまである．外的補助具の利用よりも記憶術の指南が必要だというケースもあるかもしれない．ひとつひとつの必要に対して，選択肢を考え，選び取り，試し，結果を確認するということがセラピストのしごとである．その際に参照すべき知識は前項までに述べた．

6 言語の障害

- 6・1 失語症とは ——————————————————————— 118
- 6・2 失語症の言語障害の特徴 ——————————————— 121
  - 6・2・1 失語症の言語障害とその他の言語障害との区別 ———— 121
  - 6・2・2 失語症の言語症状 ————————————————— 122
  - 6・2・3 失語症のタイプ ————————————————— 126
  - 6・2・4 失語症の神経基盤 ———————————————— 129
  - 6・2・5 失語症者のアウェアネス ————————————— 130
- 6・3 回復過程 ————————————————————————— 131
- 6・4 失語症の評価 —————————————————————— 132
- 6・5 失語症のリハビリテーション ———————————— 134
  - 6・5・1 言語機能回復のための援助 ———————————— 135
  - 6・5・2 実用的コミュニケーション回復のための援助 ———— 136
  - 6・5・3 心理社会面への援助 ——————————————— 137
- 6・6 失語症者とのコミュニケーション ————————— 137
- 6・7 失語症以外の言語の障害 ——————————————— 140
- 6・8 おわりに ———————————————————————— 143

6 言語の障害

　言語の障害としてまず想起されるのは失語症であろう．わが国に失語症を持つ人がどのくらいいるかについて，近年，行なわれた調査は見当たらないが，平成20年の東京都の実態調査によれば，医療機関に通院している「高次脳機能障害者」[注1]のうち，40.4％に失語症がみられた（東京都高次脳機能障害者実態調査検討委員会，2008）という．また，2009年に高次脳機能障害学会が全国の医療機関を対象に実施した「高次脳機能障害全国実態調査」の結果では，88.6％の施設が「失語症患者がいる」と回答しており，最多の認知症に次いで多かった（高次脳機能障害全国実態調査委員会，2011）．失語症は高次脳機能障害の中でも頻度の高い障害であり，リハビリテーションの場でも数多くの患者に出会うが，重症度や障害の特徴は非常に多様である．
　本章では，失語症を中心に，言語症状のみかたと言語リハビリテーションの考えかたを概観し，最後に失語症以外の高次脳機能障害による言語・コミュニケーションの障害にもふれる．ここでは語彙・文法などを扱う狭義の「言語」とより広い意味をもつ「コミュニケーション」の境界はあえて明確にせず，「ことばを主たる手段として行われるコミュニケーションに支障をきたす状態」を「言語障害」とする．

6・1　失語症とは

　失語症になることは，どのような体験なのだろうか．

> 「私の心は，100パーセント…えー…いつも．話すことがダメ」
> 「皆が私に話しかけてくれるけど，時どきちっとも分からない…皆は何かを言うけど，言ってる文章の終わり頃には，何のことだか分からない．だって私はまだ，初めのちょっとした所を考えているんだから．とっても…変なんだけど，だって皆の会話に入りたいと，とっても思ってるのに，入れない…で，ただ皆の顔を見るだけ」
> 「私は，怒ってました．ここでうまく行かないから，怒ってました——何かを言おうとすると，えー…その結果はすべて…わけの分からない言葉になって…えー…言おうとしていることは分かっているのに，言葉にならないから，いつも怒ってました——自分自身に腹を立てていたんです」
> 「主人はいつも『言いたいことがあれば書くように』と言ってました．でも書いたものはとても字には見えませんでした」（Parr et al, 1997/遠藤訳，1998より）

注1）この調査における「高次脳機能障害者」は行政的な用語の定義によっている．行政的な用語としての「高次脳機能障害」は，科学的用語としての高次脳機能障害とは異なり，記憶障害，意欲障害，注意障害，遂行機能障害などを主症状とするものを指し，失語のみの場合は除外される．記憶障害などを合併しない失語症者を含めれば，失語症のみられる頻度はより高くなると考えられる．

これらは，失語症者が自らの失語症について語った言葉である．多くの失語症者は，何かを言おうとして言えないことに気づき愕然とする．（自分が言葉を正しく操ることができず，自分のことばが相手に伝わっていないことに気づくまでに時間がかかる場合もある．）障害は話す側面だけではなく，聞く側面，読み書きの側面にも及んでいる．このため，「話せないなら，書くように」と言われて戸惑う．それでも，失語症になる前と同じように，感じたり考えたりしている．こうした失語の状態は，しばしば「日本語がある日突然，よくわからない外国語になってしまった」ような状態に例えられるが，この新たな状況に，損傷をきたした脳を駆使して対処していかなくてはならない現実は，さらに深刻だろう．

　失語症とは，「大脳の言語をつかさどる部位（言語野）に脳卒中や外傷等によって損傷をきたした結果，言語という符号体系を操作する機能が障害され，ことばを聞く，読む，話す，書く，のすべての側面に何らかの困難をきたした状態」と定義されている（笹沼編，2001）が，その障害はどのように見いだされてきたのだろうか．言語機能と大脳の関係について初めて明らかにしたBrocaの示した症例，およびこれとは異なるタイプの言語障害を見いだしたWernickeの示した症例から，失語症の障害像をとらえてみたい．

・Broca（1861）の症例 （Eling Ed, 1994）

　BrocaがビセトルビセトルLeborgne氏は以下のような患者だった．
　Leborgne氏は51歳の男性で，右下肢の広範にわたる炎症のために連れてこられたが，Brocaが状態を尋ねると，左手で身振りをしながら"タン，タン"と発話するのみだった．
　彼の病歴をしらべてみると，ビセトル病院には21年前からいたことがわかった．幼少時からてんかん発作があったが，農夫として働くことができた．30歳のとき，発語を失い，その2〜3か月後，ビセトル病院に入院した．話せなくなった時の状況は不明であったが，発語がないこと以外，知的な問題もなく，病院では「タンさん」として知られていた．聴力には問題なく，言われたことはすべて理解できたが，何かを尋ねられると"タン，タン"という発話と多様な身振りで答え，自分の考えは身振りで表現していた．身振りが理解されないと激怒し，このときはののしり言葉を発した．10年後，右腕の麻痺が起こり，その後，右足にも麻痺が起こり，だんだんと歩行が困難になった．Brocaの診察を受けるまでの7年間はベッド上での生活だった．シーツ交換時に下肢の炎症に気づかれたという経緯から，感覚障害もあったと考えられた．Brocaに会った頃は，視力も衰えており，他者への関心も薄くなっていた．
　BrocaがLeborgne氏に，どのくらいビセトル病院にいるのかを聞くと，左手で5本指を4回示した後，1本指を示した．翌日も同じ質問をすると同じ答えだったが，3回めに尋ねると練習させられていることに気づき，ののしり言葉を吐いた．また，壊れた時計を見せると，その時計をしばらく見てから正しい時刻を言った．こうしたことから知的には保たれていると考えられたが，身振りで答えられる質問であっても，いくつかの質問には答えなかったり，明らかに誤った答えをしていたこともあった．知的な問題が全くなかったとは言えないが，発話より

は知的な面が保たれていることは明らかであった．

　Brocaはさらに症例を積み重ね，左第三前頭回の損傷でアフェミーという症状が生じると考えた．アフェミーとは，自発的に話せる語はわずかであるが，言葉の理解には全く問題がなく，読んで理解することも書くこともできるという症状である．現在では，純粋発語失行，あるいは純粋語唖とよばれる症状であり，発話障害に比べれば軽いものの，言語理解にも問題があり，読み書き障害も伴っているブローカ失語とは異なる．Leborgne氏の症状が実際にアフェミーであったのかどうかは明らかでない．

・Wernicke（1874）の症例（秋元他編，1982）

　Susanne Adam氏は59歳の女性で1874年の3月1日に発病した．身体症状はないが，質問には全く別の応答をし，発話に無意味な語が混入する状態だったため，錯乱状態と見なされて精神科に送られた．しかし，態度も落ち着いており，礼儀正しかった．話す内容を聞き手が理解できる場合，その内容は理にかなっていた．物の名前を正しく言えることもあったが，できないこともあった．正しい文で話せることもあったが，聞いて理解することは難しかった．回診で，舌を見せるように求めると舌を出して見せるが，それは他の患者の振る舞いを見習うからであり，閉眼するように言っても舌を出した．また，椅子の上の眼鏡を取るように言うと，困惑して舌を出したり，目を閉じたり，他の患者がするのを見たことがあるような動作をあれこれ試み，「何をお見せすればよいのでしょう」と言って泣き出すのだった．鉛筆を逆向きに渡すと，反対向きに回して正しく持つが，うまく書けるわけではなかった．読むことも困難であった．

　3月18日にWernickeは彼女と次のような会話をした．（おはよう，どうですか）「ありがとうございます，調子は上々です．」（おいくつになりますか）「ありがとうございます，よい具合です．」（おいくつになりますか）「お尋ねになっているのは私の名前ですか，耳がよく聞こえるかということですか．」（おいくつになるかをおききしたかったのです）「はい，私が聞かれschwiere＜実在しない語．訂正し＞—horeていることがわからないのです．」また，3グロッシェン貨幣Dreierを一つ渡すと，「はい，これはDrekter，3グロッシェン貨です．」2グロッシェン貨幣を渡すと，「これは2Dokter，2Droshem，2グロッシェン．」言語の症状に改善がみられているが，依然として質問の理解の困難があり，表出面でも語の音を言い誤る（音韻性錯語）症状がみられたが，自己修正を行なうことができた．

　4月20日にはさらに改善し，何度かくり返し話せばほとんどのことは理解できるようになり，話す時に詰まることがあるがたいていは正しく言え，音読も滞らずにできるようになった．書くことの障害が目立った言語障害という状態になった．

　当時，失語症とみられていたものは，Brocaが示したような発話の困難がある症状であった．Wernickeは，話し言葉の理解障害と誤りの多い流暢な発話を特徴とする別のタイプの失語症があることを明らかにし，このような失語症はウェルニッケ失語とよばれるようになった．

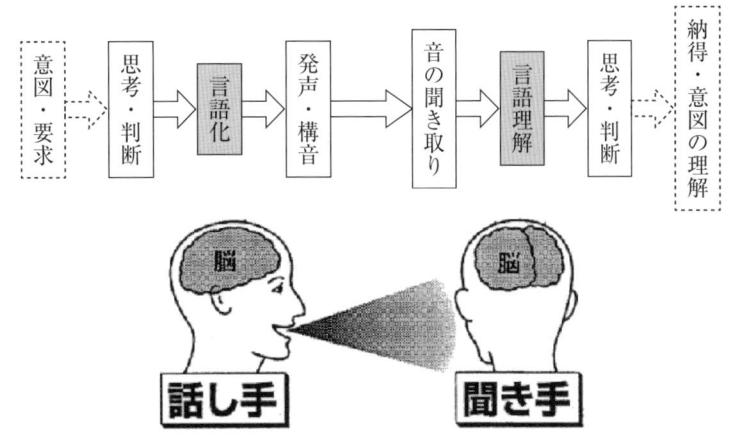

図 6-1 コミュニケーションの過程

ビデオ「痴呆患者の認知障害の解釈と援助方法―コミュニケーションケアの実際（本多他脚本指導，綿森他監，企画・制作広島県，2001）」の解説書（p.3）の図を引用，一部改変．同解説書の図は，物井（1996, p.61）に掲載の図を改変したもの．高橋ら（2001, p.36）の文献にも同解説書の図（一部改変）が掲載されている．

BrocaやWernickeの研究は，言語機能を支える脳の解剖学的構造を明らかにし，症状を理論的に説明する目的からなされたものであり，治療の視点からのものではなかった．現在も一般的に用いられている，ブローカ失語，ウェルニッケ失語…といった失語の分類法は，こうした症状と脳の解剖学的構造との関連を重視する立場に立つ古典分類が基本になっている．（6・2・3参照）

6・2　失語症の言語障害の特徴

6・2・1　失語症の言語障害とその他の言語障害との区別

　失語症の言語障害は，コミュニケーションの過程（図6-1）の中の，「言語化」および「言語理解」の過程の障害に該当する．これら以外の過程すなわち，「思考・判断」や「発声・構音」，「音の聞き取り」などに起因する言葉の障害と区別される．

　発声発語器官の麻痺などの運動障害によって生じる「発声・構音」の障害（dysarthria，運動障害性構音障害）や後天性の難聴などによる「音の聞き取り」の障害であれば，障害は「話す」側面あるいは「聞く」側面に限定されることから，五十音表の指さしや筆談など文字を用いたコミュニケーションが有効である．しかし，失語症の場合は，「言語化」および「言語理解」の障害であるため，「書く」あるいは「読む」側面にも障害をきたし，五十音表の指さしや筆談は通常，困難になる．

　「思考・判断」の障害である認知症や，全般的精神活動低下，意識障害などに伴う言語の異常

と失語症との鑑別は，問いかけに対する応答の可否・正否ではなく，問いかけや言葉かけへの反応のしかたや状況判断能力についての総合的な観察を通して行なわれるべきである．たとえば，HDS-R（改訂版長谷川式簡易知能評価スケール）やMMSE（Mini-Mental State Examination）などの認知症のスクリーニング検査で，失語症者が日付や場所などの見当識の質問に口頭で正しく答えられないからといって，見当識障害があると判断することは禁物である．

もちろん，「思考・判断」「発声・構音」「音の聞き取り」などに起因する言葉の障害と失語症とが合併することもある．また，急性期には失語症と意識障害など言語外の問題に起因する言葉の障害との鑑別診断が困難な場合も多い．

6・2・2　失語症の言語症状

失語症では，「聞く」「話す」「読む」「書く」の全ての側面に何らかの障害がみられるが，各側面の障害の程度やそのバランスには個人差が大きく，現れる症状もさまざまである．以下，失語症によって起こり得る症状を各側面に分けて概説する．

1) 聞く

聴力の問題ではなく，聞こえているのに何を言われているのか理解できないのが失語症による聴覚的理解の障害である．検査では理解の障害が明らかであっても，日常場面では状況判断や言葉以外の手がかりを用いて適切な行動をとることができるため，目立たないことも多い．一方で，非常に軽度まで回復しても，文法的に複雑な文や長い文の聞き取り，数字や固有名詞の聞き取りには困難を残す例も多い．このため失語症のある人との会話では，たとえ障害は軽度に見えても，大事なことは紙に書いて渡し，確認してもらうなどの対応が重要になる．

聴覚的理解の障害は，一見してはわからず，周囲の理解を得ることがとりわけ困難であることから，人間関係や社会適応に及ぼす影響は大きい．聞き落としや勘違いがあると「不注意だ」「都合の悪いことは聞こえないふりをする」などととがめられやすい．理解が困難で発話面の障害が目立ちにくいウェルニッケ失語などの場合，「全く普通ですね」という周囲の激励が，失語症の人にとっては心理的な負担になる場合もある．周囲の情報が十分に入らず，断片的な情報にさらされることから生じる心理的不安も大きい．復職まで果たしたが，「悪口を言われているような気がする」「すべて悪いほうに考えてしまう」と訴えた患者もあった．

治療・訓練にあたっては，患者の「聞く」プロセスのどこに問題があるかを分析的に評価する．すなわち，語音認知の障害（音は聞こえているのに，言葉として聞き取れない，あるいは他の音に聞き誤る，など）が大きいのか，意味理解の障害が大きいのか，また，文レベルの理解に問題がある場合には，統語構造の理解が困難なためなのか，一定以上の長さの文をワーキングメモリーに保持しておくことができないためなのか，など仮説を立てて，アプローチの方法を検討する．

2）話す

　ほとんど発話がないケース，たどたどしいが重要な語だけは話せるケース，すらすら話すが誤りが多く内容が伝わらないケース，ふつうに話すがしばしば言葉に詰まるケースなど，発話の障害の様相もひとりひとり大きく異なる．

　どの失語症の患者にも共通して観察されるのは，言いたい語がなかなか出ないため，発話が停滞したり，「あのう」や「えーと」，「あれ」や「なに」を頻繁に発したりする「喚語困難」の症状である．言いたい語が出ないことから生じる症状としては，ほかにも，言いたい語のかわりに遠まわしの表現をする「迂言（迂回操作）」（例．金魚→あの泳ぐやつ），言いたい語と違う語を言ってしまう「語性錯語」（例．鞄→机），言いたい語の音の一部が別の音に置き換わる「音韻性錯語（字性錯語とも言う）」（例．スリッパ→スロッパ），語の音の置き換えが著しいため，聞き手が言いたい語を推測できない「新造語」（例．ホラピレ）などの症状がある．誤りが連発されるために全く意味をなさない発話全体を「ジャルゴン」とよぶ．

　提示された物品や絵の名称を言う「呼称」場面では，物体失認の場合と同様，特定のカテゴリーが他のカテゴリーよりも強く障害されるケースが報告されており，カテゴリーに特異的な障害が生じ得ることが明らかになっている．こうした呼称の障害のみならず，語や物の意味まで障害されることがあり，カテゴリー特異的意味障害（後出）という概念でとらえられる．

　文レベルの症状として，単語での発話はあるが文にならない，あるいは，テニヲハなどの機能語（語彙的な意味はもたないが，文法的な役割を担う語，助詞，助動詞など）を欠く「失文法」，文で話せるが機能語の誤りが多い「錯文法」などの統語障害がみられることもある．しかし，助詞が選択的に省かれる典型的な「失文法」例は，日本ではあまりみられないようである．

　また，発声発語器官の麻痺によらない，"発話運動のプログラミングないし企画レベルの障害"（笹沼編，2001）のために構音を誤ったり，抑揚を欠き，とつとつとした話し方になったりする「発語失行」を合併している失語症患者は多い．

　重篤な発話障害のみられる例では，何かを話そうとすると話したいこととは関係なく，同じ語（例：あのね，もうね）や特定の音節（例：オデオデ）がくり返し出てしまうという再帰性発話（重篤な失語症でも残っている言葉という点に注目し，残語とよぶこともある）がみられることがある．

　言語性保続は失語症でしばしばみられる．質問や話題が変わっても前に言った語を発してしまう．言語性保続については，失語症者本人も戸惑っている場合があるため，心情を察し，この症状についてわかりやすく説明をするといった丁寧な対応が必要である．

　治療では，「話す」プロセスについても仮説を立てながらアプローチを検討する．たとえば適切な語が出ない場合，意味や概念のレベルに問題があるのか，意味と語形（音形）とが結びつかないのか，語を構成する音を正しく選択し並べることが難しいのか，発語失行のために正しくなめらかに構音できないのか，などである．

付．カテゴリー特異的意味障害

　語や物の意味が特定のカテゴリーにおいて失われる症状をいい，患者は，失われたカテゴリーについては，語義失語（後出，6・2・3）様の症状を示す．たとえば，生物のカテゴリーに属するものについては呼称，理解，語および物の定義，分類などに困難を示すが，人工物（無生物）のカテゴリーに属するものは保たれる．無生物と生物が比較されることが多いが，食べ物に選択的な障害を示した例（加藤元他，2002），身体部位・屋内家屋部位に選択的な障害を示した例（藤森他，1993）などの報告もある．こうした障害がなぜ出現するかについては，議論が重ねられているが，脳内にカテゴリーが存在するという仮説（領域特異的仮説）が支持される可能性が高い（加藤元，2005b）．

3）読む

　失語における「読み」の症状も多様であるが，一般的には，仮名よりも漢字で書かれた語のほうが理解しやすい傾向にある．重度の失語症の場合，仮名で書かれた語の理解は難しくても，漢字で書かれた簡単な語ならば意味を理解できることが多い．また，音読は難しいが意味はおおよそわかるという人も多い．重度の失語症で「聞く」機能にも相当の低下がある場合，日常的によく使われる語を漢字で書いて，発話と一緒に提示することでコミュニケーションの手がかりとなるケースも珍しくない．

　中等度から軽度の場合，単語や短い文なら理解できるが，複雑な文や長い文章の読解は難しいというのが一般的である．

　また，比較的稀ではあるが，漢字よりも仮名の読みが良好なケースもある．このような場合，漢字単語に，ふり仮名を振り，読みかたがわかればほぼ意味もわかるという人もあれば，読みかたがわかっても意味がなかなかわからないという人もいる．

　治療では，仮名と漢字，音読と読解，それぞれの課題のできぐあいや，文・文章の長さの要因を考慮してアプローチを考える．近年では認知神経心理学的視点から，表層失読（surface dyslexia），深層失読（deep dyslexia），音韻失読（phonological alexia）などの用語が用いられることがある．

付．表層失読（surface dyslexia），深層失読（deep dyslexia），音韻失読（phonological alexia）

　表層失読，深層失読，音韻失読といった概念は英語を母語とする人々の失語症における英単語の音読の障害に基づいている．英単語には音と綴りが規則的に対応している語（規則語　例．desk）と規則的な読み方ではない語（不規則語　例．bear）があり，表層失読では，規則語は読めても不規則語は読めず（規則語のように読み誤る　例．bear→"beer"），また，実在しない単語（非実在語）であっても規則的に読むことができる．逆に音韻失読では，規則語でも不規則語でも熟知性の高い実在する語であれば読めるが，非実在語は読めない．深層失読では，音韻失読と同様に非実在語は読めないが，実在語について意味性錯読（例．dad→father）が頻発する点が特徴である．すなわち，図 6-2 のような読みのモデルを想定し，表層失読では意味シ

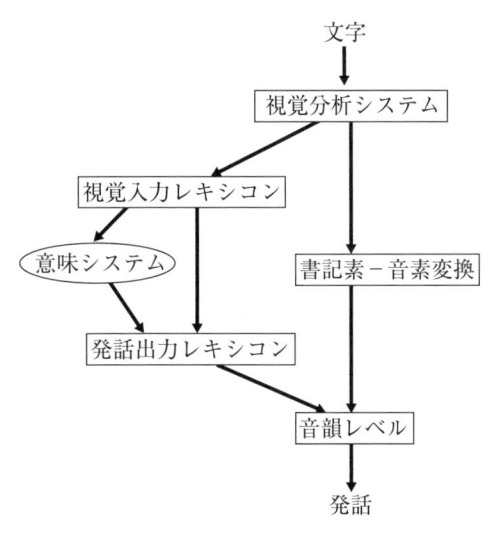

```
                    文字
                     ↓
              視覚分析システム
              ↓           ↓
        視覚入力レキシコン    ↓
         ↓         ↓      ↓
       意味システム   書記素－音素変換
         ↓         ↓      ↓
       発話出力レキシコン    ↓
              ↓      ↓   ↓
                  音韻レベル
                     ↓
                    発話
```

図 6-2 英単語の読みのモデル例
(Edmoundson, et al, 1995 をもとに作成)

ステムを通るルートに障害があり，書記素—音素変換によるルートに依存している．一方，音韻失読や深層失読では書記素—音素変換によるルートに障害があり意味システムを通るルートに依存していると分析する．これらの概念を日本語の書記体系にあてはめた場合，「漢字の読みに強い障害がみられるものが表層失読，仮名の読みに強い障害がみられるものが深層失読」，あるいは，「読解よりも音読が良好なものが表層失読，音読よりも読解の良好なものが深層失読」とおおまかにとらえられてきたこともある．しかし，現在は，このとらえかたは単純すぎて問題があるという考え方が主流であろう（松田，2003；波多野他，2002）．

4）書く

書字には他の側面よりも重度の障害がみられるのが一般的である．一見して軽度の失語症であっても，実用的な書字が困難な場合も多い．重度の場合，失語のタイプを問わず，全く書き出せないことが多い．意味をなさない文字の羅列であるジャルゴン失書は多くはないが，右利き右半球の損傷で生じる交叉性失語で特徴的にみられるといわれている．発話場面で語性錯語や音韻性錯語がみられる場合に，書字にも同じような語性錯書（新聞→手紙）や音韻性錯書（例．ステッキ→スッキ）がみられることも多い．また，書字の場合は，語性錯書や音韻性錯書以外に，形態的によく似た文字に誤るという形態性錯書（例．犬→太）もみられる．

「読む」障害と同様に，漢字と仮名に差のある例，また，単語であればある程度書くことができても，文や文章を書くことは困難な例もある．仮名については，音と個々の仮名文字との結びつきが損われ，読むことも書くことも難しいケースも多い．必要であれば，仮名文字と音の結びつきの再学習をはかるためのアプローチ（キーワード法による仮名文字訓練，6・5参照）を行なう．

6・2・3　失語症のタイプ

　失語症者にみられる症状はさまざまであるが，臨床では特徴的な症状のまとまりによって，ブローカ失語，ウェルニッケ失語などの失語症のタイプ（失語症候群）に分類して理解することが多い．タイプ分類によって治療の方針が導かれるわけではなく，タイプ分類を行なうことの意義と重要性については議論があるが（相馬他，2003；小嶋，2002；佐藤，2001），患者の言語障害の全体像を把握するための大きな枠組みとしては有用であり，臨床像を簡便に記述でき，スタッフ間の情報交換に役立つという利点がある．しかし，タイプ分類は絶対的なものではなく（笹沼編，2001；紺野，2001），また分類不能例（非定型，非典型例）も多い点に留意すべきである．現在，臨床で一般的に用いられているタイプ分類は，古典分類を中心とするものであり，これを補完するかたちで，流暢型・非流暢型の二分法やその他の失語タイプが併用されている．さらに「聞く，読む，話す，書く，の全ての側面に何らかの困難をきたした状態」という失語症の定義からは失語症の範疇には入らないが，失語症同様に大脳の病変によって，選択的に言語機能の特定の側面のみが障害された純粋型がある．

1）古典分類による失語タイプ

　ブローカ失語：発語失行に起因するたどたどしくぎこちない話しかたや構音の障害が特徴であり，発話の困難さに比べれば理解面は保たれる．重症度によっては文レベルの発話も可能であるが，単純な短い文になりがちである．自発話のほとんどない重度例から，発話面については発語失行による若干の構音の誤りや発話速度の遅さなどの特徴のみを残しているごく軽度例までを含み，重症度の幅が広い．右片麻痺を伴うことが多い．

　ウェルニッケ失語：著しい聴覚的理解の障害が特徴である．発話に開始の困難や努力性はなく，一見なめらかに話しているように見えるが，語性錯語，音韻性錯語，新造語が混入し，正しい日本語にはならない．重度であればジャルゴン発話となり，内容はほとんど伝わらない．軽度例でも聴覚的理解面の困難さを残している．急性期には病識欠如の傾向がみられやすい．典型例では，身体の麻痺はないか，あっても軽い例が多い．重症度は重度から軽度までを含む．

　伝導失語：自発話は，基本的にはなめらかで，文レベルの長さと形式をそなえ，努力性や開始の困難はみられない．音韻性錯語が頻発することが特徴であるが，ジャルゴンになることはない．また，聴覚的理解は比較的よい．音韻性錯語を自己修正しようと言い直しが続くこともあり，これを接近行動（例．アルバム→アル，アブラ，アブラム，アル，アルブ…）とよぶ．音韻性錯語と接近行動のために発話の流れが妨害されることから，発語失行症状をあわせもつブローカ失語との鑑別が難しい場合が時にある．音韻性錯語や接近行動は自発話にもみられるが，検査者のことばを真似ておうむ返しに言う「復唱」課題においてより困難が顕著になる例もある．重症度は中等度か，それより軽度の例が多い．

　健忘（失名詞）失語：文法面にも構音・音韻面にも問題なく，なめらかに文レベルで話すが，喚語困難が著しいために発話が停滞する．適切な語が出ないときに迂言（迂回操作）がみられ

やすい．聴覚的理解，復唱とも良好である．重症度は中等度かそれより軽度の例が多い．

全失語：言語理解・言語表出の全ての側面が重度に障害されている．発話はないか，あっても再帰性発話のみである．理解面については，検査成績はチャンスレベル以下であっても，非言語的な手がかりや文脈を利用できるケースでは，日常会話では理解が良好にみえることがある．ほとんどの場合，右片麻痺を伴う．重症度は重度例のみである．回復してブローカ失語やウェルニッケ失語に移行することもある．

超皮質性運動失語：発語失行による発話のぎこちなさはみられないが，自発話がきわめて乏しい．発話意欲も乏しくみえる．問いかけに対して一言だけで応答する傾向がある．検査を実施すると聴覚的理解は比較的良好，復唱は文レベルで良好に保たれる．呼称などを含め，検査成績は日常会話場面の発話の印象と比べれば良好な例が多い．

超皮質性感覚失語：発話はなめらかであるが，語性錯語を中心に錯語が頻発し，聴覚的理解障害を示す．重度例ではジャルゴン発話となる．ウェルニッケ失語とは異なり，復唱は文レベルで良好に保たれるが，意味理解を伴わない．典型例では，相手の発話を理解を伴わずに自発的にくり返す反響言語（例．お仕事は何ですか？→お仕事は何ですか）がみられる．回復過程においては，相手の発話を自分の応答の中に取り込む（例．お仕事は何ですか？→お仕事は，お仕事は…守衛です）などの特徴がみられることもある．読み書き面にも通常は重篤な障害を生じる．わが国で名づけられた失語症である語義失語（井村，1943）（後出）は超皮質性感覚失語の亜型である．

混合型超皮質性失語（超皮質性混合性失語）：自発話はほとんどなく，聴覚的理解障害も重篤であるが，復唱のみが保たれる．問いかけに反応のないことも多いが，時に反響言語を返す．ことわざなどの始めの部分を言うと自動的に続きを言う補完現象がみられることもある．リハビリテーションの臨床において出会うことは比較的稀な失語型である．

付．語義失語と意味記憶の障害

語義失語は語の意味理解の障害を中核とし，漢字の読み書きに特徴的な症状を呈する失語である．統語面や音韻面には障害を認めず，復唱は保たれるが，喚語困難（物品の呼称障害を含む）および語の意味理解の障害を特徴とする．漢字単語を表音文字のように読んだり（類音的錯読　例．海老→カイロウ），当て字で書字したりする（類音的錯書　例．汽車→寄車）（田邊他，1992）．典型的な語義失語は左側頭葉優位の萎縮を呈する変性疾患にみられる．語の意味の記憶が進行的に侵される意味性認知症（semantic dementia, SD）の報告が海外でもなされており，わが国における語義失語例に一致するものと指摘されている（池田他，1999）．ただし，意味性認知症の意味記憶の障害は言語にとどまらず，物品そのものの意味や使い方など非言語的な対象の認知にも及ぶ．重篤な意味記憶障害をきたすのは両側側頭葉の機能低下によるといわれ，左優位では言語性の意味記憶がより重度に，右優位では，視覚的対象の意味記憶がより重度に障害されることが示されている（小森他，2005）．

2) 流暢型・非流暢型（二分法）

　失語症を発話の特徴から流暢型と非流暢型に二分する分類法がある．流暢性評価の指標はいくつかあるが（WAB 失語症検査作製委員会，1986；Goodglass et al，1972/笹沼他訳，1975），臨床的には，発語失行の有無に左右される「構音」および「プロソディあるいはメロディ」のほか，「一息で言う発話の長さ」「文法形態」「全般的な話量」といった側面から判断される．古典分類による失語型の中では，ブローカ失語，全失語，超皮質性運動失語，混合型超皮質性失語が非流暢型に，ウェルニッケ失語，伝導失語，健忘失語，超皮質性感覚失語が流暢型に分類される．古典分類によるタイプ分類が不可能なケースについて，この二分法を用いて，「流暢型非典型」失語などのよび方をすることが多い．

3) その他の失語タイプ

　古典分類は言語症状の組み合わせによる分類であるが，臨床では，必ずしも言語症状ではなく病巣部位などの特徴に基づいたよび名が用いられることがある．

　「皮質下性失語」は，視床や被殻など，皮質下の病変により引きおこされる失語症の総称である．このため，「皮質下性失語」とよばれる患者の示す症状は，ブローカ失語様の場合も，ウェルニッケ失語様の場合もあるが，古典分類の失語タイプには分類困難なことが多い．さらに「線条体失語」「視床失語」と分けてよぶこともある．

　出現率は稀であるが，右利きで右半球損傷により失語を生じたものを「交叉性失語」とよぶ．左半球の同様の病巣部位でみられる症状と対応する症状を呈するタイプと，左半球における病巣部位とは対応しない症状を呈するタイプの両者があるとされる．また，口頭言語の症状と乖離したジャルゴン失書や，助詞や助動詞が選択的に省かれる典型的な失文法は，交叉性失語の場合に出現しやすいといわれる．

　15歳頃までの小児期に大脳の損傷を受け，失語症をきたした場合には，「小児後天性失語」とよばれる．かつては，小児失語では，発話量の低下が特徴的な症状であり，言語機能の回復が早く，後遺症も残りにくいといわれていたが，そのような指摘は必ずしもあたらないことが明らかになってきた．小児失語でも成人の失語と同様にさまざまなタイプがあり，また，予後については，軽度にまで改善する傾向はあるが，言語障害は残存し，学習上の問題をきたすことが多い．

　また，近年，脳の変性疾患によって全般的な認知機能低下をきたす前の時点で，失語のみの症状を呈する進行性失語が注目されるようになった．Mesulam（1982）は，「緩徐進行性失語（slowly progressive aphasia, SPA）」とよび，喚語困難にはじまり，次第に読み書き障害や理解障害を伴い，言語障害は重度化するが，5年から11年の間，言語以外の認知面には障害をきたさなかった症例を記した．その後，緩徐進行性失語は原発性進行性失語（primary progressive aphasia, PPA）として改められ，脳の変性疾患によって発症し，喚語困難などの失語症状を呈し，進行するが，少なくとも発症後2年間は言語以外の認知機能に明らかな異常がみられない，といった診断基準ができた（小森他, 2005）．原発性進行性失語の症状や原因疾患は一定ではな

いが，前頭側頭葉変性症（FTLD）と位置づけられる疾患の臨床症状の分類のうち，進行性非流暢性失語（progressive non-fluent aphasia, PA）と意味性認知症（semantic dementia, SD）が原発性進行性失語とほぼ重なると考えられる．進行性非流暢性失語の場合は，努力性発話やプロソディ障害といったブローカ失語でみられるような症状を伴う点が特徴とされる．意味性認知症の場合は，発話は流暢であり，喚語困難と意味理解の障害を特徴とする（6・2・3の語義失語と意味記憶の障害を参照）．また，もうひとつの型として，logopenic型原発性進行性失語も提唱されている．いずれの場合も，アプローチでは，保たれた機能にはたらきかけ，コミュニケーションの確保と維持をはかるとともに，家族を含めて心理面の支援を行なうことが中心となろう．

4）純粋型

純粋型は特定の側面に限定した障害を示すため，「ことばを聞く，読む，話す，書く，の全ての側面に何らかの困難をきたした状態」という失語症の定義からは外れる．

文字言語だけの障害として，読み書き障害がみられる「失読失書」，文字を読むことが障害される「純粋失読」，書字が障害される「純粋失書」がある．臨床的には，口頭言語の障害が全くみられないというわけでは必ずしもなく，軽度の喚語困難などの症状を伴う例が含まれることもある．これら文字言語の障害のうち，純粋失読は，いわゆる「言語障害」としての読みの障害とは性格を異にしている．読み書きに関わる中枢である左角回に視覚情報を伝える伝導路が障害されるが，角回や縁上回は保たれる．このため，文字をなぞれば読めるという症状を呈する．純粋失読に対するアプローチとしては，なぞり読みや空書など運動覚を活用した訓練がある．

音声言語だけの障害の純粋型として，言語音の認知だけが障害される「純粋語聾」，話すことだけができない「純粋語唖」がある．純粋語聾の場合，生活場面では難聴者のような振る舞いをすることが多いが，純音聴力検査では大きな問題を認めない．コミュニケーションの方法としては，口元を見ながら聞く方法（読話）と筆談を併用することが多い．純粋語唖は，通常，ブローカ失語に伴う構音・プロソディの障害である．発語失行が失語を伴わずに単独で生じたものであり，純粋発語失行ともよばれる．

純粋型の出現率はいずれも低い．

6・2・4　失語症の神経基盤

脳の各部分がそれぞれ異なる精神機能を司っているという大脳機能局在論が唱えられ始めたのは19世紀の初頭であったが，「失語症は左脳に損傷がある」という発見は，1863年に発表されたMarc Daxの論文，および同じ年のBrocaの発表によった（杉下，1985）．その後，戦傷者の研究，てんかん患者の脳への電気刺激研究などによって，言語機能が営まれる脳の部位，すなわち「言語野」の詳細が明らかにされていった．さらに，1970年代以降の画像診断の発展に

よって大きな進歩を遂げ，左大脳半球の病変部位と言語症状との対応について多くの研究が蓄積されている．

ここでは詳細にはふれず，水田と目黒（水田他，2009）を参考に，失語症に関わる脳の部位について，失語症のタイプ別に概略を示す．

ブローカ失語は，典型的には左中大脳動脈上行枝の閉塞によって出現する．すなわち，左中心前回と左中・下前頭回の後半部，島を含む部位の損傷であり，左側頭葉前上方部，頭頂葉の一部の皮質と皮質下，側脳室周囲白質を含むこともある．通常ブローカ野という場合には，左下前頭回後半部を指すが，ブローカ野のみの限局病変では，典型的なブローカ失語は出現しにくいといわれる．

ウェルニッケ失語は，典型的には中大脳動脈下行枝の閉塞によって出現し，損傷部位は左上側頭回後半部と側頭葉の中下方および頭頂葉を含む．また，横側頭回とその皮質下を含むことも多い．ウェルニッケ野は左上側頭回後半部を指すが，ウェルニッケ野に限局した損傷では，一過性の症状にとどまるとされる．

伝導失語は，左下頭頂葉から側頭葉にかけての病変が多く，縁上回の関わりが重視されている．ブローカ野とウェルニッケ野を結ぶ線維束は弓状束とよばれ，縁上回皮質下で密になっており，この弓状束が重視されてきた．

健忘失語の病巣については，左角回，左側頭葉下部，左側頭葉などの報告があるが，局在はないというとらえかたもある．想起されにくい言葉は，損傷部位により，カテゴリー差を認める場合がある．

超皮質性運動失語は，左中前頭回皮質から皮質下，左補足運動野および前部帯状回の損傷によって生じるとされる．

超皮質性感覚失語は，左側頭葉後下部を中心としたウェルニッケ野を含まない病巣で生じるとされるが，前方病巣による事例もある．

混合型超皮質性失語は，一酸化炭素中毒などによる広範囲の損傷や，左内頸動脈閉塞による損傷などによって，シルヴィウス溝周囲の言語領域のみが保たれた場合に起こるとされる．

全失語は，ブローカ野とウェルニッケ野を含む，中大脳動脈領域の広範な病巣によって生じる．

6・2・5　失語症者のアウェアネス

一般に，失語症者は障害を自覚しているという印象がもたれる．ウェルニッケ失語などで，特に大量のジャルゴンを発するような場合は，病識が欠如しているといわれるが，急性期には病態失認的な傾向があっても一時的なものであり，次第に自覚していく場合が多いようである．その過程で心理的に大きなダメージを受ける患者もあるので注意を要する．

また，ウェルニッケ失語の場合，自分の言語の異常については漠然とわかっていても，誤りの箇所はわからないケースや，聴覚的入力の問題からくるフィードバックの困難のために，認

識があまりよくないケースもあるという (Lebrun, 1987). 北條ら (1996) は障害に対する不認知的態度と，特定の失語型との強い関連はみられなかったと述べている．

物井と辰巳 (物井他, 1995) は，言語訓練に意欲的に取り組んでいる失語症者を対象に，「話す」側面と「聞く」側面についての自己評価と検査成績とを比較し，「話す」側面についての自覚は高かったが，「聞く」側面の障害については自覚が乏しいという結果を得た．失語タイプとは関係なく，自覚しやすい側面としにくい側面があることを示した．

6・3　回復過程

他の高次脳機能障害の場合と同様に，個々の患者の回復経過を予測することは難しいが，脳血管障害による場合を想定した一般的な失語症の回復過程を述べる．

一般的には，発症後3か月までは急激な回復がみられる（初期回復）が，6か月を過ぎると回復の速度は低下し，1年から2年で安定するといわれている．初期回復の期間に失語症が消失する例もあるが，この期間を過ぎても失語症が残る場合，完全に病前の言語レベルにまで回復することは難しい．このように，失語症の回復も身体機能の回復と似たパターンをとるが，身体機能の回復より長期にわたると考えられている．しかし，回復の期間がいつまで続くのか，回復の程度はどのくらいなのか，などについては，個人差が大きい．

Hillisは，言語機能の回復過程を神経学的な根拠および仮説で説明し，それに基づく治療方針を以下のように示している (Hillis, 2005).

失語症の回復過程は，中心となる回復メカニズムによって，①発症後数時間から数日の急性期，②数週から数か月の亜急性期，③年単位の経過までを含む慢性期，の3段階に分けられる．

急性期には，障害を受けた脳部位への血流を再開させ，神経細胞組織を再生させることが，言語機能の回復のためにも最も重要である．このため，この段階の治療は，血流再開のための医学的処置が中心となるが，障害や予後についての説明とコミュニケーションについての家族への助言も必要である．

亜急性期には，機能および構造の再編成，すなわち，病巣の周囲または損傷のない半球によって失われた機能を代行しようとするはたらきが起こるとされる．また，diaschisis からの回復もみられる時期である．そこで，この段階での治療では，言語機能の自然回復を促進し，正しい方向づけを行なうために，脳へ適切な言語刺激を与えることが重視される．

慢性期になると，脳の構造上の変化はすでに終了しているが，その後も，言語機能の向上は期待できる．この段階では，障害された機能を代替する新たな経路やストラテジーを開発し，獲得することに重点が置かれる．

言語機能の回復は，神経学的な再編成が終了した後も，訓練によってもたらされることが明らかにされ，慢性期の失語症者への言語訓練の効果を示した研究も積み重ねられている．また，長期にわたる回復についての報告や研究から，長期間の介入の必要性が示されている（佐野他，

1996；原田他，2006).

さらに広く，コミュニケーションの回復という視点からとらえ，言語機能の回復や言語症状の軽減とは直接的には関連しない，多様な側面からのアプローチが試みられている．支援にあたってはこうした側面の回復も考慮に入れるとよいだろう．

6・4　失語症の評価

失語症においても他の高次脳機能障害の場合と同様に，本人および家族との面接から臨床はスタートする．面接では，まず本人に，次に家族に話を聞く．主訴，これまでの生活状況，今後についての希望などを聞きながら，言語の状態や応答のしかたなどについて観察を行ない，障害の全体像を把握するよう努め，同時にどのような方法でコミュニケーションが可能かについても見当をつける．また，できるだけ早期に可能な範囲でスクリーニング的な検査を行ない，医学的情報や関連職種からの情報の収集もあわせて進める．失語症が疑われる場合は総合的な失語症検査を行う．

わが国で用いられている総合的失語症検査は，「標準失語症検査（SLTA）」（標準失語症検査作製委員会，1975），「WAB失語症検査」（WAB失語症検査作製委員会，1986），「失語症鑑別診断検査」（笹沼他，1978）である．下位検査項目の内容などの点で検査によって若干の相違はあるが，いずれも標準化された検査バッテリーであり，言語の「聞く」「話す」「読む」「書く」の側面について機能障害の有無や程度をみることができるように作成されている．通常は，いずれかの総合的失語症検査を行い，その結果をもとに失語症と他の障害との鑑別や失語症のタイプ分類が行なわれる．WAB失語症検査では検査結果から自動的にタイプ分類がなされるが，一般的には検査結果のプロフィールだけを見て失語症のタイプ分類を行なうことはできない．また，検査の限界として，失語症が非常に軽度の場合や非常に重度の場合には，言語機能の状態やその変化を的確に評価することは難しい．検査の実施にあたっては，患者が検査課題について「馬鹿にされている」と感じたり，逆に「こんなことができないとは」とショックを受けたりする場合もあるため，対象者に合わせた事前の説明や，敬意を込めた励ましが欠かせない．

リハビリテーションの手がかりを得るためには総合的な失語症検査だけでは不十分であり，失語症の臨床では補足的にさまざまな検査が用いられる．特に，情報処理モデルに基づいて症状を解釈し，治療計画を立てるという認知神経心理学的アプローチをとる場合には，掘り下げ検査を活用することが必須である．総合的失語症検査以外の言語検査のうち，使用頻度の高い検査，および特色をもつ検査を**表 6-1**にまとめた．

【認知神経心理学的アプローチ】

認知神経心理学的アプローチは，言語の情報処理過程のどの部分に障害があるかをモデルに基づいて特定したうえでアプローチを行なう．このため，数種類の掘り下げ検査を用いて詳細

表 6-1 失語症臨床で補足的に用いられる検査

名称	目的	対象	特色
重度失語症検査(竹内他, 1997)	重度失語症者の言語・非言語的コミュニケーション能力を評価する.	重度失語症者	指さし, 描画, ジェスチャー, などの非言語的象徴機能のほか, 他者へのはたらきかけのレベルからしらべることができる.
実用コミュニケーション能力検査 (CADL)(綿森他, 1990)	日常生活におけるコミュニケーション活動を評価する.	失語症者 その他のコミュニケーション障害者	通院・買い物などの場面をシミュレーションし, ロールプレイなどを行ないながら評価する.
標準失語症検査補助テスト (SLTA-ST)(日本失語症学会, 1999)	SLTA ではカバーできない軽度失語症者などの症状を把握する. より詳細に患者の能力を評価する.	失語症者(検査項目によって適する重症度は異なる)	「はい-いいえ反応」「長文の理解」「まんがの説明」など6種の検査からなる.
トークンテスト	軽微な聴覚的理解障害を検出・評価する.	中〜軽度失語症者	色のついた丸と四角のトークン(札)を指示に従って動かす.
失語症構文検査 (STA)(藤田他, 1986)	構文の理解・産生能力を精密に評価する.	失語症者(名詞の理解がある程度保たれている) 小児	文理解のストラテジー(意味, 語順, 助詞)が明らかになる.
失語症語彙検査 (TLPA)(藤田他, 2001)	単語の表出・理解について多面的に評価する.	失語症者 認知症者	認知神経心理学的研究を背景とし, 情報処理の観点から評価する.
SALA 失語症検査 (藤林他, 2004)	認知神経心理学の枠組みに基づき, 保たれた処理過程, 障害された処理過程を明らかにする.	失語症者	単語や文の理解, 産生, 復唱, 音読, 書き取りについての 40 の下位テストから成る.

にわたる評価が行なわれる. **図 6-3** は SALA 失語症検査に示された単語の情報処理モデルである. たとえば, 聴覚的理解に障害がある場合, 聴覚的異同弁別課題(単語対を聞いて二つの単語が同一かどうかを判断する. 例. "ふた"と"ふだ"→異)の成績が良好であって, 語彙性判断(単語を聞いてその単語が実在する語かどうかを判断する. 例：テレビ→実在, ろんち→非実在)で低下がみられるならば, 音韻入力レキシコンの障害が示唆される. このように, モデルのどの過程を検討するかによって必要な下位検査を選択して行ない, その結果から表面にみられる失語症状の基底にある機能障害を特定し, どのようなアプローチが可能か仮説を立てる. 機能障害へのアプローチ法を理論的に組み立てるには有益な方法であるが, 細部に眼を奪われて現実の失語症者が抱えている問題を見失うことがないよう, 注意が必要かもしれない. また, モデルは失語症者の示す言語症状の一部を説明することには有効であっても, 全てを完全に解釈するには限界がある(佐藤, 2001)ことから, 臨床ではモデルに描かれていない要因

6・4 失語症の評価

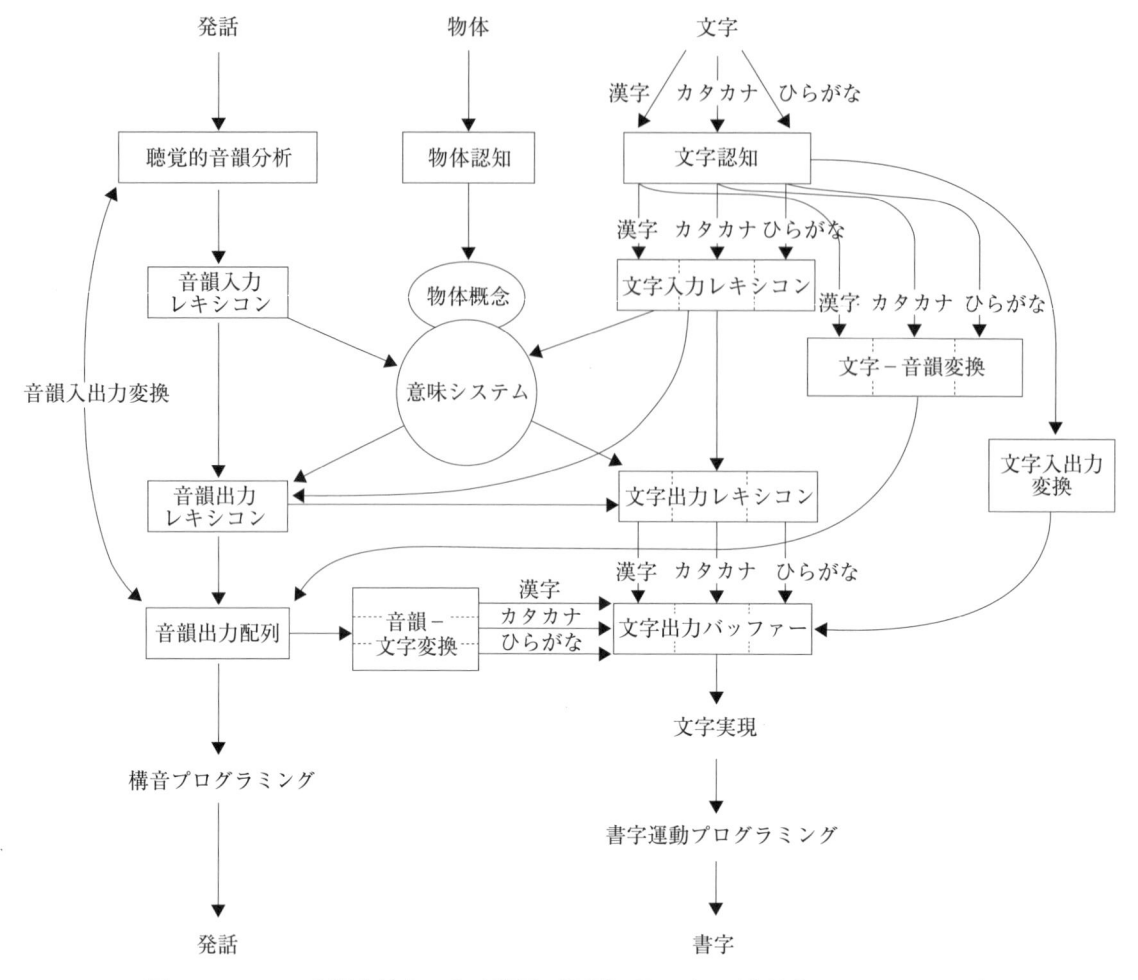

図 6-3 SALA失語症検査による単語の情報処理モデル（藤林他，2004より引用）

についても十分に考慮する必要があろう．なお，このアプローチに固有の治療テクニックはなく，刺激促通法的な訓練，機能再編成法に基づく訓練（後出，6・5）などが障害構造に合わせて用いられる．

6・5　失語症のリハビリテーション

　失語症のリハビリテーションでは，大きく分けて（1）言語機能回復のための援助，（2）実用的コミュニケーション回復のための援助，（3）心理社会面への援助の三側面からアプローチを行なう．これら三側面を総合的に考慮すると，臨床においてはほとんどの失語症者がリハビリテーションの対象となる．たとえば，本人への直接的なアプローチは難しい例でも，家族や介護者に対してコミュニケーション面の支援や心理社会面の支援を行なう場合がある．

また，急性期や亜急性期に，病識の欠如やうつなどの症状のために訓練を拒否する例もあるが，経過とともに自覚や意欲が生まれる場合が少なくないので，発症から時間を経た後でも本人が必要を感じたときに，何らかのかたちでリハビリテーションや支援を受けられることが望ましい．

6・5・1　言語機能回復のための援助

　言語機能回復のための援助として行なわれている訓練・アプローチ法についての文献は数多いが，ここでは代表的な治療理論の枠組みを示すにとどめる．

　まず，Schuell の刺激法に代表される刺激促通法が最も広く用いられている．失語症の言語障害は言語に関する知識を喪失した状態ではなく，機能が抑制されているかあるいはアクセスの障害と考え，適切な刺激をできるだけ強力に反復して与え，反応を引き出すことで促通効果を得ようとするものである．誤反応に対して矯正するのではなく，正しい反応が導き出せるような刺激を工夫することが要求される．刺激促通法は亜急性期に効果をもたらすといわれている．

　Luria が提唱した機能再編成法は，障害された機能を代替するために保たれた機能を活用する（保たれた機能による迂回路を形成する）方法である．キーワードを介することで仮名文字と音との対応を再学習する仮名書字訓練は，機能再編成法の代表例である．たとえば，/か/という音を聞いて直接に「か」という仮名文字を想起することはできないが，/か/という音から「柿」というキーワードと「かき」という仮名単語を想起し，語頭の文字「か」を抽出することならば学習できる場合がある（物井，1990）．機能再編成法による学習は慢性期の失語症にも有効であるとされる．

【言語療法での書字訓練】

　言語療法（ST）での書字訓練の目的は，言語機能としての書字能力の向上やコミュニケーションの補助手段としての書字の利用の促進である．

　重度失語症者の場合には，最初は漢字単語を訓練のターゲットとすることが多い．その人に関連の深い人名や地名などを練習することもある．仮名の訓練は，重度ケースでは通常，漢字の書字能力などにある程度回復がみられてから，本人の希望や残存能力を考慮して導入する．仮名文字と音との結びつきを再学習するにあたっては，仮名の書字過程の基盤となる音韻処理の訓練をあわせて進めていく．

　訓練は，障害の程度と必要性に応じて，単語，短文，文章といった課題へと展開される．構成や視空間認知などの問題のために書字が困難な患者に対しては，これらの問題へのアプローチを先に，あるいは並行して進める．

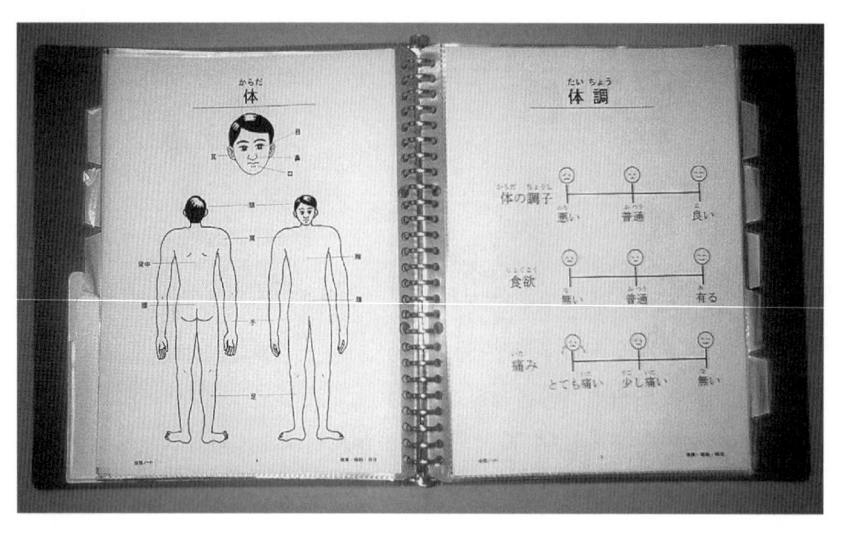

図 6-4 コミュニケーション・ノートの例（下垣他，1998，エスコアール社）

6・5・2 実用的コミュニケーション回復のための援助

　実用的コミュニケーション回復のための援助としては，AAC（augmentative and alternative communication，補助・代替コミュニケーション）訓練，PACE（promoting aphasics' communicative effectiveness）訓練，シミュレーション訓練などがある．

　AACでは，ジェスチャーや描画の獲得をめざす訓練，コミュニケーション・ノートやコミュニケーション・ボードの使用訓練などが一般的である．ジェスチャーや描画は，失行や構成障害が阻害要因になることもあり，失語症が重度であるほど困難も多い．しかし，初期には無理と思われても，数年の経過を追う中で使用できるようになる例もあり，導入のタイミングも重要である．コミュニケーション・ノートやコミュニケーション・ボードを導入する場合も，重度の失語症者がすぐに使えるわけではなく，根気強い訓練と周囲のはたらきかけが鍵となる．図 6-4（下垣他，1998）に示したものは市販されているコミュニケーション・ノートであるが，使用する場面に合わせて，大きさ，ページ数，内容などを工夫するとよい．どのような手段であれ，重度失語症者の場合には，自発的に使うことを期待するよりも，会話の相手の援助を受けながら使うことを目標にするほうが現実的である．

　PACE は伝達性を重視した訓練で，伝達手段を自由に選択し，セラピストと失語症者とが対等な立場で互いの知らない新しい情報を交換する．方法としては，絵カードを伏せて積んでおき，そこから相手に見えないように 1 枚を取り，そのカードの内容を相手に伝える．その際に，話しことば，文字，絵，ジェスチャーなど，あらゆる手段を使うよう励まされる．

　PACE を応用した方法で集中的に訓練を行なった CI（constraint-induced）セラピーの報告があり．ここでは伝達手段を発話に限定して行なわれ，コミュニケーションの改善が認められた（Pulvermüller et al, 2001）．また，似たような訓練によって，コミュニケーションだけでな

く言語機能にも向上がみられたという報告もある（Meizner et al, 2005）．慢性期失語症でも，こうした集中的な訓練が効果をもたらすことが示されている．

シミュレーション訓練は特定の場面を設定して行なわれる．たとえば，電話に出る，電話を受けてメモを取る，買い物に行く，などである．訓練室ではセラピストとロールプレイを行なうが，実際に買い物やレストランなどに同行することもある．実用的コミュニケーションの回復をめざすアプローチには，患者のコミュニケーション環境を知ること，家族や他職種と連携をとることが欠かせない．

6・5・3　心理社会面への援助

失語症によってもたらされる心理・社会的影響は，急性期から慢性期まで，あるいは生涯にわたって続くため，発症からの時期にかかわらず心理社会面への援助が必要とされることがある．急性期には，家族・本人とも混乱状態にあるため，どのような障害なのか，どうすればコミュニケーションがとれるかを伝え，不安を少しでも軽減するように努める．逆に，慢性期で適応が進み，安定した状態にあっても，主介護者の病気，職場での人事異動など，環境の変化によって状態が急変し，新たに再適応のための調整が必要になることがある．

失語症は「孤独病」と表現される（平澤，2003）とおり，たとえ他人からは大きな問題がなさそうに見えても，本人の感じるもどかしさや友人・知人との距離感，周囲の情報が十分に入らないことへの不安など，心理面のストレスは大きい．集中的なリハビリテーションの時期に抑うつ的になり，十分なリハビリテーションを受けられない例もある．失語症を抱えての長年の生活の中でストレスや失敗体験を積み重ねた結果，精神面・行動面の問題となって出現し，受診に至る例もある．特に，比較的若年に発症した失語症者への長期のフォローアップは重要であろう．

心理・社会面の支援として，グループ訓練，失語症者が会話を楽しめる場の設定，失語症者のコミュニケーションを助けるボランティアの養成などが行なわれている．

6・6　失語症者とのコミュニケーション

「(略)…それでも私は『はい』と『いいえ』は言えたんだ…だから何とか…．皆は，私のことを理解できたんだ．もし皆が，話しかけて助けてくれたなら，役に立ったと思う．そう．主治医でさえ，入ってきて，妻に質問するんだ，私にでなくね（中略）――私はずっと，彼に言おうとしてた．『私に聞け．私に聞け』ってね．…(略)」（Parr et al, 1997/遠藤訳，1998 より）

表 6-2 失語症者とのコミュニケーションのための技術（地域 ST 連絡会失語症会話パートナー養成部会編，2004；吉畑他，1999 を参考に作成）

全般的な注意	・子ども扱いしない ・静かな落ち着いた場所で ・非言語的コミュニケーションを大切に ・せかさずに，ゆっくり，間を大切に ・確認をする ・わかったふりをしない
話しかけるとき	・ことばはややゆっくり，間をとって ・話題を急に変えない ・キーワードを書きながら ・絵や図で示しながら ・表情や身振りを交えて
話を聞き出すとき	・「はい」か「いいえ」で答えられる質問をする ・いくつか選択肢の中から選んでもらう ・身の周りのもの（地図，カレンダー，時計，新聞，チラシなど）を活用する ・アルバムやコミュニケーション・ノートを作る ・ことば以外の表現法の使用を促す ・意思が通じれば成功，誤りがあっても訂正しない

　この主治医のように，失語症者とコミュニケーションをとることは難しいという先入観をもっている人が多いようである．「失語症の人に話しかけることはストレスを与えるのでよくないのでは」「失語症の人が言いたいことをきちんと理解できないのが申し訳ないから避ける」という声を聞いたことがある．しかし，「失語症者は話すことよりもコミュニケーションすることが上手である」（Holland, 1982）ことを思い起こしたい．多くの失語症者は言語に障害はあってもコミュニケーションの意欲と能力をもっている．コミュニケーションは失語症の人と聞き手との共同作業であるが，失語症者はこの共同作業に積極的に取り組んでくれる．

　失語症者とのコミュニケーションのための技術を，「全般的な注意」「失語症者に話しかけるとき」「失語症者から話を聞き出すとき」の 3 項目に分けて表 6-2 にまとめた．

　まず，注意すべきこととして，言葉には障害があっても内面は普通の大人であるということを理解する．家族が同席していても，まずは本人に直接聞き，本人に判断してもらう．家族に補足してもらう場合には，本人にことわりを入れてから家族に尋ねる．また，失語症者は雑音の多い場所や大勢の人が話している場所が苦手であるため，健常者には普通程度のざわめきが失語症者には耐えがたい場合もある．さらに，とくに重度の失語症者に対しては，対話者が表情や身ぶりも交えて豊かに表現するとともに，失語症者からの言葉によらない表現を，たとえ微かなものであっても敏感に汲み取る必要がある．

　「せかさず，ゆっくりと」ということを知ってはいても，失語症者との会話での静かな間に耐えられず，間断なく話し続けてしまう健常者がしばしば見受けられる．しかし，静かに考える時間，ゆったりと待つ時間は大切である．

会話の中で折々に理解を確認することも必要である．重度失語症者は，質問の内容にかかわらず「yes」応答になってしまうことがある．また，話すことのできる失語症者は理解もよいと誤解されやすいが，聞き違いや聞き落としは失語症が軽度であっても起こるため，大事なことについては反対の内容の質問をするなどで確認する．予約や連絡事項などは書いたものを渡すなどの工夫を行う．失語症者からまとまった話や複雑な話を聞いたときは，内容をまとめ，できればメモを示しながら，「こういうことだったのですね」と返すと，本人も安心する．しかし，言いたいことがなかなかわからない場合も少なくない．そのようなときにはわかったふりをせず，伝わらなかったことを残念に思う気持ちを表現するのがよいだろう．

　話しかけるときの基本は，まず，ゆっくりと話すことである．しかし，言葉がとぎれとぎれになってしまうとかえって聞きとりにくいので，自然な抑揚や流れを崩さないように，間を多めに，長めにとりながら話す．また，話題が急に変わると混乱するので，頻繁に話題を変えることは避け，話題を変えるときは書いて示すなどの方法ではっきりとわかるように伝える．重度の失語症者であっても漢字単語の理解は比較的保たれるため，話しながら漢字でキーワードを書いて示すとわかりやすい．単語以外にも○×や矢印などの記号を併用する．簡単な地図や絵も描けると便利である．身振りなど言語以外の手段は，理解を補助するための方法としても有用である．数を伝えるときは指を立てる，位置関係を言うときは指し示すなどは基本の身振りである．

　重度の失語症者から話を聞き出すには，まず，「はい」「いいえ」で答えられる質問をくり返し，広い範囲から言いたいことの周辺に絞っていく．たとえば，病棟であれば，最初に「身体のことか」「それ以外のことか」を聞く．食べ物の話であれば，「肉」「魚」「野菜」あるいは「和」「洋」といった大きな括りで聞く．「はい」とも「いいえ」とも決めがたい表情による応答もみられるが，これも「どちらとも言えない」という応答として解釈し，質問を進める．選択肢をいくつか提示して選んでもらうのもよい．選択肢を漢字や絵でかいて示し，指してもらうのが一般的な方法あるが，失語症者の能力に応じて，着るものであれば実物を見せて選んでもらう，食べ物であればチラシやメニュー，テレビ番組であれば新聞のテレビ欄を見せて選んでもらうのもよい．カレンダー，地図，時計の文字盤，パンフレット類などの道具は役に立つ．このように指さしで使用できる素材を，個人に合わせて集めてまとめたものをコミュニケーション・ノートと考えることもできる．ジェスチャーや描画が多少とも可能な失語症者には積極的にその使用を促すがこの時，聞き手側もジェスチャーを使ったり，描画を試みたりすることが大切である．自分から描き出すのは難しい失語症者でも，相手が描いたものへの加筆や修正はできることがある．どのような場合でも，完全さや正確さは重視せず，時間がかかっても最終的に伝われば成功と考えることが大切である．**表 6-3** には，「はい」「いいえ」で答えられる質問と描画・ジェスチャーを活用しながら，話を聞きだすプロセスの一例を示す．

表 6-3　ことばによる表出のない失語症者との会話

ST	：どこかにお出かけされましたか？
Pt.	：（うなずき＋左のほうを指さす）
ST	：んー，広島のほう？　広島にいらしたんですか？
Pt.	：ううん（首を横に振る）
ST	：（コミュニケーション・ノートの自宅周辺の地図のページを開く）これで教えていただけますか？
Pt.	：（地図上の道路をたどる）
ST	：山のほうですね
Pt.	：（うなずき）
ST	：これは…どこかしら…もう少しヒントください．（紙を差し出す）
Pt.	：（拝むようなジェスチャー）
ST	：あ，お寺，ここは○○寺ですね．
Pt.	：おー（大きくうなずき）
ST	：○○寺にいらしたんですね．きれいでしたか？…
Pt.	：（石燈篭のような絵を描き始める）
ST	：これは，お墓…ではないですよね．
Pt.	：（首を横に振る）
ST	：燈篭？　みたいだけど…何か…
Pt.	：おーおー（うなずき，さらに「平成…」と自分の名前を書字）
ST	：これは日付とお名前？　これとどういう…
Pt.	：（うなずき，燈篭の絵の一部を鉛筆で塗る）
ST	：ここに，日付とお名前を彫った…もしかして，燈篭を建てたんですか？
Pt.	：おーおー（うなずき，握手を求める）
ST	：すごい，燈篭を寄進されたんですね（握手）

ST：言語聴覚士，Pt.：患者

6・7　失語症以外の言語の障害

　失語症はなくても，認知症，意識や注意，記憶の障害からコミュニケーション障害をきたすことがある．また，右半球損傷，前頭葉損傷，頭部外傷などに起因するコミュニケーション障害もある．これらの障害は，失語症者と対比させれば「話せるにもかかわらずコミュニケーションがうまくいかない」障害ともいえよう．

　認知症によるコミュニケーション障害の様相は原因疾患によって異なる．脳血管性の認知症の場合は，喚語困難などの失語症状を合併している例，自発性や活動性が低下し自発話がきわめて少ない例などがみられやすい．長期的には認知症をきたす変性疾患で，初期の数年間にわたって，進行性失語を呈する例がある（原発性進行性失語）が，一般的なアルツハイマー病によるコミュニケーション障害の特徴としては，初期には，同じ話をくり返す，伝達事項が伝わらないなどの記憶障害に起因する問題に加え，適切な語が出にくくなり「あれ」「それ」の多用や回りくどい表現などがみられるが，会話に大きな破綻はきたさない．しかし病気の進行に伴

表 6-4 認知症のある人とコミュニケーションをとるための指針（高橋他，2001；綿森他，2005 を参考に作成）

非言語的コミュニケーションの活用
　・笑顔とやさしい調子の声で
　・ゆっくりと，表情豊かに，指さしやジェスチャーを交じえて
　・ゆっくりと近づき，低い姿勢から顔を見ながら
　・そっと身体に触れたり，手を握ったりしながら

ことばを使ったコミュニケーションでの留意点
　・くり返し同じ話をする場合でもできるだけ付きあって
　・叱咤・命令口調ではなく，誘いかけるように
　・指示は一度に言わず，一動作ずつ分けて，そのつど声をかけて
　・名前を呼び，注意を引いてから
　・結論を先に，短いことばで
　・できるだけ目の前にあるものを話題に，実物・写真などを示して
　・婉曲な表現や漠然とした表現は避け，具体的，直接的な言いかたをする．
　・理解してもらえない場合は，言いかたを変えて（次々と言い回しを変えると混乱することもあるので，タイミングよく）
　・本人についての情報，生きてきた時代背景についての情報を集め，共通の話題づくりを

い，理解力の低下が目立つようになり，適切な語の想起がさらに困難になるため，表面的には話していても情報伝達としての機能をもつ会話は次第に成立しにくくなる．そして，最重度の段階では有意味な発話のない状態に至る．認知症では，言語の障害だけでなく，状況を理解し相手の意図を察する能力，推論能力，記憶・見当識，注意力などの低下も進むため，初期であっても周囲からみれば不可解な言動に結びつきやすい．その一方で，症状がかなり進んでからも挨拶や表面的なやりとりは長く保たれることから，コミュニケーション能力を過大評価されがちである．

　認知症のある人とコミュニケーションの基本はケアの基本とも共通するが，① その人の保たれた能力と失われた能力を正しく理解し，今のありのままの状態を受け容れ，それに合わせた対応をすること，② 客観的事実よりもその人の独自の認識を尊重し，共感的に接することで不安を軽減すること，である．より具体的な指針を表 6-4 に示す．長期的には病気の進行に伴う機能低下が避けられない場合も多いが，能力を正しく理解し，それに基づく安心かつ安全な環境作りを基本にすえ，機能および生活の質の維持・向上をはかる．

　意識や注意の障害がある場合は，応答がなかなか得られなかったり，はじめは応答しても次第に会話が続かなくなったりする．見当識の障害や記憶の誤りなどのため，話のつじつまが合わないこともある．急性期でこうした特徴がみられる場合は，意識・注意障害の合併を考慮し，全般的な活動性を上げるためのアプローチを行ないながら，経過をみる．

　いわゆる健忘症とよばれる記憶障害の場合にもコミュニケーション面では大きな問題を抱える．重度であれば，話題や質問を忘れてしまい，会話に支障をきたす．より一般的には，約束

が守れない，同じ質問や冗談を何度もくり返す，すでに決まったことや納得したことをむし返す，何度か会っている相手でも初対面と思う，などの問題がある．さらに，「覚えていない」というよりも「誤った思いこみがあり，修正できない」例や，作話が頻繁にみられる例では，人間関係により大きな影を落とす．記憶障害の自覚がある場合は，対人的な活動が怖くなり引きこもりがちになる．逆に自覚のない場合は，周囲との衝突をくり返し，被害妄想的になることがあり，いずれも社会的に孤立しやすい．自己の障害を正しく理解し，他者からの援助を上手に受けるスキルの獲得を含め，コミュニケーションの問題を視野に入れたアプローチや環境調整が必要である．

　右半球損傷者のコミュニケーション障害では，狭義の言語障害とは異なり，文脈から話者の意図を推測すること，表情，しぐさ，イントネーションなどを理解したり，使用したりすることが障害されやすい．自分ばかり話さずに発話者の役割を適切に交替すること，話題の維持，アイ・コンタクトをとることなど，会話の社会的・相互関係的なルールを無視しがちである．また，ポイントを押さえて話をまとめることが難しくなる．

　前頭葉の損傷では，発動性の低下が前景に立つと無言状態かそれに近い状態になる．一方，脱抑制症状が中心となると，饒舌になったり，本題から逸脱した話や場面にふさわしくない発言をしたりするなどの問題がみられることもある．

　頭部外傷によるコミュニケーションの問題としては，話の焦点がずれる，まとまりを欠く，婉曲的に言われたことの理解が困難である，聞き手の意向に無頓着で自分中心に話すなどが指摘されているが，右半球損傷や前頭葉損傷によるコミュニケーション障害と類似した特徴も多い．

　右半球損傷患者，前頭葉損傷患者，頭部外傷患者のいずれも，コミュニケーション上はほとんど問題のない例から深刻な問題のある例まで差が大きく，個々の例が示す障害像も一様ではない．こうしたコミュニケーション障害を評価する方法が開発されつつあるが，最も重要なのはひとりひとりの患者についての丁寧な観察と情報収集だろう．コミュニケーション場面の観察や家族・関係者からの聞き取りを通して実際に生じている問題を把握し，言語，注意，記憶，遂行機能などの認知機能検査結果と対照しながら，その問題の成り立ちを見きわめてアプローチを行なう．文章や情報を要約する訓練など認知面からのアプローチのほか，ロールプレイや行動療法的なコミュニケーションの訓練，ソーシャル・スキル・トレーニング的なアプローチなどがある．グループ訓練のプログラムとして，障害に関連するテーマについて，患者ひとりひとりが自分の考えを発表しフィードバックしあう中で，自覚を促していく取り組みもなされている（永吉他，2009）．また，包括的・全人的アプローチである Rusk 通院プログラムには，コミュニケーションや対人スキルに重点を置いたプログラムが含まれている（立神，2010）．さらに環境調整的なアプローチも非常に重要である．環境を変えることで問題が解決できないかを考えることは，本人の残存能力と努力では解決できない問題や，本人ががんばれない状態である場合には当然，第一の選択肢となるが，より一般的にも認知機能への負荷を減らす意味で有益である．家族は，環境の中の大きな部分をになっていることが多い．家族の心理状態は本

人の状態にも大きな影響を及ぼすことから，家族のためにも本人のためにも，家族のストレス管理は重視されるべきだろう．

上記のようなコミュニケーションの問題は，一見しただけでは目立たなくても，社会的な場に出てトラブルをきたし，適応が阻まれたり，家庭では家族の介護負担感を増悪させたりする原因となるため，見過ごすことのないよう注意を払いたい．

6・8　おわりに

言語やコミュニケーションに障害をもつ人々と向き合うときに重要なことは，障害の性格や状態をできるだけ正しく見きわめることである．「話せない」からといって他の能力まで低く見積もってはならない．逆に「話すことができる」場合には，理解面の能力や社会適応のためのコミュニケーション能力を過大評価する危険性があるので注意を要する．

そして，たとえ好意からであっても，本人の意思表示の機会を奪うような過度に保護的な接しかたも，「がんばればできるはず」という激励も，「たいしたことない」と障害を無視する態度も，いずれもその人を傷つけ，苦しめることになる．また，生活場面では，言えないものを強いて言わせるといった対応は控え，保たれた部分を積極的に用いることでコミュニケーションをはかり，心理面・社会面から支えていく姿勢が望まれる．

言語障害のリハビリテーションでは，生活場面で現実のコミュニケーション活動を行なうことも重要な意味をもっている．言語訓練に限らず，患者の意思表出を促すような場面を積極的に設け，折々に患者の思いを聞きながら訓練や支援を進めていくべきだろう．

7

半側無視（一側性無視）

- 7・1 障害像 ──────────────────────── 146
- 7・2 半側無視とはなにか ──────────────── 148
  - 7・2・1 半側無視とはなにか ───────────── 148
  - 7・2・2 無視症候群 ───────────────── 150
  - 7・2・3 半側無視の「空間」 ──────────── 151
  - 7・2・4 半側無視の諸要素 ──────────── 156
  - 7・2・5 半側無視の神経基盤 ──────────── 159
  - 7・2・6 患者のアウェアネス ──────────── 162
- 7・3 発生頻度と回復経過 ──────────────── 164
- 7・4 半側無視の評価 ──────────────── 166
  - 7・4・1 留意すべきこと ──────────── 166
  - 7・4・2 行動評価 ────────────── 168
  - 7・4・3 検査 ──────────────── 169
  - 7・4・4 アウェアネスの評価 ────────── 175
- 7・5 治療的訓練 ──────────────────── 177
  - 7・5・1 左（右）を見ることの促し ──────── 177
  - 7・5・2 視覚的走査の訓練 ──────────── 180
  - 7・5・3 アウェアネスの促進 ────────── 183
  - 7・5・4 視覚的手がかりを与えることの意味 ── 184
  - 7・5・5 全般性注意の促進 ──────────── 186
  - 7・5・6 左手の使用 ────────────── 187
  - 7・5・7 体性感覚/知覚の利用 ────────── 190
  - 7・5・8 単眼遮蔽（単眼パッチング）および半視野遮蔽 ── 192
  - 7・5・9 プリズム眼鏡 ────────────── 194
- 7・6 作業療法士の役割 ──────────────── 195
  - 7・6・1 無視軽減の基礎訓練と生活技能訓練 ── 195
  - 7・6・2 患者にとっての他者の力 ────────── 197
  - 7・6・3 再出発の支援 ────────────── 199

7　半側無視（一側性無視）

　脳損傷後の患者が片側空間にある物や人に気づかない症状は，比較的頻繁に見られるものである．これらは一般には「半側視空間無視」または簡単に「半側無視」とよばれている．対応する英語は unilateral neglect または hemi-neglect であるから，一側性無視または片側無視というのがより正確であるが，なぜか日本語では半側無視が定着した．したがって本書でも慣例に従って「半側無視」を主に用いる．

　本症状は左半球損傷の場合より右半球損傷の場合により多く現れ，厄介な問題を伴うことで知られている．

　Paolucci ら（2001）が右半球損傷者を対象に行なった研究によれば，半側無視を伴う患者群はそうでない群に比べ，神経学的にも機能的にも入院時のベースラインが低く，訓練実施後の機能改善率が低く，在院日数は長く，施設入居に至った人数の割合はより高いことが明らかであったという．対象となった患者は入院後 24 時間以内に身体的リハビリテーションを開始されており，入院中はずっと，週日は毎日 1 時間ずつ 2 回，土曜日には 1 時間 1 回の理学療法を受けていた．また半側無視がある患者に対してはこのほかに，そのための特別訓練を 1 時間ずつ週 5 回，連続 8 週間実施していた．つまり，これだけのリハビリテーション訓練が実施されたにもかかわらず，半側無視がある患者群の機能到達レベルはより低いという結果になったのである．半側無視がある患者ではリハビリテーション全体の成果がより小さいということはほかにもいくつか報告されている（たとえば Cherney et al, 2001b ; Gillen et al, 2005）．

　半側無視は，初めてその症状を見る者に強烈な印象を与える．しかしその発生の機序は十分にわかっているとはいえない．そもそも半側無視とは何なのか，どのようにしてそれは起こるのか，どうすれば障害を軽減させることができるのか，研究者と臨床家は懸命の努力を重ねてきた．

　本章では，半側無視の本態がどこまで明らかになったか，この障害を軽減する糸口がどこまで明らかになってきたかを解説する．また作業療法がこれらの成果をどのように活かすことができるか，作業療法独自の貢献を加えるにはどのようにすればよいかについて考える．

7・1　障害像

　もしあなたがとあるリハビリテーション病院の作業療法室で，そこにやってくる患者たちを観察しながら数時間を過ごすとしたら，きっと次のような光景のひとつやふたつを目にすることだろう．

　その患者は脳卒中患者で，左の片麻痺を有している．車椅子に乗ってやってきて，これから

テーブルの前の普通の椅子に移乗しようとするところだ．セラピストが「さあ椅子に移りましょう．足台をあげて両足を床に下ろして下さい」と言う．患者は右足で右の足台を撥ね上げ，その足を床に下ろす．右手をアームレストに置き，立ち上がりかける．何と，左足はまだ車椅子の足台（フットレスト）の上に載ったままだ．セラピストがすかさず立ち上がりを制止し，左の足も床に下ろすようにと言い，助けられて移乗を終える．セラピストが「今日は写生をしてみましょう」と言う．テーブルの上には赤いチューリップ3本を活けた花瓶が置いてある．白い紙と水性のカラーペン数本が患者の正面にある．患者は一番右側にあった紫色の水性ペンを取り上げてチューリップの花びらを描き始めた．赤い水性ペンもあったのだが気がつかなかったようだ．右側の2つのチューリップはほぼそのとおりに写生されたが，左端のチューリップはひどく中途半端な描かれようだ．おまけに描かれた図柄の全体が紙の右のほうに寄っていて，左右の余白がひどくアンバランスに見える．担当のセラピストが，この患者が別の機会に図形を模写した作品を見せてくれる．透視立方体を模写したものだが，形がゆがみ，左側の線が欠けていた．昼食時間になってから病棟に行き，この患者の食事の様子を見せてもらう．盆の上に全部で5つの皿や鉢が並んでいたが，患者は中央や右側にある皿，小鉢からばかり食べている．左側にあった小鉢からは全く食べないまま，「ごちそうさま」と食事の終わりを宣言する．

あるいは歩行が可能な別の患者について，その患者が院内で道に迷うことがないか，スタッフが気遣っているのを目撃するだろう．半側無視がある患者は，進路の左折箇所に気がつかずに通り過ぎてしまうことがあるし，左側のドアを見落としてしまうこともあるからだと教えられる．自分のベッドにさえも行き着けない場合があるとのことだ．

RobertsonとHalligan (1999a) がその著書 "Spatial neglect：A clinical handbook for diagnosis and treatment"（邦訳名：『半側空間無視の診断と治療』，佐藤・原訳，2004）で紹介している症例の中に，次のような一例がある．

　　ジョンは右利きのビジネスマンだが，卒中のために左半身の運動麻痺がある．（中略）CTスキャンの結果は脳の右半球に広範囲の損傷があることを明らかにした．4週間を過ぎる頃，彼の上下肢はゆっくりと回復を始めたが，しかし病院の看護師たちが気づいたところによると，ジョンの最難題は，彼が明らかに彼の左側にいる人や物に気づかずにいるということだ．
　　病室に行くと，彼が自分の眼鏡を探しているようすがわかる．その眼鏡は，彼の正面のテーブルの上に，左の方に置かれたままになっている．彼は片手で卓上をまさぐっているのだが，左へもう6インチのところで止まってしまい，その6インチに隔てられて眼鏡を探し当てることができない．何度も頭を左へ向けるのにも関わらず，彼の目はテーブルの右側に載っている物だけをスキャンしているように見える．看護師が彼の左側から近づいて，週の食事メニューのカードの記入を済ませたかと尋ねる．彼は最初これに反応しそこなうが，しかし彼の聴力は正常なのである．看護師が何度も大声で彼の名前を呼ぶと，彼

はやっと，しかしゆっくりと小刻みに，ぎくしゃくした動きで目と頭を回旋させ，彼女に応じる．もっと左を見るようにと言われて，ついに自分の眼鏡を見つける．それを取り上げながら，同時にそこに食事メニューのカードがあるのに気づく．眼鏡のすぐ左にあったのだ．彼はメニューを読み上げるが，曜日ごとのメニューが左から右に並んでいるのに，金曜日から日曜日までの欄しかチェックしない．月曜日から木曜日は未記入のままである．そして食事が実際に配られてきたが，彼はやはり皿の上の左側にあったポテトに気づかず，それを残したままである（中略）．

　友人に手紙を書くとき，ジョンはたいてい，文章を便箋の右側に詰めて書く（中略）．友人が書いてくれた番号に電話をかけようとすると，間違った番号にかかってしまうことが多く，驚き，かついらつく．このような誤りを指摘して気づかせることもできるのだが，それでも彼は同じ誤りをくりかえす．そしてたいていは言い訳をし，ほかの者が忘れたからだと言ったり，器具の調子がわるいせいだと言ったりする．最近彼が特にうろたえたこととしては，その前の週に彼の大好きな孫ふたりがすぐ近くにいたのに，気づかずにいたことが何度もあったと知った，ということがあった．2人は彼から6-8フィートしか離れていない床で遊んでいたのである—それも左側だった．

　ジョンがトイレに行くという．テーブルから離れるために車椅子をバックさせようとし，そこで大きな衝突音をたてる．彼は右を見下ろし，何度も何度も片足で車椅子を押し出そうとする．実は車椅子の左側がつかえているのだ．看護師にそのことを指摘されておもむろに左を見やり，そこで初めて彼は，事態がどうなっていたかを理解する（後略）．

—Robertson & Halligan, 1999a, pp. 4-5 より

　ここに引用した例は決して特殊なものではない．そしてこのような事例は，半側無視という症状を負った患者が，何かをしようとするたびにトラブルに見舞われ，失敗し，しかもその失敗をまたくり返す，というありさまを端的に物語っている．

　もちろん，何をどのように見落とすかについては機会差，個人差がある．脳損傷の部位や広がりによって生じる重症度の違いもあれば，時間の経過に伴う変化もある．これらについては後で触れる．

7・2　半側無視とはなにか

7・2・1　半側無視とはなにか

　半側無視について最も頻繁に引用されるのはHeilmanによる定義である．それは以下のようになっている．

　　無視 Neglect とは，脳損傷の反対側の空間に現れる新奇または有意味の情報について，
　　それを報告 report したり，反応 respond したり，それに向かったり orient to することの

失敗であり，しかもその失敗を感覚や運動性欠損 sensory or motor defects のいずれにも
　　帰すことができない場合をいう（Heilman, 1979）.—Heilman et al, 2003a, p. 296 より

　ここで「脳損傷の反対側の空間」とは，もし脳損傷が右半球にある場合ならその人にとっての左側空間，左半球にある場合ならその人にとっての右側空間を指す．「失敗」の具体例は，前項で述べたとおりである．

　このような現象が起こることはすでに 1940 年代には書きとめられていた．Brain（1941）は，右半球後部に広範囲損傷があった 3 症例について，彼らに著しい道順探し route-finding の障害（屋内，屋外を問わず著しく迷子になること）があったことを述べ，その原因がいずれも左空間に現れるドアや左折路を見落とすためであったとしている．彼によれば，同じようなケースがそれまでの文献に登場しなかったわけではないが，しかし障害の質の理解が十分ではなかった．彼の 3 つの症例にも左同名半盲（＝左右それぞれの眼の左半側の視野が欠落すること）は認められたが，しかし道順障害の原因はそこにあるのではなく，右半球後部の損傷が患者に外空間 external space の左半分を見落とさせるためだと考えるのが妥当であるとした．そしてこのような症状を示す患者の中に自己身体の左半分に対しても認識障害を示す患者があるのは，身体が空間の一部でもあることを考えれば驚くにあたらない，と述べている．

　ともあれ，右半球損傷の患者の中に左空間に存在する人や物あるいは文字記号に気づかない者が少なからず存在することは広く知られるようになり，左側無視，左視空間無視などの名でよばれるようになった．また類似の現象が視空間だけでなく，身体空間にも聴空間にも現れることや，それらが同時に同じ患者のうえに現れる場合があることも知られるようになった．つまり半側無視はあらゆる空間に現れ得る，と見なされるようになった．

　その後あらたに加わった概念として，イメージ（心像）空間における半側無視がある．このことを最初に指摘したのは Bisiach ら（1978）である．

　彼らは 2 人の患者に，有名なミラノの大聖堂の前のドゥオモ広場にいると"想像"させ，A：広場をはさんで大聖堂の対面にある建物の正面に，その建物を背にして大聖堂に向かって立った場合と，B：逆に大聖堂の正面に，大聖堂を背にして立った場合の 2 つについて，それぞれの眺望 perspective を語ってくれるようにと頼んだのである．2 人の患者は広場の中や周辺にある記念碑と建造物の名を挙げることによってそれに答えた．結果は，大聖堂を背にした場合も，対面の建造物を背にした場合も，それぞれの場合の左空間の建造物を無視していることを示した．つまり，大聖堂を背にしていると想像したときには語ることのなかった左空間のイメージを，対面の建物を背にしていると想像した場合には語ったのである．その後 Bisiach のグループは，右半球損傷の患者にはイメージ（心像）上の左側無視が起こり得ることを，いろいろなかたちで示している（Bisiach et al, 1979；Bisiach et al, 1981）．

　そんなわけで，最近の半側無視（＝一側性無視）の定義には次のようなものが見られる．

　　一側性空間無視 unilateral spatial neglect とは，空間の一側からくる情報について，それ

を発見したり detect, はたらきかけたり act on, ときにはイメージ（心像）image を作ったりすることの困難を言い，それも基本的な知覚損失 perceptual loss をもっては完全に説明できない場合をさす．—Manly, 2003, p.26 より

　念のためつけ加えると，心像の半側無視を重視する学派も，これが全ての半側無視の患者にあてはまると考えているわけではない．彼らの論文を見ると（たとえば Guariglia et al, 2005），これを伴う場合とそうでない場合があり，両者には質的な違いがあるとみていることがわかる．
　もうひとつ問題になるのは，知覚損失とか感覚性欠損とかいわれるものとの関連である．視空間の半側無視に限っていえば，同名半盲との関係が問題になる．実際，重度の左側無視の患者にはほとんどの場合，左同名半盲が伴っている．そこで，左空間にある人や物に気づかないのはそのためではないかという疑問が一度は生まれる．
　しかし，いろいろな点で，同名半盲と半側無視とは別個のものだと考えられる．第一に，同名半盲とは周辺視野の問題であり，目が一点を凝視しているときにその周辺にある刺激をどの範囲まで感知できるかをいうものである．それに対して半側無視は，注視点の自由な移動を許される状況下での視覚性反応という問題を扱っている．つまり扱っている問題に違いがある．第二には，同名半盲の発症と半側無視の発症は必ずしも一致しないということがある．それは同名半盲があっても半側無視を示さない患者がいることや，同名半盲と半側無視の両方をもつ患者でも，同名半盲は持続しているのに半側無視は消えたり軽減したりすることが少なくない，ということによって説明できる．第三には，同名半盲の発症率は右半球損傷と左半球損傷の場合で変わらないはずであるのに，半側無視は右半球損傷の場合により多く，より重度であるという現実がある．そして第四には，後で述べる半側無視のさまざまな特質が，感覚や知覚の障害のみに起因するとは考えにくい性格をもっている，ということがあげられるのである．

7・2・2　無視症候群

　半側無視の中で，とくに強烈な印象を与えるのは視空間の半側無視である．しかしさきに触れたように，この症状を示す患者の中には聴空間での半側無視を示す者があったり，あるいは使えるはずの左腕を使おうとしない者，自己の半身の存在を忘れたかのように振る舞う者，また自分が病気であることを意識していないかのように振る舞う者が少なからず見られる．そしてこのような症状の集中が見られるのは，ほとんどが右半球損傷の場合であることもわかっている．
　このため，これらの症状がひとつの群として扱われることがある．群を表す言葉は，「無視と関連障害」（Heilman et al, 1993；Heilman et al, 2003a），「無視現象と関連障害」（Stone et al, 1993），「無視症候群（と関連障害）」（Heilman et al, 1985；Stone et al, 1998；Mesulam, 1999；Buxbaum et al, 2004）などである．
　Stone ら（1998）は無視症候群という言葉を Heilman ら（1985）に基づいて使ったとしている

が，自分たちの研究の中では，次の8症状の中のはじめの5つを「無視症候群の構成要素」に，あとの3つを「主要な関連症状」に位置づけている．

① 片側不注意 hemi-inattention：患者の自発行動における所見により診断
② 片側空間（視覚性）無視 hemi-spatial（visual）neglect：BIT（後出）の7課題における成績により診断
③ 消去 extinction：触覚または視覚刺激を与えたとき，右または左からの単独刺激には応じるが，両側同時刺激に対しては一側に対してしか反応を示さない現象をもって診断
④ 片側無動 hemi-akinesia（運動無視 motor neglect）：93％の患者に麻痺があったため検査不能であったとし，とくに説明をしていないが，一側の上肢または下肢の運動が発現しないこと，または発現しにくいことをもって片側無動と見なしたと考えられる
⑤ 感覚の対側逆転 allesthesia：左側に与えた触覚刺激を右側に受けたと答える，または左手を動かすよう命じたときに右手を動かす現象をもって「あり」と診断
⑥ 病態失認 anosognosia（片麻痺否認 denial or unawareness of hemiparesis）：特定の質問紙に基づいて診断
⑦ 注視麻痺 gaze paresis：左右に動く検査者の指を追視できない現象をもって診断
⑧ 視野欠損 visual field deficits：対面式視野検査によって診断

脳卒中発症後2, 3日以内の右半球損傷患者69名を対象にしたStoneらの研究によれば，「各症状の発症率の間には統計学的に有意な関連が見られたが，また多くの乖離も見られた．このことは半側無視というものが，共通性はあっても異種性であることを示していると考えられる」と彼らは述べている（Stone et al, 1998）．

7・2・3　半側無視の「空間」

さて，ここまで左空間とか右空間とかいう言葉をとくに定義せずに使ってきた．しかしよく考えてみると，私の右手，私の左手というときにイメージしている中心軸と，部屋の片隅に2つの人形が見えるとき，右の人形，左の人形というときにイメージしている中心軸とは異なっている．

この空間座標の問題を意識して空間概念を整理するとどのようになるであろうか．Mesulam（1999）に従うと，それはおおよそ次のようになる．

1) 自己中心空間 egocentric frame of reference

通常，右空間とか左空間とかいう場合の空間がこれである．この場合の「自己」とは観察者本人を指す．だが人は，目と頭と体幹を回転することができるので，これら3つの正中矢状面が一致しているときでない限り，空間の左右は，目と頭と体幹についてそれぞれ別個である．

両眼を右に回転すれば，体幹にとってはいっそう右寄りの空間が網膜上の左視野に入力される代わりに，体幹の左空間の事象が発見される機会は抑制される．逆に両眼と頭を左に回転した場合や，そのような回転を促す前庭刺激または体性感覚刺激が与えられた場合は，（体幹の）左空間における標的の見落としが減少することが知られている（Mesulam, 1999，ただし他文献からの引用）．この後者の効果はイメージ空間にも及ぶという（同）．

　姿勢と半側無視の関連に関心をもつ研究者たちは，半側無視に影響を与えるのは頭部位置と体幹位置のどちらなのかということや，頭部回転と体幹回転のずれがどのような影響を与えるかということを追究してきた（Chokron et al, 1995；杉本他，1995；de Seze et al, 2001 など）．Chokron らは 30 人の健常者および無視患者を対象に「まっすぐ前方を指す」ことをさせ，頭と体幹の位置との関係をみた．その結果から彼らは，自己中心空間は体幹の回旋と，運動を起こす腕が左右のどちら側であるかに依存している，と述べている．

　あるいは Karnath ら（1995）のように，暗闇で"見えない"標的の探索を行わせた実験もある．このとき半側無視の患者による眼球運動の探索域は体幹からみた空間の右に偏る．しかし"主観的"中心軸に関して，彼らの探索域は左右の均衡がとれているという．このことは無視患者における自己身体中心空間の不均衡がすでに脳のレベルで決定されていることの証である，というのが彼らの考えである．

　姿勢に関して，もうひとつ注目すべきこととして，座位である場合に比べ，背臥位にある場合のほうが半側無視は目立たなくなる，ということがある（Mesulam, 1999，ただし他文献からの引用）．よって，重力座標もまた自己中心空間の重要な要素のひとつである，と Mesulam はみている．

2) 他者中心空間 allocentric frame of reference

　自己中心空間の右空間，あるいは左空間のどちらかに 2 つの事象が同時に現れるとき，半側無視患者はそのうちの左にあるほうを見落としやすい，ということが知られている．この場合の左右表現は事象群の中心を基準にして行われるので（あたかも他者がそれらの正面に立ち，それらの左右を判断しているかのように表現するので），他者中心性だということになる．とはいえ，観察者から見た左右を完全に排除しているわけではないから，この点は注意を要する（Mesulam, 1999，ただし他文献からの引用）．

3) 作業域中心空間 work-centred frame of reference
　　（広域作業空間と焦点性作業空間 global and focal work-spaces）

　この場合の空間は，観察者または作業者が意識を向けている紙面とか作業台を指すと考えてよい．たとえば複数のデージーの花が花瓶に活けてある図柄を模写する場合，あるいは見開きになっている書物を読む場合，あるいは複数の筆算問題を解こうとする場合，半側無視の患者は紙面全体の左端を見落とすだけでなく，読み取った部分々々の左端をも見落とす場合があることが知られている．つまり，見本の中の左部分のデージーの花を描かないだけでなく，写し

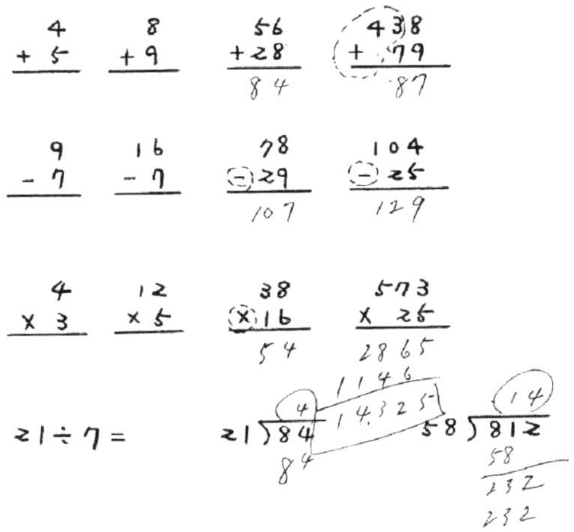

```
     4       8      56    ⌢4⌢3⌢8⌢
    +5      +9    +28    (+79)
                   ̄ ̄    ⌣ ̄⌣ ̄⌣
                   84        87

     9      16      78     104
    -7      -7    (-29)   (-25)
                   ̄ ̄    ⌣ ̄⌣ ̄⌣
                  107      129

     4      12     38      573
    ×3     ×5    (×16)    ×26
                   ̄ ̄    ⌣ ̄⌣ ̄⌣
                   54     2865
                         1146
  21÷7=    21)84   14325   ⌢14⌢
                          58)812
            84              58
                           232
                           232
```

図 7-1 筆算課題において二重に生じた左側無視の例（鎌倉, 1979 より）.
計算過程の書き込みがないところは問題が丸ごと見落とされているが，計算が行なわれた問題であっても，点線によって囲まれた部分は見落とされていた．

とった右側のデージーの左部分の花びらを描かなかったり，あるいは縦横に配置された筆算問題の左列の問題を解かないだけでなく，解こうとした問題の数列の中の左寄りの数字を見落として答えを書く（**図 7-1**），ということが起こる．この局所的な半側無視は紙面の左側にある事象についても，右側にある事象についても起こる．

こうした現象が起きるのは，作業者がまず全体（広域作業空間）を見たのち，一点に注意を絞り（焦点性作業空間），ついでその注視点を次々と移動させていくことと関係があると考えられる．この現象は患者が記憶をもとに図柄を描く場合にも見られる（Mesulam, 1999, ただし他文献に基づく）．

4) 物体中心空間 object-centred frame of reference

半側無視の患者が描画や模写課題を実行する際に，たったひとつの物品（単体）の左側を描き落とすことがあるのはよく知られている．またそれほど頻繁ではないが，おそらくは左側に見える特徴を見落としているために物品や物品の絵の識別を誤ったり，あるいは単漢字や単数字の右側だけを読む（例."8"を「サン」と読む），という誤りが見られることもある．つまり，物品や記号や図柄が占有している空間について，その左側が見落とされるということが起こる．

この単体の片側の無視については，これこそが右半球損傷に固有の症状だという主張がある（Mesulam, 1999, ただし他文献に基づく）．なぜなら，自己中心空間の半側無視は左半球損傷の場合にも見られることがあるからである．また物体中心空間の半側無視は，通常の自己中心空間の無視とは別に単独に現れ得る，との主張がある（Hillis et al, 1998）．

物体中心空間の無視は，対象がまさしく単体であることを条件に発生してくるものであるら

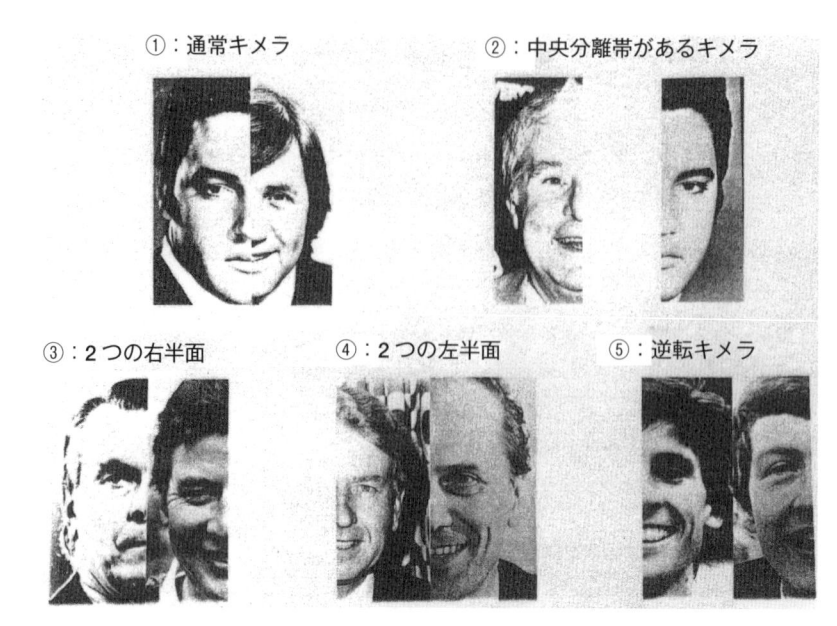

図 7-2 Youngらが実験に用いた顔面（Young, et al, 1992）

しい．キメラ顔面を使ったYoungら（1992）の実験の中にそれに関する記述がある．キメラ顔面とは，異なる2人の一方の顔の右半分と，他方の顔の左半分をつなぎ合わせて作った顔写真のことである．

　この実験はBQという患者を対象に行なわれた．まずこの患者に通常のキメラ顔面（**図 7-2**①，Young et al, 1992, p. 56）を見せ，それがキメラ顔面であることを説明したうえで，左半分と右半分がそれぞれ誰の顔であるかを尋ねた．結果は左半分の誤答率が20/20，右半分のそれが0/20であった．これは患者が右半分の存在しか認めなかった（患者がそのように主張した）ためである．しかしこのキメラ顔面に中央分離帯を加えてみると（同図②），左半分の誤答率は4/20に激減し，右半分のそれは変わらず0/20のままであった．次に異なる2人の顔の右半分だけを並べたもの（同図③）を提示したところ，左半分の誤答率は3/20，右半分のそれは1/20であった．2人の左半分だけを並べたもの（同図④）を提示した場合も右半分だけの場合とあまり変わらなかった．逆転キメラ（同図⑤）を提示した場合も，左半分の誤答率は1/20，右半分のそれは1/20であったという．同図①〜⑤を見渡してみてわかるのは，通常のキメラ顔面だけが"単体"の印象を与えること，それのみがこの患者に図面の左側無視をもたらしたということである．

　同じ研究の中でYoungらは，キメラ顔面を180度もしくは90度回転して提示した場合に反応がどう変わるかをしらべている．これは無視が起こる空間の左右を分ける座標が空間依存性であるか，物体依存性であるかを検討するためである．結果は180度回転，つまり上下逆転提示の場合は患者の左空間にきた半分の誤答率が20/20，右半分のそれが7/20となり，空間依存仮説が有利であると見えた．しかし90度回転，すなわち横倒しに提示した場合は通常提示の

左に相当する半分の誤答率が8/20,右半分のそれが0/20となり,どちらかといえば物体依存性を示唆する結果となった.

同じ問題はDriverとHalligan(1991)によっても検討されている.対象はひとりの患者である.この場合は"縦"に並べた2つの無意味図形の異同を問う課題が使われた.この無意味図形は顕微鏡のシルエットのような形をしており,左右の凹凸の形状が異同判別の手がかりとなるように作られていた.仮に判別の決め手となる凹凸がこの顕微鏡シルエットの左上部分にあったとしよう.もしも2つの図形がそれぞれ"垂直位"(通常の方向)にあるならば,決め手となる凹凸は左空間にある.しかしもし,2つのそれぞれが時計回りに45度回転して提示されるなら,決め手となる凹凸は右空間にくることになる.したがって,"垂直位"提示と"45度回転"提示の場合を比較すれば,無視空間の座標が空間依存性であるか物体依存性であるかを知ることができる,と考えられる.実験の結果は,物体依存性を支持するものとなった.これは時計回りに回転した場合も,半時計回りに回転した場合も同様であったという.

つまり,物体中心空間というとき,その座標軸は物体の中軸に張り合わされており,他の空間座標からは独立している可能性がある,ということになる.

5) 遠位空間と近位空間 far space versus near space

いままでに述べてきたことが空間座標のY軸にかかわる問題であったとするなら,これはZ軸にかかわる問題である.

ある研究者たちは,観察者にとっての体外空間を"手が届く範囲"と"それ以遠の範囲"に分け,このそれぞれにおいて半側無視が互いに別個に起こり得るという.

"手が届く範囲"の別名は"個人周辺空間 peripersonal space または近位空間 near space"であり,"それ以遠の範囲"の別名は"個人外空間 extrapersonal space または遠位空間 far space"である(Halligan & Marshall, 1991b;Robertson & Halligan, 1999a;Mesulam, 1999)."掴める距離 grasping distance"と"歩いていく距離 walking distance"という説明を加えている研究者もある(Halligan & Marshall, 1991b).たいていの検査所見は近位空間に関するものであるのに対し,日常生活所見には近位空間と遠位空間の両方が含まれるということに,臨床家はもっと注意を払うべきかもしれない.

近位空間では無視を示すが遠位空間ではそれを示さない患者はHalliganとMarshall(1991b)によって,またその逆のケースはVuilleumierら(1998)によって発表されている.

6) 個人空間 personal space または身体空間 body space

個人空間(または身体空間)とは,あっさりいってしまえば身体そのもののことである.これは,身体自体がひとつの空間を占有するという考えに拠っている.

右半球損傷の患者の中には,自分の左半身がどのようになっていようと全く気にかけない者をしばしば見かける.眼鏡のツルが左の耳にかかっていなくても平気でいる,左側の髪を梳かない,顔の左側を剃らない,顔の左側の化粧をしない,麻痺した左腕や左足が何かにはさまっ

たり尻の下敷きになっていたりしていても平気，などがその例である．これらは感覚麻痺や感覚低下があるというだけでは説明がつかない．身体空間の半側に対する意識が欠落または低下していると判断されるゆえんである．使えるはずの左上肢がほとんど使われない，ということもある．

　Robertson と Halligan（1999a）は，個人周辺空間での無視は目立たず，個人空間での無視が目立ったケースがあったことを述べ，これらは別個に出現し得る症状であるとしている（p. 28）．

7）概念化効果 conceptualization effects

　上にあげた作業空間の広がりや位置は，たんに刺激の物理的特性だけでは決まらないと思われるふしがある．たとえば半側無視がある患者に横書きの文章を読んでもらうと，改行のたびに行頭の読み飛ばしつまり無視が起こることがあるが，このとき読み飛ばされる部分の文字数は決して一様ではない．その行で最初に読み取られる文字は，たいてい意味の区切りに一致している．たとえば，今あなたが目にしている本書のこの段落を患者に読んでもらったとしよう．患者は第一行を"作業空間の広がりは……"とか"空間の広がりは……"などと読み始めることはあっても，"げた作業空間の広がりは……"とか"の広がりは……"などと読み始めることはめったにないであろう．英単語の読み取りを例にとるなら，実在語のほうが，非単語（実在しない単語）に比べ，左側の文字を読み落とされることが少ないとされる（Mesulam, 1999, ただし他文献の引用による）．これらは，目にしているものが文章であり文字であると知っていることが，読み取ろうとする空間の広がりに影響を与えることを物語っている．

　さきにあげた Young ら（1992）の実験の中にも興味深い結果がある．彼らは患者 BQ に対し，有名人 20 人の顔について，右側（向かって右側）から目鼻を消し去ったもの（向かって左側の顔面には目鼻がある）を作り，これをひとつずつ見せて誰の写真かを答えさせた．結果は誤答率が 8/20 であった（つまり 12 人については正答した）．これは通常のキメラ顔面の左側（向かって左側）に対する誤答率が 20/20 であったのと比べると大きな違いである．キメラ顔面では右半分しか見ることがなかった BQ が，右半分がのっぺらぼうの写真を与えられると，何回かは左半分を見た！　と考えられるからである．これは誰かの顔である（はず）とわかっていたことが反応の違いをもたらした，と考えられるのである．

7・2・4　半側無視の諸要素

　ここまでの記述からすでに，半側無視とよばれる現象がきわめて多要素的であることがうかがわれる．それらの要素は，おおよそ次のようになると思われる．

1）知覚的要素

　患者が左空間にものが存在しないかのように振る舞うのは，そこから刺激入力を受け取って

いないためなのか，あるいは受け取った刺激が脳内処理過程のどこかで消滅してしまうためなのかは長らく謎であった．しかし少なくともある種の課題においては，空間からの刺激が入力され，その後に左側が萎縮するようなかたちの変形を受ける，という説が有力である．つまり無視は感覚の段階ではなく，その後の知覚（表象化）の段階で起こるという考えである．

　そのように推測される根拠のひとつは，線分二等分課題において患者がつける主観的中点の偏りの程度が，線分の全体的長さに比例するという点にある（Mesulam, 1999，ただし他文献の引用による）．これは線分の左側の一部が最初から（＝感覚の段階で）見落とされるためというよりは，一度脳内に取り込まれた線分のイメージがそこで何らかの歪んだ処理を受けるため，と考えたほうが合理的である．さきに紹介したYoungらの実験，すなわちキメラ顔面と2つの右半面，または2つの左半面を使った比較実験の結果も，同じことを示唆しているといえる．

　あるいは，しばしば話題にされるMarshallとHalligan（1988）の症例も，ほんとうは左空間の刺激が脳に達しているということの証拠とみてよいかもしれない．彼らは患者PSに2枚の絵を同時に見せた．どちらも家の絵であったが，片方は左側が燃えている家の絵であった．PSはその2枚が同じものだと答えたが，どちらの家に住みたいかと尋ねると，迷わず燃えてないほうの絵を選んだというのである．

　患者にミラノのドゥオモ広場の光景を言葉で描写させたBisiachら（1978）の実験では（既出），半側無視は，すでに患者の脳内にある心像の左側を活性化できないというかたちで現れていた．しかし左側無視がある患者は，それ以前の段階において，すなわち心像を形づくる過程においても相対的歪みをつくり出すという報告もある（Mesulam, 1999，ただし他文献の引用による）．

2）運動的要素

　しかし上に述べたこととは別に，患者はやはりそこを見ない！（だから見落とす）と思われることが頻繁にある．これは，手で物を選び取ったり，紙面上の標的にペンで印をつけたりといった探索課題において端的に現れる．

　一般に半側無視の患者は，重度であればあるほど，左空間へ目を向けようとしない．このことは，単一標的を目で探すようにと命じた後に患者の注視点がどのように変化するかをアイカメラで追跡してみるとよくわかる．重度の半側無視を示す患者の注視点は，右空間のある一点に向かい，後はその周辺をうろうろと小刻みに漂うばかりである（鎌倉, 1984）．つまり，半側無視のない患者に見られる飛躍的眼球運動（サッケード）がこの種の患者には起こりにくい．このことは半側無視のひとつの要素として，探索的眼球運動の起こりにくさという問題があることを示すと考えられる．また患者は，整然と並んだ記号よりも不規則に並んだ記号に対するほうがより多くの標的を見落とすし，妨害刺激がある場合のほうが，そうでない場合に比べて見落としが多くなる（鎌倉, 1985）．これらは，眼球による探索活動の起こりにくさが運動の企画レベルでも起こる可能性を示している．

　以上は眼球運動の問題である．しかしこのほかに，顔や体幹や上下肢の運動にかかわる問題

がある．

　Heilmanら（1993）は，たとえ刺激の存在に気づいていてもそれへの反応に失敗する場合があるといい，しかもそれが麻痺によるものではない場合があるとして，それらに動作企図性無視 action-intentional disorders（運動無視 motor neglect）の名を与えている．これには左方向への動作が起こらないものから反応時間が遅いものまで，いろいろなものが含まれる．

　ところで，たいていの視覚探索課題では記号を抹消したり丸で囲んだりといったぐあいに応答の手段として運動反応を求めるため，仮に無視が起こってもそれが標的を知覚しないためなのか，あるいは手がそこに向かわないためなのかわからない，という問題が生じる．

　そこで研究者たちは，滑車を使ったり，モニタ画面上のカーソルがマウスと逆の動きをするようにしたり，あるいは鏡を使って手の運動方向が逆転して見えるようにしたりすることにより，視覚探索の方向と手の動きの方向を分離させ，この問題を解明することを試みた（Robertson & Halligan, 1999a, pp. 22-23）．そのひとつ Tegnérら（1991）の実験によれば，半側無視の患者の中には，純粋に知覚性と見なされるものと，運動企図性と見なされるものの両者が含まれていたという．

3）動機的要素

　半側無視の患者は左空間の価値を低く見ているからだという解釈がある．これを証明しようとして Mesulam は，標的ひとつに1ペニーを与えるという約束をして標的探索を行なわせてみた．これによりある患者の左空間での標的発見は，著しく改善したという（Mesulam, 1999）．またあるときは，食事の際の左側無視が顕著な患者に，朝食を差し止めておいて昼食時の様子を見た．このときこの患者は，文字抹消テストでは相変わらず重度の左側無視を示したが，盆の左にある紅茶カップに手を伸ばすのには何のためらいも示さなかったという（いつもはお茶がないと文句を言っていた）．このようなことから Mesulam は，無視と動機 motivation の結びつきは材質特異的 material-specific なものだと考えている．

4）トップ-ダウン性

　ここまでの記述はすなわち半側無視の発生が刺激の取り込みという末梢過程にあるのでなく，脳内ですでに空間知覚や空間探索行動をゆがめる装置が作られてしまっていることにある，ということを示している．すなわち半側無視はトップダウン・プロセスである（Mesulam, 1999）．

　さきに半側無視の患者に暗闇で探索活動を行わせた Karnathら（1995）の実験結果を紹介したが，このときの患者の探索域は"主観的"中心軸に関して左右の均衡がとれていた．このことから Karnath らは，無視患者における空間の軸の偏りがすでに脳内レベルで決定していると推論した．これもまた半側無視がトップ-ダウンで決定されることのひとつの証とみてよいであろう．

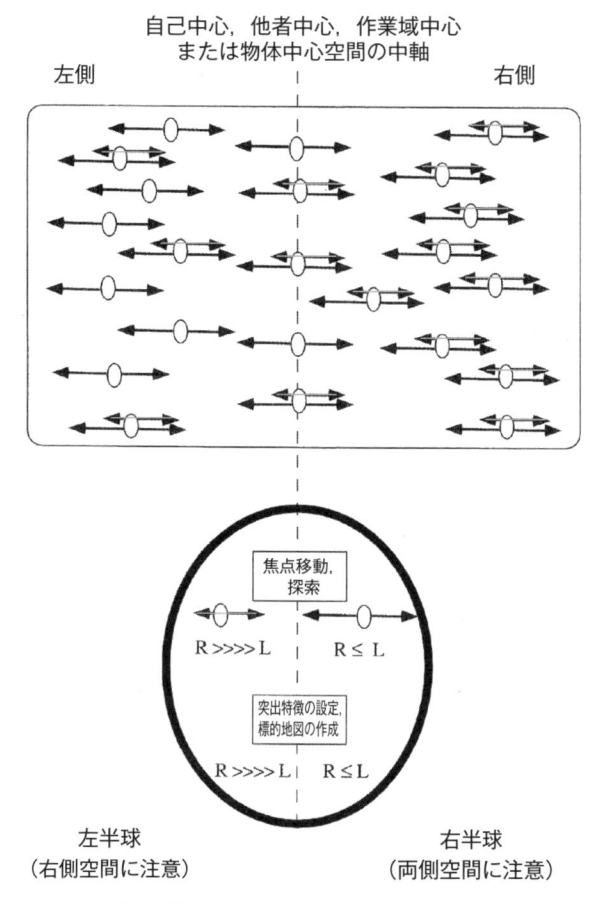

図 7-3 空間性注意の移動と突出特徴の表象化に関する右半球優位モデル（Mesulam, 1999）

7・2・5 半側無視の神経基盤

1）空間性注意における右半球の優位性

すでに何度かふれたように，重度で持続性の半側無視は右半球損傷の場合に現れる．なぜそのような不均衡が生じるかを説明するものとして Mesulam（1999）は，自身の研究と先行研究に基づいて図 7-3 のような神経モデルを提唱している（p.1332）．このモデルは以下の想定から成り立つ．

① 左半球は，やってきた突出特徴 salience を事象の右側に属するものと見なし，また主として右空間内に注意が配分されるように調整をはかり，主として右方向へ注意を転移させる．
② 右半球は，やってきた突出特徴 salience が事象の両側に属すると見なし，また左右両空間内に注意が配分されるよう調整をはかり，左右両方向に注意を転移させる．
③ 右半球はより多くの神経資源を空間性注意に割り当てており，それゆえに，注意性課題の

実行には右半球機構がより多く関与する．

　この想定に立つと，右空間は左半球と右半球の両方の支配を受けることになるが，左空間はほとんど右半球のみの支配を受けることになる．したがって右空間は，どちらの半球が損傷を受けても，残ったもうひとつの半球の支配を受けることができるので無視は起こりにくい．これに対して左空間は，右半球損傷が起こればほかに代替機能をはたしてくれる半球がないので，容易に無視が生じることになる．この仮説は，種々の臨床所見と動物実験の結果によって支持されているとされる（Mesulam, 1999）．

　ところで図7-3は，左半球，右半球のいずれも，左右空間に対する注意資源の配当が全か無かという状態にあるのではなく，ある種の傾斜をもっていることを示している（矢印の長さ，および不等号の向きと数を参照のこと）．このこともまた，本モデルの重要な点だといってよいと思う．

　一方，Manlyら（2005）は，空間性注意の左右不均衡の問題を覚醒レベルとの関係からとらえようとしている．彼らは半側無視が右半球損傷の場合に残留しやすいことの原因として覚醒障害の残留という問題があるのではないかと考え，ひとつの実験を行った．用いたのは線分二等分検査，対象は健常者である．それによると健常者たちは，覚醒時には左偏向エラーを示すが（左寄りに二等分点をつけるが）（！），睡眠剝奪時には右偏向エラーを示した（右寄りに二等分点をつけた）という．この右偏向エラーは，同じ課題を与え続けた場合に時間経過とともに（飽きて眠気を催すにつれて）現れることもわかった．これにより彼らは，自説が支持されたと考えている．

2) 空間性注意の神経ネットワーク

　半側無視を示す患者の多くは頭頂葉後部に損傷を有している．しかしこのほかに，前頭葉，帯状回，線条体，視床などに損傷をもつ患者からも半側無視が見いだされることがわかっている（Mesulam, 1999）．一方，アカゲザルを使った実験の結果からは，これらの脳部位がそれぞれに空間性注意の成立に貢献していること，またそれらが相互に結合されて密接な神経ネットワークを形成していることがわかっている（Mesulam, 1981）．

　以上の事実に基づいてMesulamは**図7-4**のような，「空間性注意の大規模分散型神経ネットワーク」というモデルを提唱している（Mesulam, 1999）．この神経ネットワークは頭頂葉後部，前頭眼野，帯状回という3つの皮質を小センターとして備え，それぞれのローカル・ネットワークを形成しているが，相互にも関連をもち，また皮質下や上行性網様体賦活系とも結合している．ローカルにみれば，「頭頂葉後部要素」は，動機にかかわる突出特徴を空間から受け取り，それについての空間地図を脳内に描き，次の注意シフトを有効にするための暫定戦略を供給するところと考えられている．解剖学的にはこの部位は，視覚，聴覚，体性感覚，前庭覚の単モダリティ情報が集結する場所であり，異種モダリティ間統合が行なわれる場所である．半側無視が視空間だけでなくさまざまな空間をまきこむ場合があるのはこのためと考えられ

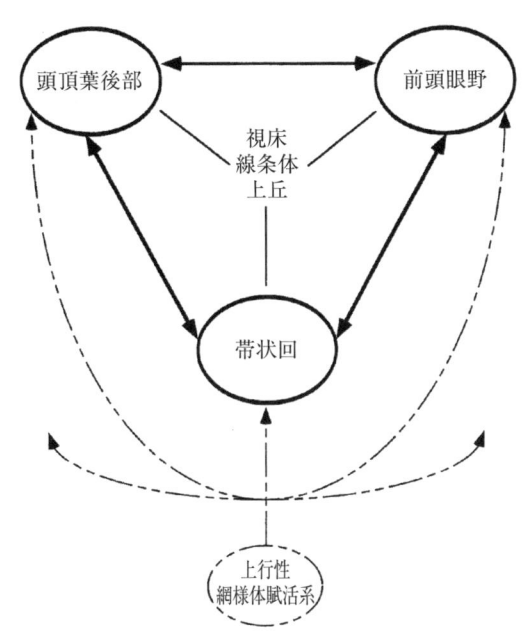

図 7-4 空間性注意の大規模分散型神経ネットワーク（Mesulam, 1999）

る．「前頭葉要素」は，注意シフトの戦略を実際の行動 action に変換する役割を担うと考えられている．頭頂葉後部がとらえた眺めの中に進み入り，探索をするために必要な行動を選び取り，順序づけるのがしごとと見なされる．「帯状回要素」についてはまだあまりわかっていないが，外空間のできごとと動機を関連づけることや，注意課題遂行の努力を維持することと関係があるとみられている．

　重要なことは，この神経ネットワークが常に同期的にはたらくと見られていることである．つまり，このネットワークはリレーのように継時的に情報処理を行うとは見なされていない．それゆえ，3つの小センターに損傷が及ぶ場合は，そのいずれであっても多種モダリティ性の半側無視が生じる可能性があるという．モダリティ固有の（単モダリティ性の）半側無視が生じるのは，結合線維が断たれた場合であろうと考えられている．

　なおその後 Mesulam のグループは上記ネットワークの主要要素として側頭-後頭葉要素を加えるようになった（Gitelman et al, 1999）．このほかにも，側頭葉皮質の関与を強調しているグループがある（Karnath et al, 2001）．

　Milner ら（2005）は，半側無視のどの側面（どの検査結果）を取り上げるかによって，責任病巣に関する研究者たちの見解が異なってくるという．彼らは視覚情報を処理する2つの皮質内経路が視空間情報の処理にもあずかっていると考えている．そして，後頭葉から頭頂葉にいたる"背側路"が目標指向性動作の視覚的統制にかかわり，後頭葉から側頭葉にいたる"腹側路"が知覚表象の形成にかかわるとしたうえで，半側無視の患者では背側路はむしろ温存されていて腹側路のほうが損傷をこうむっているとみられる場合が多いと主張する．これは，彼ら

7・2　半側無視とはなにか　　161

が物体中心性半側無視こそが半側無視の中核をなすと考えていることと関係が深いと思われる．

3) 全般性注意の障害と半側無視

お気づきのように，最近の神経学では，半側無視という現象を空間性注意の障害として説明している．つまり，これは注意の障害の一種とみなされている．空間性注意の中でも，方向性注意の障害にあたるのが半側無視だということになる．

注意の要素が注意の全体から完全には分離できないものであるとすれば，半側無視の患者は全般性注意障害の特質をあわせもつことを免れないであろう．このことをとくに強調しているのは Robertson のグループである．彼らは，遷延性の半側無視は，全般的な注意の低下に空間的不均衡の因子が加わることによって出現すると考えている（たとえば Robertson, 2001）．このような見解をとるかどうかは治療的アプローチの決定に大きな影響を与える．"全般性"注意の障害の改善をもくろむことが半側無視の改善をもたらす，という考えがそこから生まれるからである．

7・2・6　患者のアウェアネス

ここまでの話は，半側無視が第三者から見てどのように見える現象か，ということであった．では患者自身にとってはどうか．これがここで扱う問題である．アウェアネス awareness に一番近い日本語は状況認識，自覚などであろうが，ここではそのまま用いる．

臨床場面で頻繁に観察されるのは，半側無視の患者が自分の無視症状に気づいていないということである．患者は自分が見落としをしていることを知らない．しかし他者から何度も指摘されると，また数々の失敗を経験すると，一部の患者たちはそのことを知識として受け入れるようになる（「私は左のほうを見落としているらしいです」と言う）．そして意識して左を見ることを心がけるようになる．しかしその努力の程度は，病期により個人により大きな違いがある．また同一個人の中でも変動が激しい場合がある．

Tham ら（2000）は，発症後比較的間もない4名の半側無視患者を対象に，16週間にわたって，彼らが"自身の障害を発見するプロセス"をしらべた．対象者の全員が女性であり，調査開始時点での発症後経過時間は，3名が3週間，1名が10週間であった．16週間の間にひとりあたり5～7回の面接を行い，それまでの生活の中で何を経験したか，それらにどのように対処したかを語ってもらった．面接のほとんどは入院中の病院で行われたが，2名の最後の面接のみは自宅で行われた．語られた内容は，著者らのいう実験的，現象学的，心理学的方法によって分析された．その結果から Tham らは，4名の障害発見の過程には共通する7つの要素があり，それらはおおむね次の順序をたどることがわかったとしている．

① 未知の事態の経験：自分の身体や空間や時間の感覚（受けとめかた）に何か異変が起こっ

たと感じるが，内容ははっきりせず，対処のしかたも知らない．左半身を自分のものでないように感じ，不快感を覚える．突然自分がどこにいるのかわからなくなったり，一緒にいたはずの人間が消えてしまったりすると感じ，不安を抱く．いろいろな人が自分に左を見なさいと言い始めたと気づくが，理由がわからず，叱責されているように感じる．

② 新旧比較：何をするにも病前のようにはことが運ばなくなったのを感じる（欲しいものを取りに行けない，前と同じように読めないし，車椅子で動けばぶつかる）．なぜかはまだわからない．失敗感と怒りがわき起こる

③ 説明探し：日常活動が増えるにつれ，日々のつまずきがなぜ起こるのかを考えるようになる．そして，それはたぶん自宅と違うところに居るせいだと考える．

④ 新事態への馴染み：病前とは異なる生活になじみ始めたことを，また左空間への対処に問題があるらしいと思い始めたことを示すようになる．左下肢についてはおおむね所有感を取り戻し，左上肢については，たとえ違和感があるとしても自分が持ち歩かなければならないものだと考えるようになる．

⑤ 障害の理解：左空間とのかかわりに障害があることを理解するようになる．ただしアタマによる理解であり，直感的な理解ではない．何とかよくなりたいと願い，障害克服の方法を探したり用いたりしてみる．

⑥ 生活の場での障害対処法の工夫：自分の必要を満たすため，左空間の無視を代償する方法を意識的に使い始める．推理を使い，段取りを考え（イメージ・リハーサルをくり返す），試行錯誤によって自分流の代償法を見つけ出す．ことが重大であるほど，あるいは見知った状況であるほど，探索は成功する．

⑦ 新たなストラテジー（方略）の消化：たくさんの意識的経験を経て，左を探さなければという意識が自動的に生まれるようになる．「左を見る，左を見る，と私は自分に言い聞かせる．そして左を見る．するとそこに探しているものがある」．

ただしThamらによれば，16週目の時点でなお4名とも，代償法を使わねばという意識を呼び起こせない場面を有していた（うち2名についてはとくにそうであった）．彼らが左空間を取り戻すためには，さらに長きにわたって"障害発見のプロセス"を歩んでいかなければならないと思われた，とThamらは述べている．

ここで注意すべきは，Thamらが対象として選んだのは，この研究に参加できるだけの身体的，心理的，知的能力をそなえた者だったという点である．たまたま対象者の知的能力はMMSE得点でみて22～27の範囲（最高可能得点は30）におさまっていた．また全16週間中第3週から第7週までの4週間は，アウェアネス訓練と銘打つプログラムが実施され，種々の作業体験の機会とそれについてのフィードバックを得る機会を与えられ，さらにそのうえ，他の期間にもセルフケア活動の訓練を受けていた．こうした条件の下でのアウェアネスの推移が上記のようであったのである．

Thamらの結論は，残存能力の点でも，環境の点でも"恵まれた"患者にあてはまるもの，と

いってよいであろう．実際には，彼らのいう"障害発見のプロセス"の最初や中途にとどまる患者が決して少なくない．

私が出会った患者の中で半側無視を最もよく克服できたと思われた患者は職場復帰を果たした人であったが，それでもなお，無視が完全に消え去ったわけではなかった．誰でも（健常者でも）見落としはするものであるが，その見落としが目立つ人，という程度には無視を残していた．その人が「私にとって左は"無"です．いつも左に気をつけていますが，その注意を完全に途切れないようにすることはできません．」と語ってくれたのを，私は非常に印象深いこととして憶えている．

7・3　発生頻度と回復経過

半側無視の発症頻度をいうことは簡単ではない．半側無視は単一症状ではないので，どの現象を切り取るかによって，またどのような検査法を用いるかによって，数値は変わってくるからである．しかもこのほかに，重要な要因として，脳損傷発生後の期間の長さという問題がある．

Wade ら（1988）は，抹消テストを検出手段としてこの問題に取り組んだ．彼らはある病院に入院した脳卒中患者，連続117例について13週間の追跡を試みた．結果的に追跡が可能であったのは62名であるが（右片麻痺30名，左片麻痺27名，麻痺なし5名），追跡開始時の発症後経過日数は平均4.4日である．結果をみると，12名（19％）はテスト回数が不足していた（テスト不能の8名を含む）．10名（16％）は成績浮動が大きく，半側無視があるのかどうか判断ができなかった．25名（40％）は全期間を通じて正常であった．そして15名（24％）が当初から半側無視があり，13週の間に何らかの回復を見せた（右側無視6，左側無視9）．このうちの大部分は発症後70日以内に正常レベルに回復していた．「正常」「回復」以外のグループは13週の最終時点でなおテスト不能者が多かった．そんなわけで，半側無視の有症率についてはコメントできない，と彼らは述べている．

Stone ら（1992）は発症後6か月までを追跡した．無視の検出に用いたのは6つの下位検査から成るテストバッテリーであるが，これは後出のBIT（行動性無視検査）からの抜粋だと思えばよい．彼らは発症後2，3日目の初発の脳卒中患者，連続171例の中から「半側無視があり，かつ3か月めに生存していた者」を対象に選んだ．対象者数は68，うち左半球損傷34，右半球損傷34である．彼らの結論は，「半側無視の回復は最初の10日間に急速に回復する．右半球損傷の患者なら6か月で，左半球損傷の患者なら3か月でプラトーに達する．3か月経てば，たいていの患者は半側無視がなくなる」というものである（図7-5）．

翌年に発表された彼らの論文（Stone et al, 1993）の中に，脳卒中発症後2，3日以内の時点でしらべた半側無視の発症率を見いだすことができる．それによれば，左半球損傷の場合は48/74（65％），右半球損傷の場合は50/61（82％）である．ただしこれは検査可能であった患者に

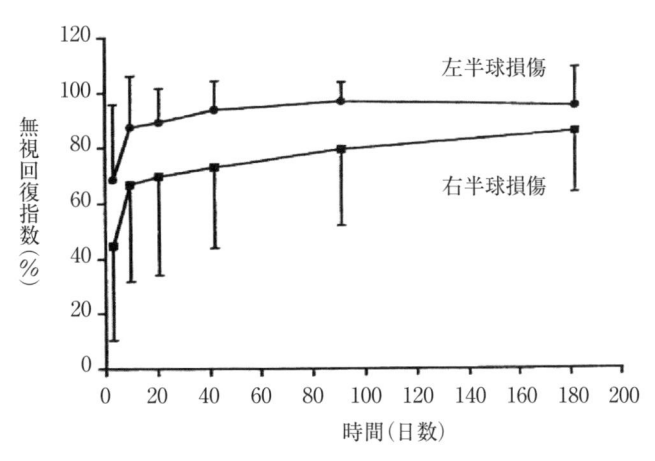

図 7-5 右半球損傷 34 名，左半球損傷 34 名における無視回復指数の推移（Stone et al, 1992）

ついての話であり，左半球損傷については 28 名，右半球損傷については 8 名が検査未実施となっている．左半球損傷の場合に検査未実施がより多いのは，おそらく失語のためである．

以上の研究は，半側無視の検出率が，原疾患発症後の日数とともにかなり急速に変わることを物語っている．また検査不能者が少なくないということも物語っている．ただし，「3 か月経てば，たいていの患者は半側無視がなくなる」という Stone らの記述は，平均値に注目している人ならではのものであろう．図 7-5 は，3 か月，6 か月経過点でなお標準偏差値が大きいことを示しており，一部の患者の無視回復指数がなお不良であることを示している．

ちなみに，BIT 日本版作製委員会（1999）が収集した資料によれば，BIT の通常検査によって半側空間無視ありと判定された者の割合は，右半球損傷において 30/62（48.4％），左半球損傷において 1/26（3.8％）である．対象者は 9 か月の間に複数の施設から集められたもので，発症後の経過期間は，左半球損傷 26 例について平均 3.3 か月（標準偏差 2.2 か月），右半球損傷 62 例について平均 3.9 か月（標準偏差 3.1 か月）である．Stone らの記述との違いはおそらく，一方が発症後間もない時期の患者を対象としたのに対して，他方は回復期の患者を対象としたためであろうと考えられる．急性期を過ぎてなお医療を求める患者たちは，相対的により多くの問題をかかえた患者であり，半側無視の有症率も高いと考えられる．

一方で，ある研究者たちは，半側無視を示す右半球損傷者の症状経過をかなりの期間にわたって追跡した．

Cherney ら（2001a）は，右半球の脳卒中患者のうち，発症後 18 か月までの間に BIT を数回実施することができた 18 名について，その間の変化を報告している．検査時点は，① 発症後 3 か月未満，② 6〜9 か月の間，③ 12〜18 か月の間，④ 18 か月超の 4 回である．① の時点で半側無視ありと判定されたのは 14 名であったが，このうち 8 名はスコアが漸次改善したものの，最後まで正常域には達しなかった．残りの 6 名は回復がよく，② の時点で正常域に達した．このことから Cherney らは，半側無視には発症後 6 か月を超えてなお存続する永続型と，6 か月以

7・3 発生頻度と回復経過

内に消失する一過性型の2つがあるとみている．またこの2群については，初回成績についても，病巣の位置についても差を見いだすことはできなかったという．

　Farnéら（2004）は，発症後6週間以内の時点で半側無視を示した右半球損傷の患者が，その2週間後にははやくも大幅な成績変化を示すことを明らかにしている．彼らによれば，慢性期における無視の回復は運動機能の回復と並行しているとのことである．

7・4　半側無視の評価

7・4・1　留意すべきこと

1）検査課題と検査感度

　半側無視については，リトマス試験紙のように，それを使いさえすれば無視があるかどうかがわかる，という単一のテストが存在するわけではない．無視が現れる空間が多様であることがひとつの理由であるが，しかし机上の紙の上という作業空間に限ってみても，検査課題のわずかな違いが無視の現れかたを大きく左右することがわかっている．

　鎌倉ら（1991）は7種の机上探索課題を作成し，それによって半側無視を検出される患者の人数がどのように変わるかをしらべた．7種の課題とは，①：ばらばらに配置された線画の呼称，②：ばらばらに配置された線分の抹消，③：数種の記号に混じって散在している数字「4」の探索，④：多色印刷された多種類の野菜名（ひらがな）から"緑の野菜の名"を選ぶこと，⑤：多数の幾何図形の模写，⑥：多数の部分から成る絵の塗り絵，⑦：多数の縦書き筆算問題（加算または減算）であり，正反応の最高期待値はいずれも16である．図版はいずれも，A4サイズの紙の中央，160 mm×160 mmの範囲にすべての視覚刺激がおさまるように作られていた．これらを患者に実施してみると，右半球損傷の場合は，課題⑦（筆算問題）によって半側無視を検出される者の割合が最も高く，対象者103名の47％を占めた．以下⑤③⑥①の順となり，最下位の②（線分抹消）では11％であった．左半球損傷の場合は，課題④（緑の野菜を選ぶ）によって無視を検出される者の割合が最も高く，対象者101名の25％を占めた．以下③⑦①⑥⑤の順となり，最下位の②（線分抹消）では1％であった．つまり，同じ位置，同じ面積の作業空間であっても，課題により半側無視が検出される割合が異なることが明らかであった．よく知られた線分抹消試験の感度はきわめて低く，右半球損傷，左半球損傷いずれの場合も最下位であった．

　しかしながら，いま挙げた7種の課題における無視検出の順位はあくまでも"群"の傾向であって，個々の患者にとっての順位と同じではない．上述の研究で右半球損傷103名中いずれかの課題で半側無視が現れた者は70名いたが，最も難度が高かったとみられる筆算課題（⑦）で無視が現れた者は，そのうちの49名（70％）に過ぎなかった．つまり，同じ右半球損傷の患者であっても，どの課題が一番難しいかは患者によって異なる．このことは，たとえ紙面上の

探索課題であっても，数種類の検査課題を組み合わせなければ無視を十分には検出できないことを教える．

このほかにも，探索用図版にわずかな妨害刺激（たとえば網目模様）を重ねただけでも，あるいは標的の背景をなす記号群の，個数は変えずに種類数を増やしただけでも，半側無視を検出される患者の割合が変わってくることがわかっている（鎌倉, 1985）．同様に，探索図版の刺激の密度を変えただけでも，やはり検査の感度は変ってくる（鎌倉他, 1987）．

2) 検査によって発現する無視と生活現場の中で起こる無視

臨床現場では，半側無視の検査として，ほぼ伝統的に数種の机上検査を組み合わせて使うことが行われている．線分二等分課題，線分抹消課題，記号抹消（記号探索）課題，図形模写，文章の読みなどがその主なものである．またこれらによって半側無視を見いだされた者は，生活現場においてもいろいろな見落としをすることが多いことがわかっている．大まかにいえば両者の間には関連がある．

しかし一方で，机上検査では重度の無視が見いだされても日常生活では無視が目立たない患者や，逆に，机上検査では無視が目立たないのに日常生活では無視が目立つ患者が存在することも知られている．Azouvi ら（1996）は机上検査としては ① 花の模写，② 風景図の模写，③ 線分抹消，④ Bells Test（図形抹消検査の一種），⑤ 5 行から成る文章の読みの 5 種を用い，日常生活における半側無視の点検には CBS（Catherine Bergego Scale, 後出, 7·4·2）というチェック表を用いて，この問題を検討した．対象となったのは，リハビリテーション科に送られてきた 50 名の右半球損傷患者である．個々の机上検査と CBS 得点との関連の強さを表す Spearman の順位相関係数は，最も低かった花の模写の場合に 0.50，最も高かった Bells Test の場合に 0.74 であった．これから判断する限り，両者の関連の強さは中くらいだといっていい．しかし数名の患者については，興味ある乖離が見られた．たとえば，58 歳のある患者は日常生活場面では非常に重度の無視を示したが（CBS 得点：24/30），2 つの抹消検査の成績は正常であり，無視は模写課題で現れたのみであった．逆に 30 歳のある患者は，生活場面ではごく軽度の無視を示したに過ぎなかったが（CBS 得点：3/30），机上検査における無視はきわめて重度であった．Bells Test での見落としは 23/35 であったほか，読みにおいても風景画模写においても，きわめて重度の見落としが認められたという．

同様の結論は対象者数を増やして行なった Azouvi らの 2003 年の研究でも確認されている．このとき加えられた彼らの主張は，伝統的な机上テストよりも，CBS を使った行動観察のほうが半側無視検出の感度は高い，というものである．

机上検査と生活場面観察の最も大きな違いは，一方が机上の作業空間だけを扱っているのに対し，他方は個人空間や個人周辺空間や遠位空間で起こるさまざまな事象を扱っているという点にある．生活場面観察のほうがはるかに多種類の観察の機会に恵まれていることは確かである．

もうひとつは行為の質の違いからくる．検査における行為は，他者からの指示を受け，決め

られた条件の中で意識的に行なうものであるのに対して，生活の中での行為は，自らの発意や環境への反応として起こる場合が多い．とりわけ生活場面では，移動に伴う場面の変化や他者の接近・はたらきかけによる場面の変化が予測できないかたちで次々と起こる．このため行動はしばしば反射的になる．お決まりの日常生活の中では無視が目立たなくなった患者が，外出先や職場で新奇の場面に出くわしたとき，忽ちにして半側無視を露見させてしまうことがあるのは，臨床家にはよく知られた事実である．

3) リハビリテーションのための評価

以上のことがわかってみると，リハビリテーション的見地から行う評価は，机上の検査だけに頼ってはならないということが明らかである．重要なことはその患者がその患者の生活現場で無視を示すかどうかであるから，現場の情報こそが重要である．しかし自由観察だけに頼ると，情報は散漫で冗長なものになりやすい．また入院生活をしているような場合は，その人本来の生活とかけ離れた生活を送っているため，本当の現実が見えてこないという問題がある．

一方で検査にはいくつかの効用がある．ひとつは，生活現場で起こる問題を推量する材料が得られること，第2は経過を書きとめる有用な手段となること，第3は無視の程度を告げる言語として役立つ，ということである．

結局リハビリテーション・スタッフとしては，① 行動観察の結果を適切に表現できる書式をもつこと，② 患者の経過を的確に把握できる検査法を用意しておくこと，の2つがともに必要だということになる．また，半側無視とアウェアネスの問題は切っても切れない関係にあるところから，アウェアネスの状態を書きとめる手段をそなえておくこともまた大切である．

7・4・2　行動評価

リハビリテーションの関係者は，高次脳機能障害の患者に限らず，どのような患者に対しても日常生活活動（以下，ADL）の評価を行なうという習慣をもっている．もしあなたが通常のADL評価に熟達しているなら，半側無視が疑われる患者だからといって特別な日常生活調査をする必要はないかもしれない．現実にある問題を丁寧にしらべるなら，半側無視によって生じている困難は必ず浮上してくるはずだからである．

しかしあなたがまだADL評価に慣れていなかったり，規格化されたADL評価法だけに頼っているのであれば，また日常場面での半側無視を記録として残したいと考えているのであれば，様式の決まったチェック表を用いるのがよいであろう．

表 7-1 はAzouviら（2003）に引用されている **CBS（Catherine Bergego Scale）** である．このチェック表は患者の生活現場を見て記入することが前提になっており，彼らの研究では作業療法士がそれを担当している．観察項目は全部で10項あり，各項目は0, 1, 2, 3点のいずれかで評価される．0点は無視がない，3点は重度無視がある，である（詳細は同図下段を参照）．合計点を算出することになっており，最大値は30である．この評点の信頼性はかなり高く，2

表 7-1　CBS（Catherine Bergego Scale）（Azouvi et al, 2003 に準拠）

患者名：　　　　　観察場所：　　　　　観察年月日：　　　　　記入者：

No	項目	無視の程度[注]			
		0	1	2	3
1	顔の左側をきれいにしたり髭を剃ったりするのを忘れる	□	□	□	□
2	左袖や左足のスリッパを扱うのに困難がある	□	□	□	□
3	皿の左側にある食べ物を食べ忘れる	□	□	□	□
4	食べた後で口の左側をぬぐうのを忘れる	□	□	□	□
5	左の方向を見るのに困難がある	□	□	□	□
6	身体の左側を忘れている（例．左腕をアームレストに載せない，左足を車椅子のフットレストに載せない，そうすべきときに左腕を使わない）	□	□	□	□
7	自分の左側から来る音や人に注意を払うことに困難がある	□	□	□	□
8	歩行中または車椅子操行中に左側の人や物（ドアや家具など）に衝突する	□	□	□	□
9	見知った場所やリハビリテーション病棟を移動するとき，左に向かう進路を見つけるのに困難がある	□	□	□	□
10	室内や浴室内で自分の持ち物が左側にあるとき，それを見つけるのに困難がある	□	□	□	□

合計点（　　/30）

[注] 0＝無視がない
　　1＝軽度無視あり（はじめに右を探索してから左をゆっくり，ためらいがちに探索する．左側での見落としがときどき起こる）
　　2＝中等度無視あり（左での見落としや衝突が明らかに，くり返し起こる）
　　3＝重度無視あり（総じて左空間を探索することがない）

名の評定者が別個に評定した合計点の相関係数は 0.96 であったという．

　この種の評価は，一定の時間間隔を置いて継続的に実施することが望ましい．また，退院，職場復帰など，患者の生活環境に変化があるたびに実施することが望ましい．入院中の生活は内容がごく限られているので，その分，無視を露呈する機会は少ないと考えておくべきである．また，所定の項目にはない「その他」についても，必ず問い質すようにすべきである．
　CBS は左側無視専用に作られているが，右側の半側無視を示す患者もいないわけではない．その場合は左右を入れ替えて使うのがよい．

7・4・3　検査

BIT（Behavioural Inattention Test）（Wilson et al, 1987）あるいは『BIT 行動性無視検査日本版』（BIT 日本版作製委員会, 1999）が発表されて以来，非常に多くの臨床家がそれを使うようになった．しかしそれより少し前に発表された『標準高次視知覚検査』（通称 VPTA）（日本失語症学会失認症検査法検討小委員会, 1997）の一部にも視空間の検査課題が含まれているので，

簡単に済ませたいときにはこれも利用できる．

　ここではこれら2つの公刊されている検査バッテリーを紹介した後，これまでの伝統的検査法について簡単な説明を加える．

1) BIT 行動性無視検査日本版

　Wilson ら（1987）による Behavioural Inattention Test（BIT）の日本版である．石合を代表とする BIT 日本版作製委員会（1999）によって作られた．検査図版の一部（食品写真，音読用テキストなど）が日本風に変えられたほか，正常値と異常値の境界を決めるカット・オフ点が日本人データから導かれている．

　BIT は『通常検査』と『行動検査』から成る．

　『通常検査』を構成するのは次の6つの下位検査であり，いずれも伝統的な半側無視の検査を引き継いだものである．

① 線分抹消試験：A4紙面に長さ25 mm の線分40本がばらばらに配置された図版を被検者に与え，全部の線分に印（短い交差線）をつけるように言う．
② 文字抹消試験：A4紙面に多種類の"かな"文字が34字×5行に配列されている図版を与え，その中から「え」と「つ」を選んで全部に印（○）をつけるように言う．
③ 星印抹消試験：A4紙面に大きい星52個，かな文字13，かな単語10，小さい星56個がばらばらに配置されている図版を与え，その中から小さい星を選んで全部に印をつけるように言う．
④ 模写試験：「星」「立方体」「花」「3つの幾何図形」の図を1つずつ見本として与え，同じ大きさの紙に模写させる．
⑤ 線分二等分試験：A4紙面に3本の水平線が上，中，下の3段に描かれている図版を与え，それぞれの線の真ん中と思うところに印をつけるようにと言う．
⑥ 描画試験：白紙（A4判）を与え，時計の文字盤，立っている人の正面像，蝶の絵を順次描くように言う．

　このそれぞれについて，最高得点とカット・オフ点が示されており，被検者の得点がカット・オフ点以下である場合に異常（＝無視がある）と判断される．6つの合計得点の最高得点は146，カット・オフ点は131である．合計得点が，または下位検査得点のどれかが1つでもカット・オフ点以下であることは，半側無視またはその他の注意の障害を示唆すると見なされ，次の行動検査を使って精査をすることが推奨されている．

　『行動検査』を構成するのは，次の9つの下位検査である．題材を日常行動から得ており，本検査を行動検査と名づける由来にもなったと思われる検査群である．しかし次の説明から明らかなように，すべてが机上空間で行われる模擬課題であり，日常行動そのものではない．

① 写真課題：「皿に盛った食べもの」「洗面台と洗面具」「様々なものが置いてある窓辺」の写

真を1つずつ見せ, それぞれについて写っているものを言わせる (または指でさすように言う).
② 電話課題：電話機と電話番号カードを与え, カードに書かれた番号に電話をかけさせる.
③ メニュー課題：料理名が6行×4列に並んだメニューを与え, 全部を読み上げる (または指さす) ように言う.
④ 音読課題：横書き文が横3段に組まれている短い記事を与え, 音読させる.
⑤ 時計課題：ⅰ) デジタル時計の写真に示された時刻を読ませる, ⅱ) アナログ時計の文字盤に示された時刻を読ませる, ⅲ) 検査者が告げた時刻にアナログ時計をセットさせる.
⑥ 硬貨課題：台紙に硬貨を6枚ずつ, 3段に並べたものを提示し, 検査者が告げた硬貨を指さすように言う.
⑦ 書写課題：「住所」「文章」を印刷したカードを見せ, 書写させる.
⑧ 地図課題：簡単な道路図のようなものを見せ, ある交差点から別の交差点へ, 検査者が告げたとおりの道順を指でたどるように言う.
⑨ トランプ課題：机上にトランプカード16枚を4×4に配置する. 検査者が告げるカード (例. キング) を全て指さすように言う.

　これらの下位検査も, 通常検査の場合と同じく, カット・オフ点が定められている. 行動検査の合計得点の最高値は81点, カット・オフ点は68である.
　通常検査と行動検査は常に両方とも実施されるわけではない. 通常検査で異常が発見されたときに行動検査を使って精査をするのが基本とされる. ただしBIT日本版検査委員会が示したデータを見る限りでは, 無視ありと判断される確率は両者の間でそれほど変わらない.

2) 標準高次視知覚検査の一部

　日本失語症学会 (改称後, 日本高次脳機能障害学会) が設けた失認症検査法検討小委員会により開発された (1997). もともと視覚失認と視空間失認の両方を検出することを意図して作られているが, 検査課題の大部分は対象認知にかかわるものであり, 視空間関連はそれほど多くない. 大項目7つ中の6番め,「視空間の認知と操作」が視空間関連である. ここに中項目として次の5つが含まれている.

① 線分の二等分：B5大の紙面に水平線1本が描かれた図版3枚が使われる. 1枚ずつ提示し, 線の真ん中に印をつけるよう求める.
② 線分の抹消：B5大の紙面に長さ16 mmの線が40本, ばらばらに描かれた図版を用いる. 全ての線分に鉛筆で印をつけるよう求める.
③ 図の模写：線画図版1枚 (いわゆる"二本の花"風) を見本として提示し, 別の紙面に真似て描くように求める.
④ 数字の音読：B5の紙面に6個の単数字が4段に配置された図版を提示し, 全てを読み上げるよう求める.

⑤ 自発画：見本なし描画のこと．「時計文字盤」「4 時 45 分の短針と長針」「人の顔」について
実施．時計の文字盤と人の顔については，輪郭があらかじめ与えられている．

これらのいずれも，実施の手続きが決まっているので，検査者はそれに従って実施し，誤反応の質を記録し，かつ採点する．結果は得点のプロフィールとして表現される．カット・オフ点はとくにない．

3) Albert の線分抹消検査

Albert（1973）によって発表されて以来，その簡便さゆえに非常に多くの人々に使われてきた．といっても図版が市販されたわけではないので，みなそれぞれに類似図版を作って使用したことになる．Albert の論文に記載されたデータを見る限りでは，彼の健常対象者 30 名のうちこの検査で見落としを示した者はひとりもなかった．

他の研究者たちが作った検査バッテリーの中の線分抹消試験は，ほぼ忠実にこの Albert の検査を引き継いでいる．わずかな違いが線分の配置と被検者への説明に見られるのみである．

簡便なために多くの患者に実施できるが，探索課題としての難度は低いほうに属する（既述）．これのみでは軽度または潜在的な無視を検出できないことを知っておくべきである．

4) 記号抹消検査（または記号探索検査）

これは誰もが思いつく検査であるから，ふるくから有名，無名を問わず，多くの研究者，臨床家がそれぞれの図版を作って用いてきた．BIT の下位検査に典型例が収められている．

この種の検査を用いるときには，標的または背景刺激の種類数や密度によって，無視の発現が変わることを意識しているべきである．

5) 線分二等分検査

これもふるくから使われてきた．どのようなものかは，BIT の通常検査の中の下位検査⑤を参照してほしい．BIT では 1 枚の紙に 3 本の水平線が 3 段に配置されているが，1 本のみを配置した図版が使われることも多い（標準高次視知覚検査など）．紙面上の右寄り・左寄り・中央のどこに配置するかや，線の長さもさまざまである．

偏りの程度を数量化できるために，実験的研究において頻繁に使われてきた．

6) 図形模写

右半球性半側無視に固有の症状として，"要素"の左側無視があることが知られている（既出）．いわゆる物体中心軸をめぐる無視である．これを検出するには複数の図形を同時に示してその模写を求める必要がある．これについて Gainotti ら（1972b）は，大小 3 つの幾何図形を横一列に配置したものや，多数要素をもつ簡易風景図（左から，2 本の木，柵，家，1 本のモミの木を横一列に配置）を使うのがよいことを述べたが，後者のほうがより有用であるとした．BIT は

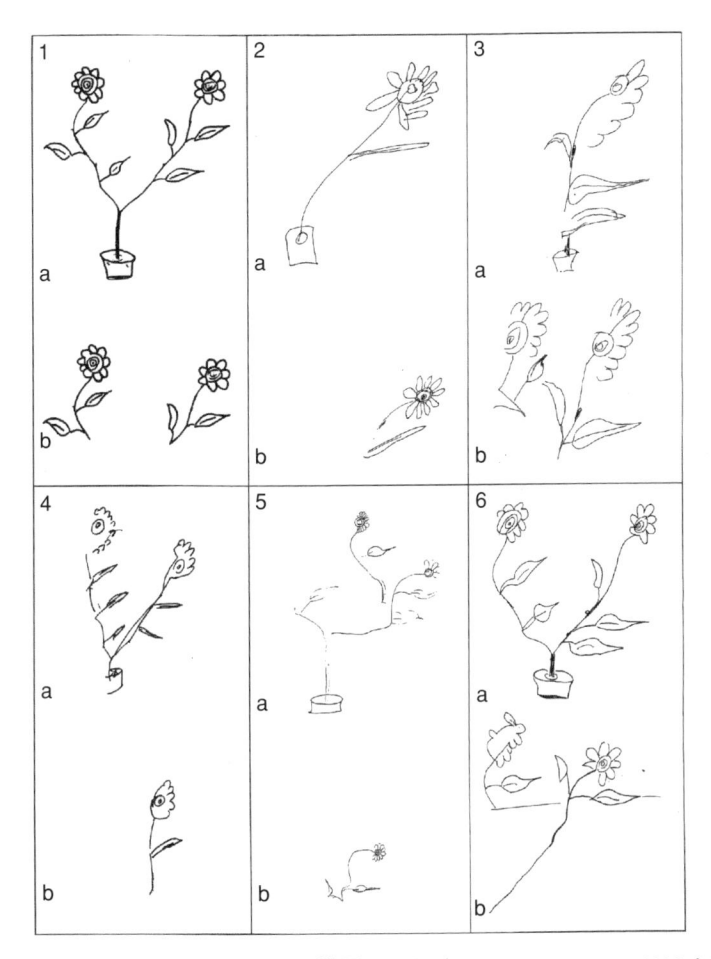

図 7-6 Marshall & Halligan の模写テスト（Marshall & Halligan, 1993 より）
1 は見本図．実際は図 a，b がそれぞれ別個の紙に描かれている．紙はいずれも横置き A4 判．図 a が占める面積は高さ 128 mm×幅 145 mm，図 b は高さ 128 mm×幅 68 mm．2～6 は患者 1～5 の模写作品．

これを踏襲したとみられ，通常検査の中の模写課題に，この 2 種の見本図を取り入れている（全く同一ではない）．ちなみに Rossetti ら（1998）は，Gainotti らの簡易風景図を少し修正して，左から木，木，家，モミの木，モミの木の 5 つを整然と並べた見本図を使っている．

これに対して Marshall と Halligan は，患者の知覚構造をより深く分析するための模写見本として 2 つの見本図を使うことを提案した（Marshall & Halligan, 1993；Halligan & Marshall, 1993）．**図 7-6** がそれである．この図の a と b は別個の紙に印刷されており，a の下半分を消し去ったものが b である．2 つの花とそれに続く茎，および各 2 枚の葉は，形も大きさも間隔も，a-b 間で全く同一である．この 2 つの見本図を使うと，その患者の半側無視が紙の中心座標をめぐって起きているのか，物体の中心座標をめぐって起きているのか，もし混合しているならそのいずれが優勢かがわかることになる．またどの物体が座標軸の中心になっているかや，別の要素が加わっているかもわかる（例．同図 6）．患者の知覚構造の全てがわかるとまではいわないが，かなりの判断材料が得られるはず，と彼らは述べている．ちなみに同図の 2 の

患者は紙面中心の座標をめぐる半側無視が，同3の患者は物体中心の座標をめぐる半側無視が優勢になっているとみられるケースである．

このような検査は，個々の患者の半側無視の質を考えたいときに，参考情報をもたらしてくれる．

7) 描画テスト

画題を与え，自由に描いてもらう検査である．「時計の文字盤」「立っている人の正面像」「家」などが典型的画題であるが，BITでは前二者に「蝶」を加えている．

描画テストでは模写テストと違い，被検者は自分の視覚記憶の中のイメージ（表象）に従って図を描くと考えられている．したがって表象性の半側無視があるかを検出するのに適していると考えられるが，ことはそう簡単ではない．描かれた作品に一側性の欠如または欠陥が見られるとき，それが表象の欠如・欠陥に由来するものなのか，表出段階での一側性欠如・欠陥に基づくものであるかは，容易に判断できないからである．

Ishiaiら(1993)は，時計の文字盤を描くテストの成績は線分抹消検査や線分二等分検査あるいは模写テストの成績に比例しないという（彼らはあらかじめ文字板の輪郭を表す円を与えたうえで1〜12の数字を書き入れさせた）．むしろ言語性IQとの関連が高いという．したがって，時計の文字盤を書かせるテストは半側無視の検出には向いていない，と彼らは述べている．

つまりこの種の課題は，視覚表象だけでなく言語的表象を頼りに実行されることがある，ということを考えておかなければならない．また，紙や自分が生み出しつつある作品が視覚刺激として本人の感覚の中にとらえられることや，描くという行為が運動的側面をもっていることもまた考慮しなくてはならない．

8) Baking Tray Task

ThamとTegner (1997) が発表した．直訳すれば「パン焼きトレイ課題」，意味をとれば「パン生地並べ」であろうか．丸パンの生地をオーブンの皿に均等に並べる場面を想像すればよい．ただし実際には3.5cmの立方体16個を使っている．"パン焼きトレイ"は75cm×100cmのボードで，周りに高さ3.5cmの縁をつけてある．16個の立方体は箱に入れて被検者の正面に置く．そして「この立方体を取り上げ，パン生地をトレイに並べるときのように，ボード全体にできるだけ均等に並べてください」と告げる．時間制限は設けない．16個全部を使い切るように促す．終了後6×4の格子をのせて配置の状態をしらべ，結果をA4の紙に転記する．そして，左空間と右空間に置かれた立方体の個数をしらべる．線にかかった立方体がある場合は，中心のずれが0.5cm以内であるなら，左右の空間へそれぞれ1/2点ずつを与える．Thamらによれば，記号抹消検査や線分二等分検査ではほとんど無視が認められないにもかかわらず，この the Baking Tray Task (以下BTT) では，16個の立方体全部をボードの右端にぎっしり詰めて配置したケースがあったという．なお著者らは，A4バージョンでも検査の感度は変わらないとしているが，3.5cm立方体の代わりに何を使うかは明らかにしていない．

著者らがそういっているわけではないが，BTT は視覚-運動課題における**配置の問題**を扱っている．これは伝統的な半側無視検査には登場しなかったものである．半側無視の患者が絵を描いたり文を書いたりする際に作品を紙の一方に片寄せて描く（書く）現象は臨床現場ではなじみのものだが，BTT はその数値化に成功した．被検者が配置のために使った空間はその人の歪められた空間表象の再現である可能性がある．

9）障碍物コーステスト

半側無視の患者は空間を移動中に左空間にある障碍物にぶつかることが多い．これを数値化しようとして作られたのがこの種のテストである．

Webster らは半側無視に対する治療的訓練の効果をはかる一手段として，全長 28.8 m の障碍物コースをリハビリテーション・センターの中庭に作った（Webster et al, 1984；Webster et al, 1988；Webster et al, 2001）．ただしこれは車椅子患者のためのテスト・コースである．コースの両側は高さ約 90 cm のロープで仕切ってあり，コース幅は約 1.52 m．直角の右折，左折各 3 回を含む曲がりくねったコースである（直進部分の長さは 4.52〜7.11 m）．コース途中には障碍物として折りたたみ椅子 12 個が左右同数になるように配置してあり，椅子脇のクリアランス（空き）は戸口寸法と同じ 91.44 cm である．被検者は車椅子に乗り，両端のそれぞれを出発点として全部で 2 回，このコースを通過する．その間の衝突およびかすりの回数が測定指標である．

米田ら（2004）はもっと簡易な方法を提案している．移動開始点の前方 2 m の位置に 2 つの丸椅子を左右間隔が 1 m になるように置く．さらにその 1 m 先にもう 2 つの椅子を同じ左右幅で，しかし左へ 50 cm ずらした位置に置く．第 2 コースでは 2 列目の椅子を右へ 50 cm ずらす（第 1 コースに使った椅子を並べ替える）．被検者を移動開始点に連れて行き，前方に 4 つの丸椅子が見えることを確認したうえでその間を通り抜けるよう指示する．各コースを 2 回ずつ試行する．車椅子が左の椅子または右の椅子に衝突した回数を数える．

7・4・4 アウェアネスの評価

Azouvi のグループは，半側無視に対する患者のアウェアネスを評価するため，さきに紹介した CBS の患者用バージョンを作り，他者が評価した場合との差をしらべた（Azouvi et al, 1996；Azouvi et al, 2003）．実際には，通常の CBS 項目に従って第三者（その患者の CBS 評価を行ったのとは別の人物）が患者に質問を行い，答えを用紙に記入する．たとえば表 7-1 に掲げた項目の第 1 項は，「あなたは顔を洗ったり髭を剃ったりするとき，顔の左側を洗ったり剃ったりするのを忘れることがありますか」という質問に置き換えられる．無視の程度を表す尺度は次のようになる；0 = 全く困難がない，1 = 軽い困難がある，2 = 中程度の困難がある，3 = 重い困難がある．

観察者による評価の合計点と患者による評価の合計点との差を，Azouvi らは仮に「疾病否認

スコア」と名づけている．彼らによれば，無視がなかったり軽度であったりする場合はこのスコアがマイナス値になることもあるが，一般には重度であるほどそのスコアが増す傾向があるという（Azouvi et al, 2003）．

アウェアネスの評価法としてはこのほかに Tham らによる AAD（the Assessment of Awareness of Disability）がある．これは作業能力評価法の一種である AMPS（the Assessment of Motor and Process Skills）に連動して実施するしくみになっており，AMPS のために患者が選んだ2種類の作業課題を実行させた後に患者に次の質問を行い，それをスコア化することになっている（Tham et al, 1999）．

質問：
1．いま行った作業の進め具合は，卒中の前にあなたが家で行っていたのと比べてどのようなものでしたか？
2．作業中に何か難しいことがあったか（難しいステップがあったか）説明してもらえますか？
3．以前に家でしていたのとは違う別の方法を使う必要があったか説明してもらえますか？
4．この作業の中で右手と左手をどのように使ったか説明してもらえますか？　何か困難がありましたか？
5．作業中の身体移動をどのようにやり通したか，つまり，立ったり，歩いたり，車椅子を操ったりをどんなふうにやり通したか説明してもらえますか？　何か困難がありましたか？（もし採用した AMPS 課題の中に身体移動が含まれていない場合は，作業療法室へどうやってやってきたかについてたずねる）
6．するべきことを思い出したり，あるいは作業の段取りを正しくするのに困難がありましたか？
7．その作業をするとき，見たり，見つけたり，物のありかを探し当てたりするのに困難がありましたか？

採点：
4p＝患者は自分の能力障害 disability について完全に現実的な考えをもっている（AMPS 課題における自分の困難を正確に説明できる）
3p＝患者は自分の能力障害 disability についておおまかには現実的な考えをもっているが，自分の困難を細かく説明することができない
2p＝患者は自分の能力障害 disability についてどこか非現実的な考えをもっている（自分の能力を過大に評価するか，自分の能力障害を低く評価している）
1p＝患者は自分の能力障害 disability について非常に非現実的な考えをもっている（自分の能力をきわめて過大に評価するか，自分の能力障害をきわめて低く評価している）
0p＝患者は自分の能力障害 disability を完全に否定している

　　AAD では採用される作業課題が患者によって異なるため，AMPS 同様，超多数サンプルを使って標準化をはかる手続きがとられている．したがってそれらの情報を入手できる立場に

いないかぎりその評価法を使えないが，考え方は参考になるであろう．

ところで，アウェアネスの切り口はさまざまである．たとえば Cicerone ら（2000b）は，Crosson らを引用して，脳損傷から生じるアウェアネスのタイプとレベルに次の3つがあるという．

① 知的アウェアネス intellectual awareness：ある障害が存在しているということをいろいろなレベルで理解する力．何かがまずいという認識をもつレベルから，障害の意味するところを理解できるレベルまでさまざま．次の2つのアウェアネスの基盤をなす．
② 即時的アウェアネス emergent awareness：問題が起こっているときに，その場でその問題を認める力．
③ 予見的アウェアネス anticipatory awareness：ある状況下である問題が起こりそうだということを予見する力．

このような見解に立てば，さきの Azouvi らの方法は知的アウェアネスを，Tham らの方法は即時的アウェアネスに近いものをしらべている，ということになる．

7・5　治療的訓練

半側無視を治癒もしくは軽減させる試みは長きにわたって行なわれてきた．それらは，無視があるという事実を当の患者に知らしめ，無視側へ意図的に視線を向けることを学習させる教育的な試みと，本人の意図とは無関係に生理学的レベルにはたらきかける試みとに大別される．そのどれもがある意味で成功をおさめることがわかっているが，しかしどれも万全ではない．以下の記述のうち，最初の3つが教育的アプローチ，最後の5つが生理学的アプローチである．

7・5・1　左(右)を見ることの促し

患者に無視側（通常は左）を見るように促すわけは，患者は自分が見落としをしていることを知らない，という点にある．

経験的にみて，「あなたは病気のせいで，左の空間や左にあるものに気づきにくくなっています．ですから意識して左を見るようにしてください」と告げることは，多かれ少なかれ事態を改善させる．食事盆や皿の上の食物を見落としていた人も徐々に見落としが減っていき，りんごの右半分にしか色を塗らなかった患者も，やがては全部を塗る日がくることがある（鎌倉1982，事例 SN）．ただし，それだけでも数週間以上を要することが決して少なくない．ついでにいえば，りんご1つの全部を塗ることができるようになったとしても，同じ空間に配置され

た複数の小りんごの全てを塗ることができるようになるまでには,さらに数週間を要する(同).
　「左を見ることの促し」は,たんにそれを告げれば足りるというわけではない.促しは常に"現場"で頻回に行われる必要がある.また助言者は,患者の視線が対象をとらえるまでを確実に見届けるようにしなければならない.場合によっては,視線の先に見るべきものを差し出してやり,進歩につれてその位置を通常の位置に戻していくことも必要になるであろう.
　Lawson(1962)は主として読むことについて,2人の患者に左を見ることの促しを試みた経過を詳しく述べている.
　彼の第1例は元画学生の45歳の女性である.くも膜下出血による左半身の運動麻痺と感覚麻痺のほか,左下四半盲と不完全な左上四半盲があった.左側無視があり,このために物の見落としや単語の読み落としが目立っていた.食事のときに自分が皿の上のものに気づかないことがあるのを承知しており,また本を読むのが難しいと感じていたが,しかしそれは卒中後に視力が落ちたためだと思っていた.人物像を描いてもらうと,左側の顔の細部を欠く傾向があった.
　この患者にLawsonは,「あなたは左にあるものを見落としているのです」と説明した.そして,もし文章を読んでいて意味がつながらないと思うことがあったら左を見なくてはならないと告げ,彼女が読んでいる間,頻繁にこのことを思い出させた.そして数週後に正式な検査を試みた.ハガキ大のカードの1枚めには簡単な文章が8行にわたって印刷されており,2枚めのカードには23個の単語が6行にわたって印刷されていた.患者は1枚目のカードを誤らずに読んだが,改行後の読み始めにわずかな滞りを示した.2番めのカードについては,行のはじめの短い単語を読み落とし,長い単語は,滞りの後に何とかそれをつかまえた.3か月後の再入院のときには,左の視界の隅のほうに何か無いはずのものが見えると訴えた.さきのカードは2枚とも誤らずに読んだが,改行後の滞りは依然としてあった.人物画の出来ばえは以前と同じであったが,左向きの横顔を描いてもらうと,これには細部の省略は現れなかった.読みの無視が消えていたにもかかわらず,絵図の左端を見落とす徴候は改善していなかった.このためLawsonは患者に,車の運転はしないよう忠告した.
　彼の第2例は元看護師の75歳の女性であった.卒中による重度の左片麻痺と左半身の疼痛があった.患者は左のほうが見えないと言い,左のほうにいる人を識別しないので訪問者たちをがっかりさせた.完全な左同名半盲があった.活字の大きい1段組印刷の福音書を見開きにして見せたが,右ページの下2/3あたりを幅1.5インチ程度にわたって文字を識別できたのみで,左のページは存在していることさえも気づいていないふうであった.左にあるものを見落としていると告げても,見落としは修正されなかった.右から左へ向かって単語を読むように指示してみると,行の右端の2つの単語を読んだ.Lawsonがスポットライトやポインターを使って左向きの読みを誘導しながら,「もっと左,もっと左」と励ますと,たいへんな努力を払いながら,ひとつ,またひとつと,ためらいながらも読む単語を増やしていくのがわかった.ポインターで誘導しても行を見失うことが多いので,そのつど最初からくり返さなければならなかった.左に向かうほど困難は増し,初日はページの中央まで進んだところで止まった.

1週間後，患者はLawsonに「左のほうを見る練習をしました」と話し，それにはたいへんな努力が要るので頭痛がしたと語った．食事盆の上にあるものを見逃していて，指摘されるまで気づかなかったとも話した．前回と同じ本の違うページを開いて与えると，右側のページの最上行を読んだが，読み始めたのは左の余白から1/3進んだ位置からだった．しかし少しの促しで左端から読み始めることができた．ページの左半分では単語の読み違いが多く，whatsoeverをwhosoeverと読むような取り違えが多かった．このときLawsonは，彼がポインターで誘導するよりも患者が自分の指で行をたどっていくほうがよく読めることに気がついた．そこでLawsonは患者に，読むときにはまず指でページの左上の角を探しあてるようにすること，右ページを読むときにはやはり指で中央の綴じ目を探してそこから読み始めるようにすることを勧めた．食卓の盆についても同じような助言をした．
　次の数週間が過ぎ，患者は練習を続けた．そしてついに，左右両方のページを読むことができるようになった．ポインターによるリードも指による探りも使わなかった．読み落としはもはや見られなかったが，ページの左半分での読み違いは相変わらずだった．しかし別の読み物を与えてみると，成績は大きく後退した．とくに記事と写真が入り混じって組まれている新聞は最悪で，一番右隅のコラムをかろうじて左まで読み渡せたにすぎなかった．患者は自分の小さな聖書なららくに読めるだろうという自信があったが，結果はさんざんだった．その聖書は2段組に印刷されていたが，驚いたことに彼女は，右ページの"左"の段を読み始め，右段は，Lawsonが左段を白紙で覆ってしまうまで読むことができなかった．次に患者は自ら指で行をたどり始めたが，いつも左へ行き過ぎになるのが認められた．テストカードの第2（単語を並べたもの）のほうは，そのカードを自分で手に持つとそれほどためらわずに読むことができた（患者自身が自分で持つほうを好んだ）．しかし形態が似た単語間での取り違えがあった（count→sentなど）．文章が書かれた第1のカードについては，行頭の短い単語を読み落とすことがあった．行頭の単語が長いときには（例. occasionally），読み上げるのを少しの間やめ，注意深く頭を左へまわしながら言うのだった．「ね，こうやって頭を左へ動かさなくてはならないんですよ」．絵図については相変わらず大きな見落としがあった．
　彼女の絵の描き方には特筆すべきものがあった．車輪を描くとき，輪郭を表す円を先に描いたときにはスポークを左右とも描いていたが，スポークを先に描いたときには輪郭を表す円もスポークも左側が欠落していた．これは聖ジョージの旗を描くときも同じで，輪郭を表す長方形を最初に描けば中の十字もちゃんと描けたが，最初に十字を描かせたときには長方形の左の線が欠落した．
　入院後2年が経ったとき，患者は1段組印刷の書物を指でたどることをせずに読めるようになっていた．新聞も読めてはいたがこちらは少し困難を伴っていた．絵図の中の物を特定させると，はじめは左のものを少し見落としたが，しかしすぐ修正した．絵を描くときには相変わらず左の無視を示した．彼女は自らの障害をこう記述した：「私は字を書くときには見ないで勘で書く．けれどもいったんそれを書いてしまうと，こんどは読み返すのがとても難しい．」
　こうした経験に基づいてLawsonは，左側無視を示す患者がふたたび左を見ることを取り戻

7・5　治療的訓練　　179

すためには，障害を理解させ，文字どおり，努力を傾けるべき方向を知らしめる助けが必要であることを述べた．患者と医療者の双方の努力が必要だと主張したのである．

このLawsonの報告は，私たちが日常臨床で見かける半側無視患者のありさまを活写している．彼らは見え方に何か異変が生じたとは自覚しているが，何がどのように変わったかを正確に自覚できているわけではない．指摘を受けてはじめて左を見ようとするが，それには多大な努力を要する．しかし努力を払おうとする患者なら，少しずつ左を見ることに習熟し始める．しかしそれには長い練習期間を要する．また，訓練の成果は別の対象，別の課題には容易に般化しない．触覚や運動覚を頼りにできる課題であれば（指たどり，旗の輪郭描きなど），半側無視が軽減される場合がある．まれに，左空間への過代償が生じ，右空間への注意が殺がれることがある，等々がそれである．

「病気のためにあなたは左（右）にあるものに気づきにくくなっています．だから意識して左（右）を見るようにしてください」と告げることは，またそれを頻繁にくり返すことは明らかに問題解決の第一歩である．しかし同じ課題で同じ忠告をくり返していると，進歩の中段で，患者が馴れを起こしてしまうことがある（村田ら，1999）．患者が意欲をもって取り組める課題であることや，刻々の進歩を実感できるような課題であることが必須であると思われるゆえんである．

7・5・2 視覚的走査の訓練

視覚的走査の訓練とは，視覚的対象がある広がりをもって展開しているとき，それらを隅から隅まで順序よく系統立てて見ていくように訓練することである．実際，半側無視患者の注視点軌跡をしらべてみると，左に向かう飛躍的眼球運動（サッケードに同じ，既出，7・2・4-2））要素が起こらないだけでなく，系統立った探索活動が起こらないことが明らかであるから（鎌倉，1984），この種の患者に視覚的走査訓練を行なうことには十分意味がある．「左を見ることの促し」が生活課題に即してのはたらきかけであるとするならば，こちらは病態の中核部分の改善をねらう基礎訓練である．それだけに，訓練効果の般化という問題が常に問われてきた．

Weinbergら（1977）の研究は，視覚的走査の訓練効果の検証に取り組んだ初期のものとして知られる．彼らの対象はリハビリテーション目的で入院している右半球損傷の患者57名であった．これらの患者は無作為に2群に分けられ，一方の実験群には視覚的走査訓練が，他方の対照群には通常のリハビリテーションプログラムが実施された．訓練期間は1か月，総訓練時間は20時間である（毎回1時間，週に5回，連続4週間）．この前後で神経心理学的な検査14項目が実施された．

実験群に施した訓練プログラムは，以下のようであった：① 頭を左へ回旋させなければ右視野で標的をとらえることができないような課題を与える，② 最初の標的は左空間に提示し，それをアンカー・ポイントとして使わせる，③ 刺激の密度を下げる，④ 追跡パターンをゆっくりとしたテンポに変え，容易に右へ引かれないようにさせる．これらを実行に移すために使われ

たのは，特製の視覚的走査用ライト・ボードと，13種の視覚教材である．

ニューヨーク大学方式として知られるこの視覚的走査用ライト・ボードは，後の研究者たちが記述しているところによると（Webster et al, 1984；Gouvier et al, 1987），幅72インチ，高さ8インチの木製ボード上にライト10個ずつを2列に平行に配置したものである[注1]．これを被訓練者の正面に，前額面に平行に，つまりは壁面同様のかたちで提示した．各ライトのオン・オフは少し離れた操作盤から担当者により制御される．被験者には点灯したライトの番号を読み上げたり，個数を数えたりを求める．アンカー・ポイントの提示は，ボードの左端に赤いテープの切片を貼るなどにより行われた．アンカー・ポイントとは走査の出発点を決めるために必ず見つけ出さなくてはならない目印，というほどの意味である．

このライト・ボードを使った訓練のほかに，読み・書き・計算の訓練が施された．たとえば読本教材は単一文字から単語，パラグラフに至るまでさまざまなレベルのものがあり，アンカー・ポイントとしてはページの左側に赤い縦線を書き入れる，行番号をつけるなどの方法が用いられた．印字も，大活字から小活字まで，つまりは密度の低いものから高いものまで，各種が取り揃えられた．訓練手順は細かく定められていた．アンカー・ポイントは初期に提示され，訓練が進むにしたがって除去された．

実験の結果は，実験群すなわち視覚的走査訓練を施されたグループの神経心理学的テストの成績が，多くの項目において訓練前よりも訓練後に有意に高くなったことを示した．そのことは当初の視知覚障害がより重度であったサブグループにおいてより明らかであったが，しかし有意の改善が得られたのは，訓練内容との類似性が高い検査項目（読解テスト，単純計算，読み上げテスト，抹消テストなど）のほうであった．訓練内容との類似性が低い検査項目（顔のマッチング，組み合わせなど）においては有意の改善は得られなかった．対照群すなわち視覚的走査訓練を受けなかった群の場合は，ほとんど全ての検査項目において改善を認めなかった．

こうしてWeinbergらは，右半球損傷をもつ患者に対する視覚的走査訓練が正の効果をもつことを示したのであったが，同時にその効果は類似課題の範囲にとどまる，ということも示したのであった．

その後Websterら（1984）は，3人の患者に対するシングルケース実験を用い，ニューヨーク大学式ライト・ボードを使った視覚的走査訓練の効果が障碍物コースでの車椅子運行成績の改善に及ぶかをしらべている．訓練回数は12〜18回である（1回45分）．結果は，ライト・ボード上での視覚的走査そのものは改善されたものの，障碍物コースでの運行成績は改善したケースもあればしなかったケースもあり，一様でなかった．視覚的走査の成績のほうは1年後も維持されていた．Gouvier et al（1987）の結論も，視覚的走査の改善効果は類似課題にとどまる，というものである．この場合は5名の患者を対象にシングルケース実験を行い，訓練には抹消課題とライト・ボードによる視覚的走査訓練が使われている．般化をしらべる手段として用いたのは筆写問題，読み，障碍物コースの運行成績である．Wagenaarら（1992）も5名を対象と

注1）この視覚的走査用ライト・ボードの写真は，Wilson BA（Ed）（2003）：Neuropsychological Rehabilitation：theory and practice. Swets & Zeitlinger, p.17 に掲載されている．

する同類の研究を行い，ほぼ同じ結論を出した．

　Pizzamiglio ら（1992）の場合は，上記の研究者たちよりも徹底ぶりが際立っている．視覚的走査訓練のプログラムとしては，① 視空間走査，② 読みと模写の訓練，③ ドット・マトリックスのパターン模写，④ 光景図描写の 4 種が組まれ，毎回 1 時間を超える訓練セッションが 40 回（週 5 回，8 週間）実施された．すなわち訓練期間の長さは，これまでの研究者たちの 2 倍である．① の視空間走査訓練のためには，パソコン・プロジェクターを介して壁面に投射される水平 96 度，垂直 18 度の画面が使用された．4 種をあわせた走査訓練の効果をはかる測定は，(1) 文字抹消テストのような標準的な半側無視の検査 4 種，(2) 二人の客のためにお茶のテーブルをセットするといった生活機能的半側無視の評価 4 種，(3) 相貌認知テストなどを含む視空間性能力評価数種である．13 名の半側無視患者が訓練対象となった．結果は，(1) と (2) の成績は改善したが，(3) には効果が及ばないことを示した．つまり，徹底した視覚的走査訓練の効果は，標準的半側無視検査の成績だけでなく，テーブルセット，物品使用，絵図の陳述，室内家具の陳述のような日常生活関連課題にも及ぶことを明らかにした．しかしこれはグループとしての成績が有意に改善したという意味であり，改善の程度は，個人間の差が大きかった．また，訓練中の所見として，多くの対象者の自発的な会話の中にアウェアネスの変化が認められた．患者たちは，「私には頭を左へ引っぱってくれるバネが必要なんだ」「実のところ，前は左が全く見えていなかったけれど，今はだいぶよくなった」などと述べるようになったとのことである．こうした変化が認められなかった唯一の患者は，訓練後の成績改善が最も小さい患者であった．情緒 mood の変化も認められた．無気力，無関心が積極性，能動性に変わった例もあれば，多幸性に転じた例もあり，病状の深刻さを理解するにつれ，うつ的危機が生じたケースもあったという．

　この Pizzamiglio のグループは 3 年後に，同様の訓練の効果を，無作為に分けた 2 群の患者群を使って再確認している（Antonucci et al, 1995）．また，最初に対照群に割りつけた患者たちを第 2 の実験では実験群に割りつけ，これにより当初の成績不振を挽回させることができたとも述べている．

　パソコン利用の訓練プログラムを使った Webster ら（2001）の実験は，彼（ら）が 1980 年代に行なった研究の精緻化を試みたものである．ふたたび障碍物コース運行の改善というテーマが取り上げられ，視覚的走査の訓練がはたしてこれに好影響をもたらすかが検討された．訓練プログラムは 5 つのモジュールから構成されており，スクリーン全面を走査する通常の走査訓練から，手を使って行う標的の追跡，通路画面上の車椅子イメージの走行操作などを含んでいた．各モジュールは複数レベルの課題で構成され，ひとつの課題の成功率が 70% を超えなければ次のレベルに進むことができなかった．研究の対象は半側無視ありと確認された患者 40 名であり，うち 20 名が実験群に割りつけられた．実験群の患者が受ける訓練は，1 回あたり 45 分，全部で 12～20 セッションである．結果は，パソコン画面での訓練に参加した患者群のほうが，障碍物コースでの衝突やインシデントの回数が有意に少ないというものであった．つまり，スクリーンに投射したコンピューター画面を使った訓練の効果は，実空間での移動の改善に影

響を与えた，と結論された．

　以上の研究史は，半側無視患者の視覚的走査能力は訓練によって改善すること，訓練の効果は他の類似課題に及ぶこと，しかし全体として意味ある効果を獲得するためには緻密な訓練計画が必要であることを物語っている．訓練の過程でアウェアネスの変化が生じる場合があることも注目すべき点であるといえよう．

7・5・3　アウェアネスの促進

　半側無視患者のアウェアネスの問題に一貫して取り組んできたのは，スウェーデンの作業療法士，Kerstin Tham のグループである．1996 年に Tham らは，半側無視がある 4 名の患者に半構成的インタビューを行い，障害や訓練，生活に対する彼らの心情を尋ねた．この 4 名の患者は当時，別の研究プロジェクトに被験者として参加していた人々であり，おしきせのカード分類作業や本人希望によるピアノ演奏などを行ないながら，その間に注意持続を高めるように自己教示を行う，ということを数週間にわたって実行していた．彼らの語りの中から Tham らが見いだしたことのひとつは，障害に対するアウェアネスを欠く患者は，訓練に対する意欲 motivation も欠いている，というものである．自分に注意の障害があると思っていない患者はそのための訓練に参加する理由をもたないが，予定が組まれているというただそれだけの理由で訓練の場に身を置いていた．もうひとつの所見は，患者たちはしばしば自己能力を過大に評価しているが，その過大評価は発症後まだ経験していない作業についてとくに著しい，というものである．たとえばある患者は，「私は絶対，またゴルフをしますよ」と言い放っていたが（それは第三者にはとうてい無理なことだと思われた），一方で「いまの私には飛行機旅行は無理ね．特製トイレがないとだめだから」と言っていた．セルフケアは日々経験済みであったから，これについては自分の能力がわかっていた，と Tham らは考えた．

　翌年の研究は，ビデオ映像によるフィードバックははたして有効か，ということの検証である（Tham et al, 1997）．重度または中等度の半側無視がある右半球損傷者 14 名を 7 名ずつ 2 群に分け，一方を実験群，他方を対照群とした．そして実験群には the Baking Tray Task（BTT，既出，7・4・3-8)）を実行している際のビデオ映像を本人に見せるとともにフィードバックを行ない（無視が起こった左空間はモニター画面の右側に映ることになる），検査結果も見せた．対照群には通常の言葉によるフィードバックを行ない，BTT の結果を見せた．効果をしらべるための測定は，BBT，線分抹消，図の模写，線分二等分試験の 4 種である．結果は実験群（ビデオ群）においては，BTT の成績のみが有意に改善したが，他の 3 種の検査の成績はとくに改善しなかった．対照群（通常群）においては，4 種とも有意の変化がなかった．つまり，ビデオによるフィードバックは効果があったが，他の課題に般化することはなかった．

　では，"その人にとって意味のある目的活動"をしてもらい，その中でアウェアネスを促すはたらきかけを続けた場合はどうなるか．これを取り上げたのが，Tham らの 2001 年の研究である．対象者 4 名に対する ABA′ 型シングルケース実験が行なわれた．A がベースライン，B

が介入，A′がフォローアップである．Aの期間は2週間とし，日に1，2時間，週5回の頻度でセルフケア活動に焦点をしぼった作業療法を実施した．続くBの期間は4週間とし，日に1，2時間，週5回の頻度で，障害に対するアウェアネスの訓練を実施した．アウェアネスの訓練とは，患者に何か好きな作業を選んでもらい（対象1は朝刊を読むことを，対象2はおいしい食事をつくることを，対象3はガーデニングを，対象4は葉書を書くことを選んだ），毎回，それを実施する前後に作業困難の予測と結果のふりかえりを行なう話し合いをもち，セラピストからのフィードバックを加え，最後に2人で代償的方法を考えてそれを実際に試してみる，という訓練のことである．なおこのB期間には，このアウェアネス訓練のほかに，2～4回の自宅外泊によって病前に馴染んでいた作業と現在の作業を比較する機会をもつこと，介入の初期にビデオ映像によるフィードバックを与えられること（前出），別の研究のために行なわれた面接の中で患者自身がそれまでの作業体験を内省する機会をもつこと，などが加わっていた．A′の期間は，Bの終了後8週間が経過した時点からの2週間である．A-B-A′の全期間にわたる変化を追跡する測定は，①ADL評価，②アウェアネス評価，③半側無視検査，④持続性注意測定の4種である．②のアウェアネス評価には彼ら自身が開発した『障害アウェアネス評価法 the Assessment of Awareness of Disability, AAD』（既出，7・4・4）が使われた．

結果は次のように判定された：(1) 障害に対するアウェアネスとADL能力は全4例において改善した，(2) 半側無視は3例において改善した，(3) 注意持続は2例において改善した．つまり，この研究で採用されたアウェアネス訓練の方法は全4例のアウェアネス改善をもたらしたが，そのうち半側無視の改善が認められたのは3例だった，ということになる．

7・5・4　視覚的手がかりを与えることの意味

ここで話をふたたび，視覚的走査の問題に戻すことにする．

視覚的走査の訓練を行うときに，左から右に向かう走査の"出発点"を導く手段として何かの手がかり（キュー）を与えることがしばしば行なわれてきた．ライト・ボードの左端に赤いテープを貼る，読本教材のページの左端に赤い縦線を書き入れるなどがそれである．これは，必ず存在するとわかっているものを教え，それを探させるのだから，強制探索に等しい．

Riddochら（1983）は，水平線分の二等分試験であらかじめ線分の片端または両端に単数字を書き入れたものを作っておき，これらを何も数字を書き入れてない水平線分に混ぜて順次与え（水平線分は紙1枚あたり1本），「もしも数字があったらそのことを報告し，その後で線の2等分割を行う」ようにと指示した．そしてそれぞれの条件下での分割点の右偏向がキューなしの場合と比べてどの程度改善するかをみた．5名の半側無視患者を対象とした実験の結果は，左端のみにキューが与えられた場合が最良となり，右端のみにキューが与えられた場合はむしろ悪化し，両端にキューが与えられた場合はキューなし条件と右キュー条件の中間の成績になる，というものであった．続く第2実験では，被験者が必ず数字を読むように指示を変えた．すなわち「線の左側（右側または両側）にある数字は何ていう数字か言って下さい」と言

い，正しく読み上げるまでは分割をさせないようにした．すると両端にキューがある場合も，左端にキューがあるのと同じくらいに分割点の右偏向が矯正された．このことからRiddochらは，キューがたんに左右両側に与えられただけだと患者の視線は右へ引かれてしまうが，見ることを強制されれば左への探索を行なうことができる，つまり，注意の向かうところを意識的にコントロールする力は保たれている，と考えた．Ishiaiら（1989）は，アイカメラを用いた研究から，半側無視の患者に水平線分二等分割点をマークさせると，自分が知覚した線分の中心というよりはむしろ左端にそのマークをつけるが，しかし強制的に線分の左端を見させると，自分のつけた中点が右寄りだということを理解すると述べている（筆者注．知覚された線分は短いので，"左端"をマークしたとしても，そのマークは右空間の中にある）．これらの研究は，左空間にキューを与えてそれを強制的に見させることが有用であることを告げている．

　Halliganら（1992）はひとりの患者を使って，さまざまなキューイングの効果を比較した．患者は右中大脳動脈梗塞の患者で顕著な半側無視があった．用いた課題は水平線分二等分試験である．Halliganらは，何もキューを与えない条件に比較して，次の7条件のそれぞれが，分割点の右偏向を軽減する効果をもつかを検討した．7条件とは，①前もって水平線分の左端に+マークをつけてから（つけるところは見せない），線分を分割させる，②検査者が線分の左端に+マークをつけるのを見させてから，線分を分割をさせる，③マークのない線分を与えるが，左前腕伸筋群を電気刺激装置で刺激しながら分割させる，④マークのない線分を与えるが，右腕を線分の左に置かせてから分割させる，⑤患者に線分の左端にマークをつけさせてから，線分を分割させる，⑥検査者が線分の右端から左へ，線分に沿ってゆっくりペンを動かしていき，中点に達したと思ったときに合図をさせる，⑦⑥と同じだが，ペン移動の開始点を左端にする，の7つである．結果は①をのぞく全てが改善の効果をもたらすことを示したが，中でも改善幅が群を抜いていたのは，⑤（患者自身が左端にマークをつける）と⑦（検査者が左端から開始した場合の判断）である．

　Halliganらのこの研究にはもうひとつの実験が加えられていた．それはキューイング効果の持続時間の問題である．実験は上記実験⑤の課題（患者自身が左端にマークをつける）を使って行なわれた．つまり，患者が左端マークをつけてから線分分割を行うまでの時間の長さを0,5,10秒の3条件とし，改善の程度を比較したのである．結果は，「0秒」のときに見られた改善の効果は「5秒」で半減に近づき，「10秒」ではほとんど消滅してしまうことを示した．これで見るかぎり，キューイングの効果は一瞬，ということになりそうである．

　Mattingleyら（1993）はやはり水平線分二等分課題を使って，左端マークというキューの効果が純粋に視覚的なものかどうかを検討している．2つの実験が行なわれたが，第一実験では，①普通に分割点をつけさせる，②線分の左右両端にマークをつけさせてから分割点をつけさせる，③線分の左端にマークをつけさせてから分割点をつけさせる，④線分の右端にマークをつけさせてから分割点をつけさせる，の4条件の比較が行なわれた．実験対象は6名の患者と同数の健常者である．その結果，患者群では，左端にマークをつける場合とつけない場合とで分割点の偏りに明らかな違いがあり，左端マークをつけない場合には著しい右偏向が見られた

が，左端マークをつける場合にはそれが消失または逆転するのが見られた．右端マークについては，それをつける場合とつけない場合で有意の差がなかった．健常群にはこのような現象は見られなかった．つづく第2実験では被験者を変え，ただひとつの点を除いて，第1実験と同じことを行った．その違いとは線分の端にマークをつけさせるとき，跡が残らない（見えない）ようにしたことである．結果は第1実験の場合と同じであった．つまり，左空間に与える手がかり（キュー）の意味は，もしかしたら視覚性だけではないかもしれない，ということが示されたのである．

次の年に発表されたHalliganら（1994）の報告も非常に興味深いものである．彼らはやはり水平線分の二等分試験を使ってキューを与えることの効果を検討している．対象患者は3名である．3名ともに分割点の右偏向が著しく，左端にプラスのマークをつけることでその偏向が変化する現象はここでも確認されたが，しかしその程度と効果の方向は3名の間で著しく異なっていた．ためしに水平線分ではなく，一辺の長さがさきの水平線分に等しい正方形を与えて中心点をマークするようにさせたところ，右偏向はないか，あってもごくわずかだということがわかった．次の第二実験では，水平線分の"左または右脇"に与えるキューを，線分と同じ長さの"垂直線"に変えてみた．すると3名中2名の患者で分割点の右偏向の激減が見られ，中のひとりは，垂直線キューを線分の"右脇"に与えた場合のほうが，左脇の場合よりむしろ成績がよいという結果になった．第3実験では，この最後の患者BBについて，右脇に与える垂直線キューの長さと水平線分上の2等分点の位置との関係をしらべた．結果は，線分が長いほど分割点の右偏向がより大きく矯正されるというものであった．これについてHalliganらは，注意には焦点性注意とパノラマ的注意があり，BBの場合はパノラマ的な注意の拡大を促されたことが左右偏向の是正につながったのではないかと考えている．

7・5・5　全般性注意の促進

半側無視の背後には必ずしも方向にかかわらない全般性注意の障害があるのではないか，したがって全般性注意の障害が軽減されれば半側無視も軽減されるのではないか，という考えはしばしば臨床家や研究者の頭をよぎるものである．

Robertsonがこの問題を取り上げた．彼とその共同研究者はMeichenbaumの自己教示法self-instructional methodを取り入れ，この方法によって患者自身に注意持続の努力を払わせたとき，はたして半側無視が軽減されるかを検証した（Robertson et al, 1995a）．対象は脳血管障害による右半球損傷の患者たちで，少なくとも3か月間，半側無視を示し続けていた8名である．対象者間でベースライン期の長さを違えるシングルケース実験法が採用された．自己教示法を用いた注意訓練は次の段階をおって進んだ；① 課題を実行し（硬貨の分類，カードの分類など），その間に間違いがあれば指摘を受ける．② 注意持続中枢の訓練が必要であることの説明を受ける．③ 患者は課題を実行するが，その間に担当者が20〜40秒ごとに机をノックし，「注意 attend!」と大声で呼びかける．④ ③を数回くり返したら，指導者は机をノックするだけ

とし，患者自身が「注意！」と声に出して言う．⑤④を数回くり返したら，指導者が合図を出して患者が机を叩くようにさせ，「注意！」と声に出して言わせる．⑥本人が自ら机を叩き，「注意！」と声に出して言う．⑦何らかのサインを出しながら，"心の中で"机を叩き，自分に「注意を払って」と言うようにさせる．本人がそれをしようとしないときは，指導者が合図を出してそれを実行させる．⑧今後は家の中でも外でも，何か作業をするときにはいつでも⑦を実行するのが望ましいことを伝える．ベースライン期間は3～11日，訓練期間は最低5日とし，この間に注意持続と半側無視およびこれらと無関係の神経心理学的測定値がどう変化するかをしらべた．測定項目は，注意持続2種，半側無視2種，対照測定2種，計6種である．結果は，注意持続測定1種，半側無視測定1種について有意の改善があったが，対照測定に関しては改善がないことを示した．

　これをもってRobertsonらは，半側無視の背後に持続性注意の障害があるとする仮説が支持されたと考えた．1997年には対象者を44名にしたうえで，トーン（持続音）を聴かせてその回数を数えさせる注意持続の成績と，抹消検査ほか数種の半側無視検査の成績との関連をしらべた．そしてその相関が有意であったところから，やはり同じ仮説が支持されたとした（Robertson et al, 1997a）．ただしそれらの共相関係数（r）はいずれも0.5レベルである．1998年には300 msの短音を聴かせるだけでその直後に，左空間での標的発見の時間が早くなるという実験結果を示した（Robertson et al, 1998a）．瞬間的な音刺激が覚醒機構に作用し，左空間への反応の遅れを矯正した，というのがその見解である．

7・5・6　左手の使用

　右半球損傷による半側無視の患者には左片麻痺があり，左手を使えないことが多い．しかも本来の利き手である右手が麻痺を免れているのだから，患者はふつう，抹消検査にも模写検査にも右手で応じる．ではもし左手で検査に応じることができたなら結果はどうなるか，ということに関心をもつ人々が現れた．右半球と左半球の役割の違いがクローズアップされ始めた時代のことである．

　Halliganら（1989）は，左の麻痺が軽く，左手を使うことができた半側無視の患者に伝統的な半側無視検査を行ない，右手を使った場合と左手を使った場合の成績を比較した．使った課題はBITの中の星印抹消試験とBITとは別の線分二等分試験である．線分二等分試験では長さが異なる11種の線分を使い，110本（11種×10試行）を1セットとする2セット分が実施された．ただし，水平線分の提示は全て1本ずつである．結果は，左手使用時の成績が劇的によいことを示した（Halligan et al, 1989）．星印抹消試験では，右手を使った場合の探索が図版の左1/3領域に及ぶことはなかったが，左手を使った場合は，星の発見率こそ図版の左側へ近づくにつれ低くはなったものの，探索は最左列に及んでいた．線分二等分試験では，右手使用の場合は分割点の右偏向が現れたが，左手使用の場合はほとんど正常といってよい成績であった．原因は，左手使用によって右半球が活性化されるためであろうというのが，その時のHalligan

らの考えであった．

　しかしあらためて考えてみると，応答を開始する前の右手はたいてい右空間に，左手はたいてい左空間にある．このことが視空間的なキューになっている可能性がないとはいえない．そこで Halligan ら（1991a）は，この点の解明をめざすことになった．対象患者は1名，課題は線分二等分試験である．実験では，使用手と分割開始前の手の位置について4つの条件が設けられた：①右手使用，線分の右に位置（通常位），②左手使用，線分の左に位置（通常位），③右手使用，線分の左に位置（交差位），④左手使用，線分の右に位置（交差位）の4条件である．1989年同様，11種の長さの線分について各10試行，これを1セットとして2セット分が，上記の各条件ごとに実施された．結果は，「右手，右側」と「左手，右側」が2等分点の右偏向を示し，「左手，左側」と「右手，左側」はほとんど右偏向を示さない，というものであった．つまり，この実験でみるかぎりは，使用手による反対側半球の活性化よりは，作業開始直前の手の位置のほうが優位にはたらく，ということになったのである．

　Robertson らがこの問題を引き継いだ．彼らの研究対象となったのは左の半側無視を有する62歳の男性で，左上肢のパワーは 0/5 であったとされる（このパワーの意味ははっきりしない）（Robertson et al, 1992a）．さまざまな条件の下で BIT の文字抹消試験がくり返され，比較された．結果は，右手が検査を実行する間に「左空間で左手指を能動的に動かす」ことが左側無視を最もよく減少させる，というものであった．このとき試みた左手指の運動とは，検査紙の左端から 10 cm 離れた机上に手掌を上に向けて腕を載せ，あらかじめ定めた時間間隔（例．6秒）で検査者が合図を送るたび1秒間だけ手指を動かす，というものであった．これは仕切りのかげや机の下など，見えない位置で行なってもやはり効果があった．右の手指を左空間で動かすことをさせても，このような効果は得られなかった．この結果は，反対側半球活性化仮説も視空間キューイング仮説もどちらも支持しない，と彼らは考えた．

　ほぼ同じ時期に Robertson らは，左上肢の運動性が乏しい3名の半側無視患者に対し，日常活動や訓練活動を行うときに合間に左手運動を行うようにさせ，これを一定期間続けた場合に半側無視がどのように変化するかをしらべている（Robertson et al, 1992b）．第1例には活動従事中に左手を机上に，作業空間の左に保つようにさせ，それを見てから活動を始めるようにさせた（知覚性アンカリング）．第2例には "Neglect Alert Device"（無視警戒装置）を与えて，活動の間に左手でそのスイッチを押すようにさせた．この装置は一定の時間間隔（可変的）でスイッチを押さなければブザー音が発生してしまう装置で，患者は音が発生しないようにスイッチを頻繁に押すことを求められた．この装置には小さな赤ランプがついていて，ブザー・スイッチがはたらかない間は ON 状態を続けるようになっていた（知覚＋運動性アンカリング）．第3例は第2例と同じだが，知覚的アンカリングを除いた（運動性アンカリング）．また，患者はスイッチを自動的に押し続けるようになることがわかったので，ブザーが鳴り止んだらすぐにスイッチを押すようにと指示を変えた．結果は3例とも正の効果を示した．

　Robertson のグループはまた，歩行軌跡に対する左手運動の効果もしらべている（Robertson et al, 1994b）．彼らは6名の患者について，戸口を歩いて通過する際の，戸口の中心に対する頭

の中心位置の偏りをしらべた．結果は，通常の歩行では頭の位置（＝身体の位置）が右に偏るが，歩きながら左手の握り・開き運動を行なえば，その偏りは有意に減少する，というものであった．1998年には上記のNeglect Alert Deviceの使用効果がどの範囲に及ぶかの検討が行なわれた．対象患者は1名である．結果は，半側無視に対する上肢活性化の効果は，日常機能（櫛けずり，身体の位置決め，パン種の配置など）に及ぶが，しかし個人周辺空間にとどまり，個人空間や遠位の個人周辺空間には及ばないというものであった（Robertson et al, 1998b）．

こうして，患肢の活性化が半側無視の軽減を助けるという証拠がいくつか出そろった．

Worthington（1996）は無視性失読の1例について，2つのキューイングの効果を比較している．無視性失読とは，英語であれば単語や文章の読みに際して，日本語であれば文字（とくに漢字）や文章の読みに関して半側無視が生じる場合をいう．Worthingtonは100の単語を読み上げる課題を測定指標に使っている．試されたキューイングのひとつは「視覚-運動性キューイング visuo-motor cueing」と名づけたもので，"左手を頁の左端を置き，その手を見てから単語列を探して読む"というものである．もうひとつは「空間-運動性キューイング spatio-motor cuing」といい，"見えない位置で左手を左膝に置き，拳の開閉をしながら読む"というものであった．実験デザインはABACAであるが（A＝ベースライン，B＝視覚-運動性キューイング，C＝空間-運動性キューイング），この場合は毎セッションでこの全てを実施する方式をとり，これを連続10セッション実施した場合に単語読み上げの成績がどう変化するかをしらべた．結果は，B，Cどちらも有効であるが，視覚-運動性キューイングのほうがいっそうよい，というものであった．終了18か月後も好成績が維持されていた．つまり読みに関しては，視覚-運動性キューイングのほうが空間-運動性キューイングよりもよいらしい，という報告である．

患肢の活性化に伴う問題として，では**左手と右手を同時に使ったらどうなるか**，という問題がある．Robertsonらの見解は，左上肢運動の活性化による無視軽減の効果は，右上肢を同時に使うことによって有意に殺がれる，というものである（Robertson et al, 1994a）．このとき測定指標に使われたのは，文字と記号を読み取る検査，つまり運動性応答を要しない検査である．また，左上肢運動の活性化は常に，残存運動能力を最大限に生かすという観点で行われていた．

一方Frassinettiら（2001）は，左上肢に他動運動を行なわせた場合はどうなるか，という観点から実験を行っている．彼らはある機械装置を使い，患肢である左上肢の前腕を腕台に載せさせ，そのまま腕を軽く内外転させることによってこの他動運動を行なった．この間に行われた半側無視測定課題は，スクリーン上の物品を呼称する，ライトペンでポイントする（右手使用），手または棒で触れる（右手使用）などである．これらを左上肢の他動運動ありとなしの場合で，またスクリーンが遠位空間にある場合と近位空間（手で届く距離）にある場合とで比較した．対象患者は8名である．結果は右手が課題を実施しているときに左上肢の他動運動を行わせることは無視の程度を有意に軽減する，またその効果は遠位空間と近位空間の両方に及ぶ，というものである．つまり，左手運動が能動運動である場合はRobertsonらのいうとおりかもしれないが，それが他動運動によるならば右手による相殺効果は起きない，というのがFrassinettiらの主張である.

7・5・7 体性感覚/知覚の利用

　視空間知覚以外の感覚/知覚訓練が半側無視に好影響を与える可能性はかなりはやくから指摘されている.

　Weinbergのグループは，さきに述べたように，1977年に視覚的走査の訓練効果に関する論文を発表したが，その翌々年には，「右半球損傷者における感覚アウェアネスと空間の組織化に関する訓練の効果」と題する論文を発表している（Weinberg et al, 1979）．この研究で彼らは，1977年に行なった視覚的走査訓練に2つの知覚プログラムを加えた場合の効果を発表した．新しいプログラムのひとつは彼らが「感覚アウェアネスの訓練」と名づけたもので，検査者が被験者の背中の一点を指で触れ，被験者がその位置を推定する，というものである．被験者はその推定位置を自分の前方に置かれたマネキンの背中を使って答えるが，正答に対しては豆ランプが点滅するというフィードバックが与えられる．もうひとつは彼らが「空間の組織化の訓練」と名づけたもので，机上の3つの位置（中央，右寄り，または左寄り）のいずれかに置かれた棒の長さを推定し，その長さを与えられた2片の円柱で表現する，というものである．53名の患者が実験群と対照群に割りつけられ，1か月にわたる訓練の前と後に神経心理学的検査が実施された．検査項目には2年前のものが全て含まれていた．結果は，実験群の成績が対照群のそれをしのいだが，訓練効果の及んだ範囲は，単一プログラムを実施した1977年の実験の場合より今回のほうがより大きいことがわかった．

　渕ら（1991）は半側無視の軽減に対するいわゆる神経発達的治療法（＝ボバース概念による治療法，ここではアプローチⅠ）の効果を，他の2つの方法すなわち筋力増強を目的とした動作訓練プログラム（アプローチⅡ）と，視覚的目的活動において左方注意を喚起するプログラム（アプローチⅢ）のそれと比較した．対象は半側無視のある左片麻痺患者2名である．アプローチⅠとは具体的には，患者に寝返り動作や座位でのリーチ動作を促しながら，セラピストが徒手的操作を加え，動作に伴う体性感覚入力や視覚入力がより正しくなるように調整をはかるものである．アプローチⅡは具体的には，オリバー木工機や足踏み糸鋸の使用，サンディング作業を行わせることを指していた．アプローチⅢは具体的には，ボールのキャッチ，棒の受け渡し，カード合わせなどの作業の中で左右両側への視覚的注意を口頭で促すものであった．渕らはこのいずれかを1日1回40分，5日間ずつ実施することとし，Ⅰ-Ⅱ-Ⅲ-Ⅰの順序でそれらを連続実施した．効果測定はパソコン画面の5×5マトリックス上に提示される単一光刺激に対する反応の有無と（反応がある場合の）平均反応時間である．測定は訓練シリーズ開始前とプログラムの変更時点およびシリーズ終了後の5回のみである．結果は2例とも，アプローチⅠの終了時点で無視数と反応時間が減少（低下）し，Ⅱの終了時点で増加し，Ⅲの終了時点でさらに増加してⅠの開始直前と同レベルに戻り，二度目のⅠの導入後にふたたび減少に転じるというパターンになった．つまりⅠが最も奏効したと推定されたが，Ⅰのアプローチの

特徴は，動作に伴う体性感覚入力の操作，という点にあったのである．

山田孝ら（1993）は感覚統合的アプローチが半側無視に好影響を与えるかを検討するため，1症例に対するシングルケース実験を実施した．実験デザインはABA′型で，A，A′が通常の作業療法（左側無視を指摘することを含む），Bが感覚統合理論に沿うものとしての風船バレーであった．効果測定指標には線分抹消検査が用いられた．結果はB期の線分抹消数がA期のそれよりも明らかに高水準を示すものとなったが，A′期には明らかにAと同水準に戻った．

Robertsonら（1995b）の指摘は，半側無視患者における対象物の中心判断は，それを操作する意図をもつかどうかで変わってくる，というものである．彼らの第一実験は机上に直径1cmの太さの細棒を左右方向に横たえて提示し，被検者に，① 中心と思うところを鉛筆で指す，② 左右のバランスが崩れないように掴み上げるつもりで拇指と示指でその棒を掴む，の2つを行わせるものであった．細棒の長さは3種（50, 100, 150 cm），提示位置も3種とし（中央，右寄り，左寄り），これらを組み合わせた9条件のそれぞれを2試行ずつ実施させた．結果は10人中9人までが，①よりも②の場合に中心判断の偏りが少ないことを示した．第二実験では横長の箱（50×8×6 cm）の回転蓋について，③ 回転蓋の中心軸の位置を推定して指さす，④ 回転軸と思われる位置に蓋が回転しないようにコインを載せる（蓋は実際は固定してある），の2つを実行させた．対象は第一実験とは異なる13名である．結果は13人中10人までが③よりも④において中心判断の偏りが少ないことを示した．以上の結果について著者らは，操作の意図をもつときにはその対象の広がりについて，ほかの場合には得られない特別な情報が得られるのかもしれないと考えた．

2年後に発表されたRobertsonらの論文は，さきの実験において実際に細棒を持ちあげさせたらどのような効果が得られるか，という問題を扱っている（Robertson et al, 1997b）．つまり，視覚のほかに固有感覚性フィードバックが得られるようにしたらどうなるか，という問題である．したがってこんどは，満足がいくまで何回でも細棒を持ちあげて中心と思う場所を見つけるという機会が患者たちに与えられた．見て判断した中心と，持ちあげて判断した中心の不一致は患者の中にある種の抗争をもたらすであろうから，それが半側無視に何らかの影響を与えるだろうと予想したのである．実際患者たちは，実際に持ちあげてみることをくり返すうち，最後は真の中心により近い位置を掴むようになった．そしてそれだけでなく，そのような持ちあげ経験の後では，① 抹消課題や，② 小線分二等分試験でも成績が有意に改善した．だが意外なことに，③ 大線分二等分試験と，④ 細棒の中心を視覚的に判断して指摘することの成績は有意な改善を見せなかった．これら4つの測定は"持ちあげ訓練"後約20分が経過してから実施したものである．そこで，この中途半端な結果は，持ちあげ訓練を行った時間がたかだか2, 3分にすぎなかったためかもしれない，と著者らは考えた．

このグループが2003年に発表した論文は，上記の細棒持ちあげ訓練をもっと集中的に長期間実施した場合に何が得られたかということの報告である（Harvey et al, 2003）．この研究では，実際に細棒を持ちあげては中心位置を判断するという訓練を3日間，研究者立会いのもとで実施したのち，家庭でさらに2週間，同じ訓練を続けることが被検者に課された．対象となっ

た14名の半側無視患者は，介入群（訓練群），対照群のいずれかに振り分けられた．効果測定に用いたのは，直後効果をはかるものとして線分二等分試験，ランドマーク試験，実物二等分試験の3つ，長期効果をはかるものとしてBIT通常試験，BIT行動試験，バルーンテストの3つである．この長期効果の測定は3日間訓練の直後，2週間の家庭訓練直後のみならず，訓練終了後1か月時点でも行なわれた．結果は，①直後効果すなわち3日間の訓練効果はランドマーク試験の成績について認められた（他の2試験では有意の効果を認めなかった），②有意の長期効果は訓練終了後1か月時点において，BIT通常試験の成績に関して認められた（他の2試験では有意の効果を認めなかった），というものである．この結果の解釈は人によりさまざまであろうが，Harveyらは，訓練終了後1か月を過ぎてなお有意の効果が認められたという点に大きな意義を認めている．

このほかに，体幹回旋をしなければ指標探索ができない装置を使っての視覚探索訓練を1か月間行わせたところ，線分抹消検査などの成績が有意に改善したという報告（Wiart et al, 1997）や，同じような装置を使って随意的体幹回旋を促す訓練を1か月間続けたところ，姿勢と半側無視検査の成績がともに有意に改善し，その効果は3か月後も持続していたという報告（de Seze et al, 2001），また壁面接触を利用して座位姿勢を矯正する訓練を続けたところ，12週後に座位姿勢保持が可能になるとともに抹消検査における見落としが消失したという事例報告（大塚ら，2001）や，損傷半球の反対側にある後部頸筋に振動刺激を加えると視覚探索訓練を単独に行なう場合よりよい効果が得られるとする報告（Schindler et al, 2002；Schindler et al, 2004）などがある．

私自身は，いつも顔面を右に向けており，どんなに声をかけても提示された物に視線を向けようとしなかった最重度の左側無視の患者が，彼女の右手にそれを置いてやるとすぐにそれを見ることを知り，非常に興味深く思った経験がある．

7・5・8　単眼遮蔽（単眼パッチング）および半視野遮蔽

1992年にButterらは損傷半球と同側の眼を覆う**単眼パッチング**が半側無視の程度を軽減するとして，13名および18名を対象とする2つの実験の結果を発表した（同種の試みはこの少し前から発表している）．具体的には，左側無視の患者に対し右目を遮蔽するものである．彼らの理論的前提は，「損傷半球と同側の眼の遮蔽は対側上丘への入力を減少させる．これにより同側上丘の効力が増し，対側視野への眼球運動が起こりやすくなる」というものである．第一の実験の結果は，左側無視をもつ13名の卒中患者中11名が，5つの無視測定課題中少なくとも1つにおいてこの処置（右目のパッチング）による利益を受けた，というものであった．この場合，利益を受けたというのは無視量が10％以上減少したということを指している．第2の実験では，スクリーン上で行なう線分二等分試験の成績を次の3つの条件下で比較した；①右の単眼パッチングを装用，②線分の左端の上下に視覚刺激（小さな四角）を併写，③これら2つの併用．結果は2つの併用の場合が最もよい，というものであった．

その後も単眼パッチングの効果をめぐってはさまざまな議論がある．

Serfatyら（1995）は26名の左側無視の患者に抹消課題を与え，両眼視と単眼視の場合の成績を比較した．結果は，13名において左単眼視（右目パッチング）の成績が両眼視の場合より有意によいが，2名においては右単眼視（左目パッチング）の成績が両眼視よりもよく，残りの11名は両者で有意の差がない，というものであった．この結果についてSerfatyらは，この現象にかかわる要因が単一ではないのだろうと考えている．Walkerら（1996）は右半球損傷による半側無視の患者9名に5種の無視テストを与え，左単眼視と右単眼視の場合の成績を比較した．結果は，左単眼視によって無視が軽くなった者，右単眼視によって無視が軽くなった者，どちらによっても無視が軽くなった者，あるいは単眼パッチングによってかえって無視が重くなった者とさまざまであり，一定の傾向は見いだせなかったという．このほかにも，左側無視の1例について，右目パッチングで線分二等分試験の成績が悪化し，左目パッチングで逆に改善したとする報告がある（Barrett et al, 2001）．

これとは別に，**半視野遮蔽**を試みた人々がいる．

Araiら（1997）は右半球損傷による半側無視があった10名の患者に眼鏡の左右レンズのそれぞれの右半分を遮蔽したものを装用させ，半側無視検査の成績に影響が現れるかをしらべた．この方法を試みた理由は，一側の抑制は他側の興奮と同じ効果をもつのだから，一側での可視光線流入の抑制は反対側半球の活性化をもたらすかもしれない，という点にあった．彼らの用いたレンズの光透過率は，右半分で10%，左半分で90%である．効果をはかる測定は，①水平線分二等分検査，②抹消検査，③図形模写検査の3種とし，眼鏡装用時と非装用時とで成績を比較した．結果はいろいろで一定の傾向を見いだすことはできなかった．しかし1人については劇的な効果があり，発症後8か月めの時点でこれを装用させたところ，それまで移動時に衝突をくり返していたのがぴたりと止んだという．しかも効果は翌週に及び，眼鏡を外した後も効果が持続したという．

Beisら（1999）は左側無視の患者について，右目パッチングと右視野パッチングの長期適用の効果を検討した．22名の患者を無作為に①右目パッチ群（7名），②右視野パッチ群（7名），③対照群（8名）に割りつけ，①②群には毎日平均12時間，連続3か月間にわたってパッチを装用させた．そしてこの3か月の前後で，日常生活の自立度をはかるFIM（Functional Independence Measure）と，スクリーン上の4つの文字を読む際の眼球運動（注視点軌跡）の記録を行ない，3か月の間にどのくらい成績が変化するかをしらべた．眼球運動（注視点軌跡）の記録はphoto-oculographyによるものである．測定時にはパッチを外した．彼らの結論は，(1)FIM総得点および眼球が左視界に向かう回数に関して，右視野パッチ群と対照群の間では有意の差がある，(2)右目パッチ群と対照群との間には有意の差がない，というものである．右視野遮蔽は視線の意志的統制に影響を与えるのではないか，と彼らは考えている．

7・5・9 プリズム眼鏡

　もうひとつのアプローチは，プリズムを重ねた眼鏡を使って光学的入力を偏向させ，このことに脳を適応させようとするものである．これは，健常脳がもともとそういう能力をそなえているという事実からヒントを得ている．Rossettiら（1998）の場合は光学的入力を右へ10度偏向させるプリズム（基底部が左側になるプリズム）を使い，これに対する適応を起こさせた後，半側無視が修正されるかどうかをしらべた．プリズム適応は，これを装用したまま標的への指さし運動をくり返すことによって行われる．Rossettiらの第1実験では，患者8名と健常対照群5名に偏向プリズムへの適応を短時間行わせ，この前と後とで，彼らの主観的中点がどの程度変化するかをしらべた．主観的中点は"真ん中と思うところ"を指さすことを10回くり返させることによりしらべた．したがってこれは視覚-運動適応をしらべた，とみてよいものである．結果は，半側無視の患者たちははじめ主観的中点が著しく右に偏っていたが，プリズム適応の後では真の中点にかなり近い位置にまで修正された．健常群ははじめ真の中点を指さしていたが，プリズム適応後は少し左へ偏向した．偏向幅は，患者群のほうが健常群よりも有意に大きかった．第2実験では，プリズム適応が半側無視症状の変化をどの程度もたらすかをしらべた．12名の患者を無作為にプリズム群と対照群に分け，前者はプリズム・ゴーグルに，後者は中立ゴーグルに適応をさせた．そしてこの適応を起こさせる前と後（＝ゴーグルは外されている）とで半側無視検査の成績がどのくらい変化するかをみた（適応訓練の時間の長さは不明）．変化をしらべる測定は，線分二等分，線分抹消，5項目模写など5種の検査である．その結果，プリズム群では，全ての検査において"劇的な"改善があった．またその効果は，直後検査の後2時間経った時点でも維持されていた．この結果についてRossettiらは，変化が多面的に起こっていることに注目し，プリズム適応とはたんに受動的な現象ではなく，異種モダリティ間の空間統合を司る高次の統合に作用を及ぼす可能性があると考えている．また，効果が少なくとも2時間持続した点についても画期的なことだと考えている．この同じグループはその後，9か月にわたって重度の左側無視を示していた74歳の女性にプリズム適応訓練を3週間実施してみた．その結果，視空間課題だけでなく触覚訓練課題についても進歩が見られたので，プリズム適応の効果がより高位の中枢に作用するという仮説は，これによっても支持されたとしている（McIntosh et al, 2002）．

　Frassinettiのグループは12名の対象者（実験群7名，対照群6名）を使ってプリズム適応訓練を行った場合の長期効果をみた（Frassinetti et al, 2002）．使用したのはやはり右10度偏向プリズムである．毎日2回ずつ，2週間の適応訓練（＝標的指さし訓練）を行い，訓練前，訓練後2日め・1週間め・5週間めの時点での各種検査の成績をしらべた．その結果，実験群では訓練後5週間時点まで効果が持続したことがわかった．効果はBITの成績のみならず単語の読み，室内にある物の列挙，卓上物品へのタッチと呼称などにも及んでいたという．

　鎌田ら（2002）は15〜20度右偏向のプリズム眼鏡を用い，これを装用している場合と装用していない場合の作業成績がどう違うかを，2症例に対するシングルケース実験によってしらべ

ている．実験デザインは ABA'B' および ABA' 型，連続測定指標はパソコン入力における見落とし数，正解数，エラー数である．なおプリズム装用のセッション（B および B'）では毎回の直前に 100 回ずつ，主観的正中位を指さすことが課されていた．結果はプリズム装用時の成績が有意によいことを示したが，プリズムを除去した時期（A'）にはエラー数が増す傾向が見られた．

　Rosetti のグループは 2006 年にふたたび，プリズム適応効果の持続性というテーマに取り組んでいる（Hatada et al, 2006）．対象は健常者 8 名である．プリズム適応訓練は 1 セッションのみであるが入念なプログラムが組まれた．プリズムは偏位 2 度から 15 度まで，7 段階のものが使われた．被検者はプリズム眼鏡をかけ，ボード上の 2 つの固定点（右 10 度，左 10 度）をランダムな順序で指さすことをつごう 20 回くり返す．これを偏位 2 度のプリズムに始まって 15 度プリズムまで順次実行し，この後の 45 分間は実験室を出て辺りを歩き回りながらポインティングをする，ということを課した（全トレーニング時間は 75 分）．訓練の効果は暗闇で主観的正中位をポイントさせることにより測定した．結果はきわめて興味深いものであった．ひとつは適応訓練の効果が 7 日以上持続したことである．もうひとつは，その訓練効果が終了後 0〜6 時間の間に一度減衰し，その後 1〜3 日をかけて 0 時間後の水準に復帰したことである．おそらくこれは，プリズム適応の背後に 2 つのメカニズムがはたらいているためであろうと著者たちは考えている．

　Morris ら（2004）は，プリズム適応の後では空間性注意の配分に変化が生じるという仮説をたて，それを検証するためにプリズム適応の前と後とで視覚的探索のパターンを比較した．結果は，違いが見られなかったとのことである．

7・6　作業療法士の役割

　前項では半側無視を軽減させる方法としてどのようなものがあるか，それらはどのような考えのもとに開発され，どの程度の効果をあげることが明らかになっているか，ということを述べた．極言すれば，その多くが正の効果をもつことが明らかであるが，しかし半側無視を消滅させることができるものはひとつもない，ということになる．このことはとりもなおさず，半側無視という症状の複雑さを物語っている．この現実を心に留めて，作業療法の担当者は患者と向き合わなければならない．

7・6・1　無視軽減の基礎訓練と生活技能訓練

　作業療法の役割のひとつは，患者の生活技能の再建をはかることである．そのために，障害軽減のための基礎訓練と，生活技能のひとつひとつを確実にするための訓練を行なう．

　作業療法の実践者は，半側無視軽減のために，これまでの研究者たちが見いだした方法（前

項参照）を利用してみることができるだろう．自分の患者にどれが奏効するかを確かめることは十分やりがいのある仕事である．だが，これまでに確かめられた方法は，主として基礎訓練に属するものである．その効果が日常活動に般化するかどうかは，やはり患者ごとに確認してみなければわからない面がある．そして遅かれ早かれ，日常生活上の困難に直接に取り組むべきときがやってくる．このときの介入は，前出の基礎的介入法の応用というかたちをとることもあるであろうが，しかし患者と状況に合わせて，作業療法の担当者が新たに考え出さなければならないことも決して少なくない．

　見落としなく食事ができる，移動ができる，身づくろいができる，訪問者と応対できる，本や新聞が読める，食事の準備ができる，文書を作ることができる，パソコンを使うことができる，職業活動や余暇活動を行うことができる，等々は，ひとたび半側無視をもってしまえば，いずれも困難になるものばかりである．しかし問題の解決にあたっては，あれもこれもといっぺんに試すよりは，最初は一，二の技能の確実化に目標を定め，用いる介入法を定め，効果をしらべるのがよい．何によって効果を測定するのかを決め，介入前のレベル（ベースライン）を数回測定した後に，介入を開始する．介入期間も2週間あるいは4週間などあらかじめ定めるようにし，漫然と継続することを避けるのがよい．介入期間中はできるだけ毎回，測定を行うようにする．データ変動の傾きと変化の幅が，その介入法に効果があったかを告げるはずである．

　Wilson BA（鎌倉・山﨑訳, 2003）の『事例でみる神経心理学的リハビリテーション』に記されているドーリィ（同書, pp.283-296）の場合は，一般的基礎訓練として走査ボードと抹消課題による視覚的走査の訓練を実施したが，その後に日常問題の直接解決へと介入の力点を移している．基礎訓練に費やした期間は，20試行のベースライン測定の後の3週間である．この間に訓練課題の成績はたしかに改善したが，その成果が他の活動に及んでいたかは明らかでなかった（そのときは，それを明らかにする手立てを講じていなかった）．一方でドーリィの日常生活上の問題は依然として続いていたので，入院後すでに6週間が過ぎていることを考慮し，それらの直接訓練が実施されることになった．取り上げられた日常的問題は，道順，読み，その他である．ドーリィはリハビリテーション・センターに入院中であったが，道順がわからないため，いつもセンター内で迷子になっていた．単語を読む力はあったが読み飛ばしが多いために文章の意味がわからなくなってしまい，楽しみのために読むということをもはやしなくなっていた．

　ドーリィの道順移動の困難の改善は，彼女の言語的な強みを利用してはかられることになった．Wilson BAは理学療法室から病棟までの道筋をドーリィと共に歩き，要所々々での目印をドーリィに口述させ，それをテープレコーダーに記録させた．そして次からはその録音に従って道順をたどるようにさせた．この試みは成功し，ドーリィは院内のいくつかの道順を迷わずにたどることができるようになった（詳細は9章）．

　読みの訓練はWeinbergとDillerの方法（既出）を応用して行なわれた．アンカー・ポイントの利用が奏効することが確認されたため，その後，戸口を安全に通りぬけることや電話を使

うこと，調理コンロを使うこと，紙に書くことの訓練にもアンカー・ポイントを導入した．入院2か月の訓練を経てドーリィの半側無視による日常的問題は大きく改善した．半側無視の徴候が完全に消え去ったとはいえなかったが，彼女は脳卒中以来はじめて，家で新聞を読むようになったとのことであった．

以上の経過を振り返ってWilson BAは，ドーリィを担当したのが1980年代であったことにふれ，もし今だったら基礎的訓練としてもっと他のことを試していただろうと述べている．

たしかに，リハビリテーションの担当者が患者に何を試みるかは，そのときまでに知り得た文献上の知見やその人自身の臨床経験に左右されるところが大きいといえるだろう．しかしどんな時代であっても，対象となる患者のニーズと保存能力に合わせて合理的な訓練プログラムを組み立てていくことの大切さは変わることがない．また，過去の知見や経験だけにとらわれず，新たな可能性を探りだそうとする努力も，等しく望まれるものだと思う．

7・6・2　患者にとっての他者の力

作業療法では，「活動」という場面を障害の軽減や生活の再建に役立てようと目論む．この一見包括的なアプローチは，半側無視に対する患者のアウェアネスを促すうえで利点となるものである．このとき作業療法の担当者は，アウェアネスを促す他者として患者の前に立つ．

では患者にとって，他者とはどのような意味をもつものであろうか．Thamら（2003）はこの問題を取り上げている．彼らは半側無視を有する女性患者4名に半構成的面接を行い，他者の行為が彼らにどのような影響を与えたかを語ってもらった．語りは質的研究の手法により分析された．なおここで他者とは，医療者と非医療者の両方である．

Thamらによれば，患者が他者のはたらきかけを有用かつ建設的だと感じるのは，それが患者側の無視の経験のしかたにうまくかみ合う場合であったという．つまり，患者が有用だと思うはたらきかけは，患者側の無視の経験の変化とともに変わる．Thamらは，それが絶対的な順序ではないと断ったうえで，患者に影響を与えていた他者のはたらきかけを，出現順に次のように類別している．

1) 混沌とした世界に秩序をもたらす

半側無視の患者にとって，左側の世界は尋常な現れ方をしているわけではなかった．物も人も，突然消えたり，突然現れたりし，何もないと思っているところでいきなり衝突が起きたりした．不慣れな，不可解なできごとの張本人になるという経験をくり返した結果，彼らは自分がカオス（混沌）の中にいると感じるようになる．こういう時期には，混乱や困惑を防いでくれる他者の行為が患者に救いをもたらす．たとえばある患者は，誰かが飲みもののグラスをわざとテーブルの右側に置いてくれたことに触れて，「ものがすぐ見つけられるというのはほんとうに嬉しいことです．だって，探して，探して，それでも見つけられなくて最後に助けを求める，なんていうことをしなくてもいいんですから」と述べた．別の，半側身体失認をともなっ

ていた患者は,「私は自分の左腕が見つからないとき,ナースコールを押します.するとナースがやってきて一緒に腕を探して,ほらここにあると言ってくれます.本当に安心します」と述べている.混沌とした世界を生きている患者たちにとって,他者は,混沌を切り抜けるガイドの役をはたしてくれるものなのである.

2) 左側の世界への先導をはたす

　患者が新しい世界に慣れるにつれて,他者たちは左へ視線を向けるようにと促すようになる.何度も促される中で患者は左の世界の存在と意味に気づき始める.しかしこれは努力とフラストレーションを伴わずにはおかない過程である.ある患者はこう語った：「私が朝食でコーヒーとジュースとミルクを頼んだとします.するとあの人達は私を試そうとして,わざとそれを私の左に置いて行きます.いらいらして,ほんとうに腹がたちます.だからまた頼むでしょ.するとあの人たちはやってきて,左を見なさいといいます.そうしてみると,たしかにカップが3つあります.ですが,そこにカップがあると知らないときに,ああ自分は左を見なくてはいけないんだと思い出すなんて,それは本当に難しいことなんです」.

　つまり,左の世界への先導ははじめのうちは歓迎されない.存在していない何かに向かって導いてもらう必要など,患者は感じていないからである.

3) 左の世界との出会いを導く

　時間が経つにつれて患者たちは,自分の奇異な体験と失敗を再構築し始める.失敗は,左の世界を理解し,困難を切り抜けるための前提条件である.ある患者はこう語った：「私は車椅子をこいでいくとき,ドアポストやテーブルや椅子にしょっちゅう衝突します.私はただまっすぐ前ばかりを見ているので,自分の間違いに気がつかないのです」.別の患者はこう語った：「私はいまでは前よりも左の問題に気がつくようになっています.それはほかの人から指摘されるせいでもありますが,でも,自分が失敗をするせいでもあるのです」.

　左の世界と出会えるようにするストラテジーは2つあった.そのひとつは,左の世界での**失敗をフィードバックすること**である.これは言葉で与えられることも,視覚的に導かれることもある.そして,時とともに,「成功」をフィードバックすることが増える.

　もうひとつは,**意味のある,なじみのある状況を作り出すこと**である.患者が左の世界をアタマで理解し始めている時期には,彼らにとってことを処しやすい状況というのがある.それは自分にとって意味のある,慣れたものを扱う状況である.また彼らは,誰かに前もって物のありかを教えてもらってあると非常に助かる,と語った（たとえばなじみのないキッチンを使うとき,何がどこにあるかを教えてもらってあること）.ある患者は,「私はいまは物を見つけることができます.けれどもそれは,何がどこにしまわれているかを知っているときだけです.そういうときには,ちゃんと左を探そうとします」と述べている.

4) 左の世界での作業を支援する

　左の世界が存在することへの気づきが増えるにつれ，患者たちは自分なりのやりかたで左の世界へのアプローチを展開し始める．それはすなわち，情報源として他者を利用するやりかたである．この時期の他者は，患者の感覚器官の役割をはたす．ひとりの患者はこう語っていた：「私がテーブルの上のナプキンが見つからないと言うと，ほかの患者さんがその場所を教えてくれます．ほんとうに助かります」．

　他者のもうひとつの役割は，脇で見守ることである．なぜなら，自力で世界へ漕ぎ出そうとする者にとって，考えたり，試したりの時間が必要だからである．ある患者はこう語っている：「座って，見渡して，廊下の左側にある家具や何やらを頭の中に入れる．これが車椅子を漕ぎ出す前に私がしなければならないことです．これには時間がかかります．ところがその間にひとがやってきて，さえぎって，私に話しかけます．これには本当にいらいらします．頭に入れるしごとをきちんとしなければ，私は必ず衝突を起こしてしまうのですから．車椅子を押してくれようとする人もいます．でも私は，自分でしたいのです．考えたり，計画したりは難しいことですが，これをしなければ私の進歩はないし，退院もできないのですから」．

5) 左の世界の作業を支える協業者となる

　リハビリテーションの終盤にさしかかっても，患者たちはまだ，左の世界への直接的なアクセスを獲得してはいなかった．それゆえ，彼らが行なった作業の大部分は，他者との協業というかたちでなされていた．協業の中では，患者が他者を道具に見立てることもあるが，そのことに他者が不快を覚えるようであれば協業は成り立たない．協業者は，無視に対する共感をもつこと，またそのことが患者の側に伝わっていることが必要である．しばしば家族が，このような協業を自然のうちにはたす．エレンという患者は次のように語っていた：「昨日私がテレビを見ていたとき，私の孫たちが何度も，スクリーンのうえで何が起こっているかを話してくれました．あの子たちは，私が左のほうに注意を向けるには助けが要るとわかっていてそうしてくれるのです」．そしてこの患者は，食事を運んでくれる看護師に「私が見やすいように並べてくださいね．食べものが左にあると見えないことがあるものですから」と告げていた．

7・6・3　再出発の支援

　半側無視の回復の程度はさまざまである．中には，通常の机上検査でほとんど無視がないほどに回復を見せる患者がいる．しかし発症後数か月を過ぎた時点でなお半側無視があった患者であるならば，机上のテストで無視が消えたからといって，症状が完全に消滅したとは考えないほうがよい．ふだんとは違う新規の場面で，消えたと思っていた半側無視が発現したという話は，しばしば耳にするものである．私が見聞した限りの最も悲惨な例は，復職直後に自殺を遂げた会社員の場合である．何か月かのリハビリテーションを受け，検査上はほとんど問題のないところまで回復したために会社に復帰した．彼の担当は社内での工具の保管と貸し出しで

あったという．おそらく，予想もしなかった事態が彼を襲ったのであろう．まだ1970年代のことで，半側無視に対する医療者の理解が今ほどには進んでおらず，支援も不十分であった．

　少数の患者は職場に復帰する機会に恵まれる．たいていは自分に無視があることを自覚し，見落としがないようによく注意を配ることを身につけ，慣れた状況のもとではもはや無視を示さなくなった人たちである．それでもなお，復職に際しては，職務の内容をできるかぎり具体的にしらべあげ（患者自身にしらべてもらうのがよい），そのひとつひとつが確かに実行できるかを，患者と共に確認しておく必要がある．模擬的試行の場面を提供し，仕事の正確さを点検し，もし困難があればそれを克服する手立てを患者と共に考えるのが作業療法担当者の仕事である．もし被雇用者としての立場を不利にする危険がないと判断できるなら，軌道にのるまでの間，職場の誰かに患者（復帰者）の仕事を点検したり助けたりしてもらえるように依頼するのがよい．この依頼は患者自身が行なうべきであり，求めがあるなら，医療者が説明を加えるとよい．

　私はかつて，これから職場に復帰しようとするある教師にむかって，「はじめのうちは，思いもかけない失敗がたくさんあるでしょう．その時はめげないでください．あ，やっちゃったあ，とケロッとしているのがいいと思います．だんだん失敗は少なくなりますから．」と助言したことがある．この助言は後に感謝された．この患者はもともと聡明な人であり，視空間以外の認知能力は高く保たれていたからこのように言うことができた．誰にも同じせりふを言ってよいわけではないが，失敗があることを予期して心の準備を促しておくことは，医療者の重要な役割のひとつだと思う．

　上記の患者は復職後実際に，教室で挙手をした左列の学生に気づかなかったというような，明らかに半側無視の影響と見られる失敗を稀に起こしていた．しかし彼はそのことによるトラブルを自身で収拾できた．またしばらくは書類を家に持ち帰って家族に点検してもらうなど，自分でも対策を講じていた．そして彼が職務を維持できた最大の理由は，それらの失敗を埋め合わせてなお余りある教師としての人望と能力にあった，と私はみている．

　たとえ復職に成功した人であっても，それを維持する過程は決して平坦ではない．病前にはらくにできていた仕事のひとつひとつが努力や準備を要する課題となり，大小のトラブルが以前とは比べものにならない頻度で襲いかかる．このような状況に身を置く者は，その辛さを黙って傾聴してくれる他者を必要とするものである．多くは家族や友人がその役割を引き受けるが，医療者もまたそのような役割をはたすことができる．疾患との関連をわきまえている分，独自の役割をはたすことができるといえるだろう．

　最後に，自動車運転の問題に触れておきたい．復職をめざすようなレベルに達した場合，必ず質問を受ける事項である．私は，発症後数か月以上半側無視が続いたケースであるなら，自動車運転はあきらめるようにと助言する．理由は，今まで見てきた限りにおいて，慢性期まで続いた半側無視が完全に消滅することはないからである．経験上，潜在化した半側無視は不測の事態において顕在化しやすいことがわかっている．自動車運転はあまりにもリスクの大きい課題なのである．

8

視覚性認知の障害

- 8・1 障害像 —— 202
- 8・2 視覚性認知の障害とはなにか —— 209
  - 8・2・1 視覚失認 —— 209
  - 8・2・2 視覚失認の臨床類型 —— 209
  - 8・2・3 視覚失認の質的類型—「統覚型」と「連合型」 —— 216
  - 8・2・4 その他の高次視覚性障害 —— 221
  - 8・2・5 視覚性認知障害の神経基盤 —— 223
  - 8・2・6 患者のアウェアネス —— 224
- 8・3 回腹経過 —— 225
- 8・4 視覚性認知の障害の評価 —— 228
  - 8・4・1 留意すべきこと —— 228
  - 8・4・2 行動評価 —— 228
  - 8・4・3 検査 —— 229
  - 8・4・4 アウェアネスの評価 —— 233
- 8・5 治療的訓練 —— 233
  - 8・5・1 単純反復訓練の効果 —— 234
  - 8・5・2 フラッシュカード訓練およびMOR法 —— 235
  - 8・5・3 要素的視覚障害への対処 —— 236
  - 8・5・4 視覚的特徴への注意の喚起 —— 236
  - 8・5・5 "手がかり"を使った認知学習 —— 237
  - 8・5・6 代償的方法の導入—作業を可能にする工夫 —— 238
- 8・6 作業療法士の役割 —— 239

8 視覚性認知の障害

　視覚性認知の障害は視覚失認とよばれる．

　視覚失認は不思議な現象である．2 章で紹介した「妻を帽子と間違えた男」もその一例であった．この種の障害がある患者は，眼前のものが"見えているのに見えない"．こうした現象は私たちの好奇心をかきたてずにはおかない．しかしその一方で，そうした不思議な障害に見舞われた人々の当惑と苦しみもまた考えずにはいられない．

　かつて私がほんの少しだけ会う機会があったある患者のことが，今も私の中に強い印象を残している．彼は気骨のある中年男性であったが，その年代には珍しく髪を長髪にしていた．彼は長年ある和風の芸事を趣味としており，病後もそれを続けていたのだが，あるとき発表会を前に師匠が長髪をやめるようにと強く言うので，その芸事をやめてしまったという．この患者には重い相貌失認（後出，8・2・2）があったので，その長髪がなければ写真の中の自分さえも見分けることができないのであった．「俺が俺だとわかることは俺の全存在にかかわることなんだ！」，と彼は叫ぶように言った．その声はいまもなお私の耳の中に強く響いている．

　視覚失認がある患者は比較的稀であるから，ひとりの臨床家，ひとりの研究者が出会う患者の数は限られている．しかも患者間の症状の差が著しい．このことは，脳の内部で起きる視覚情報処理の解明を難しいものにしてきた．

　一方，同症状は長らく，脳血管損傷や脳外傷，あるいは一酸化炭素中毒などに見られる症状とされてきたが，最近ではアルツハイマー病など高齢期に見られる脳変性疾患の中にもこの種の障害が突出するタイプがあることが指摘されるようになってきている（古本他，1989；若井，1998；牧他，1998；松本他，2000；Biran et al, 2003）．なかにはそれらに独立の疾患名を与えるべきだという主張があるほどである（Mendez et al, 2002）．

　本章では，視覚性認知の障害とはどのようなものであるか，研究者たちはそれらをどのように理解してきたか，また障害軽減のために医療者に何ができるかを概観する．

8・1　障害像

　視覚性認知の障害すなわち**視覚失認** visual agnosia には，文献上有名な症例がいくつかある．それらは障害像を知る格好の材料であるから，以下に初期の文献から 3 つを紹介することにしたい．

・Lissauer（1890）の症例

　視覚失認の理解は Lissauer（1890）に始まったとみるのが一般的である．それ以前にも動物

実験の結果などから類似の現象が報告されていたが，患者について臨床所見を詳しく述べるのは自分が初めてだと彼自身が述べている（Lissauer, 1890/Jackson による英訳, 1988）．それは次のような患者であった．

患者 GL は 81 歳の商人であった．嵐の日に商用で出かけ，帰宅後に異変が発覚した．本人によれば，嵐の中でフェンスに頭を打ちつけられたという．疲労困憊の態で帰宅し，2, 3 日はベッドに寝たままであった．彼は，見えぐあいがいつもと違うと訴えた．しかし事故当日は家族とふつうに夕食をとっていたので，家族のほうはとくに変わった点に気づかなかった．実際，盲になったと思わせるようなことは何もなかった．しかし，その後ベッドから起き出すようになってみると，GL は室内のあれこれに衝突し，自室を出ると自力で進路を見つけることができなかった．戸外へ連れ出すと，まるで初めての場所に来たかのように辺りを見回した．朝には洗面台を探してうろつき，いつもと同じ場所にあるのに自分の靴を探せず，上着とズボンとを頻繁に取り違えた．自室の壁にかかった何枚かの絵を箱と取り違え，探しものをするのにその中を探す始末であった．ナイフとフォークを取り違え，スプーンの柄をスープに突っ込み，一度は食物の中に指を，別のときにはコーヒーカップの中に指を突っ込んだ．文字を読むこともできなくなった．しかし彼は娘に手紙を送り，「目がよく見えない」と書いた．娘に対面したときには相手が娘とわからず，彼女を「オスカー」（男名）と呼んだ（ただしこれがくり返されたのは短期間である）．一方 GL は，仕事に関することはきちんとわかっていた．まもなく彼は自室内で進路に迷うことはなくなり，着替えもおおむねひとりでするようになったが，視力の異変が気になっていたので眼科医を受診した．そしてこれがきっかけで Lissauer の診察を受けることになった．事故後約 2 か月めのことである．

Lissauer がしらべてみると，GL には右同名半盲があったが，視力には問題がないと判明した（当初は皮質盲があったかもしれない）．本人は「霧を通して見るような感じがするときと，以前同様はっきり見えるときがある」と述べた．色名呼称を誤り，告げられた色名に一致する色紙を選ぶことができなかった．色相分類は良好であった．過去に覚えた道順を想起できず，有名人の相貌の説明もできなかったが，GL はもともとある程度の記憶障害を有していたため，何が原因かは十分に判断できなかった．

GL は椅子や机，フォークのような単純な物品の絵を記憶に基づいて描くことは可能であったが，それは 6 歳児の絵のような稚拙さであった．実物を見せてそれを絵に描かせると，懐中時計のまるい輪郭も，鎖のつけ根にあるリングも，ネジのねじ山も描き落とさなかった．ドアノブ，鍵，箒の絵も正確だった．しかし GL は，自分が正確に実写しているそれらの物品を正しく同定する（＝何であるかを述べる）ことができなかった．絵を描くことを嫌がり，筆運びは遅く，中断しがちであった．記憶に基づく描画力をあらためてしらべてみると，ある種のものは何とかこなせるものの，大部分のものは描けないことがわかった．描画の不器用さには驚くべきものがあった．彼は決して一気に描くことがなく，ちびちびと描いた．途中で筆が止まることも多かった．しかもひとつの部分を描いてしまうと，自分が描いたその部分が何なのかわからなくなった．たとえば長靴を描こうとして脚部分と足部分を描き，そのあとで踵を描き

足さなければならないと気づいたとする．彼は踵をあちらに描き，こちらに描き，ついにはどこに描けばよいのかわからないと言うのだった．この様子は，彼が文字を書けるのに，書いた端から読めなくなるのとよく似ていた．通常は字を読めないが，しかし彼の手を持って書字動作を導いてやると読むことができた．幾何学図形の異同を見比べることはよくできた．

　物体の認知については，70余りの実物・絵・図に対するGLの答えが記録されている．彼はほとんどの物品に対する視覚的同定を誤った．ライトを「エンピツ」とよび，触らせると直ちに「ライト」と答えた．眼鏡は「ランプ」と言い，これも触らせると直ちに正解した．紙に描かれた四角を見せると「三角」と答え，数字の1には「わかりません」，数字の2には「たぶんランプでしょう」と答えている．しかし自分の持ちもの（ハット，キャップ，上着，手袋など）と，なぜかウィルヘルム一世の写真だけは見誤らなかったという．

　長い紹介になったがそのわけは，ここで使われた検査の手法がほぼそのまま，後世の研究者たちに受け継がれていることを示したかったからである．つまり，このときLissauerが敷いたレールに従って，のちの人々は視覚失認をみることになったのである．

　Lissauer自身はこの事例における所見をもとに視覚性認知についての論考を進め，障害がどの過程で起きるかによって「統覚型」と「連合型」という2つのタイプが生じるはずだという見解に至った．これについてはあらためて後述する．

・Adler（1944）の症例

　Adler（1944）が記載した患者HCは，22歳のときにナイトクラブでの火災にまきこまれ，一酸化炭素中毒に陥った女性である．結婚前は高速度計算機のオペレーターであった．罹災直後から最初の7か月が過ぎるまでの経過は，おおよそ次のとおりである．

　はじめHCは目が見えないと訴えた．食べ物を見つけることができないので食べさせてやらなければならなかったが，味わうとすぐにそれが何であるかわかった．2日後には看護師がわかるようになった．それは「白い制服を着ているから」である．差し出された物の名を言えず，はじめの1週間は視線も定まらなかった．しかし，声を聞けば人を，音を聞けば物（例．鍵）をたちどころに同定した．事故の記憶はなかったが，教えられてそれを覚えた．覚醒後のことは覚えており，その過程をAdlerに語ることができた．Adlerによる診察は受傷後5日めからである．

　色の認知については，さきにも述べたとおり，はじめに白がわかるようになり，2週間後には全ての色を認知した．そうなるまでにはさまざまなエラーを示す時期があった．また受傷後7か月を過ぎても，濃い青だけは「紫」だと言い続けた．2週間め以降は物に合致する色の名を，また色に合致する物の名を言うことができたし，同一色の彩度のマッチング（照合）も可能であった．

　文字を書くことははじめからある程度できており，4週間後には受傷前のレベルに戻った．しかし文字を模写することはできなかった．ボール紙の文字を並べて単語を作るように言われると，"Tracy"と並べるべきところを「T（上下逆転）ra（上下逆転）c（上下逆転）y」と並

べたが，これも6か月時点でなんとか解消した．数か月を過ぎる頃から，奇妙な現象が見られるようになった．それは，tを書くように言われるとiを書く，というようなことである．HCは読む際にtとiを混同することがよくあったから，これは視知覚の誤りがそのまま書字に反映されるようになったものと思われた．同じことはタイプライティングでも起こり，ここでもやはり形態が似た文字間（たとえばtとl）で誤りを起こすようになった．

　<u>文字の読み</u>については，まだ全く読めなかった最初の2週間の間も，単数字なら読めることがあった．2，3，5，6，8，9は読めず，6と5を混同したが，2週間めには1，4，7を読めるようになった．これらはすべて直線数字である．次に曲線数字が読めるようになったが，この中で最初に読めるようになったのは5である．HCはこの数字を上部2本の直線部分から同定した．7か月めには全ての数字を読めるようになったが，「ループが下に1つだけあれば6，もうひとつあれば3，上にだけあれば9，もし丸が2つならば8」というぐあいに判断するのだと，HC自身が語っている．このように推理を加えて読むため，HCの単数字の認知は提示時間の長さに影響されるところが大きかった．"8"をタキストスコープで見せたときの反応は次のとおりである．

　　1/150秒間提示‥‥「6？．いえ3．でも最初，2つのループの方向が違うように思いました．では5？」．見えたとおりを描くように言われると，"5"の縦線部分が欠落したものを描いた．
　　1/100秒間提示‥‥「6」
　　1/50秒間提示‥‥「まあ，8だわ．私はずっと下のループばかりを見ていました．それで，6だと思ったんです」．

　提示されているのが数字なのか文字なのかがわからないときには認知は困難さを増し，不可能になることさえあった．それゆえHCはいつも，「これは数字？，それとも文字？」と尋ねた．別のときに，「まず考えなくては，見えているのが何かわからないんです」と述べている．

　単文字のうち，最初に読めるようになったのは活字体の「H」であった．受傷後19日めのことである．これは自分の名前HelenのHであったが，直線のみで構成された文字でもあった．同じ日に"K"を示されると「I」と答えた．見えているとおりを描くように言うと垂直線1本（＝I）を描いた．翌日にP，B，Rを読ませてみたが，HCはこれらを混同した．その後7か月間の間もずっとそうである．あるとき，「大文字のPもBもRも，私には同じに見えるのです」と述べたことがある．筆記体（単文字）の読みには最高度の困難を示した．提示した文字を模写をさせてみると，知覚した一部だけを描く，知覚した一部に推測を加えて描く，類似部分をもつほかの文字を描く（iの筆記体→jの筆記体），鏡文字を描く，正しく読み取った文字を自分流の字体に変えて描く，などの大混乱を示した．

　"H"が読めた日に，HCは単語"Helen"も読めたが，これは多分に推測が入っている．HCは，読み取ることができた一部の文字と単語の長さ（文字数）とから，その単語の読みを推理する

という技をしばしば使った．"PRESIDENT"を読む際，それを模写させると「PRESDEWT」と書いていたが，数秒考えてから「PRESIDENT」と読んだ，などがその例である．

　幾何学図形の認知は，最初の1か月間は全くできなかった．"円"に対して「アルファベットのAのようなもの」と答えている．5週めには"三角形"に対して「大文字のA」と答えたが，文字ではないと告げられると「三角形」と答えた．その後はごく簡単な幾何学図形以外の図形の認知に達することはなかった．　を模写させた場合，1/150秒露出では○のようなものを描いたにすぎず，ややそれらしき形を描いたのは露出時間が5秒に達した時である．やや複雑な図形になると，時間を無制限に与えられても全体を知覚することはできなかった．曲線を含む図形はとくに困難を極めた．

　視覚化 visualization（＝視覚的イメージを思い浮かべること）は可能であったが，内容に欠陥があると思われた．「鳥には脚が4本ある」「テーブルの脚は2本」という類の答えが多かった．見本なしの描画は部品の位置関係がわるく，顔を描けば目鼻の配置がおかしかった．

　物体認知は以下のとおりである．はじめの2週間，HCはいかなる無生物も正しく認知しなかった．"櫛"は「万年筆」，"小さな象の玩具"は「ペン」と答えた．色彩認知が回復してくると色によって推理した．"バニラアイスクリーム"の答えは「スクランブルエッグ」だった．HCはいつも提示された物を掴み，触覚によって同定しようとした．3週間を過ぎると，右人指し指で物の輪郭をたどることを頻繁に行なうようになった．これは読みのときにも見られた行為である．はじめHCは輪郭だけを知覚した．2週めのことであるが，5セント白銅貨もまるい銀のコンパクトも，「鍵のリング」と呼称した．3週めを過ぎると輪郭の内側も満たされているのを知覚するようになったが，しかしまだ三次元の知覚はできなかった．四角い白い箱は「紙」と呼称された．2か月めになってようやく，三次元知覚が始まった．この加算方式は，その後も一貫して彼女の視知覚の方式を特徴づけるものとなった．その後HCの推理と加算の技術は相当に進歩したので，素人目にはHCの認知のしかたが特殊であるとはわからないほどであった．しかしタキストスコープを使うと，HCのハンディキャップは明白となる．4か月めのとき，"長さ10 cmの緑の潜水艦"を見せたときの反応は次のようであった．

　　1秒提示‥‥「万年筆」
　　2秒提示‥‥「ナイフ，緑の」
　　3秒提示‥‥「船」

　彼女はこう説明している；「私ははじめ前のほうを見ました．それは万年筆のように見えました．形が万年筆のようだったからです．次にはナイフかと思いました．とてもシャープだったからです．でもナイフのはずはないと思いました．緑色をしていたからです．次にスポークが見え，全体が船の形をしているとわかりました．映画の中に出てくるような船です．そんなにたくさんのスポークがついているのですから，ナイフや万年筆のはずはありません」．この"加算 adding-up"には時間がかかるので，親族たちは，彼女を「とても遅い」と感じている．

人の顔の認知は，はじめの数週間は全くできなかった．1週めに夫が訪ねたときも，視覚だけではそれとわからず，彼が彼女の手をとったそのやりかたではじめて夫だと知ったのであった．声や足音には敏感だった．その後7か月めに至るまで，たとえ旧知の人であっても，受傷後に初めて会う場合は，見ただけでは相手を同定できない．しかし一度知り合った後では，2回目以降は同定できるようになっている．ただしこれはHCが強い関心をもった相手に限られる．HCはそれぞれの人物について，目，姿勢，身長，髪のぐあいを覚えるよう，自分を訓練しているのである．声を覚えることや，出会いを予期することによっても大いに助けられている．
　絵の認知は，HCにとって実物よりもさらに困難である．白黒画に比べれば彩色画のほうが認知しやすい．1か月めのとき，2枚の彩色画を提示したときのHCの反応は次のようであった．1枚は"ひとりの男の子が店頭で玩具のヨットを賞賛している図"，もう1枚は"同じ男の子がプールに浮かべたヨットに向かって身をかがめている図"である．それぞれの絵を見てHCは「男の子」とだけ言った．同じ男の子かどうか尋ねると否定的な答えをした．次にそれぞれの絵の中のヨットを指して船だと言ったが，同じ船だということはわかっていないらしかった．一方の図の船の左脇に描かれた波とさざなみを指さして，「ここの色が違うわ」と言った．地と図の区別がついていないと思われた．映画は登場人物が1人か2人の場面なら，聴覚その他の助けを借りて何とか観賞できたが，群集場面になると全く理解することができなかった．

・Pallis（1955）の症例
　Pallis（1955）が記した患者AHは51歳の鉱山技師である．脳塞栓後に視覚失認をきたした．AHはもともと知能が高く，自分の経験を詳しく語ることができた．
　彼は発症した日の朝のことを次のように語っている．「8時ごろ目覚めました．意識ははっきりしていましたが，そこが自分の寝室だと認知できませんでした．トイレへ行きましたが，進路を探したり，場所を認知したりが困難でした．ベッドへ戻ろうとして，部屋を認知できないのがわかりました．私は全く見知らぬ場所にいました…」．「色が見えませんでした．かろうじて，明るく見えるものと暗く見えるものとを区別できました．次に人の顔が全部同じに見えるのに気づきました．妻と娘たちの違いがわかりませんでした．妻と私の母を区別するために，どちらかがしゃべりだすのを待たねばなりませんでした．母は80歳でした」
　色彩知覚は完全に失われていた．「何もかもが灰色の濃淡として見えるのです．私のシャツは全部黒ずんで見え，全く区別がつきません．どれを着ていいのかわかりません」．「部屋の明かりがついているかどうかもわかりません．遠くからだと，火が燃えているかどうかもわかりません」．「皿の上の食べ物も，味わったり嗅いだりするまでは何かわからないことがあります．梨やバナナは大きさや形で判断がつきますが，オムレツは肉片のように見えてしまいます．ジャムかピクルスかは瓶の蓋を開けてみるまでわからないのです」．ナイフ・フォーク類，家具，庭仕事の道具などの日用品は，「色が主要な判断材料でないかぎり」，判断がつくようになったという．

顔の同定については次のように述べた：「目も鼻も口もはっきり見えるのに，総体として何かということが浮かんでこないのです．目鼻はまるで黒板にチョークで描かれているようです．顔は全部中立的な，濃い灰色に見えますから，男か女かを見分けるには服装や声に頼らなくてはなりません．髪や髭は大きな助けです」．「写真の中の人も全く認知できません．私自身さえもです．あるときクラブで見知らぬ男がじっとわたしを見ているのに出会いました．お笑いでしょう．なんとそれは鏡に映った私だったのです」．「しばらくして映画や芝居に行ってみました．全くチンプンカンプンでした．写真誌も買ってみました．全然楽しめませんでした．附属物をあれこれ見れば何が何かの見当はつけられます．でもひと目でわかるのでなくっちゃあ，おもしろくなんかありませんよ」．

視覚的イメージを心に思い浮かべることには困難がなかった．「目を閉じれば，妻の顔も子どもたちの顔も，はっきりと思い浮かべることができます」．

このほかにAHの訴えが多かったものとして，場所の認知の不能がある．地誌的な記憶には問題がなかった．「それぞれの場所がどんなふうに見えるか，私の心の目はちゃんと覚えています．T広場の様子も，そこに行くまでの街並も心に浮かべることができます．店の並び順だって覚えています」．「でも一歩外に出たとたん，トラブルが始まるのです．私の理性は私がいまどこそこにいるはずだと告げます．しかし実感がありません．ある夜など，曲がり角を間違えた結果，郵便局で飲み物を注文しそうになりました．バスに乗れば，降り場所の判断が大問題です．あるとき同じバスに乗った同僚のひとりに，P広場で降りたいから教えてほしいと頼んだことがあります．その人は完全な盲でしたが，ちゃんとそこで私を降りさせてくれました．彼には難なくできることだったのです」．「こういうトラブルが起きるのは旧知の場所に限りません．今日どこかに連れていってもらったとして，明日そこに1人で行きなさいと言われても，やはり無理なのです」．

当初は軽い読みの障害があったが，それは急速に解消した．さまざまな検査物品を見せられると，直ちに認知し，呼称し，用法を示すことができた．幾何学図形を形態別に分類することには何の問題もなく，複雑なパターンも直ちに認知した．線画の意味を理解することもその内容を説明することもよくできた．

発症後7か月時点の検査では，左上同名四半盲（不全）があった．物体認知は即座に可能であったが，相変わらず視覚だけでは妻を認知できず，有名人の顔写真も識別不能であった．動物の顔の識別はやや容易だったが，それでも5〜10秒かかった．ヤギは耳の形から，ジラフは頸の特徴から演繹的に答えを導いているためだった．

以上3例を紹介した．この患者たちは，見えているものが何なのかを認知できない点が共通しているが，認知ができない対象の種類や，認知の侵されかたが少しずつ異なっていることがわかる．Pallisの患者AHが全盲の同僚に助けてもらったというエピソードは，この障害と共に生活していくことの困難を端的に物語っている．

8・2　視覚性認知の障害とはなにか

8・2・1　視覚失認

　視覚失認 visual agnosia とは，視覚の喪失，言語の障害，または全般的知能の低下によらずして，視覚対象の認知が障害されている状態のことである（Biran et al, 2003）.
　視覚の喪失によらないということは，患者には対象が見えていることを意味する．視覚失認の患者には通常の視力検査を実施することができないことが多いが，それでも，白紙の上の細い髪を拾い上げることができた，小さな点を数えられた，文字の向きを判断できたなど，何らかの手段により，一定の視力があることが確認されている.
　認知の障害とは，対象が何ものであるかを知らない，ということである．もしも呼称ができれば，対象が何であるかを知っているといえるが，呼称ができなくても認知はできているということはあり得る．そこで臨床では，呼称ができなくても，用途の説明を求める，使用方法を動作でまねさせる，などの方法で認知の有無を確かめるのが通常である.
　De Renzi（2000）はまず失認を定義して，失認 agnosia とはある感覚に特異的な認知の障害であって，刺激の知覚的分析か，あるいはその意味の認知のいずれかが侵された状態であるとした．したがって，視覚失認は**視覚系に限って**起きるものであるから，聴覚や触覚など他の感覚を経由する場合には認知が保たれているのが特徴である．さきの3例においても，声を聴いたり触ったりすれば直ちにわかる，というエピソードが随所で紹介されていた.

8・2・2　視覚失認の臨床類型

　視覚失認の患者の中にはあらゆる種類の対象に対して認知の障害をきたすケースもあるが，特定の種類に対してのみ障害が顕著に現れるケースもある．さきに挙げた症例の中で，Pallisの症例 AH は，色彩と顔と地誌に対する障害がとくに重度に残ったケースである．物品や文字に対する認知の障害は早い時期に解消した．これは Lissauer の症例 GL や Adler の症例 HCと著しく異なる点である.
　視覚失認の臨床類型をどのように整理するかについては，著者間で若干の違いがある．ここでは，日常臨床でよく使われている用語を中心に解説を加える.

・物体失認

　物体失認とは，いわゆる物体（＝物品，客体）に対して視覚性認知障害が現れたもので，視覚失認の中では最も一般的な類型である．もちろん，病前に見知っていた物が認知できなくなることをいう．生活場面では，食卓の食べ物が何かわからない，食器を取り違える，着衣の際に上着とズボンを取り違える，などが起こる．検査をすると，提示された物品に対してその名を言えない，用途・性能の説明ができない，使用方法を動作で示すことができない，などとなっ

て現れる.

　ところで，物体を見てその名を言えない（呼称できない）が，用途・性能の説明はできるし，使用方法を動作で示すこともできる，という場合がある．この場合は，対象の認知はできているが，脳内の言語領野と視覚処理領野を結ぶ神経路が離断されていると考え，同症状を**視覚性失語**とよぶ．つまり失認ではない．しかし視覚失認と視覚性失語の差別化は思うほどには容易でなく，ことはそう簡単ではないという指摘がある（Lhermitte et al, 1973；Riddoch & Humphreys, 1987a；De Renzi, et al 1997；De Renzi, 2000）ことは，一応承知しておくべきかと思われる.

　物体失認は，物体の特定のカテゴリーに対してより選択的に現れることがある．これを**カテゴリー特異性**という．しばしば比較されるカテゴリーは生物と無生物である．生物は自然物とよばれることもあり，具体的には動物，食べ物，果物，野菜などを指す．無生物は人工物とよばれることもあり，具体的には道具，玩具，楽器，家庭用品，衣類などを指す．Warrington ら（1984）が単純ヘルペス脳炎の患者の中にこれら2つのカテゴリーに対して反応の差を示す患者があったことを指摘して以来，この問題はしばしば研究者たちが取り上げるところとなった．もしも本当に差があるとすれば，視覚情報の脳内処理はカテゴリー別に行なわれていることになるので，関心をよんだのである．ある研究者たちは，そのような違いは物体の親近性（なじみの程度）の違いや視覚的な複雑さの違いからくるものであってカテゴリーの違いからくるものではないと主張したが，別の研究者たちは2つの理由をあげて，カテゴリー特異性はあると主張している（Wolk et al, 2005）．理由のひとつは，実際に生物の認知がより重度に侵される患者と無生物の認知がより重度に侵される患者の両方がいるのだから，すなわち二重の乖離性が証明されているから，というものである．もうひとつの理由は，そもそも対象に対する知識の蓄積のされかたが生物と無生物の間で異なる，と考えるところにある．なぜなら自然物の場合には視覚情報に意味があるのでその記憶は視覚情報として貯えられるが，人工物の場合は身体的体験すなわち操作のほうに意味があるので，その記憶は感覚運動記憶として貯えられるから，というのである．そして Wolk らは，この自説を検証する実験を企て，肯定的な結果を得ている.

　ところで，視覚性認知の障害は実物だけでなく，画像（写真や絵・図）に対しても現れる．あるいは，実物に対しては現れないが，画像に対して現れることもある（山鳥他，1985）．画像の中でも写実画と線画の間で，あるいは彩色のある絵とない絵との間で成績が異なることもある．あるいは幾何学図形に対する失認が顕著な場合もある．このような状況を説明するとき，対象の特性に合わせて，**画像失認**，**図形失認（形態失認）**などの言葉が使われる．一般に画像失認は物体失認の軽症型とみられている．しかし三次元物体と二次元物体とではおのずと視覚情報の処理のしかたが異なるはずだとして，画像失認の独立性を主張する立場もある（山鳥他，1985）．この場合は三次元物体の失認のみを物体失認とよぶことになる.

・相貌失認

　相貌失認とは，病前には見知っていた顔を見てそれが"誰の顔"であるかを特定できない現象をいう．さきにあげた患者たちは，自分の娘や妻さえも視覚だけでは同定することができなかった．家族であれば声や物腰から相手を識別できる機会が多いし，家族のほうでもそれなりの対応ができるであろう．しかし社会生活において職場の同僚の顔を識別できない，顧客の顔を識別できないなどのハンディキャップがもたらす影響はきわめて大きい．私の患者のひとりは，それが理由で新しい職場から解雇された．

　鳥居ら（1985）によれば，Bodamerによる相貌失認の定義は「顔および表情現象の認知に関する失認」であり，大橋博司のそれも「人物の顔貌ないし表情に対する選択的な認知障害」であった．つまり初期の研究者たちによる相貌失認の定義はこのように"広い"ものであった．しかしその後の症例研究の影響を受け，相貌失認には表情認知等の障害を含めず，顔の認知障害のみに限定する傾向が増したという．

　表情認知の障害を示す患者は存在する．これは**表情失認**とよばれる．つまり彼らは，怒っている顔，笑っている顔などの表情識別ができない．Farahによれば，顔の認知の障害を示す患者が同時に表情認知の障害を示すことはあるが，これを伴わない患者もある．また逆に，表情認知の障害があって顔の認知の障害がない患者もある（Farah, 1990／河内他訳，1996，pp. 90-91）．したがって，相貌失認（＝顔の認知の障害）と表情失認（＝表情認知の障害）は互いに独立した症状であるとみるのが妥当なのである．

　なお，動物の見分けがつかない症状は**動物失認**とよばれる．この場合は必ずしも顔だけでなく全身の見分けを含むようである．

　話を相貌認知に戻そう．たいていの相貌失認の患者は顔が顔であることはわかっている．さきのPallisの症例AHがそのことを明確に告げている．そしてここにこそ，相貌失認の相貌失認たるゆえんがあるといえる．つまり，顔というカテゴリー（種類）は認知できるが，その中の"個別性"が認知できない状態なのだと考えられる．実際，相貌失認を示す患者の中には，顔以外のものについても個別性の識別ができなくなっている例があることが知られている．鳥の種を区別できなくなったバードウォッチャーの例，自分の牛を特定できなくなった農夫の例のほか，建物や公共的記念碑の識別ができなくなった例，自動車の車種の識別ができなくなった例等々がそれである（Farah, 1990／河内他訳，1996，pp. 92-93）．

　そこで，相貌失認を，顔の識別障害というよりは，個別性を識別することの障害とみるべきではないか，という考えが生まれる．しかしこの考えは次のような1例によって否定される．それはDe Renziが記載した患者である．彼は完全な相貌失認を示していたが，しかし「電気カミソリ・札入れ・眼鏡・ネクタイなどについてそれぞれ同じカテゴリーで見かけが類似したもの6個ないし10個が提示されている中から自分のものを選ぶことができ」，「シャム猫の写真を他の猫の写真から選ぶことができ」，「駐車場で自分の車を難なく見つけることができ」た（上掲書, pp. 93-94）．同様な事例はBruyerら（1983）によっても報告されている．この場合もひとの顔の失認は重度であったが，自分の牛や犬の見分けはつき（全体の形や色，皮膚の模様で

見分けた），家や街並の識別にも問題がなかった．

　脳が顔に対して固有の処理システムをもっている可能性は，動物実験によっても支持されている．ふたたび Farah の引用に従えば（上掲書），ある研究者たちはサルの上側頭溝の中に顔に反応する 44 個の細胞を同定し，しかもそのうちの 77% はある特定の顔に対して他の顔よりも有意に強く反応するのが見られたという．とはいえ，実験室内のサルの視覚体験は特殊なものであろうから，これで結論が出たわけではない．

　もうひとつ，しばしば問題にされるのは，相貌失認と顔に対する視知覚障害との関連である．前者は熟知顔貌にかかわる障害であり，後者は未知相貌の異同の見分けに関する障害である．結論をいえば，これら 2 つもまた互いに独立の現象である可能性が高いとみられている（たとえば玉井他，1987a）．

・**純粋失読**

　失書を伴わない失読，すなわち文字を書くことができるのに読めない現象を純粋失読という．**視覚失認性失読**ともいう．これがある患者は，自分が書いたばかりの字でさえも読むことができない．視覚失認が文字に対して現れたものである．たいていは数字に対しても同症状を示す．

　患者は個々の文字を読めなかったり，1 文字を読むのに数十秒かかったりする．また仮に個々の文字を読めるようになったとしても，文を読むときに 1 文字ずつを読み進むので，いわゆる"逐字読み"になりやすい．私のかつての患者のひとりは，"おっしゃって"というくだりを「オ，ツ，シ，ヤ，ツ，テ」と読み，「あ！，オッシャッテ」と読み替えていた．

　文書を扱う職業や学生でないかぎり，文字を読めないことは大したハンディキャップにならない，と思う人がいるかもしれない．しかし役所からの通知を読む，電車の行き先表示を見る，薬の注意書きを読むなど，文字を読まなければならない場面は生活の重要場面に組み込まれている．

　純粋失読の患者が，文字をなぞったり，模写運動を行なったりすると読めることがあるというのは，臨床家にはよく知られた事実である．患者が自ら，自然にこれを行なうことも多い．ふつうはこれを**書字運動促通**とよぶが，文献によっては **Schreibendes Lesen** というドイツ語がそのまま使われていることもある．指だけでなく，頭や足を動かすことによっても似た効果が生じる．

　書字運動促通は感覚運動入力が視覚入力を代替するため，と思われがちである．しかしどうやらそうではないらしい．第三者が書字運動を行なうのを見ることによっても類似の効果が得られることがわかっているからである．田中茂ら（2002）は，ある患者の読みの成績を 3 つの条件下で比較した．a）他者の空書を観察する，b）他者のなぞり動作を観察する，c）本人がなぞり読み（他動）を行なう，の 3 条件がそれである．結果は，a）が最もよい，というものであった．

・色彩失認

　この項の説明は難しい．色は物体や物質の属性のひとつであって，それだけが単独に存在することがないものだからである．また物体や人が触覚や聴覚など視覚以外の感覚経路によっても認知可能であるのに対して，色は視覚によってしか認知し得ないものでもある．だから厳密には色彩の視覚失認はあり得ないことになる．一方でたとえば Pallis の症例 AH のように，脳損傷後に「色」についての困難をもつケースが存在する．色彩失認 color agnosia という言葉は，いろいろな場面で，実際に使われてきた言葉である．

　視覚失認のレビューを書いた Biran ら（2003）は，その中で**色彩失認**を次のように説明している．「この稀な症状群にあっては，患者は色彩の名を言うことができない．この障害が色彩の基礎的知覚障害の二次的結果でないことは，色彩分類や色相知覚を求める課題においても彼らが障害を示すことによって明らかである．色名健忘（または色彩失名辞）color anomia との区別ははっきりしない．ある研究者たちは，これら二つの症状群は色彩情報課題（例．物に対応する色を選ばせる）によって鑑別できるといい，失認患者ではこの課題を処理する力が損なわれているが，色名健忘の患者では保たれているという」．

　玉井ら（1987b）は色彩失認をめぐる概念的問題について丁寧な考察を行なっている．彼らはまず，色彩処理能力をしらべる検査として，(1)"視覚─視覚"性課題，(2)"視覚─言語"性課題，(3)"言語─言語"性課題の3つをあげる．"視覚─視覚"性課題とは，視覚性刺激について視覚的判断による応答を求めるもので，石原式色盲検査，各種 Hue Test（色相検査），色のマッチング・分類・弁別などを指す．"視覚─言語"性課題とは，提示された色についてそれを呼称すること（naming）や，検査者が言う色を選択肢の中から選んで指さすこと（pointing）などを指す．"言語─言語"性課題とは，検査者が告げる物品（例．りんご）の色を口頭で答えることや，検査者が告げる色（例．赤い色）を特徴とする物品をあげることを指す．この3つの群に対する答えの正否の組み合わせから，理論上7種類の色彩処理障害が生まれるはずであるが，実在する障害は3種のみだという．その第1は中枢性色覚障害 central dyschromatopsia であり，第2が色彩失名辞 color anomia，第3が特殊性色彩失語 specific color aphasia だとされる．

　中枢性色覚障害とは大脳半球後方部の病巣によって生じる色覚異常である．この障害がある患者は"言語─言語"性課題は正常に行なえるが，"視覚─視覚"性課題と"視覚─言語"性課題の成績は不良となる．佐久間ら（1985）が報告した1例は「色がわからない，まわりのものが全て白黒に見える」「畑で熟れたトマトとあおいトマトが区別できない」「色はわからないけどこっちが濃い」などと訴えていた．色の概念は保たれており，明度の配列は正確であったが，色の命名は白黒をのぞき，かろうじて赤のみが可能という状態であった．他の色は濃淡で答えていたという．なお佐久間らの報告では症状名は**大脳性色覚障害**となっている．さきの Pallis の症例 AH も，中枢性（または大脳性）色覚障害があったとみることができる．

　色彩失名辞（または**色名健忘**）は，健忘性失語が色彩名称に特化して現れたものとみることができる．つまり患者は色を示されてその名を言う（呼称する）ことができない．"言語─言語"

性課題と"視覚—視覚"性課題はよくできるが，"視覚—言語"性課題が成績不振となる．玉井ら（1987b）によると，1928年にPötzlがこの症状に**色彩失認**の名を与えた．しかし1966年にGeschwindらが同症状を視覚—言語離断として説明したときから，色彩失認という言葉はあまり使われなくなったということである．

色彩失名辞と特殊性色彩失語の区別は，既発表の文献事例をもとに考えるかぎりでは，あまり明瞭にはされてないという（同上）．

以上からもわかるように，色彩失認には従来からさまざまな疑問が投げかけられてきた．中には色彩"失認"の存在を認めない立場さえあるという（山鳥，1985，p.75）．

・街並失認

街並失認とほぼ同じ概念を表すものとして，ほかに**場所失認**，**環境失認**などがある．英語ではlandmark agnosia, environmental agnosiaなどという．ランドマークとは指標になるような樹木・建造物のことだから，建物失認といういいかたもありかもしれない．郵便局とパブ（飲み屋）を取り違えたPallisの症例，AHを思い出してほしい．患者はそれが建物であるという認識を十分にもっているが，またかつて見知っていた街並の中に自分がいることもわかっているが，眼前の建物が何の建物であるかがわからなくなっている．

この街並失認はいわゆる地誌的失見当（＝道順障害）の原因のひとつになり得る．地誌的失見当にはいろいろな要素がかかわっているという事情があるため，長い間，その概念が明確でなかった．しかしAguirreら（1999）がようやくこのあたりを整理して，地誌的失見当には4つの種類があるとした．その1つに挙げられているのが街並失認である．

街並失認はしばしば相貌失認とともに現れる．ともに部品配置の個性の識別にかかわる問題であるところから，これらを同根とみる立場がないわけではなかった．しかしこれについては，責任病巣が隣接はしているものの，別個だという指摘（河村，2001）がある．

・同時失認

同時失認とは何か，をめぐっては少なからぬ混乱がある．いやあった，というべきであろうか．

同時失認 simultanagnosia とは，通常，状況図のような，ある場面を描写した図についてその場面の意味を把握できないことを指している．いうまでもなく，一般的知能低下によるものは該当しない．

この言葉を最初に使ったとされるWolpertは，彼の56歳の患者がBinet-Bobertagの知能テスト用の絵の一枚を見せられて次のように答えた，と記している（Wolpert, 1924/池村訳, 2002, p.447）．このとき使われた図は，もし私の思い違いでなければ，ある雪の日にある家の前をひとりの少年が通りかかっている，その少年を高年の男性が掴まえて激しく叱責している，少年の顔には驚きの表情がある，家の窓は破れている，右手の木陰には別の少年が，手に雪つぶてをもってにんまりしている，というものである．

「少年の髪の毛がひっぱられています」(何故?)「たぶん秘密をもらしたからでしょ.」(どうしてそう言えるの?)(かくれている少年を示して)「彼がそこで盗み聞きをしているからです.」(でもこれは別の少年でしょ.)「そうです別の少年です.」(では最初の少年は何故髪の毛をひっぱられているの?)「わかりません, そんなこと一度も気にしたことがありません.」──上掲書和訳版, p.447

つまり患者は, 登場人物のそれぞれに気づいているのに, "ひとりの少年が濡れ衣を着せられて叱られている" という, 場面全体の意味は把握できずにいる.

そこでWolpertは,「細部は十分認知できるのに(傍点筆者)全体を同時に把握できない状態を, 全体把握の障害あるいは同時失認とよぶことができる」と述べた.

しかし, 状況図の細部を十分に見ない場合にも全体把握の障害は起こる. Wolpertに従えばこの場合は仮性同時失認とよばざるを得ない(大橋博, 1965). しかし, むしろこのほうを同時失認と見なす人々が現れ, 大勢を占めるようになった. 代表格は, 注意障害のために同時に複数対象を見ることができないことが背景にあると考えたLuriaや, 複数対象を認知することはできるがそれぞれの対象への不応期が上昇しているために知覚の緩除化をきたすことが背景にあると考えたKinsbourneとWarringtonなどである(大東, 2002a). 背後に注意障害があると考える人々は, Bálint症状群[注1]の一画をなす「視覚性注意の障害」を, 同時失認と同義だと見なすようになった(たとえばCoslett et al, 1991). そしてこのように考えると, 同時失認の対象はもはや状況図にとどまらなくなる. Bálint症状群の特徴は空間内のひとつの対象に視線が釘づけになり, 他の対象に視線を移すことができないことにあるのだが, これは状況図に対しても, 実空間の複数対象に対しても, また単一物体の複数部分に対しても起こることだからである.

1990年にはFarahが認知神経心理学の立場から視覚失認を論じ, その中で同時失認を背側型と腹側型とに分離した. **背側型**とは, 後頭葉から頭頂葉に向かう神経路がになっている空間的注意システムの破綻によって生じる型のこと, **腹側型**とは, 後頭葉から側頭葉に向かう神経路がになっている物体表象システムの破綻によって生じる型のことである. 私の理解では, 上述のLuriaの同時失認は背側型に, KinsbourneとWarringtonのそれは腹側型に相当する. Farahの考えは人々に非常に大きな影響を与えたので, 以後, 背側型同時失認, 腹側型同時失認という用語が頻繁に使われるようになった.

Wolpertに始まる同時失認の研究史については大東(2000, 2002a)によるすぐれた解説がある. 大東は, 同時失認の全てがFarahのいう2つの型におさまりきるものではないといい, 各部分をとらえてもなお全体の意味をとらえることができない事例があると指摘する. 根拠になっているのは井村ら(1960)や大東ら(1975)の症例である. そして同時失認に関して, 次の3つの病型をもうけることを提案している. ただし対象は状況図に限定される.

注1) Bálint(1909)によって提唱された症状群. 精神性注視の麻痺, 視覚失調, 視覚性注意の障害の3つの症状から成る(Rizzo et al, 2002). Bálint-Holmes症状群ともいう.

1) 意味型同時失認：必要な部分の認知が可能であるにもかかわらず，部分の有する意味を越えた全体の意味を把握できない病型．連合型視覚失認（後出，8・2・3）の特殊型．
2) 知覚型同時失認：ふつうより遅い速さで状況画の細部を見ることができるが，なかなか絵画の意味理解に達することがない．Farah の腹側型同時失認におおむね相当．
3) 注意型同時失認：外界が断片的にしか見えなかったり，見えているものが急に消えたり現われたりするという自覚を伴うことが多く，かつ同時に複数の対象に注意を向けることができないために，二次的に状況画の認知が困難になる型．Farah の背側型同時失認におおむね相当．

このように分けてみると，冒頭の Wolpert の症例は「意味型」であるように思われるが，彼の報告を仔細に検討してみると1）と2）の合併である可能性が高い，と大東は述べている．
なにやら面倒な話になってしまったが，要は，複合的な視覚場面の意味をきちんととらえられるかどうかの話である．実際の患者にあたってみれば，何が基盤になっているかの判断はそう難しいことではないと思う．

8・2・3　視覚失認の質的類型—「統覚型」と「連合型」

前項で取り上げたのは，対象の種類という観点からみた視覚失認の類型であった．この項で取り上げるのは，視覚情報の処理過程という観点からみた類型である．これは神経心理学や認知心理学の研究者にとって重大な観点であるが，臨床家にとっても，介入の方法を考えるうえで大切なものである．

・発端

Lissauer は症例 GL（前出，8・1）の詳しい症状記載を行なったとき，当然のなりゆきとして，視覚性認知とはいったいどのような過程を経て成立するのか，の論考を行なった．彼は2つの段階を想定した．第一の段階は感覚印象 sensory impression の意識的知覚 conscious awareness の過程である．彼はこれを**統覚** apperception と名づけた．第二の段階はこの統覚の内容を他の観念 notions と連合させる段階である．彼はこれを**連合** association と名づけた（Lissauer, 1890/Jackson による英訳，1988，p. 181）．

彼は第一の段階を統覚とよぶべきか知覚とよぶべきか大いに迷ったが，結局統覚を選んだ．知覚の過程に意識が関与するのは避けられないと考えていたので，その知覚の最上位にあるものを統覚とよぶことにしたのである．統覚は単一モダリティ（ここでは視覚）の中で生じる．具体的には，明るさ，色，形，三次元性などの感覚印象の違いを区別する力だという．なんともわかりにくいが，おそらくはべたに並んだ視覚刺激の中から特定の色や形を選び取る力（そのように刺激をまとめあげる力）を意味するのだろうと私は理解する．

第二の段階である連合は，成立した統覚を過去のいっさいの経験記憶と結びつける過程であ

る．もしも統覚としてまとめあがったものがバイオリンの色や形であったとすれば，その瞬間に，それにかかわるさまざまな経験が，すなわちその呼び名や，音色や出来事のいろいろが呼び起こされ，意識の中に流れ込む．そしてバイオリンだという認識が成立する．脳損傷は統覚の段階を侵すこともあれば，連合の段階を侵すこともあり得る．

こうしたLissauerの考えかたはその後多くの研究者たちに引き継がれた．そして視覚失認を「統覚型」と「連合型」に分けることが定着した．しかしLissauer自身，この2つの間に明確な境界線をひくことは難しいと考えていた．自身が記載したGLについては，どちらの要素もあるといいつつ，"連合型優位の視覚失認"だとしている．ちなみに，冒頭にあげた症例についていえば，Adlerの症例HCは統覚型，Pallisの症例AHは連合型だと思われる．

統覚型と連合型は，物体失認にも相貌失認にも純粋失読にも，その他の対象別類型にも起こる可能性がある．ただしFarah（1990）は，テキストの記述にあたって物体失認を統覚型と連合型に振り分け，同時失認は統覚型に，相貌失認と純粋失読は連合型に振り分けて記述している．

・統覚型の特徴

統覚型視覚失認の典型として最も頻繁に引用されるのはBensonとGreenberg（1969）の症例である．

患者は25歳の軍人で，事故による一酸化炭素中毒（CO中毒）をこうむっていた．視力測定はできなかったが「E」の方向判断が可能であることや，3mm指標を使っての視野検査が可能であることから，視力はあると判断された．色彩呼称は可能であったが，物品，物品の写真，身体部位，数字，文字，幾何学図形については，視覚のみではそれらを呼称することができなかった．幾何学図形のマッチングもできなかった（図8-1）．活字体文字は，同定もマッチングもできなかった．ときどき直線数字を読めることはあったが，曲線部分をもつ数字は読めなかった．しかしゆっくり書いてみせたり，文字を書いてある紙をゆっくり動かしてみせると「O」と「X」は読むことができた．文字や簡単な図形を模写することはできなかった（図8-2）．物品の外形を言葉で述べることや，外形をなぞることもできなかった．黙っている複数の人の中から家族や主治医を選び出すことができず，あるときは鏡に映った自分の姿を主治医と間違えた．輝度，波長，面積の小さな差異を弁別できるにもかかわらず，同じ輝度，波長，面積で形態だけに差異がある2つについては，これを弁別することができなかった．

要するにこの患者は，要素的な視覚機能が保たれているにもかかわらず，簡単な図形の弁別ができず，物品の写生や図形の模写ができず，また形状の口頭描写もできなかった．これが本症例が「統覚型」と見なされるゆえんである．

統覚型失認の患者は，"推論"によって対象認知を行なう傾向があることが知られている．このことははじめにあげたAdlerの症例HCによく現れていた．HCは，自分がとらえた色，あるいは部分を手がかりにして対象が何であるかを推論していた（そして誤った）．一般にこの種の患者で単純な図形より実物認知の障害が軽めであるのは，実物のほうが推論の手がかりが

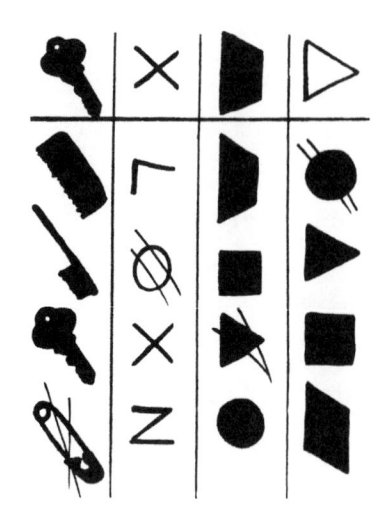

図 8-1 Benson & Greenberg (1969) の患者による図形のマッチング．患者は上段の見本にマッチする図を下段から選んで印をつけるよう求められた．

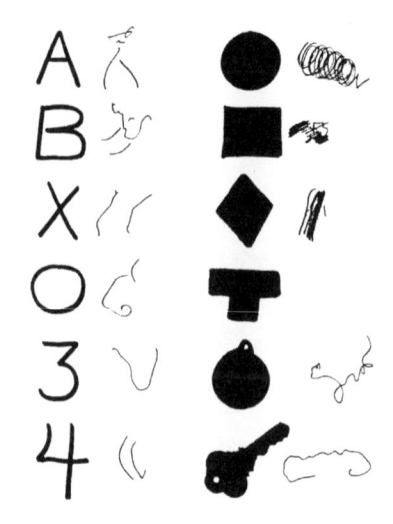

図 8-2 Benson & Greenberg (1969) の患者による文字，数字，図形の模写，および図の輪郭なぞりの成績

得られやすいからだと Farah (1990) は考えている．物体の大きさ，光りぐあい，肌理などもまた手がかりとして使われるからである．

　統覚型視覚失認の患者が，認知のために，自発的に"**なぞる動作**"を行なうことがあるのもよく知られている．これは文字を読む際によく見られるものであるが，物体認知の際にも輪郭を手でなぞることがある．なかには，「頭や身体の運動を禁止するともはや何も読めない」患者も報告されているという (Farah, 1990/河内他訳, 1996, p. 23)．

　もうひとつの興味ある所見は，患者によっては，認知の**対象が動く**ことで認知が助けられる場合がある，ということである．さきの Benson と Greenberg の患者は，通常は文字を読むことができないのに，「O」または「X」が書かれた紙が動くとそれを読むことができた（既述）．O または X が紙の上にゆっくりと書かれていくのを見るときもそれを読むことができ，あるいはまたスクリーン上で光点が輪郭をたどっていくのを見せられるときにも対象を認知することができた (Benson & Greenberg, 1969, p. 83, 85)．Farah の引用によれば，対象がひとつでしかも動いているとき（鳥や飛行機が遠くを飛んでいるなど）に最もよく認知が成立した症例も報告されているという．対象の動きが認知を助けるのは，それによって視線を向けるべき箇所がわかりやすくなるためではないか，と Farah は考えている．

・連合型の特徴

　連合型視覚失認の典型として最も頻繁に引用されるのは Rubens と Benson (1971) の症例である．

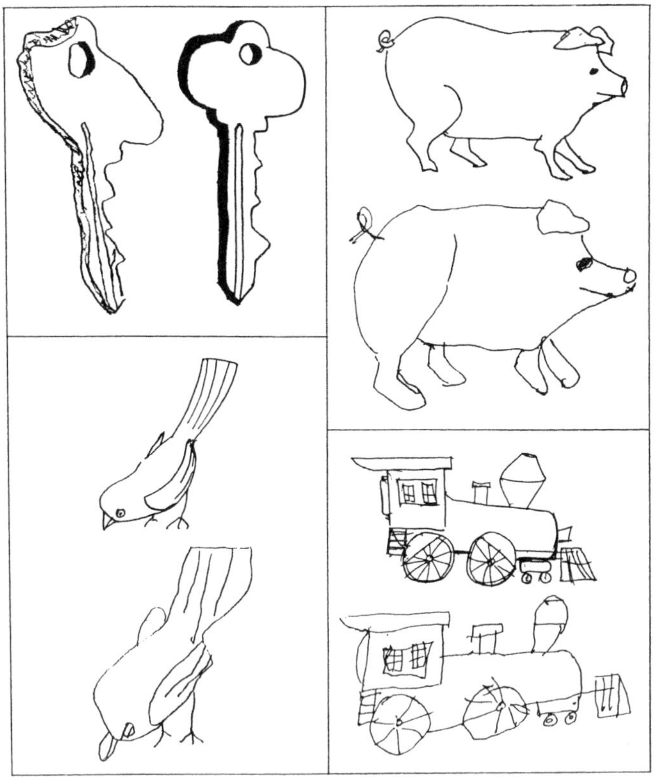

図 8-3 Rubens & Benson（1971）の患者による線画の模写
模写をする前にはどれも同定できなかった．模写後の回答は次のとおり：左上（鍵）―「やはりわかりません」，右上（豚）―「犬か何か」，下左（鳥）―「切り株かな」，右下（機関車）―「ある種の馬車か自動車．大きいほうの乗り物が小さいほうに引っ張られている」．

　患者は 47 歳の医師で，多量の飲酒歴と数回の昏睡の病歴があった．色彩について，本人は色が褪せて見えると言い，色の呼称と指さし（ポインティング）を誤ったが，色彩弁別は正常であった．また眼前にない物品の色を正確に答えることができた．相貌を視覚のみでは認知できなかったが，表情識別は可能であった．ひとの顔の線画と動物の顔の線画を見分けることはできなかった（顔だということはわかっていた）．物品については，眼前に聴診器，缶きり，ライターなどの物品を提示されると，言葉による形状描写は正確にできるのに，それが何であるかを言うことはできなかった．同一物のマッチング（照合）はできるが，類似物のグルーピングはできなかった．物品の絵の認知はできなかったが，幾何学図形の同定は可能であった．線画の模写は秀逸であり（図 8-3），複雑図形の弁別も良好だった．読みはたどたどしかった．大部分の文字を読めるが，K―R，L―T を頻繁に読み違えた．単一数字は読めるが長い数字を誤った．文字のマッチングは正しく，綴りを告げられた単語の理解はすばやかった．二次元または三次元の幾何学形態やひな菊・家などの絵を見本なしに，問題なく描くことができた．

この患者が前項の患者（Benson & Greenberg, 1969 の患者）と異なる点は，対象の知覚が正しくできていると思われる点である．それは物品の形状の言葉による描写が正確なことや，線画の模写・図形の弁別がよくできることに示されている．にもかかわらず患者は対象を認知することができない．これがこの患者が「連合型」と判断されるゆえんである．
　連合型視覚失認の症例記述の中にしばしば現れるのは，眼前にない物の色を正しく言えたり，妻や娘の顔をありありと思い浮かべることができたり，見本なしの絵をそこそこ上手に描くことができたりしているという現象である．これは，表象自体は正しく保存されていることを，そして侵されているのはまさしくそれとの結合なのに違いない，ということを思わせる．ただし，全ての患者がそうであるかはわからない．

・二分法批判
　臨床で実際に患者を見ていると，同じ視覚失認の患者であっても反応のしかたや，間違いの内容に大きな違いがあることがわかる（鎌倉, 1979）．そんなとき，統覚型と連合型の概念は，症状の理解に大きな助けをもたらす．
　しかしながら，Lissauer の二分法に対して批判や修正提案がないわけではない．
　Riddoch と Humphreys（1987b）の患者 HJA は，古典的基準に従えば連合型とみられる患者であった．物品模写や異なる方向から見た物品のマッチングの成績がいずれも良好だったからである．しかし，さまざまな実験の結果は，HJA の知覚過程に障害があることを示すと思われた．線画や文字の読みが露出時間の長さの影響を受けること，重なり図形の同定が不良であること等々がそれである．物品知識は良好であり，記憶に基づく絵も上手であった．したがって認知の障害は，入力刺激の処理過程の一部が選択的に損なわれていることに起因すると思われた．しかも形態の local aspects の処理に問題がないのだから，これらをさらに大きなグループにまとめあげる上位の知覚過程に問題があると考えざるを得ない．そこで彼らはこのようなタイプを**統合型視覚失認 integrative visual agnosia** と名づけた．そしてこれを統覚型のサブタイプと見なした．
　Farah は，連合型の知覚成立過程（統覚）は正常だという前提に疑問を投げかけている（Farah, 1990/河内他訳, 1996, p.79〜）．理由の第 1 は，模写の結果が正常だからといって，それが知覚が正常であることの証にはならない，ということにある．患者の模写の様子を見ていると，線の一本々々を見本と見比べながら律儀に写しとろうとしているのがわかる（これを刺激従属的という）．これは決して健常者のやりかたではない．第 2 は，この種の患者にとっては物品の認知が最も易しく，次が写真，その次が線画という順になることがあげられる．刺激が断片的であったり，一部をおおわれたりすると認知が困難になることもわかっている．これは刺激の知覚的性質に対して感受性が高くなっていることを示すものと解釈できる．第三は，視覚的認知の誤りが，見た目が似たもの同士の混同として起こりやすいということである．これを視覚性の誤りという．患者は意味的な混同も起こすが，しかし視覚的な誤りのほうが意味的誤りよりも頻度が高い．このほかに，しばしば「ぼやけて見える」などの主観的訴えが患者からあ

るのも，何らかの知覚障害を示唆するものと考えられている．

では，二分法は意味がないのか．これに対してFarahは，「統覚型と連合型を区別する理由は今もある」という．それは，統覚型がもっている知覚障害と古典的な連合型がもっている知覚障害との間には，なんといっても大きなひらきがあるからである．しかしだからといって，Lissauerが提唱したように，知覚障害を伴う場合とそうでない場合といった単純な二分法でよいわけがない，というのがFarahがいいたいことである．

Zihlはもっと懐疑的である．そもそも1890年にLissauerの古典的症例に関する論文が掲載されたその同じ雑誌には，要素的視覚障害の影響を強調したSiemerlingの論文が掲載されていたのに，Lissauerのほうばかりが注目されてきたのは不当だと感じている．そして，視覚失認の背景にある視知覚の欠陥と視覚認知の欠陥とをきれいに分離することなど不可能かもしれないというのである（Zihl, 2000/平山監訳, 2004, p.158）.

RiddochとHumphreys（2003）は，視覚失認と題するレビューの最後を以下のように括っている；「最初にLissauerが提唱したように，視覚的認知は，統覚レベルと連合レベルのどちらかに分けることができよう．統覚レベルでの障害は，筆者らの考えでは，形態認知の障害と，知覚統合の障害にさらに分けることができる．しかし，視覚的認知の障害がある患者の全てに知覚的障害があるわけではない．認知と呼称の不良は，貯蔵されていた知覚的知識の損傷によっても，意味的知識へのアクセスの支障によっても，また知覚的知識や意味的知識そのものの損傷によっても引きおこされ得る．これらはそれぞれに別個の連合型失認を形成する．ケースによっては，貯蔵されていた知覚的知識の軽度損傷が，認知よりも呼称のほうに，またあるカテゴリーの物体よりも他のカテゴリーの物体認知のほうに，より重度の障害を引きおこすことがある」．

8・2・4　その他の高次視覚性障害

視覚失認とは異なるが，しかし脳損傷に起因する高次視覚性障害がいくつかあるので簡単にふれておく．

・皮質盲

両側視放線または両側有線野の破壊による視力喪失の総称である（山鳥, 1985, p.56〜）．極端な場合は対象が全く見えない．

私は一度だけこのような患者に出会ったことがあるが，視線を宙に漂わせているのに，あたかも見えているかのように辻褄のあわない会話をするのが印象的であった．この「自己の盲に対して盲目」である状態は**アントン症状**とよばれ，アウェアネス欠如の典型とされるが，必ずしも常に皮質盲に伴うわけではない（同）.

皮質盲の記載はそう多いものではないが，回復期に視覚失認に移行する例があることが知られている．野上ら（1974）が記載した一例は，失明状態から"obscuration"に移行し，ついで

色彩視が回復し，大脳性弱視の状態になった．そしてこの頃より物体失認，相貌失認，純粋失読，色彩失認が現れたという．

・大脳性弱視
　視力が疲労しやすい状態．対象を注視して数秒間ははっきり見えるが，たちまちぼんやりし，暗くなり，または複視が現れる．注視点を移動させるとふたたび明視状態が得られるがやはり短時間しか続かない．皮質盲の回復期の特徴とされるが，頭部外傷後などにこのような状態が固定されることがある（山鳥，1985，pp.58-59）．

・盲視
　皮質盲の患者で，主観的には「見えない」にもかかわらず，とにかくテストに応じさせてみると刺激の動きや位置をかなり正確に指示できる場合がある．これを盲視という（同上書）．

・変形視
　対象が歪んで見える場合にこれを変形視という．症状は多様であり，通常より大きく見える場合は巨視，小さく見える場合は微視という（同上書）．

・運動視の障害
　運動盲，**失運動視**とよばれることもある．英語ではakinetopsiaという．緑川ら（2007）の引用によれば，Zihlらによって報告された1例では，「紅茶やコーヒーをカップに注ごうとすると凍っているように見え，徐々に水位が上がるのがわからずに，注ぐのを止めることができずあふれさせてしまう．道路を横断するときは車の接近の様子がわからないために渡ることができない」などの症状がみられたという．しかし視覚以外のモダリティによる運動の認知は保たれていたため，自動車の接近音などを手がかりにすれば道路を渡ることはできたとされる．一方でこの患者は，飛来するボールをとらえることができた．
　緑川らは，Zihlの患者とは全く異なる患者に遭遇したことをきっかけに，運動視の脳内機構を考察している．緑川らの患者は道路を行き交う車の認識は良好で，色や車種までよくわかり，飛来するボールのキャッチも可能であったが，静止している物に対してはそれを見つけることも手を伸ばすことも困難なBálint症候群の患者であった．彼らの結論は，「動きの知覚」と「形態の知覚」には異なる脳部位が関与している，また物の動きの知覚も，動きの質により，異なる脳内機構が関与している，というものである．

・視覚保続
　きわめて稀な症状であるが，そういうことがあるという意味で書きとめておきたい．
　視覚保続とは，原因となる視覚刺激が取り除かれてもなおその刺激の視知覚が生じることをいう（山鳥，1985）．持続性の場合と間欠性の場合があるという．田中ら（1999）が記載した

一例は,「右視野に一度見たものの像が3～4秒間見え続けるのに気づいた．その像は閉眼しても色彩・形ともそのままに3～4秒間見え続けた．保続像が消えるときは一瞬にして見えなくなった．新たに別の対象を見た後には，同様に新しい像が出現した．歩いていると，右側にある景色の残像が次から次へと連続的に重なって見えた．また右視野の端から左に動いていくものでは，ストロボ写真のように連続的な像が残って見えた．頭を右から左へ動かしたときにも右側の景色の残像が次から次へと重なって見えた」というものである．保続像の持続時間は次第に短くなり，第9病日めに消失したという．

8・2・5 視覚性認知障害の神経基盤

ひとにおける視覚情報の処理は，通常，次のように行なわれると考えられている．以下の説明は，主として高橋洋（2001）からの引用である．

視覚情報ははじめ光学情報として網膜に入るが，そこで電気的な信号に変換され，その後は視神経，視交叉，視索，外側膝状体，視放線を経て，後頭葉皮質にある視覚領（鳥距皮質，V1野）に伝えられる．ここで大まかに処理された情報はさらに，隣接する視覚連合野での処理を経て側頭連合野に伝えられ，ここではじめて物体あるいは顔の認知が成立する．V1野から側頭葉にいたるこの経路は，**側頭視覚路**または**腹側路**とよばれる．この系統は，網膜中心部からの線維すなわち中心視をになう線維を受け継いでおり，外側膝状体の小細胞層を経由するために，**小細胞系**ともいわれている．

もうひとつの経路は，網膜上の周辺部からの線維すなわち周辺視をになう線維を受け継ぐ経路であり，外側膝状体の大細胞層を経てV1野の前方に達し，隣接皮質での処理を経て頭頂葉後部（頭頂連合野）に達する．ここで成立するのは視覚対象の空間内での位置および物の運動の知覚である．V1野から頭頂葉に至るこの経路は**頭頂視覚路**または**背側路**とよばれる．外側膝状体大細胞層を経るので**大細胞系**ともいわれる．

いろいろな視覚失認が生じたときに，対応する脳損傷がどの部位に見いだされるかについては，夥しい数の報告がある．いずれも少数の自験例に基づくものであるから，一致点を見いだすのは容易ではない．以下は主としてFarah（1990/河内他訳，1996）に従うこととし，概略を示すにとどめる．

統覚型物体失認の神経病理学的側面については文献上かなりの一致がある．4例が一酸化炭素中毒，1例が水銀中毒，1例が頭部銃創であるが，いずれも後頭葉とその周辺が破壊されており，銃創の1例をのぞいては損傷はびまん性で広い範囲に及んでいた．

連合型物体失認については文献上きわめて多数の症例が記載されているが，病巣については大きな共通点がなく，共通点を見いだそうとした試みの結果も一致していない．病巣局在に関する記載がある症例のほとんどでは，後頭—側頭葉の両側性損傷が報告されているが，一部では後頭葉の一側性損傷や，側頭葉後部あるいは頭頂葉と後頭葉との境界領域の損傷が報告されており，それも左半球損傷である場合も，右半球損傷である場合もある．

相貌失認を起こす病巣がどこかということは多くの注目を集めているが，右半球の損傷が関与するという点では多くの研究者の見解が一致している．これに左半球の損傷が加わるのか，つまり右一側性損傷によるのか両側性損傷によるのかということが議論の的であるが，最近の剖検例は両側性損傷を支持する傾向にある．Damasioとその共同研究者たちは，剖検結果と画像診断の結果から，相貌失認を起こすには後頭—側頭葉下部領域の両側性損傷が必要であると結論しているという．なお，Biranら（2003）によれば，相貌失認は前頭葉損傷によっても生じるという報告がある．

　純粋失読の病巣については，Farahは明言を避けているようにみえる．他の失認が症例報告から知見を集積してきたのと異なり，純粋失読は主として実験的アプローチから知識を集積してきたことが背景にある．純粋失読は後頭葉皮質における視覚情報と後言語野における言語表象の離断によって生じるという見解に立てば，左角回と視覚皮質を離断する病変は何であれ，同症状を発現させることになる．実際，これに一致する症例が報告されており，その多くは，左後頭葉病変（これにより右同名半盲が生じる）と，隣接する脳梁膨大部の損傷を伴っているとされる．しかし純粋失読についてはこのほかに，これを連合型視覚失認の一形態とみる見方や，腹側性同時失認の一形態とみる見方もあるので，その場合はまた異なる部位を責任病巣と見なす可能性がある．

　色彩失認の解釈については異論が多いことをすでに述べた．中枢性色覚障害の責任病巣としては，舌状回など後頭葉内下面の両側性損傷を主張する意見が多いとのことである（玉井他，1987b）．この際少なくとも右半球病変が主導的役割をはたしているという指摘がある．色彩失名辞の責任病巣には左後大脳動脈領域が想定されるという（同）．

　街並失認の責任病巣は，Aguirreら（1999）に従えば舌状回である．河村（2001）は「街の顔」と「人の顔」を論じた論文の中で，この2つはともに右後頭側頭葉—海馬系システムの障害と見なされるとしたうえで，街並失認の責任病巣は右海馬傍回，相貌失認のそれは右紡錘回・舌状回との見解を示している．

　同時失認については，何をもって同時失認と見なすかに議論が集中しているので，責任病巣に焦点を合わせた論文はあまり見あたらない．さきの大東の提案に従って同時失認の概念を組み立てるとすれば，「知覚型」は腹側路の損傷に，「注意型」は背側路の損傷に原因を求めることになる．「意味型」の責任病巣を，あえて根拠症例の記述に求めると，井村らの事例では左後頭葉優位の後方領域の萎縮，大東らの例では左優位の両側後頭側頭内側底面となっているが（大東2000による），それを結論とするのは早急すぎるであろう．

8・2・6　患者のアウェアネス

　個人的経験をもってしても，また文献上の症例報告から判断しても，視覚失認の患者の多くは症状を何らかのかたちで自覚しているといえる．また尋ねれば本人にとっての見えかたを語ってくれるであろう．

もちろん，他の高次性障害を伴うために，アウェアネス不良に陥るケースはある．とくにびまん性病巣をもつ脳変性疾患の場合にはそうなる可能性が高い．

アウェアネス障害の典型である皮質盲が視覚失認に移行した場合に，アウェアネスがどのように変化するかについては，現在のところ資料がない．

8・3　回復経過

そもそも脳疾患後の回復経過は症例間の差が大きいものであるが，視覚失認の場合も例外ではない．しかしいくつかの実例を知っておくことは有用である．

・Adler（1944）の患者のその後

8-1 に掲げた第 2 例，Adler（1944）の症例については，5 年後，40 年後が報告されている（Adler, 1950；Sparr et al, 1991）．患者 HC ははじめいかなる物，絵，文字，数字，幾何学図形も認知することができなかったが，2 週間めには緩慢な改善を見せ始めた．しかし 7 か月めになっても依然として手書きの文字を読むことができないなど，多くの障害を残していたことを思い出してほしい．原疾患は一酸化炭素中毒による無酸素脳症，タイプは統覚型であったこともである．

5 年後の HC は，基本症状は変わらなかったが，物品の認知は時間をかければどれも可能になっていた．しかし瞬間提示に対してはやはり認知を誤った．人物認知は，相手が遠くにいるときや群集の中にいるときには誤った．それは，遠くにある対象は部分がはっきり見えないために，得意の"加算"という方略を使えないためと思われた．活字体文字の読みは著しく進歩したが，筆記体を読めないのは相変わらずだった．積み木模様の模写もやはりできなかった．書字能力は減退していた．これは視覚化能力に障害があるため，使用頻度の低い文字のイメージが次第に損なわれたためと思われた．

HC は日々の時間を，家事手伝い，訪問，カード遊び，映画やショッピングに行くことで過ごしていた．これは平均的な主婦の時間の過ごしかたである．夫が陸軍に行っていたので，自分か夫の家族の誰かがいつも一緒にいた．赤ん坊の口と目鼻を混同するので，はじめはミルクを飲ませることもできなかったが，後には子どもたちの世話や家族の中の病人の世話を手伝うようになった．重さを測れず，ラベルがわからず，時計から時間を読むことができないので，ミルクを作ったり料理をしたりするには誰かの監督が必要だった．洗いかごの中の皿も，ロープに吊られた洗濯物も，どれもちぐはぐな向きに並んでいた．部分を見失うので，複雑な形の衣類のアイロンかけはよくできないとのことであった．誰かを訪問するときには目印になる建物や番地をよく覚えてから行くようにしていたが，それでも何度も道に迷った．夜中に赤ん坊のところへ行こうとしても，進むべき方向がわからなかった．暗いところでは，彼女にとって必須の手がかりである"部分"が見えなかったからである．貨幣を扱わないですむ店員に応募し

たり，単純作業の職場に就職したりをくり返したが，ことごとく失敗した．紙を半分に折りさえすればよい仕事ですら，誤りの頻発と遅さのために，普通の1/6の作業能率しか達成できなかった．

再教育の努力は報われなかったが，HC自身が自ら代償方法をあみ出した場合に限っては進歩が得られた．時が経つにつれ，HCは独自の迂回方式を急速に身につけていき，推測の技も進歩した．これにより活字体文字はほぼ正常な速度で読めるようになり，知らない人からは異常を気づかれない人生を送るまでになった．しかし，正しい視覚的イメージの集積という効果を期待できないために，練習を続けていないかぎり，新しく学んだことは忘れてしまうという弱点をもっていた．

HCの40年後の様子はSparrら（1991）によって報告されている．その後のHCは，出産をのぞけば入院したことはなく，身体的には健康で，家と家族をまもっていた．社交活動も続けており，社交ダンスに対する興味も維持していた．単純なつまずきのために，いらいらすることはあったという．料理中に計量カップの目盛りを読み取れない，慣れないところで道を見つけるのが難しい，文字をよく読めない，というようなことがそれである．このために自分の可能性をめいっぱい試すことができなかったとHCは考えていた．とくに，働けないことや自動車運転ができないことのために奪われたものは大きいと考えていた．Sparrらは，Adlerが行なったのとほとんど同じ検査を実施したが，40年前に見いだされた症状は相変わらず続いていたという[注2]．

・その他の症例

症状の数年以上の経過を記した報告はあまり多くはないが，その中にしばしば，物体（実物）認知の改善をみた，という記述があることに気づかされる．Adlerの症例もその一つであった．

吉田ら（1985）の症例は，飲酒後の転倒による外傷性脳内血腫により各種視覚失認を示したケースである．タイプは連合型と見なされた．日常物品の呼称成績は，受傷後11か月時点で正答率20/30であったが，2年7か月時点では33/35にまで改善している．しかしこの時点でもなお，犬と猫の区別がつかない，野菜の種類がわからない，自宅で10年間飼っているオカメンコ鳥が動物であることはわかるが鳥とはわからないなど，特定カテゴリーにおける視覚性認知の障害が残っていた．相貌失認も残存した．

Wilson BAら（1993）は，重度脳外傷を負った17歳の女性騎手の10年間を追跡している．この間に物体失認（実物）は解消し（6年め），その他の課題でもかなりの成績改善をみた．大きな改善は最初の3年間に得られたという．しかし10年めでもなお，線画，写真，動物模型の認識には問題を残した．記憶に基づく描画の不良，視覚的イメージの困難（例．動物の脚の数，

注2）やはり40年後が報告された事例として，このほかに高岩ら（2005）の事例がある．炭鉱爆発事故による一酸化炭素中毒に罹患し，視覚失認を呈していた患者である．初期の神経心理学的症状は，視覚失認ないしは視空間失認が前景にあり，これに前向性健忘，失読，失書，構成障害，左半側空間無視，精神性注視の麻痺を伴っていた．40年後に残存していた症状は視覚失認が主であり，付随症状としては失書と構成障害を伴っていた．視覚失認は実物物品の認知は良好であったが，写真や絵の認知は困難であったという．

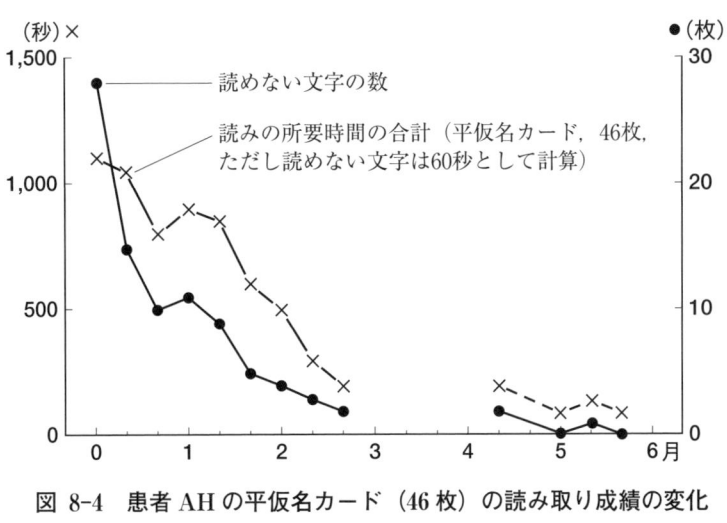

図 8-4 患者 AH の平仮名カード（46 枚）の読み取り成績の変化
（鎌倉, 1990）

尾の有無を聞かれて誤る）も続いていた．改善は訓練と自然回復の両方によると思われた．残存障害は主として視覚表象へのアクセスの不能によると考えられている．

相貌失認の長期経過を多数例についてまとめたものに小山ら（1996）の論文がある．自験例3例と文献例25例が検討された．結果は病変の部位と広がりによって差があることを示した．両側後頭側頭葉内下部損傷の場合は重度で持続的であり，右後頭葉内側部広汎領域に下縦束または脳梁一部病変が加わった場合も持続性であった．しかし右半球一側性で範囲がせまく，area 18, 19 の下部や外側に病巣が位置するものは一過性であったという．

鎌倉は連合型純粋失読があった患者に文字の読みの訓練を行なった際の経過を記している（鎌倉, 1975；鎌倉, 1990 の中の症例 AH）．打撲による頭部外傷後約 1 年を経た時点で読みの訓練を開始したとき，彼は平仮名 46 文字中約 30 の文字を読むことができなかった．残りの文字も，1 文字に 30 秒程度をかけなければ読むことができなかった．漢字は全く読めなかった．訓練開始後，全ての平仮名文字を 1 文字 1 秒以内に読み取ることができるようになるまでには6 か月を，ただし途中 2 か月の訓練中断をのぞけば正味 4 か月を要した（図 8-4）．その後カナ文字へ，ついで漢字の読みの習得へと進んだが，訓練開始後ほぼ 2 年めの時点で，読みを習得した漢字の数は約 400 であった．

一方で，変化が認められなかったという報告もある．

Kertesz（1979）の症例は，交通事故による頭部外傷の患者であるが，物体失認，相貌失認，純粋失読，Bálint 症状群があり，タイプは連合型と統覚型の両方にわたると見られていた．10年間に約 20 回のテストを行なったが，成績はほとんど変わらず，障害は重度のままであった．水落ら（1986）が報告した Bálint 症状群の 2 名も，結局のところ 1 例は無為の生活に，他は寝たきりに陥った．それぞれに，「よく見えない」，「ものがよく見えない」という訴えがあった患者たちである．どちらも両側後頭頭頂葉に病巣があり，1 例めの場合はそれに左前頭葉損傷が加わっていた．

8・3 回復経過

・時間経過が視覚失認に与える影響

　Riddoch ら（1999）は，視知覚障害の存在が視覚の長期記憶に与える影響を患者 HJA を使って検討している．HJA は，1987 年に Riddoch らが"統合型"を提唱するきっかけとなった症例である．15 年後の HJA は，実物の視覚認知は改善していたが，線画の認知は改善していなかった．彼自身は「私の認知は実際のところよくも悪くもなっていない．対処法がましになっただけ」と答えている．彼の対処法には実物にあって線画にないもの，すなわち奥行きや texture（肌理，生地）に対する着眼が含まれていた．だから，これらの物理特性を利用できる物品マッチング・テストでは成績が正常域に達していた．彼の知覚能力は基本的に変わっていなかったが，長期視覚記憶のほうは悪化していた．このことは記憶に基づく描画や口頭定義の成績から明らかであった．原因は，知覚の不全が視知覚記憶の更新を貧困化したことにあると思われた．長期視覚記憶の悪化は，人工物よりも自然物において大きかった．これは，自然物のほうがカテゴリー内の視覚的類似性がより高いためと思われた．

8・4　視覚性認知の障害の評価

8・4・1　留意すべきこと

　その障害が視覚失認だというためには，視覚障害がないこと，本来的な知識の不足がないことが確認されている必要がある．あるいは視覚障害や知識の不足があっても，それが視覚性認知障害の原因ではないと推論できるだけの根拠をもっている必要がある．視覚失認がありそうな患者には通常の視力検査を実施できないことが多いが，代替手段として，紙の上の虫ピンに気づくかをみるなどの方法があることはすでに述べた．視野検査としては対面法や周辺視野計使用などの簡易法があるが，眼科の専門家に精査を依頼することもできる．

　視覚性認知についての標準化された評価法はそれほど多くはない．場合によっては自家製の検査を加える必要があるかもしれない．公式検査であれ，自家製検査であれ，検査の目的は障害の質と程度の診断にある．たいていの検査は，それを行ないさえすれば障害の質と程度がわかる，というふうにはできていない．調査と検査のプランを立て，結果を読み解くのが評価者のしごとである．

　リハビリテーションの視点からかかわるのであれば，まずは患者の生活実態を知り，その次に検査に入るという順序だてが望ましいのは，ここでも同じである．

8・4・2　行動評価

　視覚失認のために特化した公式の行動評価法は見あたらない．したがって"日常生活の状況を具に聴き取る"姿勢をここでも十分に発揮する必要がある．

セルフケアについて，自由時間の過ごしかたについて，家事活動への参加について，外出活動について，学業/職業生活について，友人・知人との交流活動について，本人または介護者から詳しく状況を聴くのがよい．毎朝トイレへ行くのに進路がわからないとか，自分の歯ブラシを探せないとか，風呂場でシャンプーとリンスの見分けがつかないとか，実際に困っていることを話してくれるはずである．そしてもしそれらの話の中に視覚的認知の障害を疑わせることがらが潜んでいるなら，家族や訪問者の顔の見分けについて，食べ物や日常物品の見分けについて，新聞を読んだりテレビを聴視したりすることについて，さらに詳しく尋ねるのがよい．

ここまでの過程で問題が発見されたなら，問題の質を見極めるため，次に述べるような検査を行なう．

8・4・3 検査

平山（2004）によれば，国外で開発された視覚機能検査バッテリーとして，Riddoch らによる Burminghum Object Recognition Battery や，Warrington らによる the Visual Object and Space Perception Battery があるという．ただし，作成者独自の理論に基づいているので，それに拘束される恐れがあるともいう．

わが国でよく使われているものとして，国内で開発された唯一の高次視覚機能検査バッテリー，『標準高次視知覚検査』（日本失語症学会失認症検査法検討小委員会，1997）がある．広範囲の検査課題を網羅しているので，臨床面での利用価値は高い．ただしこのバッテリーは，視知覚障害や視覚失認だけでなく視空間性障害をも検出することを意図して作られている．検査結果はある種のプロフィルとして示されるが，障害の質や類型の最終判断は評価者が下さなければならない．

1) 標準高次視知覚検査

『標準高次視知覚検査』は英語名 Visual Perception Test for Agnosia の頭文字をとって VPTA ともよばれる．日本失語症学会（現在の日本高次脳機能障害学会）の中に設けられた失認症検査法検討小委員会が作成にあたり，1997 年に発表した．

検査項目は以下のように構成されている．

(1) 視知覚の基本機能

① 視覚体験の変化：「見え方が病気の前と変わっていませんか」などと尋ねる．
② 線分の長さの弁別：2～4 本の水平線分が描かれた図版 3 枚を使い，それぞれについて一番長い線と一番短い線はどれか尋ねる．
③ 数の目測：3～5 個のドットが描かれた図版 3 枚を使い，それぞれについて「丸が何個あるか」を尋ねる．
④ 形の弁別：図形 1 個が描かれた刺激カード 1 枚と図形 6 個が描かれた選択カード 1 枚の組

み合わせ3組を使い，それぞれの組について刺激カードと同じ図形を選択カードの中から選ばせる．次いで2つの図形が横に並んでいる図版3枚を使い，それぞれについて2つの図形の異同を尋ねる．

⑤ 線分の傾き：平行でない2本の縦線3組について，上下どちらが大きく開いているかを答えさせる．

⑥ 錯綜図：重なり図2枚を使い，何が描かれているか，いくつの図形が重なっているかなどを答えさせる．

⑦ 図形の模写：3つの図形を模写させる．

(2) **物体・画像認知**

⑧ 絵の呼称：物品1個が描かれた図版8枚を1枚ずつ提示して，「これは何ですか？」と尋ねる．

⑨ 絵の分類：物品1個が描かれたカード10枚を机上に並べ，関係が深いもの2枚ずつの組を作らせる（5組）．

⑩ 物品の呼称：かなづち，鍵，くし他の物品（実物）8個を1個ずつ提示して，「これは何ですか？」と尋ねる．

⑪ 使用法の説明：⑩の検査で呼称できなかった物品を1個ずつ提示して，「使い方を言葉で説明するか，動作（ジェスチャー）で示してください」と言う．

⑫ 物品の写生：⑪の検査で使用法を言葉またはジェスチャーで説明できなかった物品最大3個について，その1個ずつと白紙を提示し，「これを写生してください」と言う．

⑬ 使用法による物品の指示：⑩で正答できなかった物品についてのみ実施．机上にそれらを並べてから，「釘を打つのに使うものは何ですか？」などと質問し，該当するものを指さし（指示）させる．

⑭ 触覚による呼称：⑩で正答できなかった物品についてのみ実施．目隠しさせた後1個ずつを手渡し，「よく触って，そのものの名前を言ってください」という．

⑮ 聴覚呼称：呼笛，ハーモニカ，鈴を使用．目隠しさせた後，音を聞かせてその物品名を尋ねる．

⑯ 状況図："ドーナッツ泥棒の図"（1枚）を提示し，3人の子どもの間で何が起こっているのか，説明を求める．

(3) **相貌認知**

⑰ 有名人顔写真（熟知相貌）の命名：8人の顔写真を使用．1枚ずつを提示し，「この人の名前を言ってください．もし思い浮かばなかったら，どういう人でどのようなことをした人か話してください」と言う．

⑱ 有名人顔写真（熟知相貌）の指示：6人の顔写真が並んだ図版1枚と，別の6人の顔が並んだもう1枚を順次使用．ある人物の名前を告げ，図版の中の該当写真を指さしてもらう．⑰で使った8人の人物について検査．

⑲ 家族の顔（熟知相貌）：家族または知人の顔写真を最低3枚準備する．順次提示して名前

を言ってもらう．

⑳ 未知相貌の異同弁別：顔だけがむき出しの写真，すなわち髪や眼鏡がのぞかれた顔写真2つが並んでいる図版4枚を用いる．順次提示して2つの顔が同じ人物かどうかを答えてもらう．

㉑ 未知相貌の同時照合：6人の顔が並んだ選択図版1枚と刺激カード4枚を使う．選択図版を提示した後，刺激カード1枚ずつを順次提示し，同じ人物の写真を選択図版の中から選んで指さしてもらう．

㉒ 表情の叙述：笑っている，泣いている，怒っている表情の線画を各1枚用いる．1枚ずつを順次提示し，どんな表情をしているか尋ねる．

㉓ 性別の判断：顔だけがむきだしの写真2つが並んだ図版4枚を用いる．1枚ずつを順次提示し，どちらが男性か尋ねる．

㉔ 老若の判断：㉓に準じる．

(4) 色彩認知

㉕ 色名呼称：それぞれに異なる8枚の色カードを順次提示し，色の名前を尋ねる．

㉖ 色相の照合：色カードとほぼ同寸の長方形が5個ずつ2段に配置された図版1枚と㉕で使った色カード8枚を使う．色カードを1枚ずつ順次手渡し，図版上の同じ色に重ねるように言う．

㉗ 色相の分類：㉕で使った色カード8枚を横1列に机上に並べた後，新たな色カード18枚を手渡し，似た色のカードを机上のカードの上に重ねるように言う．

㉘ 色名による指示：㉖の色相分類の際用いた図版を用いる．色名8種を1つずつ順次告げ，該当する色を図版の中から選んで指さしさせる．

㉙ 言語—視覚課題：同じく，㉖の色相分類の際用いた図版を用いる．ある物の名を告げ，その物の色を図の中から選んで指さしさせる．ここでは墨，みかん，栗の3つについて問う．

㉚ 言語—言語課題：物品名を告げ，その物の色を口頭で答えさせる．ここではからす，きゅうり，レモンの3つについて問う．

㉛ 塗り絵（色鉛筆の選択）：12色の色鉛筆と3つの塗り絵用下図（みかん，ピーマン，バナナ）を用いる．色鉛筆全部と下図1枚ずつを順次提示し，「この絵はどの色で塗りますか？」と尋ねる．

(5) シンボル認知

㉜ 記号の認知：郵便局，神社などを表す記号4種が配置された図版1枚を提示し，それらが何を表しているかを尋ねる．

㉝ 文字/数字の認知（音読）：イ）片仮名：「ク」「タ」「カ」の3文字が縦1列に配置されている図版1枚を提示し，読んでくださいという．続いてロ）平仮名，ハ）漢字，ニ）数字，ホ）単語についてほぼ同様に実施．

㉞ 模写：㉝の音読ができなかったときに実施．漢字および平仮名を模写させる．

㉟ なぞり読み：㉝で音読困難であった文字のうち，より簡単な平仮名5文字，漢字5文字に

ついて実施.

㊱ 文字の照合：見本1文字の下に選択肢6文字が2段に配置された図版を4枚使用．最上段の見本と同じ文字を下2段の中から選んで指さしさせる．

(6) 視空間の認知と操作

㊲ 線分の二等分：（略）

㊳ 線分の抹消：（略）

㊴ 模写：（略）

㊵ 数字の音読：（略）

㊶ 自発画：見本なしの描画のこと．「時計文字盤」「4時45分の短針と長針」「人の顔」を描いてもらうが，時計文字盤の輪郭と人の顔の輪郭はあらかじめ与えられている．

(7) 地誌的見当識

㊷ 日常生活についての質問：外出時，自宅内，病院内で道に迷うことがあるか尋ねる．

㊸ 個人的な地誌的記憶：イ）自宅から最寄り駅までの道順の口述，ロ）自宅の見取り図の描写を行なわせる．

㊹ 白地図：日本地図の白地図を提示した後，ある場所名（例，東京）を告げ，相当する位置を○で地図上に示してもらう．8か所について行なう．

以上の検査を，検査者は定められた方式に従って実施する．記録は多くの場合，1）反応の具体的な記述，2）反応の速さやエラーに関する回答肢の選択，3）得点，のかたちでなされる．得点配分は検査項目によって異なるが，0に近いほど障害が少ないことを表す．総合得点のようなものはなく，各項目得点を視覚化したプロファイルで表示する方式をとっている．カット・オフ点の定めはない．

2) 診断および補完的検査

『標準高次視知覚検査（VPTA）』に盛られた検査課題，もしくは類似の検査課題を使えば，その患者に視覚失認があるとみてよいか，臨床類型はどれにあてはまるか，質的タイプとしてはどれか，を判断する材料が得られる．この判断は検査結果から自動的に明らかになるものではないので，検査者自身が下さなければならない．VPTAでは説明書の巻末に数件の評価事例を載せているので，必要ならばこれを参考にできる．

視覚失認があるというためには，その失認が視覚を介したときにのみ起こることが明らかでなければならない．どのモダリティを介しても認知の障害が認められるなら，それは意味的記憶障害の可能性がある．見たものの呼称ができなくても，身振りや言語で意味や機能の説明ができるなら，それは視覚性失語である可能性が高い．

視覚失認があると認められたとき，それが臨床類型のどれに相当するかは，患者の成績不振が物品，画像，顔，文字・数字，状況図のどれに集中しているかで判断できる．さらに特定のサブカテゴリーへの集中があるかどうかをしらべるには新たな検査課題を設けなければならな

いが，それはどちらかといえば研究のためということになるであろう．リハビリテーション目的からすれば，"その患者に必要な物品が全て認知できているか"の観点から検査対象を追加するのが賢明であると思う．

質的タイプの診断のためには，視覚的弁別，模写，物品の形態叙述（口頭描写）の結果が重要な判断材料となる．すでに述べたように，これらの成績は「統覚型」ではわるく，「連合型」では良好と見なされている．「統合型」にあたるかを判断する材料は，『標準高次視覚検査』にはそれほど多く含まれていない．強いていえば⑥錯綜図がそれにあたる．しかしこれのみでは心もとない．同概念の提唱者である Riddoch と Humphreys が作った検査課題を準用するほかない．彼らの論文（1987b，2003）の中にそのヒントがある．

もしも「統覚型」あるいは「統合型」と判断されたときには，ではどのような対象ならば正しく統覚または統合ができるのかを探っておく必要がある．すなわち，その患者の機能水準の特定である．これは検査課題（例．図形）の難度を少しずつ下げていくことによって可能になる．

掘り下げた診断はより適切な治療/支援へ進むための必須条件である．

8・4・4 アウェアネスの評価

視覚失認に特化した公式のアウェアネス評価法は見あたらない．強いていえば，標準高次視知覚検査の下位項目の①「視覚体験の変化に関する質問」がそれにあたる．「見え方が病気の前と変わっていませんか？　どのように変わりましたか」と尋ね，陳述が得られない場合はさらに，以下のように質問することになっている；「形はどうですか？」「明るさはどうですか？」「色はどうですか？」「遠近感・大きさなどはいかがですか？」

しかしこれらは，いずれも要素的な視覚機能に関する質問であるから，十分とはいいがたい．障害が示されたときに折りにふれ，患者の主観を尋ねてみることが必要と思う．またたずねかたは，「変わっていませんか？」より，「変わりましたか？」のほうがよいと思う．おしなべて脳損傷者への質問は，単純明快な文構造であるのがよい．

8・5　治療的訓練

視覚失認の治療的訓練にふれた文献は少ない．概当する文献の多くは症例報告のかたちをとっており，治療に関する記述はその一部を成しているにすぎない．このため，たとえ障害が軽減したと述べられていたとしても，自然回復が重なっている可能性を排除しがたい．そのような制約を承知のうえで，障害軽減のために医療者に何ができるかを探ってみる．

8・5・1　単純反復訓練の効果

経験的にみて,「対象を見る」ことの反復は視覚的認知の学習を促す場合があると考えられる. たとえば鎌倉の患者 AH は, はじめは食物を見てもそれが何であるかはっきりせず, 名前も言えないことが多かった. しかし蕎麦が好きだったことを思い出し, 店で何回も注文してみるうち, やがては蕎麦をみて「そば」と言えるようになった, と本人が述べている (鎌倉, 1979). この患者は連合型と判断されたケースである. 似たような所見は古本 (1999) によっても記されている. 彼らの患者は, 妻をはじめとする家族やそのほかの熟知顔貌の識別不能をもって発症した. 視覚性失認が現れたのは顔に対してのみであった. この患者はのちに家族のみ識別可能となったが, これについて古本は, 日常の頻繁な刺激が再学習につながったのではないかとみている.

大松ら (1983) はやや特殊な問題を扱っている. 彼らの患者は左後大脳動脈梗塞と診断された 71 歳の女性である. 症状のひとつに物体失認があった. しかし触覚呼称に際して視覚刺激が加わるとかえって答えが不正確になるという"視覚の妨害効果"が認められたため, 反復訓練によってこの妨害効果の弱化と視覚呼称の強化が図れるかを試したのである. 方法は次のようにした. 患者に物体を見せて呼称させ, 次に手で触れたうえで呼称させる. それでも間違える場合は物品名を告げ, 閉眼で触れさせて納得させたうえで, もう一度視覚的に確認させる. 呼称テストの正答率は, 入院時 (発症後 1 か月以内) には視覚のみ: 0/8, 視覚と触覚: 2/8, 触覚のみ: 10/10 であったが, その 6 か月後には, 視覚のみ: 6/8, 視覚と触覚: 7/8, 触覚のみ: 10/10 となった. つまり, 視覚呼称の成績は改善し, 触覚呼称に対する視覚の妨害効果も軽減した. ただし本人の訴えは終始,「目が曇る」であったという.

後出の野埼ら (1983) の症例 (8・5・6) でも, いわゆる治療的訓練として物体認知の再学習が 2 年間行なわれた. 方法は不明であるが, 前後から推測すると, 物品を提示してその名を覚えさせるということの反復であったとみられる. これにより学習場面で見たものはほとんど学習されたが, しかし形の恒常性は獲得されなかった. つまり, 学習の効果はその場面でしか有効でなく, 同じ物でも見る角度が変わればもうわからなくなったという.

Wilson BA ら (1993) が記載した 17 歳の女性騎手について, 物体認知改善のために行なわれた訓練法が別のところに記載されている (Wilson BA, 1999/鎌倉・山﨑訳, 2003, ジェニーの章). それによれば, 3 つの方法が比較された. 1 つは, 患者が同定できなかった物品の名称を単に伝えるもので, たとえば彼女に鍵を見せて (その前に患者はそれを「鉛筆」とよんでいる), "これは鉛筆ではありません. これは鍵です" というものである. 2 つめは患者に物品を模写させるやりかたであるが, これは, 一度模写したものが認知しやすくなるということが一度あったので, 同じ効果を期待したものである. 3 つめは患者に線画の目立つ部分や視覚的特徴をとくに注意して見るようにさせ, その後で答えを決めるようにと指示するやりかたである. 結果は, 最も効果的だったのは第 1 の方法, つまりそれが何なのか教える方法だったように思う, と Wilson は述べている. 記憶力が乏しいにもかかわらず患者はその情報をよく保持し続け,

すでに名前を教えられているものに似た他の物品や線画にもそれを般化させることができたという．

Wilson は別の患者で，線画の認知を学習させるための5つの条件を比較している（上掲書，ポーラの章）．たとえば標的の絵を"カンガルー"だとして，条件1はカンガルーの別の絵をたくさん見せてそれはカンガルーだと聞かせる，条件2は同様の絵を1枚だけ見せてカンガルーだと聞かせる，条件3は患者が△△と誤答したその△△の絵を見せて「これが△△だ」と聞かせる，条件4は標的の絵を1回見せてこれはカンガルーだと聞かせる，条件5は訓練しない，である．2週間の間，週6回，1回につき1時間の訓練を実施した．結果は，条件4が最もよいというものであった．つまり，目当ての対象を示して「これは○○です」と教える方法（ラベリング法）が最もよかったことになる．

次の実験ではこのラベリング法を利用して6か月の間に93物品を教え，うち89個について正答を得るという結果を得たが（52個の対照刺激では6個の正答を得たのみであった），しかしせっかく学習したはずの物品について代替画を使うと，20個中6個の正答しか得られなかった．しかしこれについて Wilson は，般化は教えることができるし，リハビリテーションに組み込むこともできると述べている．般化を教えるとは，少しずつ条件を変えて多様な条件下での学習を促すことを指す．

8・5・2　フラッシュカード訓練および MOR 法

これを純粋失読の患者に適用した例が報告されている．

吉野ら（1999）は逐字読みのために音読速度が著しく低いことが問題となっていた患者にフラッシュカード訓練と MOR 法を実施し，それぞれの効果を検討している．患者は転職活動の最中にあった28歳の男性で，失読の程度は軽かったが，読みの速度が実用レベルに達していないことが問題となっていた．失読の訓練にフラッシュカードを用いる方法はすでに Moyer や Daniel らによって報告されているとのことであるが，吉野らはそれに若干の改良を加えた．具体的には，カードに平仮名2文字語を横書き印刷したものを1セット30枚用意し，患者に「なるべく全体をいっぺんに見て，わかったらすぐに音読する」ように指示し，それを音読させる．音読に成功したらセラピストはすばやく手でカードを繰って次のカードを提示し，同じように音読させる．そのくり返しである．誤って音読した場合には誤りであることのみを指摘し，患者が自己修正して正答するのを待った．30枚の音読に要した時間をストップウォッチで計測し（第1回の計測），このカードを貸し出して家で反復練習させ，2，3日後の次回訓練時にふたたび音読時間を計測した（第2回の計測）．そして全体をおおむね60秒以内，1文字を約2秒で読めるようになったら新しいセットと交換した．このようにして新しいセットの第1回計測（すなわち非訓練語の成績）がおおむね60秒以内になったら，その段階で3文字語のセットに切り替え，以下同様に4文字単語，5文字単語へと進んだ．各文字数シリーズにはそれぞれ数か月が費やされた．結果は，単語の音読時間は仮名2～3文字語では改善し，音読時間の短縮効

果は非訓練語にも及んでいた，というものである．4～5文字語については訓練語の音読時間は短縮したが，効果は非訓練語には及ばなかった．

　MOR法（Mutiple Oral Reading Method）も，吉野らによれば，Moyerによって報告されたものである．文章を音読させ，時間を計測し，宿題を持ち帰って反復練習させ，次回訓練時にまた計測する．吉野らはこれを前出のフラッシュカード訓練が3文字語に移行する頃（発症後約5か月）から実施した．教材は100文字程度の文章から開始し，200～400字程度の文章へと進めた．結果として，文章の読みの速度が，発症後約1年2か月程度まで徐々に改善するのが認められたという．

8・5・3　要素的視覚障害への対処

　Kerkhoff（2000）は『神経視覚的リハビリテーション：最近の発展と将来の方向』と題するレビューの中で広範囲の視知覚障害の問題を扱っている．その中に"物体と顔の知覚"に関する言及が少しだけある．彼は，必ずそうだというわけではないがと断ったうえで，物体や顔の認知の障害にはしばしば低次の視覚障害，すなわち視力の低下，視野欠損，あるいは同時知覚の障害等が伴うといい，これについての注意を喚起している．また，統覚型視覚失認では，低照明，ふだんとは異なる方向からの眺めなど，要求度の高い条件下で障害が現れやすいことを指摘して，これについても注意を促している．また彼は，視交叉以降の脳損傷がある場合，さまざまな原因による固視の不良や暗点の存在が二次的な視力低下をもたらすが，固視の訓練や，衝動性眼球運動（＝飛躍的眼球運動）の訓練，追視訓練，あるいは同時知覚の訓練などが視力の改善につながると主張している．ただし実際にこれを視覚失認の患者に適用した例は，少なくとも同論文の中には記されていない．

　ちなみに（視覚失認の例ではないが），この方法を大脳性視野狭窄と大脳性弱視があった患者に適用したケースを，境ら（2003）が報告している．患者からは「TVを見ていて状況がよくわからない，物をなかなか見つけ出せない，病棟や訓練室で迷う」の訴えがあったという．境らはKerkhoffの方法に従って，盲視野への衝動性眼球運動の訓練，図形探索訓練，日常生活場面での探索指導を順次実施した．その結果，視覚探索能力は上昇し，日常生活上の問題は減少したという．内観的には，「一度にぱっと画面全体が見えるようになった」とのことである．

8・5・4　視覚的特徴への注意の喚起

　Zihl（2000）もまたその著書『脳損傷による視覚障害のリハビリテーション』（平山監訳，2004）の中で広範囲の中枢性視覚障害の問題を扱っており，視覚性失認については一章を設け，治療についてもふれている．登場する2名の視覚失認患者は，採用された治療の方法からみて，視知覚過程のどこかに問題があるとみられていた，と思われるケースである[注3]．どちらの患者も左同名半盲があり，患者2には大脳性色弱もあった．

この患者たちのために Zihl が試みた方法は次のようなものである．

はじめに，基礎的訓練として，眼球運動による走査の訓練を実施した．両者とも有効な眼球運動による代償を獲得したが，しかしそれによって認知が改善することはなかった．次に，患者2に対してのみ色の集中訓練を行ない，色の区別の改善を得た．その後2人の患者に対し，視覚的同定の改善のために対象の特徴を選んで利用する訓練を開始した．それまでの彼らは，重要でない特徴を見たり，たった1つの特徴しか見なかったりしていたからである．患者にはまず物品全体を点検し，見つけた特徴をすべて述べるように教示した（情報処理）．次にその物品に最も特有と思われる（諸）特徴を選ぶように指示した（情報選択）．そして最後に，選択の結果が適切であるかをチェックしたうえで物品を同定するようにと指示した（仮説検証と同定）．時間制限は設けなかった．食べ物，衣類と靴，動物の各カテゴリーについて，数十項目から成るセットを準備し，毎日45分ずつ，2～4セットの練習を行なった．訓練日数は不明であるが，実際の試行数は，情報処理について1630（患者1）と2040（患者2），情報の選択について1440と3024，仮説検証について1620と3860である．結果は，練習したカテゴリーのみならず，練習をしなかったカテゴリーについても成績が大きく向上したことを示した．眼球運動による探索活動の改善も幾分は認められた．ただしこの改善の効果は，文字と熟知顔貌には及ばなかった．

そこで次の段階では，文字と顔に対して，視覚的特徴をとらえる訓練をいっそう丁寧に実施した．結果として文字の同定は改善し，さらに単語も読めるようになった．顔を見て年齢，性，表情を判定する力は改善したが，熟知顔貌を認知する力はやはり改善しなかった．

患者たちには退院後も教えられた方法で視覚的同定を行なうようにと指導した．その結果，6か月後も，物品や顔，光景，文字の同定はさらに改善したことがわかった．しかし熟知顔貌の認知だけはやはり重度に侵されたままであった．

熟知顔貌の認知が改善しない原因を Zihl は，結局は患者たちが，視覚以外の手がかり（文脈や声など）を使うほうが手っ取り早いと考えたため，とみている．

8・5・5　"手がかり"を使った認知学習

特殊な手がかりを加えた練習が患者の認知学習を助けることがある．

手がかりとして何がよいかは患者ごとに異なる．統覚型，連合型，（あるいは統合型）のいずれであるかが診断できていることや，その患者に弁別できるものとできないもの，認知できるものとできないものの見極めがきちんとできていることが，有効な手がかりの発見を助ける．

Luria（1948/traslated by Zangwill, 1963）は，統覚型純粋失読における読みの再訓練に利用できる方法のひとつを Anan'ev から引用している．これは彼が「分析的方法」と名づけたもので，図 8-5 のような文字要素を用いる．患者は文字を要素に分解したり，またこれらの要素か

注3）訳者はこの2例を「統合型」と推定している（上掲書, p.228）．

単位要素

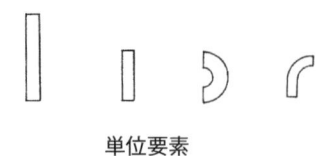

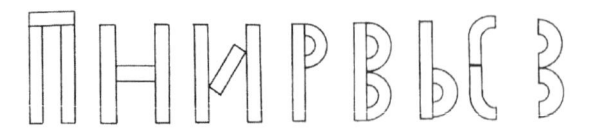

図 8-5 読みの訓練に用いる Anan'ev の文字要素
(Luria, 1948 による)

ら文字を組み立てたりすることをあらためて学ぶ．経験的にいって，文字要素の選択を意識的に行なえるようになれば読みの障害は減る，と Luria は述べている．

連合型純粋失読における読みの訓練に「絵」を用いた例は鎌倉（1979）が記載している．これはたまたまその患者 AH が物体の絵（写実的な色彩画）の認知が可能であったのを利用したものである．ある平仮名文字と，その音で始まる名称をもつ物品の絵が対になったカードが用いられた．「な」という文字カードを見てその読みがわからなくても，それをめくると「茄子の絵」が現れるので，その文字は「茄子のな」なのだと知る，というしくみである．これにより患者は誰かに教えてもらわなくても文字の読みを学習することができ，自分のテンポで学習を続けることができた．AH にこの方法で平仮名 46 文字の約半数を学習させ，残りの半数は全く学習をさせないようにしておき，2 か月後に 2 群の成績を比較したところ，学習をした文字群の読みはそうでない文字群のそれよりも有意に改善していたことがわかった（鎌倉，1975）．

すでに述べたように，純粋失読の場合に書字運動を行なうと読めることがある，というのはよく知られている．しかしこれをくり返せばやがてはそれなしに読むことができるようになるかはあまりはっきりしない．おそらく事例差が大きい．たとえば鳥居ら（1972）の症例 I は，初期には書字運動によらずに読むことはほとんどできなかったが，やがて書字運動によらなくても読める文字が現れるようになった．それは，易しい文字は書字運動をしなくても読めるが難しい文字は書字運動をしなければ読めないという状態であったらしい．しかしこの場合も，書字運動という経験がそのような効果を生んだのかは厳密には明らかでない．前出の症例 AH は，自ら頭を動かしながら読む，ということを頻繁に行なっていたが，「そうすると読みやすいのですか」と尋ねると，決まって「いえ，そういうことはないです」と答えた．

8・5・6 代償的方法の導入—作業を可能にする工夫

野崎ら（1983）の患者はきわめて重度の視覚失認を有していた．その重症ぶりは，次の 4 つのものの提示，すなわち"大型白色電球""マスクをかけた男性の顔（頭）（実物）""ほぼ同寸の人形の顔（頭）""スカーフをかぶった女性の顔（頭）（実物）"の同時提示に対して，「丸いも

のが4つある」と答えた，という記述から十分伺うことができる．白紙上の毛髪の所在がわかり，簡単な図形の認知と模写は可能，物品の形態叙述も可能であった．ただし「ち」の模写は正しいのに，それを「『+』と『つ』です」と答え，錯綜図に対しては「何かごちゃごちゃ描いてある」と答えたという．物体失認，相貌失認，色彩呼称困難，失読があったが視覚的記銘はよく，1時間前に見たものを覚えていたし，過去に見たものを想像して描くこともできた．

　この患者に対し野崎らは，①引き出しの整理整頓と決まった場所への収納を行う，②作業中は赤い棒の横に道具類を置き，嗅覚，触覚を利用する，③同じ形の衣類はボタンで区別する，またはポケットに手がかりとなるものを入れる，④本人のタオルやスリッパは認知しやすい赤色のものを用いる，⑤炊事の際はあらかじめ用いる器具をボウルの中にそろえ，使った後は必ずボウルの中に返し，目印の赤い棒のそばにおく，材料も同じようにする，⑥来客者にははじめに名を聞くようにする，などの指導を行なった．その結果，患者の家庭での生活は母親の協力を得てほぼ自立した（筆者注．セルフケアのことか？）．炊事は最初，材料や器具が自分の手から離れるとどこに何があるかわからず，それらを探すのに時間を費やしていたが，目印の赤い棒と器具入れのボウルを使うようになってから，作業時間は半減したという．しかし自立には至らず，監視や助言が必要だった．

　さきに紹介した大松ら（1983）も，患者に種々のADL訓練，家事訓練を行なっている．方法は現場で実行を促し，間違えば訂正する，というものであったらしい（詳細不明）．その中で興味をひくのは，**洗濯**について述べている部分である．初期には水道栓，洗濯機のコックの位置がわからず，手探りをしていた．指導してゆくにつれ，位置の認知は改善されたが，目盛り，文字は退院時まで認知不能であったという．ただしこれらの変化は発症後6か月以内のものである．スイッチ類の使用の困難については大きな図形の目印をつけるなどによりかなりの改善が見られたと述べられているが，詳細は不明である（視力についても詳細不明）．

　最後に留意点をひとつ．視覚的認知の代替として触覚認知の利用を勧めることがどのくらいあるかわからないが，遮眼時の触覚認知が良好であっても開眼のままそれを行なうと成績不振に陥る例があることが，既述の大松ら（1983）の症例のほか，しばしば報告されている（高岩他，2001；Takaiwa et al, 2003）．視覚の妨害効果，視覚刺激の優位性などとよばれている現象であるが，一応留意していたい点である．

8・6　作業療法士の役割

　視覚性失認の患者にかかわる医療職またはリハビリテーションスタッフの種類は多い．その中で作業療法士がまもるべき視点は"生活"である．障害がその患者の生活にどのような影響を与えているかを読み解き，次の生活構築に向けていま何をするのがよいかを考えるのが作業療法士の主な役割である．

1) 障害理解の支援

　作業療法士は，評価という行為を通してその患者の障害の質と程度を理解する．またそれが生活に及ぼしている影響と，及ぼすであろう影響を理解している．この理解を患者（と介護者）にわかりやすく伝えるのがよい．患者は異変を感じていても，障害の意味を正確に理解しているとは限らないからである．共通の理解を生み出すことが，この後にくる協業のための基盤になる．

　坂本（1993）の患者は種々の視覚失認と記憶障害を主症状とする33歳の男性であったが，当初は文字を読めないという自覚がなく，新聞も読めるから平気だと言っていた．しかし新聞やバスの表示などを読ませて自覚を促すと，読めないことに驚き，「これからは読む訓練をしてくれ」と訴え，それまでとはうって変わって協力的になったという．

2) 新しい生活様式をつくることの支援

　患者の生活自立を高めるための方策は，たとえそれが代償的手段の導入であろうとも，早くから講じるのがよい．治療的訓練の成果を得るには長い時間とエネルギーを要するのが通常であるから，その間にも環境から受ける負担は小さくしておかなければならない．障害と折り合いながら生きることは，新しい生活様式を作ることでもある．

　セルフケアについて，家庭内活動について，近隣地域活動について，職業/学業活動について，友人・知人との交流活動について，余暇活動について，障害との折り合いをどのようにつけていくかを，ひとつひとつ，患者と共に具体的に詰めていく必要がある．野崎ら（1983）が述べたように，自分の持ち物を認知しやすい色で統一する，整理整頓を習慣化する，わかりやすい収納方法を工夫する，人に会ったらすぐに自己紹介をし相手の名前を尋ねるようにする，などの具体的な工夫が，患者にとっての負担の軽減につながる．

　私のかつての院生のひとりは，食器戸棚への食器の収納に困難があった患者に，食器を減らすこと，しかし最低1枚は定位置に残して収納位置の目印として使うことを助言していた（そしてそれらは，実際に患者によって実行されていた）．その後この患者に退院後の生活を詳しく語ってもらう機会があったが，その中に，冷蔵庫内の食品がラップフィルムに包まれていたり，容器の中にあったりすると，たとえ中が見えていてもそれが何なのかわからないという話があった（大滝，2005）．あらためて過去の検査成績をあたってみると，物品（実物）の認知はよく，図形の弁別もある程度よいのに，錯綜図内の図形弁別は全く不可能であったことがわかった．収納についての助言がこのレベルにまで及ぶべきであったと反省させられた1件である．

　坂本（1993）はさきの患者が駅から病院への5分の道順を覚えられなかったのを，患者にとって最も覚えやすい方法を見つけることで解決している．それは，建物の見分けや目印の記銘をさせるのでなく，「まっすぐ行ってつきあたりの右側」というキー・フレーズを覚えさせる方法であった．患者にとって最も不得意の視覚的認知を克服させるのでなく，比較的容易な言語フレーズの記銘という手段を選んだことになる．

　新しい生活様式の工夫は，障害の内容と生活的ニーズの両方がともに正確に把握されている

ところから生まれる．しかし最初の工夫が直ちに成功を生むとは限らない．実際に試し，修正を重ねて，本当に有用な方法にたどり着くことが大切である．

3）視覚的認知の訓練

　障害そのものの軽減をはかるには，障害の質と程度に照準を合わせた治療計画が必要である．前項の「治療的訓練」で述べた方法やそれを発展させた方法を，あるいは独自の新たな方法を用いることができる．

　開始にあたっては，患者に訓練の意図をはっきりと告げ，同意を得ることが大切である．成果があがるかはやってみなくてはわからないという場合も多いであろうが，その場合もそのことを告げるべきだと私は思う．患者と訓練担当者は，協同の挑戦者だからである．

　訓練のプログラムを作るときには，その成果を何によって測るかを決めておくのがよい．経過を頻繁にチェックし，改善の兆しが見えなければそれをやめるべきである．方法を変えるか，課題の水準をより低い（易しい）方向へ変えるかしなければならない．

　改善を続けた後に変化が頭打ちになった場合も，そのプログラムはやはり停止させる．次のより高位の目標へ向けて，新たなプログラムを開始させる時である．

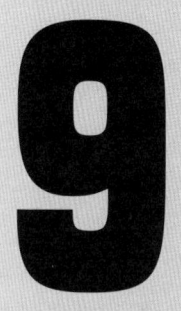

9 空間関係の認知と操作の障害

- 9・1 障害像 —————————————————————— 244
- 9・2 視空間性認知と操作の障害のいろいろ ———————— 252
  - 9・2・1 視空間性認知の障害 ——————————————— 252
  - 9・2・2 構成失行（構成障害） —————————————— 254
  - 9・2・3 心像の障害について —————————————— 257
- 9・3 視空間の認知と操作に関する評価 ————————————— 258
  - 9・3・1 留意すべきこと ———————————————— 258
  - 9・3・2 行動評価 ——————————————————— 258
  - 9・3・3 検査 ————————————————————— 258
  - 9・3・4 アウェアネスの評価 —————————————— 262
- 9・4 治療的訓練 ——————————————————————— 263
  - 9・4・1 視空間知覚の自然回復 ————————————— 263
  - 9・4・2 視空間性定位のための練習 ——————————— 263
  - 9・4・3 地誌的障害（道順障害）への対処 ———————— 264
  - 9・4・4 構成障害が生み出す問題への対処 ———————— 265
  - 9・4・5 心像の問題 —————————————————— 268
  - 9・4・6 "関係"を表す言葉の理解の障害への対処 ————— 269
- 9・5 作業療法士の役割 ———————————————————— 270

9 空間関係の認知と操作の障害

　臨床場面でいろいろな患者に接していると，この人の中核的障害は空間関係だ，と思わずにいられないケースに出会うことがある．しかしそれを一言で言い表す言葉は，これまでの神経心理学用語には見当たらない．そこで，視空間知覚障害，構成障害，身体部位失認，着衣失行，道具使用の障害，計算障害等々の言葉の一部または全部を使って障害を表現することになる．しかしそれではことの本質を言い当てていないのではないか，と不安が残ることもしばしばである．

　そう思っていたところ，山田規畝子著『壊れた脳　生存する知』（講談社，2004）の巻末の山鳥による解説の中に，「空間性認知障害」という言葉を見つけた（同書，p.241-）．この見出しのもとには，空間性視知覚障害，空間配置の理解の障害，自己身体の認知の障害，身体的空間関係の理解の障害，空間構成的作業の障害等々がまとめられている．このような括りかたは通常の神経心理学テキストには見あたらないものであるが，しかし私にとっては魅力的で，かつ納得のいく見方である．

　"空間性認知障害"は，患者がほんとうの生活を始めたときにはじめてさまざまなかたちで現れてくるもので，関係者の関心が紙と鉛筆で足りる机上テストに向けられている間は，それらに気づかれることが少ない．Manning（2003）は「これまでのスクリーニング用神経心理学検査では，視空間，イメージ，構成障害の問題が事実上無視されてきた」と述べているが，もしかしたら"空間"は，神経心理学が未だ十分に開拓しきっていないテーマの一つかもしれない．"空間"は実空間のみならず，絵や記号の中にも，行為の主体である身体の中にも含まれている．簡単に片付く問題ではない．

　本書では便宜上，主として実空間に関わる障害をこの9章において扱い，記号空間に関わる障害は10章「読み・書字・計算の障害」の中で，身体空間に関わる障害は11章「身体意識の障害」の中で扱う．なお半側無視も空間性障害のひとつではあるが，すでに7章「半側無視（一側性無視）」で扱っているのでここでは触れない．このような章立てや"空間"のとらえ方は，すでに別のところで神経心理学を学んできた人には異和感のあるものかもしれない．しかし筆者としては熟慮のうえでの処置である．そのことを心に留めて読み進んでいただければと思う．

9・1　障害像

　ここでは2つの事例をあげる．どちらも空間に関わるとみられる障害がきわめて多様な場面で現れている．この多様さはおそらく，空間性障害をもつ患者の特徴と考えてよいものであろ

う．少なくともこの2つの事例においては，本章のテーマである実空間での視空間性認知障害と操作の障害だけでなく，10章で扱う読むこと・書くこと・計算することの障害も，11章で扱う身体部分認知に関する障害も，全て同時に現れている．

1) 事例YS

　以前に私自身が担当した患者である（未発表）．54歳の男性で，30代半ばまで公務員であったが，その後は種々の労務作業を転々とした．医学的診断はアルコール性脳症，痙攣重積状態後遺症，その他である．頑健な身体つきをしており，言語応答は流暢で的確，自分の障害をよく説明することができた．検査終了後に私が担当医に書き送った報告書は次のようになっている．

　　YS殿について，〇年〇月〇日から〇年〇月〇日までの間に面談と検査を行ないました．結果を以下のようにご報告します．
　◆この患者は自分の障害をよく自覚しています．すなわち，「不器用である」「平衡感覚がわるく，歩くと右に偏っていく」「見ることに集中できず焦点が逃げる」「数が苦手」「読めるのに書けない」などを訴えるほか，日常生活での得意，不得意がよくわかっていて語ることができます．すでに他の病院で猛訓練を受けたことがある由で，おそらくその結果として，左・右と目・耳の指摘はかなりよくできるようになっていますが，書字は全く上達しなかったとのことです．ただしその病院での受療がいつであったかを述べることはできませんでした．
　◆自家製の行為・認知系検査を実施しました．所見は次のとおりです．
　　1) 基本的精神活動：見当識，注意，記憶に大きな問題はないと判断しました（筆者注．この時点では記憶に関する私の知識が十分でなく，精査は行なわれなかった）．ただし数列順唱は5桁まで．空間性注意に関しては後で述べるような問題があります．
　　2) 視覚的認知：日常物品の認知，単一物品の絵の識別，単一文字・数字の認知については問題がありません．有名人の顔写真，名所写真の認知も良好です．しかし状況図の理解は大まかであり，不十分な場合が少なくありません．絵を見て牛と羊の識別に迷うことがあり，また「新しい人の顔（たとえば病院スタッフ）が覚えられない」と述べています．文章の読みに際しては，文字列を追うことに混乱が生じるため，目的を達することができません．
　　3) 視空間知覚：記号探索課題においてかなりはっきりした左側無視を認めます．このほかに全般性不注意が混じっている可能性もあります．また，大小，長短，遠近の判断をすることができません．5cm長と7cm長の白いテープ（1cm幅）を見せて長短を尋ねたところ，「（この2つは）違うんですか」と述べたほどでした．たまたま別の目的で実施した"机上に並んだ6つの物品の中から指定された3つを選び取る"課題は，一見難なくこなしましたが，本人からは，「物がどこにあるかぱっとわからない」「取ろうと思ってもよそへ手が出る」「目が違うところへ行く」などの訴えがありました．
　　4) 空間関係：同一図形の向きの異同を見分けることが全くできません．スティックパターン・積木模様の模倣構成および図形・文字の模写を行なうことはほとんど不可能です．

5）身体部位認知：手指呼称を完全に誤っています．「手目耳試験」（"左手を右耳へ"の類の口頭命令に動作で応じること）には考え考え応答し，ほとんど誤りを見せませんでしたが，これは上述の某病院での猛訓練の成果であると見受けました．

6）手指構成：口頭命令，見本提示いずれの場合も不良です．

7）道具の使用：道具の把握のしかたは正常ですが，空間的操作に関して不手際や当惑が見られます．このため鋏，釘抜き，爪切りの使用は実用に達しません．

8）系列動作：ろうそく点火，お茶煎れ課題を試しました．しばらく考えてから実行に移るなど慎重に振舞っており，動作順序に関する問題は特に認めませんでした．しかしこれ以外の要素による躓きが生じるので，課題の成功度は低いと言えます（例．ろうそく箱の取り出し口がわからず長時間うろうろする，用いる茶葉や湯の量が極端に少ない）．

9）着衣動作：著しい混乱を示しており，決して成功しません．衣服の前後左右およびパーツの見分けができないこと，またそれらと自己身体の位置的対応を決められないことが主な原因と思われました．

10）表現的行為：絵を描くこと，文字を書くことが全くといってよいほどできません．自分の名前さえ，痕跡のようなものを記す程度です．ただし「ア」と「1，…，9, 10」は書くことができます．2桁以上の数字を書くときには数字と数字の間隔が著しく開いてしまい，また0を含む飛び数を正しく表現することができません．そもそも紙のどの位置に字を書けばよいのかわからないと言い，たしかに，"配置の企画"ともいうべきものが全く欠けていると見受けました．

11）数・計算・計量など：10個以下の物体について視覚計数（見て数えること）の誤りを認めますが，触覚的には誤りを示しません．暗算は繰り上がりのない1桁同士の加算でさえ不確実です．アナログ時計の文字盤，定規や秤の目盛りを読み取ることができません．紙幣の識別に手間取り，硬貨の識別に触覚と重量覚を使うのが認められます．貯金通帳から意味ある情報を汲み取ることはできません．

12）道順移動：屋内移動については数回くり返せば覚えられると言い，事実，病棟—リハセンター間の移動はできるようになりました．何によって覚えたかははっきり説明できず，「景色でわかる」「勘でわかる」などと言っています．方位の感覚は完全に失われています．

13）推理能力など：ウィスコンシンカード分類検査を試みましたが，説明を受ける段階ではやくも混乱が生じ，本検査実施に至りませんでした．日本版レーブンマトリックス検査Aの得点は4でした（12点満点，50歳代の平均点は11.6）．

◆その他の所見

1）図形の弁別：簡単な幾何学図形の異同弁別はほぼできますが，カナ文字もどきの複雑さを供えた図形の異同弁別はきわめて不正確です．

2）視覚イメージの想起：本人はイメージを思い浮かべられると言っていますが，細部は不明瞭なのではないかと思います．簡単な漢字（「体」「岩」など）を言葉で説明することができず，わざと字画の一部を除いた漢字の熟語を示されても，それを誤字だと見抜くことはできませんでした．

3）視覚的な図と地の判別，視覚と動作の協応が非常に低下しています．仮にこれを視覚発達テストに置き換えてみますと，両者とも3歳児レベルです．ちなみに図の向きの判断力は2歳児相当でした．

4）同じ紙に2，3の図形が描かれていてその1つに集中しなければならない場合，「他に目が移る」と言って非常に嫌がります．白紙を重ねて隠してあげたつもりでも，わずかに透けて見えればそれを指摘して嫌います．標的図形以外を黒い厚紙で完全に覆った場合にのみ，患者は標的に集中することができました．

◆以上の所見をまとめると，この患者の認知障害像は以下のようになるのではないかと思います．

　①いわゆるゲルストマンの4主徴（左右失認，手指失認，失書，失算）のほか，構成障害，着衣失行，左側無視，同時失認など，空間に関わると見られる多様な症状が認められる．

　②構成障害（構成失行）は極めて重度であるが，これには線の長さや向きの異同すら弁別できないことや，視覚と手の協応が不良であることも関与していると思われる．

　③視空間性知覚の著しい低下が認められる．すなわち注視の困難，大小・長短の判別困難，図と地の判別困難などがある．

　④説明能力の高さからみて，口頭言語には問題がないと思われる．

◆今後については，もし状況が許せば，文章の読み，書字，道具の使用その他について訓練を試みたいと思います．

　YSの入院はもともとが検査のためであった．外来通院をするには自宅が遠すぎた．「私はあなたの訓練を受けてみたい気もしますが，前の病院での訓練でもう疲れました．それに，家庭的問題が溜まっているので，帰宅してまずそれを片付けなくてはいけません」と言って退院していった．パートナーとの生活を確保し，それによって生活を維持しようとしているらしかった．

2）山田規畝子医師の場合

　2章でも紹介した山田は，モヤモヤ病（＝ウィリス動脈輪閉塞症）に起因する何回もの脳出血により，さまざまな高次脳機能障害をこうむることになった人である．医師である山田は，自身の体験を感傷に溺れない筆致でその著書にまとめた（山田規，2004）．高次脳機能障害の発現は34歳のときに起きた2度目の脳出血以降のことであるが，このときの主病巣は，右頭頂葉後方であったとみられている（山鳥，2004）．37歳のときに起こった3度目の出血は，これに加え，より前方の頭頂葉，前頭葉，下方の側頭葉，さらには深部の大脳基底核から視床に及び，障害を一層重篤なものにした．しかしこのときに起こった障害も，質的には2度目の出血によるそれに連続したものであったとみられている（同）．以下は山田の著書にみる障害体験である．

・発症後まもなく山田は，自分の手や足を空間のどこに位置づけたらよいのかわからない，という感じに襲われた．そして失敗する．最初の失敗はベッドから立ち上がろうとするときに起こった．腰を浮かせるためには手をベッドにつかねばならないが，その手をつく場所を決めか

ねたのである．周囲には黒っぽいところ（実は床）と白っぽいところ（実はベッドシーツ）が見えていた．なんの気なしに黒っぽいほうを選び，転倒した．同じような失敗は食卓でも，トイレでも起こった．

> ――病室で，自分のことはたいていひとりでできるようになってからも失敗は続いた．たとえば食事のとき，たくさんの食器が並んだ配膳トレイを前に，私はよく考え込んだ．（中略）まずひとつ食べはじめて「さて次に」と，いったん手にした皿をトレイに戻そうとするとき，失敗は起きる．トレイには多種多様のおかずが所狭しとならんでいる．さて，その皿をどこに置けばいいのか．しばしかたまる．なかなかいい作戦が思い浮かばない．（中略）だから私は，悪いくせでもある「見切り発車」をした．ひとつの均一なスペースを見つけて「これかな」と思った．ここはほかよりちょっと広そうだ．正解はここだろう，と手に持った皿をおいてみた．答えは×．そこはスープ皿の真ん中だった（上掲書，p.36-）．
>
> ――似たようなことは和式トイレでも起こった．（中略）黒っぽいタイル張りの床は狭くるしかった．まわりにはトイレにお決まりのものが置かれていた．ごくあたり前の風景．「さて，どこに立とうか」と考えた．とりあえず，ここがいちばん安定していそうだ，と感じたところに足を置いてみた．それは便器の中の平坦な水たまりだった（同，p.37）．

・回復が進んで退院した後では，街でも自宅内でも似たようなことが起こった．

> ――お洒落な繁華街に出かけたとき．タイル張りのきれいな舗道に立ち，どこに足をおくべきか考え込む．私が見ているのは模様なのか穴なのか，出っ張りなのか，へこみなのか．（中略）脳は答えを出さない．ただ，怖いと思う（同，p.38）．
>
> ――そのうちにはっきりと自覚した．私には遠近感がないのだ．（中略）私の目がとらえているのは，そこにものがあるかないかだけであって，どれだけ先にあるかは正確にはわかっていない．立体感がつかめないのだ．だからたとえば食事の支度中，食器棚の前で何度も突き指をする（同，p.38-）．
>
> ――階段の前に立つと，私の目にはアコーディオンの蛇腹のように，ただ横走する直線のくり返しが見える．これは上がる階段か，下りる階段か．（中略）では下りてみよう．（中略）下りはじめる．見ればみるほどわからないという不安が募る．足を前に出す適当な幅がわからない（同，p.40-）．

・目で物を探すことも難しかった．どのあたりにあるのかがわかっていても，見つけることができない．

> ――入院中に家からコンピュータを持ってきてもらったことがあった．脳卒中で倒れる前，毎日使っていたものである．にもかかわらず，電源を入れるスイッチの位置がいくらながめてもわからない．目をつぶり，手でなでまわして，やっと発見した．「確かこのへんをこうやって触っていた」という記憶と触覚の共同作業で割り出されたのである（同，p.97-）．

・山田は空いた時間を読書にあてようと思い立つ．もともと読書好きであり，本屋も大好きな場所だった．しかし本屋の本棚に並んだ本の背に視線を固定できず，本を読もうとすれば行追いに混乱をきたすことを発見する．

　　—ところが本屋の棚の前に立つと，ずらりと並んでいるタイトルをひとつひとつ識別するのがむずかしかった．字は読める．だが目が，あちこちへ行こうとする．1点を凝視しているつもりが，目が勝手にちらちら動くので，見にくい．気の遠くなるような数の本を順々に眺めていくのが苦痛だった（同，p.51）．
　　—内容が難解だったこともあるが，最初のころは字がなかなか目に入ってこなかった．ヨイショ，と力を入れて，読もうとしている字の上に目を固着させ，1文字ずつ読んだ．1行読んだところで思わぬ困難を自覚した．次にどこを読めばいいのかわからない．左隣の行も，反対の右隣の行も，次の読むべき行の頭のような気がして目移りしてしまう．結局わからなくなってもとの行に戻り，もう一度読む．文の内容から，次の行はこんな内容だろうと推測し，どうやら該当するらしい行を選び，たぶんここからだろうと読み始める（同，p.51-）．
　　—新聞や雑誌にはまた別の困難があった．この種のものには読む順序の約束事がある．大きな紙の上でここまで進んだらこっちへ飛ぶ，というレイアウト上の暗黙の約束があってはじめて，迷わず読み進んでいけるのだ．その約束事がわからない．ひとかたまりの活字を読んだら，次はどこへ行けばいいのか（同，p.52）．

・アナログ時計を読むことや，どこに何を書くかが決まっている書式への記入が苦手になり，また文字を書くことが難しくなった．山田はこれを，「要するに，私は人間の作った世の中の約束事というものについて記憶を失ってしまった」，ととらえている（筆者には，"空間に関する世の中の約束事"を思い出せなくなった，と映る）．

　　—前述した時計が読めないのもその例だが（筆者注．時計の短針と長針にふられた意味をそのつど心に言い聞かせねばならなかったこと，短針の先端が数字に届いていないので，それがどの数字を指しているのか判断しにくかったこと，長針の指す角度に託された分数を思い出すのが難しかったことを指す），ほかにも決められた「欄」に何を書けばいいのかがわからなかった．四角く囲まれたそのエリアの意味を把握しにくい．一度，古い友人に地元の果物を送ろうとして失敗した．（中略）数日後電話が入った．荷物を送ったか，という友人からの問い合わせだった．「伝票みたら差出人が私（友人）で，受取人の欄にあなたの名前が書いてあったの．配達の人がいいんでしょうかって心配してた．」（同，p.53-）．
　　—とくに漢字が書きづらい．漢字のかたちがイメージとして浮かばないのだ．（中略）まず字を作るためのパーツがすんなり選べない．だがもっとも難しいのはその配置である．上下左右，どういう位置関係であったか．「にんべん」は左だから，と理屈で何とか書こうとするのだが，部首が3つ以上になると悲惨だ（同，p.54-）．

　後のことになるが，山田が闘病記を著すことができたのは，コンピューターのワープロ機能

を使うことができたためである．これは学生の頃から慣れていたのでキーボードに向かって手を動かすことは苦にならなかった．おそらくブラインド・タッチができていたために身体的記憶に頼ることができたのだと思われる．

・一方，身体感覚にも変化があった．

　　―部屋を薄暗くしてベッドに休んでいるとき，私の身体ははたしてまっすぐに横たわっているのだろうか，と思うことがある．仰向けでまっすぐ寝ているつもりなのだが，ウエストを境に「く」の字に曲がっているような気がする．つまり上半身は正しい位置にあるが，下半身だけが右にシフトしているような感じである（同，p.55）．
　　―対象物に対して，どういう方向からアプローチすればいいのかわからないことがある．たとえば靴を履こうとするとき，どう足を差し込んだらいいのかわからない．靴のかかとにつま先を入れようとすることがある．ごく初期には，足に対して靴をどの向きに並べていいかさえわからなかった．
　　―靴の左右を間違えることはしょっちゅうである．自分の身体の左右も，「お箸を持つほうとお茶碗を持つほう」と，幼稚園で習う基本にいちいち立ち返らなければならなかった．

・部屋の中で迷子になった．病院での定期検診を終え，主治医に礼を言って部屋を出ようとしたとたん，方向を誤り，「ドアはあっち，あっち」と指摘される．やっぱりねって感じなのである，と書く．

　　―自分のいる空間がほとんど視野に入る程度の大きさであるとき，決まってこういうことが起きる．部屋の中とか，住宅地の狭い路地に囲まれたスペースとか，いずれも見渡せば周囲がパノラマで確認できるような場所でのことだ（同，p.57-）．
　　―（しかし街では，高い建物などをひとつ確認できれば，後はどう進めばよいかがわかるので道に迷うことはあまりなかった，と述べた後で）要するに地誌的な勘はいいが，方向感覚がわるいのだ．自分を起点とした方向感覚の欠如である（同，p.58）．

・空間に順序正しく並んでいるものの規則性を理解しにくいことも自覚した．

　　―たとえば通し番号がふられた紙が重なっているとしよう．「1，2，3‥‥」と下にいくにつれて数字が大きくなっていく．その当たり前のことが，感覚として理解しにくい．この不思議な感覚は，きっと体験した人でないとわからないだろう．（中略）だから順番通りにコピーを取るのは苦手だ．もし書類を落としてバラバラにでもしようものなら，元通り正しく並べられない（同，p.59）．
　　―これは辞書に関してもいえる．目ざす単語が，今見ているところの前にあるのか，うしろにあるのかが感覚的にわからないのだ（同）．
　　―このように，私の生活は一変した．住む世界も変わった（同，p.60）．

・やがて，構成的な作業ができないという現実に行き当たる．幼稚園に通う息子のために「絵本袋」を縫わねばならない日がやってきたときのことである．

> ―さて，始めようとしてすぐ壁にぶち当たった．指定された大きさに布を裁つため，メジャーで長さを測ろうと思ったらこれができない．布の端にメジャーをあわせて必要な距離を測り，印をつける．このとき起点となるところからメジャーがずれると，さっきつけたはずの印がどこにあったか見つけられなくなる．この繰り返しで何時間も過ぎて行く．私は疲れてしまった（同，p.110-）．
> ―私は情けないと思ったので，それから少しして再びトライした．（中略）一応の計画は頭の中で作れた気がしていた．しかしそれは一瞬で消えるシャボン玉のような思考だ．まずこの布を半分に切る，という行為ができるだろうか．そのうち「裁つ」のは危険だと思いはじめた．まっすぐにハサミを使う自信がない．それでは折ってしまおう．＜そして説明書を離れ，自分流の袋をなんとか"理論的に"作り上げた＞（同，p.111-）．
> ―ただしこれが，与えられたキットを，図を参照しながら組み立てるという作業になると話は別．まず図を立体構造に焼きなおして頭の中に映し出すことがむずかしい．（中略）図の段階では全く理解できない（同，p.112）．
> ―私が整形外科の手術場に二度と戻れないと思っているのはこうした理由もある．人体相手に，パーツの入れ場所も入れる方向も間違えるわけにはいかない（同，p.113）．

・自動車運転の再開に挑戦することを決め，教習所のペーパードライバーズコースの実習を受けた．そして，運転が無謀な企みであることを悟る．直線コースを走ろうとして，自動車を左車線内にキープすることができなかったのである．カーブを道なりに走る，ということもできなかった．

> ―道なり，というのが曲者だった．普通の車線は走行するコースが点線で仕切られている．私は，全部が実線で仕切られていてほしかった．ずっとつながった線なら，どこを走ればいいか一目瞭然である．ところが線が途切れていると，ひとつのペンキブロックが次のブロックとつながって線をなしているという意味がわからなかった．（中略）道なりに曲がったとたん，車線変更していた．白ペンキの途切れた部分がこれから進入すべきところに見え，そこに突っ込んだのだ．

ここまでが，2回めの脳出血後にこうむった，"空間性"とみられる障害のあらましである．3年後に起こった3回目の脳出血の後では，これに左側無視，着衣動作の障害，"数オンチ"（原文のまま）が加わった．このほかに2回目出血のときから，記憶の障害もあった．

その後山田は，親族の強力な支援のもとに老人保健施設の施設長として医師業に復帰したが，やがて執筆・講演活動に専念，非常な努力をはらって子息との生活を維持している（山田，2007）．

山田の体験記を読むとき私は，行を追うごとに，そこに語られているのと同じ場面を何人かの自分の患者たちに見てきたことを思い出す．しかもそこには，私が見聞きした以上の当事者

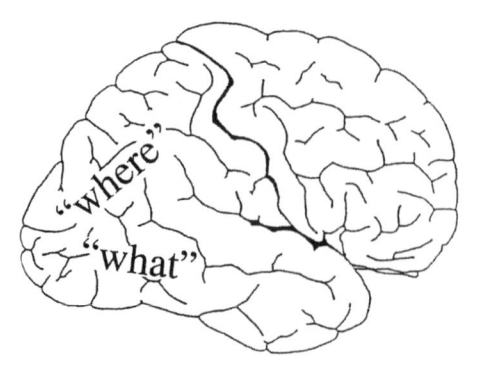

図 9-1 "where"システムと"what"システムがある場所（Farah, 2003）

体験が詳しく語られており，多くを教えられるのである．

9・2　視空間性認知と操作の障害のいろいろ

さまざまな視空間性障害を説明するために神経心理学ではどのような用語を用いているか．それをここでは概観する．

9・2・1　視空間性認知の障害

前章 8 で述べたように，視覚情報の処理を行なう脳内経路には 2 つがあると考えられている．ひとつが腹側路，もうひとつが背側路である．腹側路は別名"what"システム，背側路は別名"where"システムとよばれる（Farah, 2003, 図 9-1）．このとらえかたに沿っていうなら，視空間性認知障害は，"where"システムの損傷の結果である．

Farah（2003）は，"where"システムの損傷によって起こる障害には以下のものがあるという．

・半側無視

最も一般的に見られる．7 章を参照のこと．

・物体位置の知覚障害（＝視覚性失見当）

単一物体の位置（ありか）を正確に知覚することの障害は，視覚性失見当 visual disorientation の名で知られている．物品が置かれている位置を指さしするか，あるいは言葉で説明するように求めても，患者の反応は不正確である．主要な責任病巣は後頭―頭頂葉接合部にあるといわれ，左右いずれの半球の病巣であっても生じる場合があるという．

・線分傾斜の知覚障害

　線分傾斜（線分の方向）の知覚を誤ることを指す．要求される判断の質や，形態情報がほとんど関与しないことから推して，責任病巣は頭頂葉であろうと察せられる．事実そのとおりである．左右いずれの半球の損傷によっても起きるが，右半球の場合により強いとされる．

・視覚下の到達動作の障害（＝視覚性失調）

　見えている対象に対し手を正確に到達させられない現象は，古くから視覚性失調 optic ataxia として知られてきた．視覚性失見当との区分が難しかろうと思われるが，これまでの研究者は周到にそれを成し遂げているという．空間の左右と到達手の左右の組み合わせによりずれの程度が異なるが，左手を左空間に到達させるときに最も正確度が劣るとされる．患者によっては損傷半球の同側空間で視覚性失調が起きるが，この場合は軽度だという．責任病巣は頭頂葉の高位，視覚性失見当の責任病巣の前方と見なされている．

・描画・組み立ての障害（＝構成失行）：

　描いたり組み立てたりの行為に現れる空間性障害は，ふるくから構成失行とよばれ，多くの文献に登場してきた．これはおそらく，描画や組み立てがベッドサイドで実施しやすく，空間性障害を検出しやすいためであったと思われる．しかしながら，構成失行とよばれる現象の中身は決して均一ではない．空間知覚の障害だけでなく，行為企画の障害も背景要因となり得る．責任病巣は一般に半球後部とみられているが，損傷半球が左右いずれであるかによっても作品の質に違いがあるとされる．（構成失行については項を改め，9・2・2 でもう少し詳しく述べる．）

・地誌的障害（＝道順障害）の一部：

　患者が環境内で道順に迷う現象は一般に地誌的障害とよばれる．臨床場面では広く見られるもので，脳損傷の部位は頭頂葉後方，帯状回，海馬傍回，舌状回とさまざまである．同様に障害内容も多岐にわたる．しかし研究が進むにつれ，環境内での位置見当には地誌的表象と空間的能力の両方が関わっていることが，また空間の知識と指標の知識とは別の脳内システムに支えられていることがわかってきた．

　Aguirre ら（1999）はそれまで統一を欠いていた用語を整理して，地誌的障害を4つに区分した．その4つとは，1）自己中心性失見当 egocentric disorientation，2）進行方向の失見当 heading disorientation，3）指標失認（＝街並失認）landmark agnosia，4）前向性失見当 anterograde disorientation である．このうち3）は8章で述べた視覚失認の一種であるし，4）は道順を新たに学習することの障害を指しているので，結局は1）と2）が空間能力に関わるものである．

　このうち，「自己中心性失見当」は，さきに述べた視覚性失見当の二次的な結果だと考えられている．見えているものの位置を特定できないことが道順を判断できないことにつながる．「進行方向の失見当」は，指標相互の位置関係を知覚し記憶することの障害とともに，それらに

向けて自分の進行方向を決定することができないことを指している．Takahashi ら（1997）がこの症状を示す3事例を記載した．彼らはその特徴を「方向感覚の喪失」という言葉で表現している．責任病巣は後部帯状回とみられている．

　同様に Manning（2003）も，視空間性障害の説明を試みている．Manning によれば，視空間性障害に含まれるのは，1）視覚性失見当，2）複合性視空間処理障害，3）半側無視，4）Bálint 症状群の4つである．そして1）と2）を以下のように説明している．

　「視覚性失見当」には，①単一対象の定位の障害，②奥行き知覚の障害，③大小弁別の障害，④視覚性失調が含まれる．単一対象の定位の障害の臨床像は，単一の対象物に視線を向けることの困難，および特定の箇所に視線をとどめることの困難である．

　「複合性視空間処理障害」には，①地誌的失見当と，②空間分析の障害がある．"空間分析の障害"の名のもとに Manning が集めている障害は，位置弁別（例．並んでいる2つの正方形のそれぞれの中にあるドットの位置が，同じか異なるかを見分けること）の障害，二次元図面から三次元構成を想像すること（例．積まれた積木の絵を見て使われている積木の数を答えること）の障害，線分傾斜の弁別の障害などである．構成障害はさまざまな要因によって引きおこされるものだとして，視空間性障害に並置させる立場をとる．

　つまり Farah と Manning では，用語法に多少の違いがある．

9・2・2　構成失行（構成障害）

　構成失行という言葉を最初に用いたのは Kleist だとされる．

　彼に従えば，構成失行とは，書字，描画，組み立て，配列など何らかの造形作品を生み出す課題において，作品の空間的型式が損なわれる状態のことであった（Kleist, 1934）．ただし運動障害や運動失行，視覚性認知障害，視空間失認，観念失行によるものは含まないとされる．Kleist は，大脳内部に視空間表象と運動覚エングラムを結合させる特定の部位があると想定しており，その損傷によってもたらされるのが構成失行だとした．

　しかし実際には，造形作品の空間的不正や崩壊を目の当たりにしても，そのとき脳内で何が起こっているかは不明である．つまり，それが見かけの構成失行なのか，真の構成失行なのかを言い当てることはできない．そこで正確を期する人々は，構成失行ではなく「構成障害」という言葉を用いるようになった．しかし多くの人は今でも，現象面が一致していれば，構成失行という言葉を使っている．

　実際，構成障害の質は単一ではない．誤りの内容はさまざまである．しばしば指摘されるのは，損傷半球の側性（左右いずれであるかということ）による違いである．

　左半球損傷と右半球損傷における描画作品の誤りの違いは，一時期，多くの研究者の関心を集めた．そのさきがけとなったのは Piercy ら（1960）の研究である．彼らは構成障害を示した一側半球損傷者67名（左半球損傷25名，右半球損傷42名）について模倣画（見本のある描画）

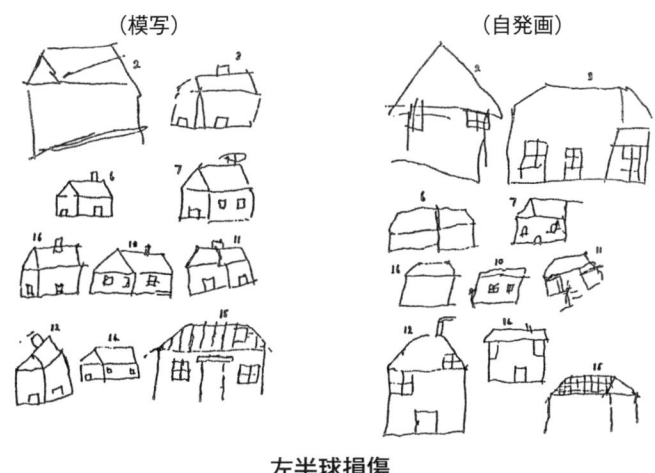

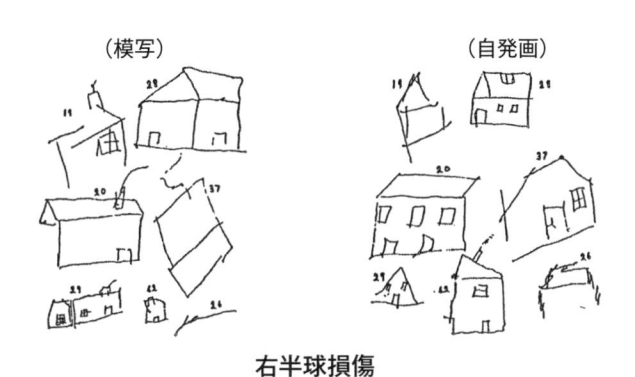

図 9-2 左半球損傷の患者（上段）と右半球損傷の患者（下段）の絵．数字はそれぞれのグループ内の被検者番号を表す．
(Piercy et al, 1960)

と自発画（見本のない描画）の作品比較を行ない，2群の作品には質的相違があることを指摘した．「左半球損傷の患者は極度に単純化された絵（内容の乏しい絵）を描くが，見本を与えられれば好転する」，「右半球損傷の患者は傾いた図や左の部分欠落，あるいは不要な線の追加が目立ち，見本を与えられても成績が好転しない傾向にある」としたのである．図 9-2 はその根拠となった作品の一部である．このことは，左半球損傷による構成障害が行為企画の障害から起こっており，右半球損傷によるそれは視空間知覚または認知の障害から起こっていることを推測させるものであった．

しかしこのような半球間の違いは，絶対的というよりは，相対的なものだとみるべきである．Gainotti ら（1970）は，左半球損傷，右半球損傷とも各 100 名というサンプルを使って，図の模写課題における誤りの半球差をしらべている．結果を"左半球損傷に多い誤り"，"右半球損傷に多い誤り"，"両者で差がない誤り"の3群にまとめたが（**表 9-1**），そこから明らかなように，それらはあくまでも推計学的な検定に基づく結論であり，実数の絶対差ではないことがわかる．ただし Gainotti らが対象者に課したのは図の"模写"であり，自発画（見本のない描画）は課

9・2 視空間性認知と操作の障害のいろいろ

表 9-1 右半球および左半球損傷にみられる描画の誤りの種類 (Gainotti and Tiacci, 1970)

左半球損傷に多いもの					左・右半球損傷間で有意差がないもの					右半球損傷に多いもの				
種類	右	左	χ^2	p	種類	右	左	χ^2	p	種類	右	左	χ^2	p
大きさの縮小	+5 −90	16 73	6.14	0.02	鋭角数の増加	+11 −83	3 86	3.40	N.S.	一側性空間不注意	+43 −54	19 74	11.27	0.01
単純化	+35 −61	43 46	4.72	0.05	なぐり描き	+4 −96	11 89	2.59	N.S.	一側性空間無視	+30 −67	3 90	23.49	0.01
直角数の増加	+7 −87	17 72	4.31	0.05	大きさの関係の変化	+12 −77	21 68	2.38	N.S.	Piecemeal-approach (筆者注2)	+36 −58	10 79	17.88	0.01
角度の表現の困難	+10 −85	20 69	3.97	0.05	Closing-in (筆者注1)	+10 −90	5 95	1.24	N.S.	傾斜	+30 −66	9 80	11.11	0.01
					大きさの拡大	+7 −88	6 83	0	N.S.	相対関係の変化	+36 −55	17 72	8.11	0.01
					保続	+10 −90	11 89	0	N.S.	線の増加	+25 −71	11 78	4.65	0.05
										不要なものの追加	+9 −87	1 88	4.62	0.01

筆者注1): 作品が見本に接近しすぎ、見本の領域に侵入してしまうこと。
筆者注2): 部分々々を切れぎれに描き、全体の構造が失われていること。

されなかった．このことは十分留意していなければならない．

　一方 Hécaen ら（1970）は全く別の実験によって，左半球損傷による構成障害が行為企画（プログラミング）の障害に基づくものであることを証明しようとした．結果は仮説を支持するものであった．しかし Gainotti ら（1977）は，類似の研究から同様の結果を得ることができなかったとして，これに異を唱えている．私自身は，左半球損傷の患者は見本のない描画にためらいを見せることが多いが（描けないといって嫌がるが），右半球損傷の患者は全くといっていいほどためらいを見せないという印象をもっている．これまでの研究者はたいてい模写課題を使っているので，このような臨床的印象は反映されない結果になっている．

　ともあれ，以上の事情により，構成障害の責任病巣を云々することは困難である．しかし多くの研究者が頭頂葉を重視している，ということは確かである．

9・2・3　心像の障害について

　私たちは眼前にいない知人の顔や，見知っている室内風景を心に浮かべることができる．立体の展開図からもとの立体を想像することもできるし，画題を与えられて絵を描くときには，何らかの心像をもとにしていることが多い．しかしある種の患者たちは心像が思い浮かばないと言い，そのことと構成障害が同時に現れていることがある．もちろん心像は空間だけでなく，対象認知にも関わる現象なのであるが，本書では便宜上，ここ9章の中で扱うことにする．

　Manning（2003）は，心像 imagery には視覚的心像 visual imagery と空間的心像 spatial imagery の2つがあり，それらは個々に選択的に侵され得るものだという．視覚的心像は，かつて経験したできごとや物体がその属性とともに意識の中に再生されるものであり，空間的心像は，三次元空間における物体の位置や構造を心の中に思い描く力である．

　患者の中には，心像を生み出す力と視覚的能力とが，平行関係にあると思わせるような人たちがいる．たとえば，Levine ら（1985）の2人の患者がそうである．彼らのひとりめの患者は相貌失認と色覚障害があったが，記憶にしたがって物体の形状を説明することもまた困難であり，これはとくに相貌と動物，および物体の色について顕著であった．しかし物体の定位はよくでき，それらの位置を記憶に従って述べることもよくできた．もうひとりの患者は視覚性失見当があり，空間内での物品の定位ができなかったが，記憶に従って慣れ親しんだ物や建物の位置を正確に述べることもまたできなかった．しかし物体については，それを見て認知することも，記憶に従ってその形状を説明することもよくできた．

　しかしながら，視覚失認を示す患者の中には心像形成が良好な患者がいることはよく知られている（8章）．視覚性認知の障害や空間性障害の背後に，常に心像形成の障害があるわけではない．

　では，意識が意図的に生み出す心像は，認知の際の照合元ともいうべき視覚的表象と同じものであろうか，それとも別のものなのであろうか．Farah（2003）は，これらは別個のものであり，かつ脳内の同一システムを共有し合うものだと考える．別個だとする根拠は，Farah ら

(1988) のひとつの症例にあるという．その患者 RM は，左後大脳動脈の閉塞とおそらくは無酸素脳症のエピソードがあった患者であるが，心像だけが選択的に侵されていた．短文正否問題において，視覚的心像を必要としない文（例．米国の政府は二院制のもとで機能している）の判断が完璧であったのに対し，心像を必要とする文（例．グレープフルーツはカンタロープより大きい）の判断が著しく不良であったからである．無彩色の線画を正しい色で塗る課題や描画課題においても，心像の貧困は明らかであった．一方，RM は，視覚的認知を試す数々の検査に合格した．また，視覚的記憶を試すさまざまな検査にも合格した．実在物と非実在物の絵を見せられて"正しい"方を選ぶことができたし，正しく彩色された絵とありえない彩色をされた絵を見てどちらが正しいかを答えることもできた．

では，心像形成をになう脳部位はどこか．答えはまだ論争の中にある．Farah は左側頭-頭頂領域が最重要ではないかと考えているが，異論も多いという（Farah, 2003）．

9・3　視空間の認知と操作に関する評価

9・3・1　留意すべきこと

既存の検査はほとんどが机上検査に集中している．つまり，そこでの検査課題は，患者が身をおく生活空間に必ずしも直結していない．そのことに留意し，生活空間全般の中で起こる患者の不自由に耳を傾け，機に応じて自ら観察の機会を作りだすことが必要である．

9・3・2　行動評価

このために特化した公式の行動評価法は見当たらない．前章でも述べた"日常生活の状況を具に聴き取る"姿勢をここでも発揮しなければならない．9・1 に掲げた2つの実例が，生活のどのような範囲について聴き取りを行なうべきか，ヒントを与えてくれると思う．

9・3・3　検査

7章で紹介した半側無視に関する検査は，基本的に，視空間性認知の検査に属するものである．しかしこれらは主として"空間の広がり"の知覚を扱っている．これ以外の空間的能力をしらべるのに必要な検査をここで述べる．とはいえ，刊行されている既製の検査はあまりないので，自分で問題を作らなければならないことが多い．本項で述べるのはそのためのヒントである．

以下の説明の枠組みは Manning（2003）に従う．したがって，用語が Manning 流になっているので注意されたい．内容はおおむね Manning に準じるが，一部は筆者が改変または加筆し

た．これらの検査を個々の患者にどこまで実施するかは，検査者が，その患者のために何を知りたいと考えるかによる．はっきりした動機がないまま，いたずらに検査項目を増やすことは勧められない．

1) 視覚性見当 visual orientation の検査

- <u>単一対象の定位</u>：単一物品を提示し，それを見るように，また指さすように言う．あるいは，紙に記された水玉1つに対して同様のことを行なわせる．
- <u>奥行き知覚</u>：自然な環境の中に複数の物品を置き，それらの距離を尋ねる．あるいは，同一水平面または異なる水平面上に2つの物品を置き（1つは明らかに被検者の近くに位置させる），被検者から同距離にあるかどうかを問う．次に同じ問題に，指を対象に触れさせながら答えさせ，触覚課題の回答が正しいかを確認する．
- <u>大小弁別</u>：実物で大きさの異なるものを被検者から同距離に置き，大きさが違うかを尋ねる．応答を見て，その後の試行で提示する大きさを変える．
- <u>視覚性失調の有無</u>：被検者が注視中の物体を，手を伸ばして掴むように言う．次に被検者の顔と腕の間にスクリーン様のものを置いて視線を遮り，同じ動作を行なわせる．視覚性失調がある患者は，この後者のテストには成功する．
- <u>水玉の計数</u>：空間的スパンおよび視覚性定位をしらべる目的で図版上の水玉の数をかぞえさせる．

2) 地誌的見当 topographical orientation の検査

- 最初にまず，見知っていた場所で道に迷うことがあるか，簡単な道順を新しく覚えることができるか，病前は道順探しはよくできていたか，を尋ねる．
- あらためて次の質問を加える；
  —「ここへはどうやって来ましたか」
  —「XからYへ行く道順を教えてください」
  —「この部屋から病棟へはどのように行きますか」
- しかし一番肝要なことは，屋内で，屋外で，または街の中で，実際に移動を試みさせ，もしも道順障害が認められるなら，現場に即して原因を探ることであろう．

3) 複合的視空間問題

- <u>位置の弁別</u>：2つの正方形が水平に近接して並んでいる図版を使う．1つの正方形には中心に水玉1つが，もうひとつの正方形には中心からややはずれた位置に水玉1つが描かれている．水玉が中心にあるのはどちらかを答えさせる．このあと，次の課題へ．
- <u>水玉―数字の位置対応</u>：2つの正方形が上下に並んでいる図版を使う．下の正方形の中には水玉1個があるが，その位置は，上の正方形の中にばらばらに書かれた数字のどれか1つの位置に対応している．対応している数字を言うか，または指でささせる．

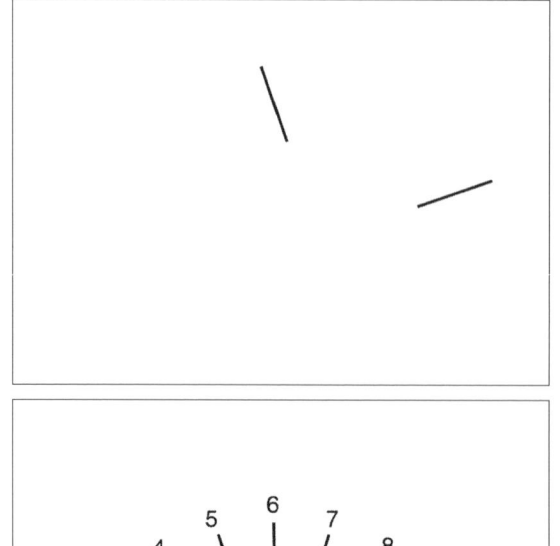

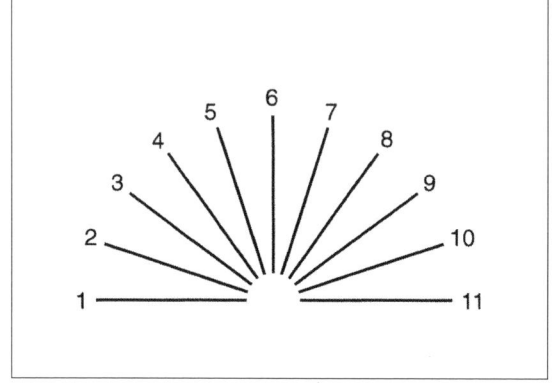

図 9-3　線分傾斜の知覚に関する Benton, Varney and Hamsher's Test の一部（Farah, 2003 の引用から）

- 積木図の分析：複数の積木が三次元的に接合されている状態を描いた二次元図を用いる．被検者はこれを見て積木がいくつ使われているかを答えなければならない．
- 線分傾斜の弁別：2つの図が上下に並んだ図版を用いる．下の図には 11 本の線分が太陽光線のように放射状に，0—180 度の範囲に配置されている．上の図にはこの中の2つの光線と同じ傾斜をもつ線分が描かれている（図 9-3）．被検者はこの2本が下の図のどの光線と同じ傾きをもつかを答えなければならない．

4) 構成課題

- 自発画：時計，家，自転車などの画題を与えて自由に描いてもらうのがふつうである．作品をどう評価するかについては，上に述べた構成障害の説明を参照されたい．
- 図の模写：見本となる線画や抽象図形を与える．『BIT 行動性無視検査』（既出，7・4・3-1)）の中に「星」「立方体」「花」「3つの幾何図形」の見本を与える下位検査があるので，それを利用することもできる．『ベントン視覚記銘検査』や『Rey-Osterreith 複雑図形』（ともに 5・3・3-8）に既述）の"模写"試行を行なうこともできるが，どちらもかなりの時間を要する．

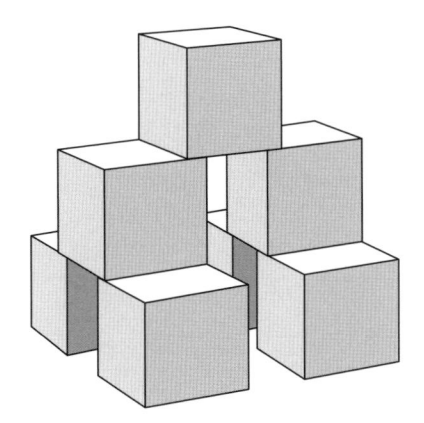

図 9-4 Hécaen, Ajuriaguerra, and Massonnet（1951）が用いた**積木モデル**（Lezak et al, 2004, p. 565 より改変）

もしも BIT やこれと同程度の模写テストを行なってあればあらためて実施する必要は少ない．ただし，職業復帰に際して構成能力を厳密に評価しておきたいような場合には，Rey-Osterreith 複雑図形（Meyers et al, 1995）は有用であろう．年齢層別の標準値も知ることができる（ただし，英語版）．

・<u>積木の構成</u>：数少ない三次元構成のテストである．見本を与え，模写作品を作ってもらう．Lezak ら（2004）は，比較的単純な見本として，1951 年に発表された Hécaen らの積木モデルを紹介している（**図 9-4**）．もっと複雑なモデルを用いる標準化されたテストとしては，Benton ら（1994）による Test of Three-Dimensional Block Construction（三次元積木構成テスト）がある（Lezak et al, 2004, p. 566-）．

・<u>積木模様の構成</u>：6面が赤，白，または赤/白に塗り分けられた立方体数個を用いる．積木模様の図を与え，これと同じ模様ができるよう積木を並べることを求める．最もよく実施されているものに，『WAIS-III成人知能検査』（後出，10・2・3-2））の下位検査としての積木模様テストがある．同じような検査に『コース立方体組み合わせテスト』（Kohs SC 原案/大脇編，三京房）があるが，WAIS-IIIの下位検査を行なえば十分だと私は思う．

・<u>スティック・パターンの構成</u>：マッチ棒のような細棒を並べて，見本と同じパターンを作るよう求める．実はマッチ棒は扱いにくいので（容易に位置ずれを起こす），もし実施するならもっと安定した細棒を準備するのがよい．私はマージャンの点棒を使っていた．標準化された公式テストがあるわけではないが，易しい問題を作ることができるので，重度の患者の構成能力をしらべたいときに役立つ．

上記のように構成能力をしらべる検査の種目はたくさんあるが，種目間の相互関連性はそれほど高くないといわれる．したがって最低 2 種目は実施すべきだ，という意見がある

（Manning, 2003）．

5）心像の検査（視覚的心像，空間的心像の両方を含む）

- <u>物品の描画または口頭説明</u>：時計，自転車など，視覚特性がはっきりしている画題を示し，記憶に基づいて絵に描いてもらう．あるいは口頭説明をしてもらう．私は非常に重度の患者には"日本国旗"を課すことがある．
- <u>漢字の口頭説明</u>：「川」「岩」「国」「横」など口頭で説明しやすい文字を選ぶとよい．
- <u>視覚特性に富むものと機能特性に富むものについての質問</u>：「曲がった嘴，大きくて平らな顔，丸い頭，大きな目，柔らかな羽毛に覆われた鳥の名は何ですか」のような質問と，「夜中起きていて飛び回り，ホーホーと鳴く鳥は何ですか」のような質問に対する答えを求める．失語がなく，視覚的心像の障害があれば，前者の"視覚的"質問には答えられない．
- <u>一部を隠した図の提示</u>：動物の彩色画を提示するが，その際，尾の部分を覆っておき，その動物の"尾"は身体全体に比べて長いか短いかを尋ねる．ただし，本テスト前に，絵を見て質問に答えられることを確かめておかなくてはならない．
- <u>色の視覚的心像</u>：10枚程度の無彩色線画とクレヨンのセットを準備する．無彩色線画1枚ずつを示し，適切な色でそれを塗るように言う．あるいは，いろいろな果物（さくらんぼ，バナナ，みかんなど），動物（トラ，象，オウムなど），私物（自分の歯ブラシ，玄関ドア，車など）について，その色を尋ねる．
- <u>自宅平面図，道順説明図など</u>：自宅の間取り，自室内の家具の配置などを思い出して描いてもらう．あるいは口頭で説明してもらう．道順についても同様．
- <u>景観説明</u>：Bisiachら（1979）がミラノのドゥオモ広場の端から見た景観の描写を患者に求めたように（既出，7・2・1），恰好の題材があればよいが，なかなかうまくはいかない．検査者，被検者ともによく知っている（はずの）場所で，景観説明に適した場所があれば使える．

6）"関係"を表す言葉の理解の検査

私独自の判断によってこれを加える．経験からいうと，ある種の患者では，空間関係を表す言葉や時間関係を表す言葉の理解が損なわれることがある．「…の前に」，「…の下に」，「…を裏返して」という類の言葉を彼らは理解しない（言葉が心像を喚起しないためではないかと私は推測している）．この障害は日常生活のみならずリハビリテーション場面にも重大な影響を及ぼすので，検査の一項に加えておくのがよいと考える．

9・3・4　アウェアネスの評価

私自身の経験の範囲でいうなら，空間性障害が突出していて他の障害があまり見られない患者は，自分の障害をよく自覚している．"患者の側から見た障害"を十分に語ってもらうことが，臨床家の障害理解を助けることになると思う．

9・4 治療的訓練

すでに 7 章で扱った半側無視に関するものをのぞけば，"空間性"障害に対する治療的取り組みの報告は非常に少ない．そこでここでは，その少ない報告例を取り上げ，何を学ぶことができるかを考えてみる．

9・4・1 視空間知覚の自然回復

Zihl は，他の研究者を引用して，視空間性障害や視覚構成障害にはかなりの自然回復が見られると述べている．ただし詳細は不明である（Zihl, 2000/平山監訳, 2004, p.130）．

9・4・2 視空間性定位のための練習

Zihl はその著書の中で，**視覚性失見当**と**視覚性失調**が著しかったある患者に，固視訓練および固視点移動訓練を試みた経過をかなり詳しく述べている（Zihl, 2000/平山監訳, 2004）．患者は 48 歳の会社員で，原疾患は両側後頭葉出血である．両側下 1/4 視野の不完全弱視と視力低下があったほか，立体視の消失，奥行き知覚の障害があった．固視と衝動性眼球運動の定位は非常に不正確で，単純な点の配列を走査することさえ困難だった．明らかな半側無視やバリント症状群の徴候はなかった．視覚によって対象に手を伸ばすことが著しく困難で，平均約 5°誤っていた．視覚による認知は保たれていたが，空間内の対象物を見つけることやそれを固視することが著しく困難なため，形や物品，風景の同定や認知が困難だった．これに対して行なった訓練の内容は次のようなものである．

まず，白い紙の上に 10°，20° または 30° 離して配置した 2 つまたは 3 つの大きくて（40 cm の距離から見て直径 2.1°）色のついた円のそれぞれを，できるだけ正確に固視し，それらの間で固視を移動させた後，左手の人差し指でその円を触る練習からはじめた．固視やその移動の際に頭をつかって考えることをせず，刺激を固視したときに "最もよく" 見えるよう感覚的に目を動かすことを奨励した．固視が正確に行われたかどうかのフィードバックとしては，"最もよく" 見えたという患者自身の感覚を基準にするよう求めた．

18 セットの練習すなわち，2,420 試行の後には，固視の正確さと刺激間の固視移動にかなりの改善が見られた．そこでチュービンゲン視野計を用いて，左右の水平軸に沿ったより大きな距離で，衝動性眼球運動の定位の改善をはかった．その方法は，それぞれの半側視野の 1 か所にだけ標的を提示することからはじめ，後に提示箇所を各視野 3 つまで増やすようにした以外は，衝動性眼球運動を拡大する訓練としてさきに述べたものと同じである．提示時間は 5〜7 秒から始め，後には 1 秒，さらには 500 ミリ秒まで短縮した．9 セットすなわち 3,600 試行の練習を実施した．（上掲書，p.133-）

その結果，個々の標的の固視だけでなく，固視の移動もより正確にできるようになり，視覚的走査も改善したという．この後，スライドやモニター画面を用いて視覚的走査と視覚的探索の練習を行なったところ，さらに改善が見られた．この時点で患者は日常生活でも，扉のノブに正確に手を伸ばし，フォークで正確に食べ物をとり，鏡を使って化粧ができるようになった．

　次にタッチスクリーンを用い，あらかじめ定めた固視点の固視と，それが消えた後に別の箇所に現れる標的に左人指し指でできるだけ正確に触れる練習をした．1,800試行後，指で触れる位置の正確さはある程度改善したものの，まだ完全ではなかった．しかしこの時点で患者は，日常生活で対象物へ手を伸ばすのが明らかに楽になったと語ったという．それは，ワイングラスやティーカップへ手を伸ばすことが正確にできるようになった，ということを指していた．そのわけは，スクリーン上の標的よりも，普通の対象物のほうがいろいろな手がかりを含んでいるためであろう，とZihlは考えている．

　この患者は3〜4文字の単語なら読めたが文はまだ読めないという問題をもっていたので，文字数の少ない単語からはじめて文字数の多い単語へと進み，次いで文のレベルへと練習を進めた．これにより文は読めるようになったが，予定の訓練期間内に文章を読めるところまでは至らなかった．しかし患者はこの進歩を喜び，「再び読めるようになるかもしれない」と語ったという．

　この事例は，少なくともある種の患者においては，視空間性定位や方向づけの訓練がそれ自体の改善をもたらすとともに，日常行動にもその効果が及ぶ場合がある，ということを物語っている．

9・4・3　地誌的障害（道順障害）への対処

　すでに述べたように，地誌的障害の背景にはさまざまな原因があるので，当然のことながら，原因に合った対処が求められる．

　ここではWilsonが記している"ドーリィ"の場合を引用することにしたい（Wilson, 1999/鎌倉・山﨑訳, 2003）．患者は62歳，右頭頂葉後部に脳梗塞が発見されていた．道順障害に関していえば，**半側無視**（一側性無視）と**視空間性認知**の障害が原因になっていると思われた．彼女はリハビリテーションセンター内でいつも迷子になっていたので，それを解決する必要があった．ドーリィの言語性記憶は確かなことがわかっていたので，この強みを利用することにした．

> —理学療法が終わってから病棟へ行くのにドーリィに何が起こるかを6回観察し，これをベースラインとした．その後，教示の手順を実行した．ベースライン期にドーリィは2回看護師によって「救出」されねばならなかったし，残りの4回は他の患者に行き方を尋ねていた．治療は以下のように行われた．理学療法セッションが終わる時間に私がドーリィを迎えに行き，彼女にテープレコーダを渡した．私はドーリィに病棟までの道を先導しな

がら，そこで起こることを次々と言わせるようにした．空間をさす言葉，たとえば「左，右」などは使わないように指示し，その代わり，たとえば，「理学療法室のレンガの壁沿いに進んでいる」とか，「黄色いタチアオイの葉を探す」というように言語を使って描写するようにさせた．ドーリィは病棟にたどり着くまで，目印を見つけては録音していった．翌日，私は同じ時間にドーリィに会うと，彼女にテープレコーダを渡して，準備ができたらスイッチを入れて録音されたものを聞き，病棟を探してみるように言った．この試みは成功し，彼女は間違えたり迷ったりすることなく病棟へ行きつくことができた．3日間このやり方を行うと，彼女自身，テープレコーダなしでできると思うようになった．そして実際，そのとおりであった．ドーリィはそれ以来，理学療法室から病棟への行き方を間違えることはなかった．

次の段階は食堂から作業療法室への行き方を教えることであった．同じ方法を用いることにした．このときも彼女はとても早く覚えることができた．最後に私たちは，作業療法室から理学療法室への行き方を教えた．このころはドーリィはセンター内での方向判断がかなりよくなっており，ほとんど道に迷わなくなっていた（上掲書，pp.292-293）

この事例は，保存されている能力，すなわち言語的な強みと対象認知の能力が，損なわれた地誌的能力の補填に役立つ場合があることを示している．

9・4・4 構成障害が生み出す問題への対処

構成障害とは通常，描画や積木配列や積木模様の構成などの障害を指していう言葉である．しかし通常の成人の生活の中で絵を描いたり積木を並べたりということはそうあるものではない．大切なのはむしろ，これと同類の障害が人それぞれの生活場面に現れたとき，それに気づき，それに対処することである．脳損傷者における訓練の効果は一般に般化しにくいものであるから，"基礎訓練"と称して描画や積木配置の訓練を課したとしても，それが生活場面への好影響を生むとは考えにくい．

私が出会った患者 OM は，67歳の主婦であったが，著しい**構成障害**を示したケースである（大滝・鎌倉，1991）．左頭頂葉を中心に，角回を含む後頭葉・側頭葉境界領域に及ぶ脳梗塞があった．口頭言語の受け答えは的確であり，対象の視覚的認知は良好であったが，身体部位の認知を誤った．視空間に関しては，記号探索課題で軽い右側無視を疑わせる徴候があったほか，簡単な図形の向きの弁別が全くできないのが認められた．当時私は視空間性定位の問題をあまり意識していなかったので，そのための検査を行なわなかった．しかし文字を書くように頼むと，ペン先を紙のどこに降ろしていいのかわからないと言い，何度もチョンチョンとやり直すので，紙面にたくさんの黒点が残ってしまった．模倣構成は，図形模写，ひらがな模写，スティックパターンの構成，三次元の積木構成，手指の肢位模倣，いずれも著しく障害されていた（図 9-5，①②）．口頭言語には問題がないと思われたのに，"関係"を表す言葉は理解できなかった（例．「…の前」）．また，見本を与えられずに絵を描くことをひどく嫌がり，無理に頼むと，ふりしぼ

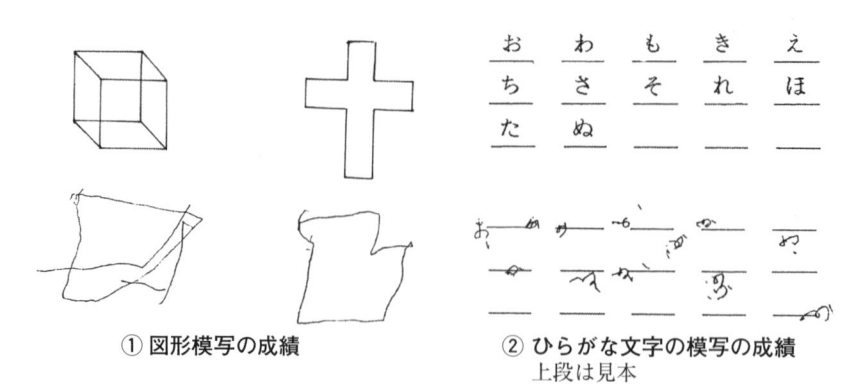

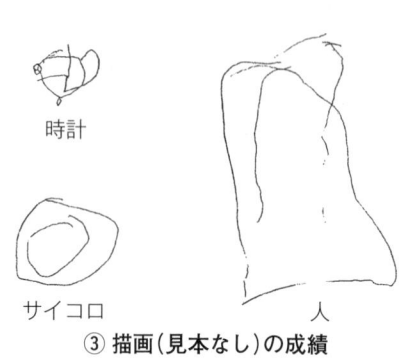

① 図形模写の成績　　② ひらがな文字の模写の成績
　　　　　　　　　　　　　　上段は見本

時計
サイコロ　　人
③ 描画（見本なし）の成績

図 9-5　患者 OM の検査結果 I
（大滝・鎌倉, 1991）

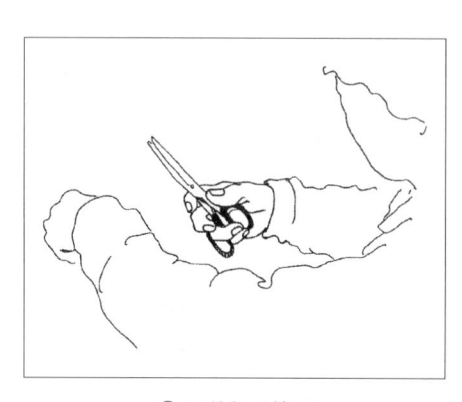

① ハサミの使用

ハサミを使うように命ぜられると, 一応輪のあたりを持つが, 穴に正しく指を入れて使うことができない. この後, 刃が開かないので, いろいろ動かすうちに, 指が輪に入り, 目的を達することはできた.

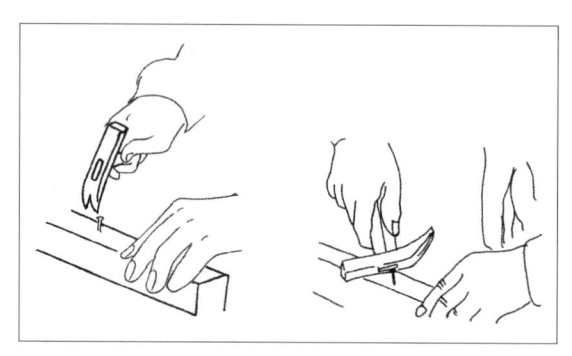

② 金槌, 釘抜の使用

左：金槌で釘を打つように命ぜられると, はじめは釘に対して, 金槌を正しくあてることができなかった.
右：打ってある釘を抜くように命ぜられると, 釘抜ハンマーのあて方に当惑し, 釘の頭にハンマーの頭を押しあてたり引いたりした.

図 9-6　患者 OM の検査結果 II（大滝・鎌倉, 1991）

るようにして, もやもやとした線を描いた（図 9-5, ③）. おそらくこれには心像形成の障害が関係していたと思われる. この患者は, 漢字についても色についても, 視覚的イメージを呼び

起こすことができなかったからである．このほかに空間的操作の障害の現れと思われたのは，道具使用時の混乱である．ハサミを使うように命ぜられると，一応持ち手（柄）の輪のあたりを持つものの，輪の中に指を入れることができず，何度もやり直し，正しく持つまでに数分もかかった（図 9-6，①）．ようやく正しく持つにいたっても，こんどは線に沿って切ることができなかった．釘抜きを掴むと，釘抜きのどの箇所を釘にあてればよいのか，釘抜きをどの方向に動かせばよいのかがわからず，試行錯誤をくり返した（図 9-6，②）．動作そのものは異常には見えなかった．これらの現象は，人によっては，動作が正しくないという理由で観念運動失行とみなしたり，あるいは道具を使えないという理由で観念失行とみたりするかもしれない．しかし私には，空間的対応や操作ができない現象，すなわち構成障害の延長線上にある現象と思われた．

　大滝と私は，OM のための訓練プログラムの一部に，道具の使用訓練を組み入れることにした．OM にとって必要な道具を訓練対象に選んだ．初めに取り上げたのは「ハサミ」である．"持つ"ことから始めた．まず左手で机上のハサミを空中に取り上げ，次いで持ち手の輪の中に右指を入れることを勧めてみたが，これはうまくいかなかった．言語的な指示はさらに OM を混乱させた．結局，机上にハサミを置き，勘のおもむくままに，直に持ち手の輪の中に右指を入れるのがよいことがわかった．後に山田規畝子医師がその著書で（2章参照），「階段を下りるときには階段を見てはいけない，手すりにのせた手と，階段に触れる脚からの感覚を頼りに，勘に任せて下りるのがよい」という意味のことを書いているのに出会ったとき，私はすぐに，この OM の，ハサミ把握練習のシーンを思い出した．これら2件は，視覚を経たときに起こる空間的混乱の解決を，身体感覚が助ける場合があることを教えていると思う．

　そういえば，9・1で紹介した最初の事例 YS にもこれに似たエピソードがあった．YS は紙に描かれた線分が"縦"なのか"横"なのかを識別することが全くできなかったので，せめてそれだけでも何とかできないものかと，いろいろ試したことがある．彼は実空間にある実物（例．こけし）なら，立っているものを「縦になっている」，横たわっているものを「横になっている」と表現することができるのに，紙に描かれた縦線と横線については，縦なのか横なのかを答えることができなかった．そこで私は，細い短いスティック2本を取り出し，それらを紙に描かれた縦線と横線と同じように紙の上に並べ，それらを YS に触らせてから，それが"縦"か"横"かを尋ねてみた．彼は正解した．次に紙面上に描かれた縦線と横線を指し示し，それらが縦か横かを尋ねた．こんどは正解だった！　そして YS 自身が，「不思議だなあ」とつぶやいたのである．

　話を OM に戻そう．OM にはこの後，上肢の肢位や紙とハサミの位置関係を正しく保つ（例．開いたハサミの刃の間に紙を入れる）練習をしてもらった．2cm幅の紙片を切ることから開始し，4週めには色紙上の直線を，5週めにはフェルトや毛糸のボンボンを，11週めには厚紙を型に切り抜くことへと進んだ．この時点で一通り正しく切ることができるようになったので，訓練を終了させた．ところが15週めに確認してみたところ，ハサミを正しく持つのにかなりの時間を要するところまで後退していることがわかった．包丁の使用，爪切りの使用，電話機

の使用も同様に，段階を追って練習した．いずれも，何とか実用の用に足りる段階にまで達することができた．練習はすべて，週日に毎日実施していた作業療法セッションの中で行なわれたが，一応の実用段階に達するまでには，ハサミに11週間，包丁に7週間，爪切りに5週間，電話機に5週間を要した．

　この経験は私たちに，少なくともOMのような患者の場合，段階をおった訓練に従えば道具を使用できるようになること，しかしそれには相当期間の集中訓練が必要であること，また訓練の成果は，放置すれば消えてしまう危険があることを教えた．

　もうひとつ，書字練習を始める前に，ペンを正しく持って，正しい位置に降ろす練習が必要だったことをつけ加えておきたい．ペンを上下逆さに持つ現象はまもなく消えたので，思った位置にペン先を降ろす（と，そのときは考えていた）練習が必要だった．今ならもっと精度の高い練習を課したであろうが，そのとき私たちがOMに課したのは塗り絵だった．当初OMの塗り絵は，図の輪郭から大きくはみ出していた．単一の単純線画（りんご，なすの類）から開始し，複数の図形へと進み，間隔をとって配置した4つの円を見本どおりの色で塗ることができるようになったとき，甲羅模様のある8色塗りの亀（1匹）の塗り絵を課したことがある．OMは混乱に陥り，少し手をつけただけですぐに放棄した．課題を易しい絵に戻すと，前と同じように塗ることができた．5週めには，簡単な室内風景の線画を無難に塗り分けることができるようになったので，この課題は終了させた．

　8色塗りの亀の1件は，課題のレベルを決して一足飛びに引き上げてはならないことを私たちに教えた．

9・4・5　心像の問題

　心像形成の訓練を実際に試みた報告は文献上も見当たらないし，私自身の経験もない．しかし初めに心像形成ができなかった患者が，後にそれが（十分ではないかもしれないが）できるようになった例はある．それはかつて私が担当した患者Yである．

　Yには，心像形成能力が失われている，と思われる徴候がいくつかあった．教え子の名前を電話で告げられただけでは誰のことか思い出せなかったことや，算数の文章題を解くのに"1mの杭を地面に30 cm打ち込んださま"も，"水が途中まで入った箱"も全く想像することができなかったことなどがそれである．また新聞の論説を読むことには問題がないのに，具体的空間が描写された文章を読むと全く理解することができなかった．たとえば，"戸がガラスで中が見えるようになっている食器戸棚"とは何のことやらさっぱり見当がつかなかったし，雨の日に雨水の浸入を防ぐため，"雑巾を戸の外側の敷居の上に置く"というのは皆目見当がつかないのだった（鎌倉, 1971）．

　Yは全くといっていいほど漢字を書けなかったので，あらためて基礎から学び直すことを決め，小学校1年課程から練習を開始した．学習が進んでかなりの漢字が書けるようになった頃，

"岩という字はどんな字ですか"と尋ねてみた．するとYは，「山の下に石です．ああ，こんなふうに言えるのは初めてだ！」と感慨深そうに言ったのである．

同じようなことは，Yに算数計算を教える過程でも見られた．「6+7」を教えようとして私は，以下のような"解"を順に書き示しながらこう言った：

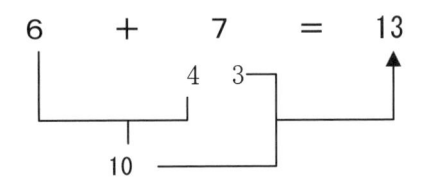

$$6 + 7 = 13$$
$$4\ 3$$
$$10$$

「7から4をとって6にくっつけると10になります．7から4をとった後には3が残っています．だから，10と3，つまり13です」（鎌倉，1971）．しかしこの説明はYには理解できなかった．7から4を取るだの，それを6にくっつけるだのがわからないと言った．そこで私は，おはじきを使い，それと数字カードを対応させながら，数が分割されたり集合させられたりする過程を説明することにし，これをゆっくりと何回もくり返した．Yは「まだピンとは来ないが前よりずいぶんわかってきました」と言い，考え考え，上の式のように添え数字を書きながら，答えを出せるようになった．このときからこの種の暗算がほぼ完成するまでの約1か月半の過程は興味深いものがあった．Yは初めは筆算で，問題が（7+8）ならば8の下に「3，5」を書き添えて答えを出していたが，やがて「5」だけを書き添えるようになり，次には添え書きをせずに答えを出すようになった．しかしこの段階ではまだ問題（7+8）が紙に書かれている必要があった．次に暗算ができるようになったが，これもはじめは掌に指で7+8と書いてから答を出しており，やがて遂に，指文字なしで暗算ができるようになった．

このような事実経過は，患者の心像形成が実体験の後に続く可能性を示しているのではなかろうか．

9・4・6 "関係"を表す言葉の理解の障害への対処

ある患者に空間関係や時間関係を表す言葉の理解の障害があるとわかったとしても，実際にどのような言葉の再学習を促せばよいのか戸惑うものである．そんなとき役に立つのは小学校の算数の教材である．とりわけ小学生のための文章問題は，空間関係の言葉の理解なしには，また文章内容を視覚化する（心像化する）力なしには，解くことができないものばかりである．ひとつひとつを図解してみせること，あるいは図が理解できない患者には実物を並べたり，動かして見せたりすることが，ひとつひとつの言葉の学習に繋がっていくことがある．少なくとも，前出の患者Yの場合はそうであった．

9・5　作業療法士の役割

　上に述べた治療的訓練の大部分がすでに作業療法的実践からの引用であるので，ここで多くを述べる必要はないであろう．

　患者が実生活の中でどのような困難に遭遇しているかをつぶさにしらべること，検査の結果から生活上の困難の原因を推理すること，この推理に基づいて，生活上の困難を減じるための基礎訓練または/および代償的訓練を立案・実施すること，経過を見つつ当初プランを修正すること，これが作業療法士の役割である．

10 読み・書字・計算の障害

- **10・1 障害の特徴** ──── 272
  - 10・1・1 読みの障害 ──── 272
  - 10・1・2 書くことの障害 ──── 273
  - 10・1・3 計算の障害 ──── 276
  - 10・1・4 計量障害について ──── 278
- **10・2 評価** ──── 278
  - 10・2・1 読む能力の評価 ──── 278
  - 10・2・2 書く能力の評価 ──── 279
  - 10・2・3 数処理および計算能力の評価 ──── 280
  - 10・2・4 計量器類の使用について ──── 281
- **10・3 治療的訓練** ──── 281
  - 10・3・1 読字障害の治療訓練 ──── 281
  - 10・3・2 書字障害の治療訓練 ──── 281
  - 10・3・3 数処理・計算障害の治療的訓練 ──── 284
  - 10・3・4 計量器使用の障害の治療的訓練 ──── 286
- **10・4 作業療法士の役割** ──── 286

10 読み・書字・計算の障害

　読み・書き・計算は誰もが行なう知的作業である．いずれの場合も考えの記号化またはその解読という言語的能力が求められるとともに，視覚の対象としてそれを認知できることや，一定の空間的約束に従ってそれらを表出できることが求められる．コミュニケーションとしての機能をはたすためには，読み書きに意味の想起が伴わなければならず，計算ができるためには数の概念や演算手続きの方法が想起されねばならない．また読み・書き・計算の実行にあたっては，一定のワーキングメモリー（作動記憶）が必要である．つまりいずれも多様な脳のはたらきに依存している．これら構成要素のどれかひとつが欠けても，その影響を受けずにはおかない．

　読字，書字，計算の問題は，リハビリテーション・チームの中では言語聴覚士が引き受けていることが多い．しかし非言語的原因のために障害が起きている場合は，作業療法士が関与することも多い．そこで本章では，これらの能力障害について全体像を概観しておくことにする．読字も書字も計算も独立した機能ではあるが，便宜上ひとつの章にまとめる．

10・1　障害の特徴

10・1・1　読みの障害

　文字または文字列を見てそれを音声に変えるまでの脳内過程，すなわち音読の脳内過程を，ある認知神経心理学者たちは次のように想定している．

　単語を例にとってみよう．数個の文字から成る文字列の視覚入力は脳内の視覚分析システムを経て視覚入力辞書（視覚入力レキシコン）に送られるが，そこで単語かどうかの判定を受け，次いで意味システムに送られて意味の照合を受け，あるいはその回路を経ずに，次の発話出力辞書（発話出力レキシコン）に送られる．そしてさらに音韻への変換システムを経て発話（音読）に至る，または最初の視覚分析のあとに直ちに文字—音韻転換システム（書記素—音素変換システム）を経て発話（音読）に至る（図6-2参照）．

　このモデルのどこで損傷が起きても，読みの障害がもたらされる．読むことの高次障害は**失読** alexia，dyslexia とよばれる．

　失読は大きく2つに分かれる．それは，**周辺性失読** peripheral dyslexia と**中心性失読** central dyslexia である（Coslett, 2003；Hanley et al, 2003）．周辺性失読は，視覚刺激の分析過程の失敗のために，視覚入力辞書との照合がうまく行なわれないために起こる．中心性失読は，これ以降の高位の入力処理，すなわち意味システムへのアクセスや，音韻への転換の失敗から起

きると考えられている．

周辺性失読の細目として，Coslett（2003）は，1）純粋失読 alexia without agraphia，2）無視性失読 neglect dyslexia，3）注意性失読 attentional dyslexia，4）その他をあげている．

純粋失読は，すでに述べたとおり，視覚性失認の一種である（8章を参照）．

無視性失読は半側無視が読みに際して現れるもので，単文字，単語，文字列のいずれについても起こり得る．単文字/数字であれば，8→「3」，横→「黄」のような誤りとなり，単語であれば，acount→"count"，そらまめ→「まめ」，不賛成→「賛成」のような誤りとなり得る．文章の読みに際しては，各文字列の左端（右端）が読み落とされるが，読み落とされる部分の長さは一様でなく，不十分ながらも意味のつながる位置で読み取られることが多い．

注意性失読の特徴は，単文字または単語1つを提示されればどれも正確に読めるのに，それが他の文字または単語と並んで提示されたり，あるいは3×3行列といった行列の中に提示されると正確に読めなくなってしまうことを指している（Coslett, 2003）．この症状を示す患者の中には，2つの単語の一部ずつをブレンドして新単語として読み上げたり（flip, shot→"ship"），同文字反復を1文字として読んだり（reed→"red"）が見られるという（同）．Coslett はこれらの障害の背後には，注意の"スポットライト"を効果的に移動させていくことの不能，つまり並置対象を連続対象に転換していくことの不能があるのではないかと考えている．文字行列を目で正しく追うことの不能も，これと同質と見てよいであろう．Coslett が4）のその他にあげているのは，同時失認による読みの障害である．

中心性失読の細目は，深層失読，音韻失読，表層失読の3つである．これについてはすでに6章で述べられているのでそちらを参照されたい．

Ardila ら（1994a）は右半球損傷者21名の読みの障害についてしらべた結果を，**右半球損傷における空間性失読の特徴**としてまとめている．それは，1）文字の向きの判断困難，2）左側空間無視，3）単語や文の不適切な補完，4）文字行列を順に読み進むことの困難，5）単語の合成や分割，であるという．上述のCoslettとは少し用語法が異なるが，右半球損傷に見られる読みの誤りがよく整理されているといえよう．「文字の向きの判断困難」は，数字の6と9を混同するような現象を指していると思われる．「単語や文の不適切な補完」とは，無視部分を勝手な単語や文で補完する現象である．

10・1・2　書くことの障害

書くことの高次障害はふつう，**失書** agraphia とよばれる．失語とともに現れることが多いが，しかしこの2つは互いに独立の症状である．

これまで多くの研究者たちは，合併する神経学的症状に着目して，失書を次のように区分してきた（Roeltgen, 2003）．

1）純粋失書：他の言語障害がなく，書字の障害だけがある場合．限局病巣から起きる場合と，急性錯乱状態から起きる場合とがある．限局病巣から起きる場合は，英語であれば，文字

の形は保たれているがスペリングに誤りがある．病巣の位置は，症例ごとにかなり異なる．急性錯乱状態から起きる場合は，文字形態の崩壊，同一線上に書くことの不能，見本への重ね書きなどが目立つ．文字形態の崩壊がなければ，スペリングの誤りがある．

　2）失語性失書：ブローカ失語，超皮質性運動失語，伝導失語，ウェルニッケ失語，超皮質性感覚失語などに伴ってあらわれる失書をいう．

　3）失読失書：別名，頭頂葉性失書ともいう．失語を伴わずに失読と失書が共に現れる場合をいう．責任病巣は頭頂葉とみられている．

　4）失行性失書：自発書字または書き取りの際の，文字形態を整えることの困難を特徴とする．

　5）空間性失書：無視症状群に伴って頻繁に観察されるもの．一般には非優位半球の損傷によってもたらされる

　しかし Roeltgen（2003）は，上にあげた失書分類の方法，すなわち関連症状に着目した失書分類は適切とは思えないという．同一の脳部位が複数タイプの失書に関与している場合があること（例．頭頂葉損傷が3）の原因にも4）の原因にもなる），報告者によっては3）と4）の特徴描写が同じコインの2面の説明になっているように思われること，などがその理由だという．

　これに対し，認知神経心理学者たちは新たな視点による失書分類を提案している．それは，彼らが考える"書くことの認知モデル"を基盤にするものである．このモデルは，書き取り命令が入力される時点から，手書き文字（または綴りの口述）という出力が完成するまでの間の脳内過程を推理したものであるが，関わりをもつであろうたくさんの脳内システムを想定し，それらを時間の流れに従って配置したフローチャートの形をとっている．そしてこのフローチャートのどこが損傷を受けるかによって，失書のタイプが決まると考えている．

　Roeltgen（2003）はそのようなモデルのひとつに従い，失書のタイプとして次の9種をあげている（ただし，英語についてのモデル）．はじめの4つは**言語的要素**に関わるタイプ，後の5つは**非言語的要素**に関わるタイプである．

　1）辞書性失書：単語全体の視覚的イメージを保存している辞書（レキシコン）の破壊によって生じる．関連病巣の部位は報告者によって少しずつ異なるが，シルビウス溝周辺領域が保存されるという点では一致をみている．有力病巣は角回とみられる．

　2）音韻性失書：音素―書記素変換システムの破壊によって生じる．書記素とは文字綴りの最少単位をいう．関連病巣の部位は報告者間であまり一致しないが，シルビウス溝周辺領域の後部と，ある種の皮質下組織が有力とみられている．

　3）深層失書：標的単語（書くように指示された単語）と意味上のつながりはあるものの，音韻あるいは形態上の類似性がない単語を書くことをいう（例．propeller→flight）．しかしこの説明は認知モデルとの関連が希薄である．Roeltgen が43名の左半球損傷者を対象に失書のタイプの適合性検討を行なったときには，"深層失書"は使われず，代わりに次の語義失書が使

われていた．

　4）語義失書：意味システムそのものの破壊，もしくは意味と綴りを結合することの不能によって起こる失書をいう．患者は意味を伴う書字能力を失い，はなはだしければジャルゴン失書になる．あるいは，綴りの正しい同音語を書くが意味が不正となる．アルツハイマー病患者にしばしばこの失書が認められる．辞書性失書の患者にも意味が合わない同音語を書く誤りが認められることがあるが，この誤りは書くときにのみ出現し，読んだり聞いたりする際には現れない点が語義失書と異なる．

　5）書記素バッファーの損傷による失書：書記素バッファーとは，視覚性単語辞書（レキシコン）や音素―書記素変換システムを経て選ばれた綴り（の候補）の，一時的保管庫のようなものであるらしい．このバッファーが破壊されると，単語の中の文字の脱落，置換，挿入，位置の入れ替えが起こる．責任病巣の位置は不明である．

　6）失行性失書：失行性失書について Roeltgen は，観念運動失行を伴うものと，伴わないものの2つを区別している．観念運動失行を伴う場合，通常は失語が重なるのでこの2つを区別できない．そこで言語半球が利き手の同側半球にあるという特殊な場合にのみ，「失語を伴わず，観念運動失行を伴う失行性失書」という診断ができることになる．観念運動失行によって手の動作が損なわれ，このため判読不能の書字を書くのが特徴とみられている．「失行を伴わない失行性失書」のほうは，文字形態の知識をそなえるシステムが破壊されることによって，あるいはこれを運動とつなぐ経路が破壊されることによって起こるとされる．このため，文字形態の崩れが生じ，判読できない文字になる．責任病巣ははっきりしないが，頭頂葉が有力とみられる．

　7）空間性失書：文字要素としてのストローク（字画）を正しく組み立てる能力が損なわれることによって起きる．別名，**視空間性失書**，**構成失書**ともいう．ストロークのくり返し，水平線を書くことの不能，文字間隔の過大などを特徴とする．通常，模写も侵される．綴りの口述は保たれる．責任病巣は非優位側頭頂葉とみられている．非優位側前頭葉の場合もあるが，この場合はそれほど重度にならない．一側性無視を伴うことも多く，この場合は紙面上の書字位置が脳の損傷側へ偏るのが認められる．

　8）書体貯蔵庫の損傷による失書：大文字と小文字，活字体と筆記体などの書体を選ぶのに重要なものとして書体貯蔵庫 allographic store というものが想定されているが，この貯蔵庫の破壊によって起きるとみられるのが本タイプである．患者が書く文字は，字体は保たれているが，大文字と小文字，活字体と筆記体の間で混乱が見られる．責任病巣は不明である．

　9）一側性（脳梁性）失書：たいていの失書は左右どちらの手を使っても現れるが，左手のみに現れる場合を一側性失書という．原因は脳梁損傷にある．通常は左半球内にある綴りや書記のシステムが脳梁を介して右半球に伝えられ，そこで左手のための運動プログラムが作られ，これによって左手の書字運動が実現する仕組みになっているが，脳梁損傷によってその流れが絶たれるからである（右手の運動は保たれる）．

　認知モデルに基づくこのような解釈は，多くの臨床家にとって（少なくともこの私にとって）

非常に馴染みにくいものである．しかし目前の書字障害をどのように読み解くべきかに迷うとき，もしかしたら，認知神経心理学者たちのこのような視点に助けられることがあるかもしれない．

右半球損傷に見られる空間性失書については，Ardilaら（1993）による比較的詳しい研究がある．対象は21名で，うち6名は中心溝より前方に，15名は中心溝より後方に損傷があった．見いだされた障害は，文字の差し替え，字画の脱落または過剰反復，文字の脱落または添加，文字行を水平に保つことの不能，単語の不適切な連結や分割，書体の変更などであった．またこれら空間性失書に関連があるとみられたのは，左側無視，構成障害，全般的空間障害，ある種の自動運動の非自動化と保続であったという．とくに空間性の障害は，中心溝より後方に損傷がある場合に多かったとされる．

10・1・3　計算の障害

　脳損傷後に生じる計算能力の障害は，ふつう**失算** acalculia とよばれる．しかし背景要因はさまざまであり，他のどの症状にも帰することができない一次的計算障害もあれば，他の障害によって起こる二次的計算障害もある．Hécaenら（1961）はこれらの事情を整理して，失算を次のように分類した（Denberg et al, 2003 の引用による）．

　1）**数字の失読/失書による失算**：文字どおり，数字の読み書きができないことによって起こる失算である．失語は伴うことも伴わないこともある．左半球（とくに頭頂葉）の損傷に起因するとみられている．

　2）**空間性失算**：無視，数字配置の乱れ，数字の倒置など，数字の空間的組織化の失敗によって起きる失算をいう．頻繁に見られるのは，半側無視により2桁以上の数字の左（右）端を見落とすことが原因となるものであるが，このほかに，筆算の際に数字を書く位置が不正になるために（例．2桁同士の掛け算の際，演算過程で書く数字の列が乱れる），それが原因で演算を誤る例もしばしば見かける．右半球損傷に起因するとみられている．

　3）**失演算** anarithmetria：上記の1），2）にあてはまらない，**一次性の失算**である．左半球損傷による場合が多いが，右半球損傷による場合がないわけではない．

　Denbergら（2003）は，この Hécaen らの分類とは別に，種々の症例研究から，次のような選択的機能障害が存在することがわかっているという．

・**数の表出の障害**：数の理解は保たれているのに，数の表出が侵されている場合である．口頭表現，書字表現いずれの場合にも現れるもので，表出すべき数または数字が他の数または数字で置き換えられる．例えば"にひゃくにじゅういち"を書くように言われて「215」と書くのがそれにあたる．演算は必ずしも誤らない．口頭計算でも筆記計算でも解答を誤る患者が，答の

選択肢を与えると正解を選ぶことからそれがわかる.
- **アラビア数字の統語処理の誤り**：桁処理が正しくできないことをいう．例えば"にひゃくよんじゅうに"を書くように言われて「20042」と書くのがそれにあたる．しかし数の理解は正しい場合があることが知られている．それは，2つの数字を読み聞かせてどちらが大きいかを答えさせることで確かめられる．
- **演算符号の理解の障害**：＋，－，×，÷の符号の理解が選択的に侵される場合があることが知られている．ある患者は＋と－を区別できなかったという．
- **演算能力の選択的障害**：計数や量の推定，数値知識（例．水の沸点温度）は保たれているのに，単純計算が選択的に侵される場合があるという．ある患者は，「2＋3」のような単純計算ができないのにもかかわらず，代数処理は可能であったという．
- **演算操作の乖離**：加減乗除の計算の一部だけがとくに侵される場合がある．加減算はできるが乗除算ができない，減算だけができてそれ以外の計算ができない，などのケースが実際に報告されている．

しかしこのほかに，まだ加えるべきものがあるように思われる．さしあたり，次の3つをあげておきたい．

- **数概念の喪失**：数は物の個数に対応する言葉だということや，話し言葉としての数に対応する表記の方法（数字）が決まっていることや，数とは十進法で構成された序列化された記号群だということの理解が，ある種の患者では失われることがある．古本ら（1993）は，「数を見ても聴いても，意味がわからない．数はまるで別世界のようだ」と語ったある患者について報告している．
- **算術的事実の想起の不能**：＜2＋3＞は5，＜9×9＞は81というような計算は，誰でも自動的にその答えを想起することができる．これは算術的事実 arithmetric facts とよばれる．これは多くの患者で保たれているが，なかには失われる患者もある．
- **数値知識の想起の不能**：通常会話にほとんど問題がなく，記憶障害も目立たないのに，自分の誕生日，自分の年齢，できごとの日付など，数値で表現すべきことがらを答えられない患者がある．1週間の日数，1年の月数，水の沸点など数値に関わる知識についても同様である．上記の"算術的事実"をこれと同格とみることもできる．見当識関連の質問をするとき，この障害をもつ患者は，場所や状況については正答できても，日付，時刻のような数値関連の質問には正答できない，ということを承知しているべきである．

右半球損傷に見られる計算障害については Ardila ら（1994b）の報告がある．対象者21名の中に見出されたのは，数字や演算子の空間的処理の不良，自動計算の喪失，推論エラーなどであった．数値処理も侵されていたが，計算方式は比較的よく保たれていたという．

10・1・4 計量障害について

　この言葉は通常の神経心理学テキストの中にはあまり見かけないものである．しかし実際に患者をみていると，計算障害の隣には計量障害があるということを思わせられる．より正確には，"計量器使用の障害"である．ある程度の生活自立を得た患者が，アナログ時計を読めない，タイマーを使えない，物差しや秤を使えないという不便に陥ることはしばしばある．

　失読や失書や失算がそうであるように，計量障害にも，言語的要因や，視覚性認知の要因や，視空間性認知の要因や，数の概念という特殊な要因が関わっていると考えられる．たとえばアナログ時計から時刻を読み取ることができないのは，視覚失認や半側無視の二次的結果である場合のほかに，時計の文字盤の目盛りに託された量の概念を想起できないことが原因だという場合がある．他の計量器についても同様である．

10・2　評価

10・2・1　読む能力の評価

1) 生活状況の調査

　読むことが日常活動の中でどのくらいの割合を占めるかは個人によってかなり違う．学生ならば最重要活動のひとつであろうが，その他の成人の場合は，職業，趣味，家庭内役割によってかなり異なる．病前の状況と現在の状況をできるだけ詳しく，本人または近親者に尋ねるのがよい．

　これとは別に，誰もが日常行なう「読む」行為を点検しておく必要がある．商品ラベルを読む，家電品のスイッチ表示等を見る（読む），さまざまな家電製品のモニター画面を読む，自分や他者のメモ書きを読む，テレビ画面の文字を読む，新聞記事を読む，メールを読む，屋内/外の案内表示を読む，自販機や券売機の説明表示を読む，役所からの通知を読む，等々がそれである．その人が実際にどの程度それらを行なっているか，その人の必要がどの程度満たされているかを聴き取ることが大切である．

　この種の項目は『実用コミュニケーション能力検査（CADL）』（綿森他，1990）の中にも含まれている．しかし模擬テストとして行なわれるかぎりはあくまでもテストであり，実態とは異なるのでその点に注意を要する．

2) 検査

　単文字，単語，(句) 文，文章について検査を行なうのが基本である．音読ができるか，読み飛ばし（脱落）がないか，意味理解ができているか（音読または黙読について）をしらべる．このような検査は，たいていの言語系検査の中に含まれている．『標準失語症検査（SLTA）』

(標準失語症検査作製委員会，1975），『標準失語症検査補助テスト（SLTA-ST)』（日本失語症学会，1999），『WAB 失語症検査日本語版』（WAB 失語症検査作成委員会，1986），『実用コミュニケーション能力検査（CADL)』（綿森他，1990）などがそれである．

　文章の読解力を判定することは難しいが，小学生，中学生用に標準化された市販の『読書力検査』（坂本，1971）を利用することができる（毛束，2004 による）．

　以上の検査はふつう，言語聴覚士が実施しているので，結果を教えてもらうことができるだろう．もしもこれに該当しない場合は，作業療法士がその一部を実施するか，あるいは自家製の問題を作ってしらべることになる．検査にあたっては，正確に音読できるかをしらべるだけでなく，誤りの質をしらべること（10・1・1 参照），意味理解を伴っているかを確認すること（音読を誤っても意味理解はできていることがある），また，なぞり読みや逐次読みがあるかをみることが大切である．

10・2・2　書く能力の評価

1）生活状況の調査

　読む能力の場合と同様，病前活動について尋ねたうえで現在の状況を尋ねるのが望ましい．

　日常誰もが行なう「書く」活動としては，公式書類に自分の住所・氏名を書く，メモをとる，宅配便伝票に記入する，年賀状を書く，などがある．現在のその人に必要な書字活動が満たされているかを聴き取るのがよい．

2）検査

　読みと同様，単文字，単語，(句）文，文章について，また自発書字，書き取り（聴覚的に与えられた音，単語等を書く），写字について検査を行なう必要がある．

　既刊のいくつかの言語系検査（10・2・1-2）参照）にはそのための下位検査が含まれているので，それらを利用するほか，漢字に関しては，小学校 1-6 年課程に即した教育漢字テストを使うこともできる．また拗音や長音などの特殊表記を誤りやすいため，そのための『特殊表記検査』（毛束，2004）を用いることもできる．

　以上の検査は通常，言語聴覚士によって実施されるので，必要ならば結果を教えてもらうことができる．しかし非言語的要因のために書字障害が起こっている場合は，作業療法士が検査を行なうことがある．

　結果の分析にあたっては，"文字レベル" では正誤のほか，文字の大きさの適否，筆順の適否，文字形態の歪の有無を，"単語レベル" では誤りの質を（10・1・2 参照)，"文" "文章" レベルでは文字配列の適否のほか，構文的な誤りの有無および内容の充実性を点検することが必要である．

10・2・3 数処理および計算能力の評価

1) 生活状況の調査

病前にどの程度数値関連の仕事をしていたかを尋ねておく．

誰もが行なう日常的な数値関連の活動としては，日付・時刻の確認（時計，カレンダーの使用），予定表や日記への日付・時刻の記入，電話番号の読み取りまたは書きつけ，電話の発信，貨幣勘定，買い物時の概数の見積もりや釣銭の暗算，ATM 操作または銀行窓口での書類記入，貯金通帳の読み取り，出納簿記入などがある．頻繁ではないかもしれないが，個数を数えることもある．それらをどのくらい行なっているか，必要が満たされているかを聴取する．

2) 検査

Benton（1963）が作成した Assessment of Number Operations（数操作の評価）は，次の12種類の課題から構成されている（Denberg et al, 2003 による）．

① 数値の大小の判断（聴覚課題）：2桁数字の対（例．28と31）を口頭で告げ，どちらが大きいかを答えさせる
② 数値の大小の判断（視覚課題）：①と同様の問題を視覚的に提示し，口頭または指さしで答えさせる
③ 数字の音読
④ 数字の選択：書かれた数字の中から検査者が呼称する数字を選んで指さす
⑤ 数字の書き取り：検査者が告げる数字を書き取る
⑥ 数字の模写：与えられた数字を模写する
⑦ 数字列を唱える：1から20まで，20から1まで，1から20までの間の2の倍数を順に唱える
⑧ ドット（小点）の計数：連続配置および不連続配置のドットについて数を数える
⑨ 口頭計算：簡単な加減乗除算のそれぞれを，例示後に行なう
⑩ 筆算：⑨と同様
⑪ 算術的推理問題：WAIS の問題を使用（下記）
⑫ 計算問題の即時記憶：⑨の一部を成す．計算不能の原因に記憶障害が関与しているかを確認するために行う

これにもうひとつを加えるとすれば，「数値知識の検査」がある．1週間の日数，1年の月数，誕生日，電話番号などがそれである．

標準化され，日本版も市販されている検査としては，『日本版 WAIS-Ⅲ成人知能検査法』（Wechsler, 1997a／日本版 WAIS-Ⅲ刊行委員会訳編, 2006）の中の下位検査，"算数"がある．

全て口頭問題として実施されるが，ブロックの計数から分数，比率問題にいたるまで多様な算数問題を網羅している．16歳から89歳まで年齢群別健常値がわかっている点で，価値の高い検査である．

検査を行なった後にはエラーの質を分析する必要があるが，それについては10・1・3を参照されたい．

10・2・4　計量器類の使用について

もしその患者の生活にとって必要になることが見込まれるなら，時計，タイマー，物差しまたはメジャー，秤，メジャーカップなどの使用ができるかを点検しておくのがよい．もし使用不能がある場合は，どの部分，どの段階で躓くかを分析する．

近縁課題として貨幣使用ができるかも確認しておくべきである．

10・3　治療的訓練

10・3・1　読字障害の治療的訓練

もし作業療法士が読字訓練を担当することがあるとすれば，それはいわゆる周辺性失読，すなわち視覚失認による失読か，半側無視による失読（無視性失読）か，あるいは注意性失読の場合であろう（既出，10・1・1）．中心性失読は，ほぼ間違いなく言語聴覚士によって担当される．

視覚失認による失読は視覚失認の，半側無視による失読は半側無視の，それぞれの治療原則を適用することになるので，該当章（7・5，8・5）を参照されたい．

10・3・2　書字障害の治療的訓練

この場合も，作業療法士が担当するのは，非言語的要因による失書の場合である．通常分類に従うなら，純粋失書，失行性失書，空間性失書などの場合がそれにあたる．しかし分類そのものが完全とは言いがたいので，分類名にはこだわらず，その患者における失書の症状を分析し，原因を推測し，解決方法を組み立てていくことが必要だと思う．ここでは筆者が担当したことのある1例を紹介し，参考に供することにしたい．

患者は，前章の9・4・4に登場した患者OM（大滝・鎌倉，1991）である．左頭頂葉を中心に角回を含む後頭・頭頂葉境界領域に脳梗塞巣があったこと，自発課題・模写課題ともに著しい構成障害がみられたこと，空間での道具操作に困難があったことはすでに述べた．このOMのもうひとつの障害がきわめて重度の失書であった．口頭言語のほうは位置関係語の理解をのぞいて全く問題がなく，かな・漢字の読みも良好であった（数字は不可）．

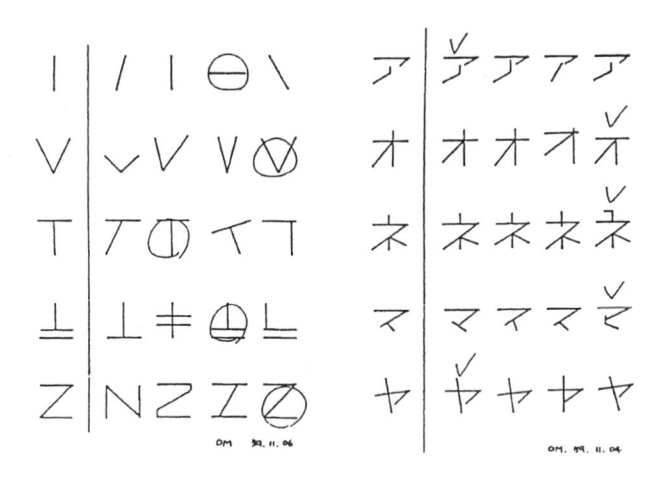

図 10-1　患者 OM による視覚弁別
各段の最左端にあるのが標的刺激．これと同じものを同段右4つの選択肢の中から選んで指さしするよう指示した．○または✓は検査者があとから記入．OM が指さしした符合であることを表わす．（大滝・鎌倉，1991）

　OM は自発・書き取りともに，いかなる文字・数字・文も，全く書くことができなかった．ひらがな模写の成績は，図 9-5-②に示したとおりである．OM の書字困難は彼女が示した描画の困難とよく似ていた．したがって，この場合の失書は構成障害の延長線上にあると考えるのが妥当と思われた．
　OM の失書はあまりに重度であったので，訓練から多くの成果を期待することはできないと思われた．そこで私たちは，与えられた 5 か月という期間内に，せめてひらがなで自筆署名ができるようになることを目標に置いた．
　OM がいかなる文字の視覚的イメージも想起できない以上，学習は見本を見て，まねて書くところから始めなければならない．しかし OM は当初から，写字のみならず図形模写の成績も不良であった（図 9-5-①）．そこでまず，視覚的弁別がどの程度正確であるかを確かめることにした．標的として単純な符号とカタカナもどきの符号を用意し，それぞれについて 4 つずつの選択肢を与えて，その中から標的と同じものを選んで指で指し示すように頼んだ．結果は**図 10-1** のとおりである．次に同じような符号について，模写の正確さをしらべた．結果は**図 10-2** のとおりである．この 2 つの結果は，OM がごく単純な符号であれば視覚的弁別も模写も"おおむね"可能であるが，その符号がカタカナもどきの複雑さを備えていると，視覚的弁別も模写も著しく不正確になってしまうことを示していた．したがって OM の模写練習は，単純符号のレベルから始めなければならない，と私たちは考えた．
　ひらがな書きを学習するための，その前段階にふさわしい単純符号とはどのようなものか．私たちはひらがな文字の形態要素の分類を試み，16 種の形態要素を抽出した（**図 10-3**）．そしてこの各形態要素をなぞり，次いで模写する，という練習を開始した．練習の範囲は，1 セッ

図 10-2　患者 OM による符号の模写
いずれも上段が見本，下段が模写作品（大滝・鎌倉，1991）

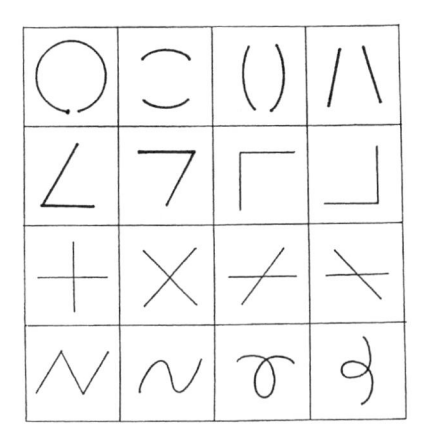

図 10-3　患者 OM の書字練習のために作成したひらがなの形態要素 16 種（大滝・鎌倉，1991）

ションあたり 2~4 種の形態要素とした．これは週 5 回の作業療法セッションの中で毎回必ず実施させ，毎日の宿題にもした．8 種の形態要素の模写が可能になった頃，OM の名前の中の 1 文字である「も」のなぞりと模写を練習に加えた（練習開始 5 週め）．続いて名前の中の他の 2 文字を順次加えた．6 週めに名前の 3 文字を見本なしに書けるようになり，10 週めには姓名を構成する 7 つのひらがな文字の全てを見本なしで書けるようになった．しかしこの時点でなお，名前の中の文字を 1 文字ずつ出題されたり，複数の文字を順不同に出題されたりすると，正しく書けないことや，想起に手間取ったりすることがあった．13 週めから漢字署名の練習を開始した．ただし姓を表す漢字 2 文字は字画構成が比較的単純な文字であり，名の最初の 2 文字はすでに学んだ平仮名そのままでよく，最後は「子」であった．19 週めに，漢字署名を見本なしでできるようになった．

　練習にあてることができた 19 週間の最後の，OM のひらがな模写の成績は**図 10-4** のとおりである．練習開始前（図 9-5-②）に比べ，文字らしい形を書くようになり，12 文字中 4 文字は正解になっていることがわかる．ただしこの 4 文字中「も」「お」の 2 文字は本人の名前に含まれている文字であり，練習の対象となっていたものである．

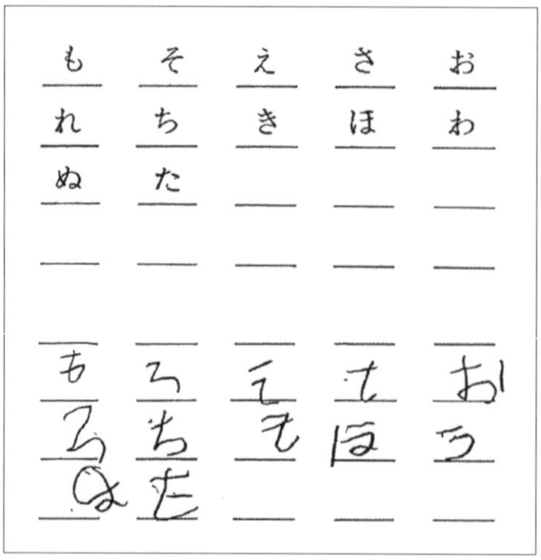

図 10-4 患者 OM の訓練終了時（s60.3.11）のひらがな模写の成績
上段は見本．このうち練習対象となっていた文字は「も」「お」である．
（大滝・鎌倉，1991）

こうして OM は，"もやしのひげ"しか書けないレベルから，段階を踏んだ 5 か月の集中訓練の末に，やっと自筆署名だけができるレベルに達したのであった．

10・3・3　数処理・計算障害の治療的訓練

　数処理や計算の障害を示した患者に対し，治療的訓練を試みた報告はきわめてわずかである．
　Deloche ら（1989）は，アラビア数字を数詞に書き換えること（例．7001→ななせんいち）に選択的障害を示したある患者について報告している．誤りの大部分は桁処理の誤りであり，誤答率は 45% に達していた．そこで彼らは患者に"転記のルール"を学習させることにした．このために"色分け"と"語彙パネル利用"の術が使われた（図 10-5）．2 桁数字（例．27）の場合を例に取ろう．患者には，「（応答フレームの）左側に十の位の数詞を書いてから右側に一の位の数詞を書いてください」と告げ，同時に正面に語彙パネルを掲げる．パネルの左側部分には 1〜9 の数字に対応させた"じゅう，にじゅう，さんじゅう，……"の語彙が並んでいる．右側部分には同様に"いち，に，さん，……"の語彙が並んでいる．刺激（数字）フレームも，応答（数詞）フレームも，語彙パネルも，すべて左側は赤，右側は青に彩色されている．30〜60 分の訓練を 25 セッション続けたところでこの患者の誤答率は 0% になった．訓練終了後 7 か月めに再評価をしてみたが，誤答率はそれほど増加しておらず（6%），訓練前よりもはるかによい状態を維持していたという．
　Girelli ら（1996）は基礎掛け算の答（例．4×3＝12）を全く思い出せなくなった 2 人の脳損傷患者に再訓練を試みた結果を報告している．発症後年数がそれぞれ 6 年と 2 年の患者である．

語彙パネル

9	QUATRE VINGT DIX(ninety)	9	NEUF(nine)
8	QUATRE VINGT(eighty)	8	HUIT(eight)
7	SOIXANTE DIX(seventy)	7	SEPT(seven)
6	SOIXANTE(sixty)	6	SIX(six)
5	CINQUANTE(fifty)	5	CINQ(five)
4	QUARANTE(forty)	4	QUATRE(four)
3	TRENTE(thirty)	3	TROIS(three)
2	VINGT(twenty)	2	DEUX(two)
1	DIX(ten)	1	UN(one)

刺激(数字)フレーム

2	7

応答(数詞)フレーム

VINGT	SEPT

図 10-5 数字から数詞へのコード変換システム：語彙パネル，刺激フレーム，および応答フレーム．
いずれも左側は赤，右側は青．(Deloche, et al, 1989)

　訓練は週に2回，8週間行われた．訓練中は問題（例．4×3）を紙に書いて示すとともに，実験者がそれを声に出して読み上げた．患者には答えを口頭で答えるか，アラビア数字で書くか，あるいは表の中の数字を指さすようにさせ，誤りはその場で直ちに正した．結局のところ，ひとりの患者は答えを"ラベル"として，つまりは掛け算表を復唱するやりかたで覚えた（4×3 =4, 8, 12）．もうひとりの患者は第二被演算子の加算をくり返すやりかたで答えを出すことを覚えた（4×3=3+3+3+3=12）．2人とも，訓練中は順調な進歩を示し，訓練終了後1か月の時点でも成績は安定していた．訓練開始前の誤答率は二人の患者でそれぞれ91%，81%であったが，訓練後はともに10%に激減した．

　筆者が担当した患者Yの計算学習については，心像の問題を扱った9-4-5ですでに述べた．彼は繰り上がりの加算ができなかったが，すでに述べた方法により，週2回，1.5か月の指導を経てそれを習得した．このあとは繰り下がりのある減算，2〜3桁同士の加減乗除算へと進んだが，いずれも順調であり，最後は子どもの小遣い帳を見てやれるまでになった．

　しかしここでは後日談を記しておきたい．Yは教わった方法で繰り上がり加算を習得したものの，頭がいかにも疲れるので，何とか別の方法はないものかと考えたという．そして次のような方法を生み出した（山田一，1978, p.83）．それは，もし問題が6+7ならば，6+7=6×2+1と書き換えて答えを出すやりかたである．慣れてしまえばこのほうが脳の負担が少なく，時間も短縮でき，最後はほとんど反射的にこの操作ができるようになったという．たしかにYは，当初から九九はきちんと諳んじていたし，繰り上がりのない1桁同士の加算，減算はすぐに正答できていた．保存されていた能力を組み合わせて使うほうがはるかに脳の負担が少な

かったのであろう．おそらく繰り上がりの処理は，Y の障害の中核部分に直結するものであり，それゆえに正攻法による学習は Y に大きな負担を強いることになっていたのだと思われる．

　以上の事例は，少数ながらも，ある種の患者たちが再訓練によって失われた計算機能を取り戻すことができることを示している．しかしそれには相当に長期の集中的訓練が必要であり，しかも，その患者に合った方法を探り当てることが必要だということを教えている．

10・3・4　計量器使用の障害の治療的訓練

　計量器使用の訓練を患者に課した報告は，文献上はさらに少ない．ここでは，前出の計算同様，"その患者"の障害特徴を分析し，その患者に合った指導方法を探り当てることの必要を指摘するにとどめる．

10・4　作業療法士の役割

　読み・書き・計算の領域は，言語聴覚士との"棲み分け"に気を遣う領域だといってよい．しかししばしば触れたように，原因と状況次第では作業療法士が担当するのが自然だという場合がある．当事者同士が話し合い，患者のために最善の道を選ぶべきである．両者が協力しあうことが，最強のチーム結成につながるはずである．

11 身体意識の障害

- 11・1 障害像 ——————————————————————— 288
- 11・2 身体意識の障害のいろいろ ——————————————— 291
  - 11・2・1 両側性（＝非半身性）身体意識の障害 ——————— 291
  - 11・2・2 半身性身体意識の障害 ——————————————— 297
- 11・3 身体意識の評価 ————————————————————— 300
  - 11・3・1 自己身体部位認知の評価 ——————————————— 300
  - 11・3・2 半身無視の評価 ——————————————————— 302
  - 11・3・3 片麻痺病態失認の評価 ——————————————— 303
  - 11・3・4 重症度分類 ————————————————————— 305
- 11・4 治療的対応 —————————————————————— 306
  - 11・4・1 非半身性身体意識障害の場合 ———————————— 306
  - 11・4・2 半身性身体意識障害の場合 —————————————— 307
- 11・5 作業療法士の役割 ———————————————————— 309

11　身体意識の障害

　脳損傷を受けた患者の中には，あなたの目はどこにあるかと尋ねられても答えられない患者がいたり，あるいは私の半身がどこかへ行ってしまったと訴える患者があったりする．あるいは，自分の半身が麻痺していることを認めない患者があったりする．共通点は，自己身体に対する意識が正常でない，という点である．

　自己身体意識の障害はリハビリテーションに微妙な影を落とす．目がどこにあるかを答えられないことや，指の名前を言えないことは生活にさしたる影響を与えないかもしれないが，しかし患者がそのような障害を有していることには明らかに意味がある．それは，その患者が負っている障害の質の一端を示しているからである．一方，半身麻痺の否認や麻痺肢に対する認識の異常は，リハビリテーション全体の進行を大きく阻むことになるだろう．

　自己身体に対する意識の異常がさまざまに見られる以上，誰もが考えるのは，健常脳には健常な身体意識を支える何らかの機構がそなわっているのに違いないということである．これについてはさまざまな研究者がさまざまな説明概念を提起してきた．身体図式，身体心像，身体認知，等々がそれである．しかしいずれも，あいまいだとの批判を免れていない．

　本章ではそのような論争に立ち入ることを避け，臨床でしばしば見られる身体意識の障害（これとても仮称だが）を，主として現象面から説明することにつとめる．

11・1　障害像

　あとで述べるように，身体意識の障害にはさまざまな種類がある．また，それだけが単独に現れる症例は滅多になく，たいていが他の神経心理学的障害をともなっている．さきに 9-1 にあげた 2 症例の場合も，最初の事例 YS が示した障害には手指呼称の不能や「手目耳試験」の困難が含まれていたし，山田医師の闘病記の中には，靴の左右をしょっちゅう間違えることや，自分の身体の左右をいちいち考えなければ判断できないということが含まれていた．次に紹介するのは，身体部位失認（後出）を最初に記載したとされる Pick の，1922 年の症例である（Pick, 1922/波多野他訳，1979 による）．

・Pick（1922）の症例

　患者 Franz は 67 歳の元店員であった．このたびの入院は右片麻痺（重度）の発症がきっかけであったが，すでに 1 年半前から脚の脱力（とくに右脚）があり，最近の 2 年間は高度の記憶障害を発症していた．入院時の状態は意識清明で，言語理解，発話とも異常はなかった．記憶障害と麻痺に対する意識は保たれていたが，しかしこれらの欠陥に関しては情緒的鈍麻が認

められた．一般的な質問に対する答えは良好であるところから，患者の知性は何ら本質的な変化をきたしていないと判断できた．著明な欠陥が認められたのは身体性意識の検査が行われたときである．ある日の検査結果は次のようであった．

　　（左足はどこ？）「分かりません」．検査者が患者の右脚を指差して，（ここかね？）「はい」．右手を差して，（これは左手？）「はい」．（では右手は？）左手をさし出して，「はい」．（あなたの眼はどこ？）患者はまず検査者の眼を差して，それからまったく途方に暮れてあちこち捜している．
　　新に，（あなたの眼はどこにあるの？）困惑して空をさぐり，手を見つめ，それから明らかに自動的に後頭部に手をやる．もう一度問うと，その手を額のところに持っていく．
　　（左の耳はどこ？）まず額の左側を示す．再度問うと，今度は左の頬を差し，それからゆっくりと手探りして左の耳を差す．眼を閉じさせて，（あなたの耳はどこにありますか？）まず手探りで左手を右手の上方へ動かし，それからシーツの一部を握り，それを持ち上げて，「これ」と言う．
　　こんどは彼の手を右耳にもっていってやると，「なるほど，これです」と言う．再びもう一度右耳を差させると，また困惑してあちこち探すように手を動かす．手を顎のところに誘導してやると，「これは違う」と言う．だが手を耳のところに持っていってやると，すぐに喜色を浮かべて，「そう，これが耳です」と言う．＜後略．この間に患者は閉眼を命じられる＞
　　＜前略＞（鼻は（どこ）？）あちこち空を探った後，彼の目をふさいでいる看護者の手を示す．（眼はどこ？）「ふさがっています」．さっと眼のおおいを取り，（眼はどこ？）まず空を手探りし，それから検査者の方へ手を延ばし，あちこちと触りまわす．（眼はどこ？）周囲を捜し，あちこち頭を回して，手で空をつかむ．（あなたの眼はどこですか？）「ああ，神様！」．（眼は見えているのじゃないのかね！）「はい」．（じゃあ，どこ？）「そう，だけど，どこかなあ？」．（あなたの眼だよ．ある？）「どこだろう？　どこだろう？　どこだかわかりません」．（眼を閉じて！）正しくできる．（それで，眼はどこ？）空をつかみ，それから頭頂部に手を延ばす．
　　＜前略＞（腹は（どこ）？）シーツに手を延ばして，しわをつかんで持ち上げ，「これです」と言う．彼の腹をトントンとたたいてやると「これが腹です」と言う．＜中略＞（眼はどこにあるの？　あなたにありますか？）「はい」．（どうしてそれが分かったの？）「でも，そうです」．（先生の眼はどこ？）「先生は眼に眼鏡をかけておられます」．（あなたの眼はどこ？）「私の眼はここにあります」．自分の前の空間をあちこち手探りする．彼に眼鏡を与え，かけるように命ずると，左手でかなり正確に眼鏡をかけようとする．（どこに眼があるのかわからないのか？）「ええ」．（眼はどこかになくしてしまったのか？）「はい．でも，ご冗談でしょう」と笑う．（あなたは眼を取り外してしまったのかね？）「どうして，だってそれなら私には眼が見えないはずでしょう」．（眼はどこへやっちゃったの？）「分かりません．私は眼をなくしてしまったのですが，どういう風にしてだかわかりません」．彼の目をおおってしまうと，「今は何も見えません！私の眼はふさがれています」．（何でふさがれたの？）「手で」．眼のおおいをとってしまってから，（今度は見えますか？）「はい」．突然泣き声になって，「そういう風にして眼をなくしてしまうんです」と言って泣き始める．

＜後略＞――上掲論文，pp. 311-312

　"眼はどこ？"という質問はその後も日をかえて何回もくり返されたが，基本的にはいつも類似の反応が出現した．別の日，鍵，財布などは視覚的に正しく認知できることが明らかになった．また，絵では眼や耳を正しく指示できることもわかった．絵本の中のいろいろな対象を正しく呼称したし，絵に描かれている簡単なできごとも正しく説明できた．
　さらに別の日の検査の結果は次のとおりであった（一部のみ）．

　　――（あなたは卒中発作にかかりましたか？）「分かりません」．（どこか麻痺していますか？）「分かりません」．（どうしてここに寝ているの？）「歩けないのです」．（なぜ歩けないのですか？）「分かりません」．（どちら側が麻痺していますか？）「右側です」．（それはどこ？見せてごらん！）左手を出して見せる．（左手はどこ？）再び左手を出す．（脚はどこにあるの？）脚の方向を正しく眺める．患者の左脚を持ち上げて，（これは右脚ですか？）「はい」．右脚を持ち上げて，「これは左右どちら？」「左脚」．患者は触られたことは感じるが，それが左脚か右脚かは言えない．指で同時に両脚をなでても，1箇所触られたとしか感じない．強く触るとそれが強いと自発的に認めるが，それでも1箇所の接触として感じている．両脚を一方ずつ順に触ると，正しく2回触られたと感じる．（両手はどこにありますか？）左手を出す．（別の手は？）再び左手を出す．（もう片方はどこにあるの？）「分かりません」．検査者に右手を持ち上げられてはじめて「これがもう片方のです」と言う．――同，p. 313

　3日後の所見の一部は次のとおりである；

　　――患者の前に立った，看護者の身体部位を指示させる．（この人の眼はどこにありますか？）「見えます」．左手の人差し指で口を，それから顎を差す．（この人の眼が見えますか？）「はい」．頬へ手を延ばし，それから顎を差して，「これがそうです」．（これは何ですか？）「顎」．（額はどこですか？）頬に沿ってゆっくりと手を動かし，こめかみを差し，それからまたゆっくりと額のほうを差す．（眼はどこですか？）今度はだいたい眼のあたりを指示する．（鼻は？）再び顎と口のほうを示す．（自分の鼻に触ってください！）自動的に自分の鼻を正しく差す．（あなたの耳はどこ？）即座に正しく指示．（この人（看護者）の耳はどこ？）ゆっくりと頬から耳へと手探りする．（私に握手してください）．非常にゆっくりとする．前に提示した時計をつかむように言うと，はじめはしっかり時計を掴んでやろうとするかのように，時計を通り過ぎたところを何度も掴み，空を掴んでからやっと成功する．＜以下略＞――同，p. 315

　翌日の夜，患者は突然死亡した．剖検により明らかに，主として脳髄層の萎縮の結果による内水頭症の所見が得られた．脳にはいかなる病巣も見いだされなかった．
　このような事実記載の後にPickは，「本例のこれら興味ある現象の前景に特異な症状として

見られたのは，私が自己身体部位図示（訳文のまま）Autotopographie と名づけたところのもの，すなわち自己身体の見当識の，独特な障害である」と述べている．彼は全く同様の現象を別の患者に見いだしており，すでにそのことを発表していた．そしてこの現象は身体表象の欠落または障害に由来すると考え，その身体表象を表す言葉として，身体図式や身体像という言葉を用いることができるとした．ちなみに Franz に関する事実記載の内容を見ると，片麻痺という現実に対する認識の甘さや，麻痺側の半身無視と思われる症状が含まれているのだが，これについては Pick はとくに言及していない．眼はどこ？ に答えられないのと同根の現象とみていたか，あるいは関心をもたなかったかのどちらかであろう．

Pick が記載した，身体部位指示（ここがそれだと指し示すこと）の障害は，やがて後世の研究者たちにより，**自己身体部位失認** autotopagnosia とよばれるようになった．

11・2　身体意識の障害のいろいろ

身体意識の障害に何を含めるか，どのように分類するかは諸家によってかなりの違いがある．ここでは，臨床で比較的よく見られる現象を取り上げ，それらを両側性（＝非半身性）と半身性の２群に分けて述べることにする．

11・2・1　両側性（＝非半身性）身体意識の障害

1）自己身体部位失認

・Where？と what？

自己身体部位失認 autotopagnosia とは何か．山鳥（1985）はそれを「視覚性に自己の身体部分について呼称し，指示することができない」こと，としている（p. 301）（傍点は筆者）．Denberg ら（2003）は「自己，検査者，または人体図の上で身体部分を同定する identify ことの不能，と定義していいだろう」という（p. 173）．Semenza（2003）によれば，それは「命令に応じて身体部分を局在化する localize ことの不能」である（p. 197）（局在化とはこの場合，"それはここですと指し示すこと"であろう）．この三者三様の定義は，自己身体部位失認のとらえかたが，研究者の間で微妙に違っていることを示している．私の見るところ，この中では Semenza の定義が，Pick が記載した現象に最も近い．

さきにあげた Pick の記述を注意深く読むと，患者が大いなる困惑を示すのは「○○はどこ？」と聞かれた場合であることに気づく．検査者がある箇所を指すとすぐに，「そうです．これが○○です」と応じている．別の箇所に誘導されたときにはちゃんと「それは違います」と言う．"眼を閉じてください"のような動作命令にはすぐに応じることができ，眼がないと言って慌てることはない．

ここに潜む where と what の区別の問題をはっきりさせたのは後の研究者たちである．

たとえばOgden（1985）は，左頭頂葉への腫瘍転移があった1例について，この患者は身体部位を指し示すことには困難があったが，しかし他者が指さす箇所は正しく呼称することができたと報告している．この患者はまた，各身体部分の機能を正しく説明することもできた．同様の現象は左頭頂-後頭葉に腫瘍があったSemenza（1988）の患者や，アルツハイマー型痴呆のSiriguら（1991）の患者，Denesら（2000）の2人の患者（病巣は左頭頂葉後部，および言語半球の側頭—頭頂葉領域）にも見いだされている．つまりこれらの患者は，身体部分のwhere？は障害されているが，what？は保たれている人たちである．特にSiriguら（1991）は，身体の各標的部位に物体ひとつずつ（自動車，家具，人形などのミニチュア）を貼り付け，後からその箇所を問うという問題を加えて，部位を特定することの困難が身体に特異的なものなのか，一般的なものなのかを検討した．結果は身体に特異的であることを示したという．
　こうした報告は，身体部分を同定する問題には，where課題とwhat課題の2つが含まれていることを教える．しかもこれらは別個に，選択的に侵され得るものである．
　一方で，身体部位の名称理解だけが，選択的に侵される場合があることが知られている．Suzukiら（1997）の事例はそのひとつである．その患者HTは，その他のカテゴリーに属する単語の理解はすぐれていたにもかかわらず，身体部位の名称に関してのみ指示困難があった．その困難は身体部位名称が口頭で告げられる場合にも文字を介して告げられる場合にも生じ，またいかなる応答形式を介する場合にも生じた．彼はまた動物の部分名称に対して同じ困難を示したが，非生物に対してはそれは起こらなかった．一方HTは，"体の何を使って見ますか"とか，"靴下をまとうのは体のどこですか"のような関連用語や衣類名称を使った質問に対してはすぐにその身体部分を指すことができた．また，人体図や検査者の身体上で指示された箇所については，それに対応する箇所を自己身体上で指すことができた．この現象について著者らは，これは自己身体部位失認ではなく，生物の身体部位というカテゴリーに限局した**"カテゴリー特異性単語理解障害"**であると考えている．

・失語，知能低下，"部分—全体"判断からの独立性

　かなり以前からくり返されてきた疑問に，自己身体部位失認ははたして，失語や，全般的知能低下や，"部分—全体"判断の障害という他の高次障害から分離できるのか，という問題がある．実際のところ，失語その他の高次障害を伴っている患者は多いのだから，この種の疑問はもっともなものであった．
　結論からいえば，自己身体部位失認がこれらの障害から独立した障害であることを示す研究がすでにいくつか報告されている．上述のSuzukiら（1997）の報告は通常失語からの独立性を示すひとつの証拠であるが（ただしwhatの障害），ここではもうひとつ，Guarigliaら（2002）の事例を加えておくことにしたい．論文表題は「自己身体部位失認は現実か？　ECはYesと言う」というものである．ECは患者の名である．
　患者は左半球白質の放冠を含む部分に小さな血管性病巣を有し，"純粋な"自己身体部位失認を示した．つまり言語障害もなく，知的低下もなく，その他の認知障害もないと判断された．

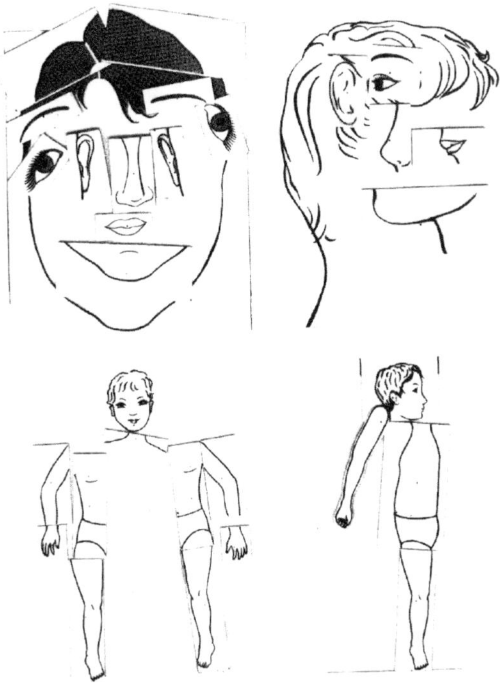

図 11-1　患者 EC の身体図式テストの成績（一部）
(Guariglia, et al. 2002)

頭部正面図，同側面図，全身正面図，同側面図について，それぞれの切片を与え，紙の上で構成させた．頭部構成についてはあらかじめ輪郭線を与え，全身図についてはあらかじめ頭部切片を配置しておいた．側面図については，1アイテムにつき左側面，右側面，正面切片の3種を与え，患者に選ばせた．

そこで Guariglia らは，積年の疑問を解くためにいくつかの実験を試みることにした．最初に検討したのは，"部分"を指し示すことの障害が身体に関してのみ現れるのか，それとも他の動物（象や馬）や無生物（家やワゴン）にも現れるのか，という問題である．EC は身体については 18% の誤答を示したが，他の動物と無生物に対しては 100% の正解を示し，かつ応答も迅速であった．2番目に検討したのは"身体図式"である．これは頭部正面図，同側面図，全身正面図，同側面図の4つについて，それぞれの図の切片を組み立てさせる方式でしらべた．EC はこのテストではめちゃめちゃな切片配置をしたが（**図 11-1**），しかし自動車やバスの正面図，同側面図に関しては，驚くべき正確さをもって応えた．3番目に検討したのはカテゴリー，形状，性能に関する"知識"の問題である．さまざまな質問によってしらべた．EC は身体に関わる質問の一部で誤答したが，他は全て正解した．最後に心像のテストをした．EC は記憶に基づく人体図を正しく描くことができず，のろのろとして自信なげであった．一方，他の生物や無生物の絵は，記憶に基づいて正しく描くことができた．

　これらの所見は，身体表象に特化した，ある単一のシステムが存在することを示唆するもの

だ，と Guariglia らは考えている．

・用語の問題

ここまで私は，自己身体部位失認という言葉を使ってきた．これは英語の autotopagnosia に相当している．auto とは自己である．しかし実際には，すでにお気づきのように，患者の障害は他者の身体部位を指示することにも及んでいる．したがって正確には，somatotopagnosia（身体部位失認）というべきである（Semenza, 2003）．しかしこのことに拘泥する研究者や臨床家はほとんどなく，実際には「自己身体部位失認」のほうが使われている．

2) 手指失認

手指の局在化と同定の困難という現象を初めて記載したのは Bodal（1888）だといわれる（Gainotti et al, 1972a による）．しかしこの現象の重要性を最初に指摘したのは Gerstmann（1924）だとされる（同）．

Gerstmann の患者が示した困難は，手指の認知 recognizing，呼称 naming，選択 selecting，区別 diferrentiating，提示 indicating の不能，および手指の肢位模倣の不能という広い範囲に及んでいた．Gerstmann はこれら全てをもって手指失認と見なしたので，手指失認の範囲は大きく拡大することになってしまった．それゆえ研究者の中には，たとえば局在化の障害だけを手指失認と見なすというふうに，あらかじめ自分の定義を掲げて研究報告を行なう者があるほどである．

手指失認について問題になるのは，それがはたして自己身体部位失認から分離し得るものなのか，あるいは失語，一般的知能低下，視空間性障害などからも分離し得るものなのか，ということであろう．いくつかの研究によれば，手指失認は，これらの症状とは別個に，単独に出現し得ることが示されているという（Denberg et al, 2003）．

しかし現実の患者の多くは，失語や全般的知能低下を伴っている．Gainotti ら（1972a）が 162 名の一側半球損傷の患者を対象に，非言語的手段による"手指の局在化"をしらべた結果では，左半球損傷グループと右半球損傷グループの間で手指失認の出現に有意の差はなかった．これは，手指失認の責任病巣は左頭頂―後頭葉領域にあるとする一般見解とは一致しない結果である．また同研究においては，左半球損傷グループの手指失認は知能低下や失語，体性感覚障害との関連が高く，右半球損傷グループの場合は，全般的精神機能低下との関連が高いのが見いだされたという．

手指失認はゲルストマン症状群（後出）の主徴候のひとつである．

3) 左右見当識障害

左右見当識障害 right-left disorientation とは，自身の身体の右側と左側，および自分に対面している人や写真の中にいる人の右側と左側を同定することの不能をいう（Denberg et al, 2003）．より広範囲の身体意識障害の一部として現れる場合も，言語性障害の二次的結果とし

て現れることもあるが，自己身体部位失認や手指失認と同様，これだけが単独に現れることもあるという．古典的には左半球損傷によって起きるとみられているが，必ずしもそうとはいい切れない．他者の左右を判断するには心像の回転が必要になるなど，検査課題によって要求される機能が異なる可能性があるので，その点を考慮すべきである．

左右見当識障害もゲルストマン症状群の主徴候のひとつである．

4）その他

体肢切断の後に，失ったはずの腕や脚の存在をありありと感じたり，その部位に痛みを感じたりすることがあるのはよく知られている．これは**幻肢**とよばれる．体肢切断だけでなく，乳房や睾丸切断の後にも現れるほか，脊髄切断や上腕神経叢損傷，さらには先天性肢欠損，脳損傷，てんかん発作の後にも起こることがあるとされる（Denes, 1989）．脳内に何らかの身体意識を司る座があることを思わせる代表的現象のひとつである．

拒食や過食の摂食障害を身体図式の障害とみる立場はかなり以前からあった．近代の研究者たちはこれを根拠のない考えと見なしている．しかしながら，摂食障害を示す者たちが自分の身体サイズを正しく判断できないということはすでに明らかにされている．Thompson（1990）は，摂食障害者に広く見られる"認知的バイアス"がその原因をなしているとみている（Semenza, 2003による）．

付．ゲルストマン症状群について

ゲルストマン症状群（以下G症状群）は，Gerstmannによってこれが発表されたとき以来，毀誉褒貶のはげしい扱いを受けてきた．それゆえ簡単に経緯を記しておきたい．以下の説明は鎌倉（2003）からの再掲と要約である．

G症状群は「手指失認」「左右見当識障害」「失書」「失算」の4主徴から成る症状群として知られる．1930年ごろまでにGerstmannによってその存在を確信され，発表されるに至った（Gerstmann, 1940）．彼の主張は，これら4症状が1つの集合体を成すことと，それが左半球角回周辺の損傷から生じるという点にあった．この，一見関係がなさそうに見える症状が同一病巣から生じるという主張は大勢の研究者の関心を引きつけた．しかし現実には純粋なG症状群が見られることはほとんどなく，症状と責任病巣との関係もGerstmannの主張とは異なる所見が多数見いだされるようになった．このため，G症状群は次第にその存在を疑われるようになった．きわめつきというべきはBenton（1961）によるG症状群虚構論である．彼は脳損傷者100名を使ったデータを基に，G症状群の4症状には特別な内的結合を認めることができないと主張した．ところがその後，G症状群の純粋例はやはり存在するという報告が少なからず現れるようになった（たとえばRoeltgen et al, 1983）．それらはいずれも左半球頭頂葉後部に病巣を有していた．

長年の疑念と混乱を吹き払うのに貢献したのはMorrisら（1984）であろう．彼らはあるてんかん患者の皮質切除術の施行に先立って，脳内に硬膜下電極を挿入する機会に恵まれたので

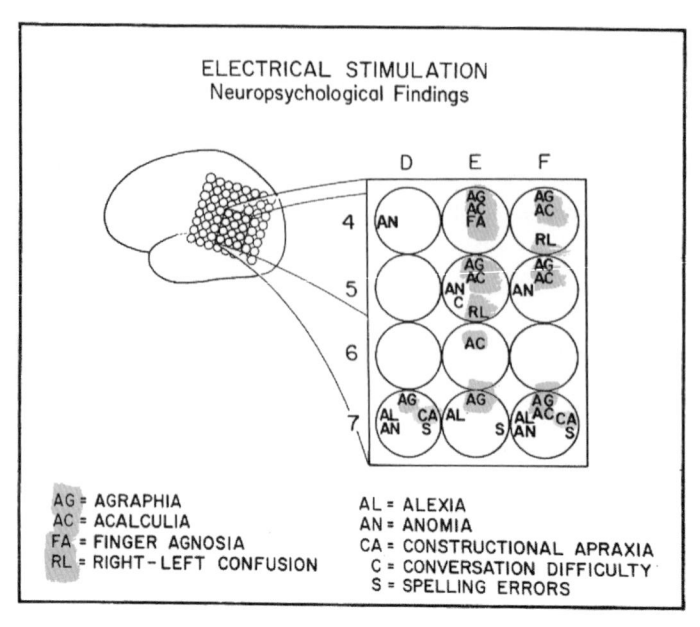

図 11-2　皮質上の電極刺激によって得られた神経心理学的所見
　　　　　(Morris et al, 1984)
　AG：失書，AC：失算，FA：手指失認，RL：左右見当識障害，AL：失読，AN：失名辞，CA：構成失行，C：会話困難，S：綴りの誤り

ある．そこで彼らは，脳皮質の特定部位における電気刺激がどのような症状を引きおこすかを実験することにした．電極の大きさは 3 mm である．これを中心間距離 10 mm の間隔で 8×8 個に配置したものを皮質上に置き，刺激を与えた．その結果，G 症状群の 4 症状は，シルビウス裂後方に置かれた E4, F4 電極を刺激したときに現れることがわかった（**図 11-2**）．この部位では他の神経心理学的症状は現れなかった．これよりやや下方に置かれた電極を刺激した場合には，G 症状群の症状と，失読，失名辞，構成失行などが混在して現れた．E4, F4 が置かれた箇所は，実は角回に相当する部位である．たいていの脳損傷の場合，病巣は 2 cm^2 を超えるのが通常であるから，病巣が E4, F4 部位だけにとどまることは滅多にないはず，と Morris らは述べている．

　純粋な G 症状群は存在する．けれども滅多に存在し得ない．図 11-2 を見ていると，もしも誰かが（E4＋F4）以外の小病巣をもつ患者に眼を留めていたなら，別の症状群の主張もあり得たのだ，ということに気づかされる．だから結局のところ G 症状群とは，左頭頂葉後部が損傷を受けた場合に生じ得るたくさんの症状の中の，たまたま拾い上げられた 4 つの組み合わせのことだ，という Jewsbury（1969）の見解は今なお妥当なのだと思われる．

　「G 症状群」は，今もあちこちのテキストで見かける．それが以上の歴史に彩られた言葉だと知っていることは，何かのときに役立つと思う．

11・2・2　半身性身体意識の障害

1) 半身無視（＝半側身体失認）

半身無視は半側身体失認 hemiasomatognosia ともよばれる．英語では personal neglect ともいう．自己の半身に対する関心に欠け，半身が存在しないかのような行動を示す．2つの類型に分けられる（山鳥，1985，p.286）．

a．体性感覚障害を伴う半身無視

自己の身体半身について無関心であり，自発的にそれを使おうとしない．たとえば左半身無視の場合，「左手を出して」と言われても右手を出す．麻痺を伴うことは多いが，麻痺を伴わない場合もある．あるいは麻痺があっても運動性を有しているのに使おうとしない．左半身に生じることが多いが，右半身にも起こり得る（たとえば前出の Pick の症例）．

随伴症状として体性感覚障害が常にみられる．とくに両側同時刺激における患側の消去，位置覚の異常，触点定位の異常，ときに allesthesia（＝一側体肢に与えられた刺激を反対側体肢に与えられたと感じること）など，皮質性感覚障害は必発である（山鳥，1985，同）．それゆえ，この場合の半身無視は体性感覚障害に由来するのではないかという考えが生まれる．しかし，同じような重度感覚麻痺がある人々が同じような身体意識障害を示すわけではない．この現実が，一方が他方の単純な結果ではないことを示唆している（Adair et al, 2003）．

本症状を半側無視の同類とみて，これが身体空間に及んだものとみる立場があることはすでに述べた（7章）．たしかに，半身無視は視空間の半側無視を伴うことが多い．しかし Semenza（2003）が他文献を引用して述べているところによれば，半身無視は視空間の一側性無視よりも少なく，2つの間には二重の乖離性（＝一方があって他方がないという関係が両方向から成立していること）が証明されているという（p.201）．

このほかに，半身無視の発現を各種体性感覚情報の高次統合機構が損傷された結果とみる立場もある（山鳥，1985による）．

b．体性感覚障害を伴わない半身無視

（本項の説明は山鳥（1985）にしたがう．）

Castaigne らが**運動無視** négligence motrice の名で初めて記載したものである．患者は自発的に患側の上肢を用いようとしない．患肢が不自然な肢位にあっても無関心である．自動的な動きであっても患側の動きは十分でない．痛覚刺激に対する動きも鈍い．したがって臨床場面では片麻痺を疑われることが多いが，神経学的には筋力は正常であり，低下していても軽度である．注目すべきは体性感覚異常を伴わないことである．

この運動無視は，Heilman らが論じた**一側空間性運動低下** hemispatial hypokinesia とは異なる．こちらは一側性無視（半側無視）が起こる空間，すなわち病巣の反対側の空間における運動性の低下であるが，運動無視のほうは，その体肢における運動性の低下である．

c．運動消去

（本項も山鳥（1985）にしたがう．）

Valenstein らは上肢に両側同時運動を行なわせたときに一方の運動が低下する現象を見いだし，運動消去 motor extinction とよんだ．運動無視では一側運動低下が常に見られるのに対し，両側同時運動を課されたときにのみ運動低下が見られるのが特徴である．

2）片麻痺に対する病態失認

　片麻痺に対する病態失認 anosognosia for hemiparesis は広範囲脳損傷の患者に多く見られる．通常，重い麻痺を有しているが，患者はそのことを認めていないように振る舞う．なぜ入院しているのかと聞かれてもただ家族に連れて来られただけとか，入院している他の家族に付き添っているのだとか，あるいはこの病院で働いているのだとか言う．手足の麻痺があることを指摘して追及しても，話を何となくそらしてしまう．呼称のしかた，分類のしかたは研究者によって異なるが，おおよそ次のようなものがある．

　片麻痺無関心：麻痺があることを認めはするが，事態の深刻さを理解していない場合である．つまり聞かれれば手足が麻痺していると言うが，そのことに無頓着で，困っている様子が見えない．

　片麻痺無認知：患者はあたかも片麻痺に気づいていないかのように振る舞う．麻痺肢を不自然な状態において平然としていたり，麻痺肢を挙げるように言われても健側肢を挙げて平然としていたりする．麻痺側を動かすようにさらに促すと，「はい」とか「動いています」とか答え，真剣に検査者の依頼に応えようとする気配がない．

　片麻痺否認：たんに片麻痺に気づかないのでなく，積極的にそれを否認するような態度が見られる場合をいう．つまり，「麻痺はありません」とはっきり言う場合である．麻痺肢を実際に見せても「動きます．動かせます」と主張する．

　半身幻覚：半身喪失感，半身変容感，半身異物感，余剰幻肢，半身運動幻覚をここにあげておく．半身喪失感は自発的または問いかけに応じて現れるもので，筆者はかつて，「あれ，私の右半身がどこかへいっちゃった，と思って慌てて探すことがある」と話す若い女性に会ったことがある．彼女には右半身麻痺があり，発症後まだまもない時期にあった．半身変容感とは，自己の半身が膨張して感じられたり，縮小して感じられたりするものであるという．半身異物感は，麻痺側が別物に変質したように感じることである．たとえば「（左腕が）まるでオガクズが詰まっているよう」などと言う．余剰幻肢とは，麻痺肢のほかにもう一本腕があると感じることである．患者は，麻痺側の肩からもう一本腕が下がっている，などと言う．半身運動幻覚とは，麻痺側を動かすように命じると「動いています」と答えることがあるのを指す．しかしそれが本当に幻覚なのか，それとも妄想なのかは決めがたいとされる（山鳥，1985）．

　半身パラフレニー：片麻痺無認知に何らかの"生産的"表現が加わることをいう．麻痺肢に対する非所属感，他人帰属化，擬人化，憎悪などがある．非所属感は麻痺肢が自分のものであると認めないもの，他人帰属化はそれが他の人物に所属していると主張するものである．麻痺肢の擬人化は麻痺肢を○○チャンなどとよんで第三者のように扱うことをいう．実在の他の人物に擬せられることもある．片麻痺憎悪 misoplegia は，麻痺肢をはげしく叩いたり，憎しみの

言葉を浴びせるなどの憎悪を表すものである．

　これら片麻痺に対する病態失認の出現は圧倒的に右半球損傷に多いとされている．しかし左半球損傷の場合は失語のために言語表出が制限されるので，出現頻度の左右差がほんとうにあるかどうかはわからない．
　片麻痺に対する病態失認の発生のメカニズムについては諸説がある（Adair et al, 2003）．しばしば登場するのは，それを心理的防衛の現れとみる仮説である．しかし種々の観点から，この仮説の脆さが指摘されている．全般的精神機能低下説も同様に脆い．また，この病態失認に半側無視を伴う割合が高いのは事実であるが，しかしこの2つが同義でないことは，すでにいくつかの研究によって立証されている．
　では，フィード・フォワード仮説はどうか．この仮説では，ひとがその欠陥を発見するためには，脳内でまず何らかの意図発生装置が発動し，それが同時に予定の運動を見守る比較器装置を発動させるのでなければならないと想定している．運動覚信号が期待に一致していれば，比較器はエラーを発見しない．しかし麻痺肢の運動欠損のためにミスマッチ信号が送られないとすれば，意図発生装置が比較器を発動させることはなくなり，それゆえに欠陥への気づきも起こらない，ということが起こり得る．そこでHeilman（1991）は，この意図運動装置における情報処理の不具合が片麻痺に対する病態失認を発生させるのではないかと考えている（Adair et al, 2003 による）．
　病識回復過程における患者の主観的体験をしらべたChatterjee（1996）の報告は，この仮説を支持するものと見なされている．彼らは発症後2週間以内の脳卒中患者3名にインタビューを行ない，病気や障害についての内観の様子を尋ねた．3名はいずれも，発症当初は，わが身に何が起こったのかを理解しなかったという．1番目の患者が自分に麻痺があることを認識したのは，わけがわからないまま連れていかれたリハビリテーションの場で，あれをせよ，これをせよと言われ，しかし全く動きを起こせないとわかったときあたりからだという．2番目の患者も，スタッフに左手を動かすように言われてそれができないとわかったときに麻痺に気づきはじめた．しかしその前日に，自分でベッドカバーを引き上げようとして，（左手が）掴むことも引っ張ることもできないとわかったときにもその認識はあった．3番目の患者は鼻を掻こうとしてそれができなかったときに，またカップを持ち上げようとしてそれができなかったときに，左手の麻痺に気づいたという．すなわち他者によってであれ，自分自身によってであれ，運動の促しがあったことが，麻痺の存在を意識するきっかけとなっている．このような結果を得てChatterjeeは，麻痺は，自動的に知覚されるというよりは，"発見されねばならない"ものだと述べている．また欠陥の自覚は，段階を追って少しずつ育つものだと考えている．

11・3　身体意識の評価

　身体意識の評価は，通常の臨床では比較的簡単に済まされている．身体部位の呼称を求める・指示させる，手指の呼称を求める・指示させる，患者および検査者の身体について左右を尋ねる，などがルティーンの検査として行われ，ほかには観察と面談によって，半身無視や病態失認，あるいはパラフレニーの存在を探る程度であろう．

　しかし場合によっては精査を要する場合があろうから，参考情報を以下に提供しておく．

11・3・1　自己身体部位認知の評価

　これには指示課題，確認課題，構成課題，陳述課題が使われる．

・指示課題

　この課題は，自己身体部位失認が発見されたそもそもの課題としての意味をもっている．SemenzaとGoodglass（1985）は，脳損傷者における身体部分の局在化を取り上げた彼らの研究において，身体部位18箇所を検査対象に選び（鼻・膝・胸・目・肩・耳・腰・手首・足指・頸・肘・髪・大腿・顎・足首・頬・母指・口唇），そのそれぞれに以下の9つの検査条件を適用して反応をしらべた．

- A．口頭命令に応じて，患者は自分の身体部分を指さす
- B．口頭命令に応じて，患者はフルサイズの人体図の上の身体部分を指さす
- C．口頭命令に応じて，患者は個々に描かれた部分身体図を選択肢の中から選んで指さす（選択肢は正解，隣接部分，意味関連部分，無関係部分の4つ．例：もし"膝"が正解なら，他の3つは下腿，肘，鼻）
- D．検査者が単一身体部分図を見せ，患者は自己身体上でそれに相当する部分を指さす
- E．検査者が単一身体部分図を見せ，患者はフルサイズの人体図上でそれに相当する部分を指さす
- F．検査者が閉眼している患者の身体部分に触れ，患者は開眼後にフルサイズの人体図上でそれに相当する部分を指さす
- G．刺激方式はFに同じ．患者は開眼後に単一部分身体図を選択肢の中から選んで指さす
- H．検査者がフルサイズの人体図上の一点を指さし，患者は自己身体上で該当部分を指さす
- I．検査者は患者の横にならんで座り，自分の身体上の一点を指さす．患者は自己身体上で該当部分を指さす

　反応を検討するにあたっては，刺激様式（言語刺激と非言語刺激）による違いがあるか，応答手段（自己身体，他者身体，フルサイズの身体図，部分身体図など）による違いがあるかを見なければならない．言語命令に対してのみ誤反応が起こる場合は，失語あるいはカテゴリー特異性失語が原因になっている可能性がある．

誤反応の質について，Semenza らは以下の3つを区別している（括弧内は後に言い替えた名称）．

近接（空間性）エラー：刺激と同体肢の中で起こるもの．顔～頭刺激に対しては顔～頭の範囲内で起こるもの．
機能的（概念的）エラー：関節に対する別の関節，眼―耳―鼻間のおき替えその他，概念的混同によると判断されるエラー．
無作為エラー：上記2種以外．

上記の検査方式は研究目的で作られているという事情があって，検査条件がたくさん設定されている．フルサイズの身体図を使っているのも条件を一定に保つためであろう．通常臨床なら"別の誰か"を使っているところである．応答形式の中にフルサイズの身体図と部分身体図の両方があるわけは，"全体―部分"判断の誤りが含まれているかを点検するためであろう．Denes (1989) は，たいていのテストバッテリーに取り込まれている典型的課題は，言語命令を使う課題として上記の A, B, C，非言語的命令を使う課題として上記の D であり，それに「検査者が患者の身体部分に触れ，患者は該当部分を検査者の身体上もしくは図の上で指さす」が加わる程度であるという．

・確認課題
　検査者が患者の身体の一箇所に触れて"ここは耳ですか？　Am I touching the ear?"のように尋ねることをいう．これまでに発表された自己身体部位失認の患者たちはこの課題を難なく実行している．つまり，身体部位の認知は影響を受けておらず，影響を受けているのは指さしその他，出力のコード変換である，ということを確認するための課題である．

・構成課題
　切片または部品から二次元または三次元の人形を組み立てさせる課題である．通常の自己身体部位失認の患者は，この課題を正しく実行できない．ただし，一般的な構成失行（構成障害）があるかを検討しておく必要がある．

・陳述課題
　身体部分に関する知識が意味システムの中に貯えられているかをみるための課題である．構造面を尋ねる質問と機能面を尋ねる質問の2種がある．いずれの場合も，Yes/No で答えられる質問か，自由叙述を求める質問のどちらかで答える．
　構造的質問の例：手首は前腕のつづきにありますか？　口は鼻の上にありますか，それとも下にありますか？
　機能的質問の例：口は食べるためのものですか？　口は何のためにありますか？

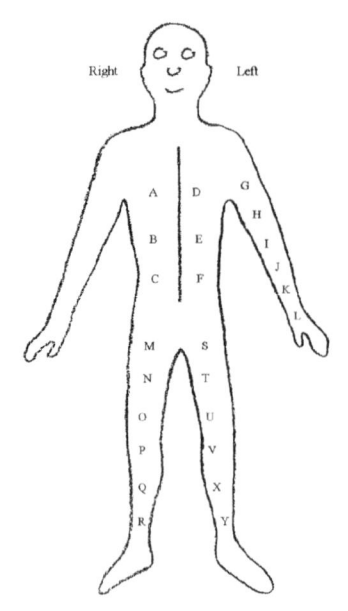

図 11-3 the Fluff Test のステッカー貼付位置（右半球損傷の場合）

アルファベット文字は位置を表す記号．（Cocchini et al, 2001）

11・3・2 半身無視の評価

　半身無視の評価は，とくに決まった様式を使わず，観察所見や対話内容から評価者が判断を下すというかたちで行なわれるのが普通である．しかし一部に，これを数値化した試みがある．
　Beschin と Robertson（1997）が開発した"the Comb and Razor/Compact Test（クシとカミソリ/コンパクトのテスト）"は顔領域だけを対象としている．検査課題は，髪梳き課題と髭剃り/コンパクト課題の2種から成る．検査用品は，クシ（男性・女性とも），カミソリ（男性用），パウダーコンパクト（女性用）の3つである．検査者は患者の対面に座り，クシを差し出して，「これで髪を梳いてほしいのです．私がヤメ！　と言うまで続けてください．いいですか．はじめ！」と言う．患者がクシを手にとった瞬間にストップウォッチを押し，30秒後にヤメ！の合図をするまでの間に，患者が左側を梳いた回数と右側を梳いた回数（＝ストローク数）を数える．同じ要領で男性にはカミソリ課題を，女性にはコンパクト課題（パフでパウダーをはたく）を行なう．結果を以下の数値に換える．

$$\%\,(左) = \frac{左のストローク数}{(左ストローク＋右ストローク＋あいまいストローク)\,数}$$

　なお，櫛課題とカミソリ/コンパクト課題の成績は両者の相関が十分高いことがわかっているので，次の合成値を用いる．

$$\frac{クシ\%\,(左)＋カミソリ\%\,(左)}{2}$$

一方，Cocchini ら（2001）の"the Fluff Test"は，全身を対象とする半身無視テストである．あらかじめ患者の衣服前面に（応答肢をのぞく），一定の間隔で，直径 2 cm の白くて丸い厚紙ステッカーを貼り付けておき（**図 11-3**），これを患者に剝がさせる．ステッカーは片面がベルクロ面になっており，全部で 24 個ある．これを応答肢以外の腕，体幹の右側と左側，左右下肢に貼り付ける．ステッカー貼り付けの間，および応答中は患者は閉眼させる．したがってこれは身体表象のテストである．成績は右半身，左半身それぞれについての応答率で表される．厳密な正常値はわかっていないが，Cocchini らが使った対照群の成績は，右手使用時が左半身 95.30％，右半身 97.94％，左手使用時が左半身 97.98％，右半身 99.39％であった．本テストの成績と the Comb and Razor/Compact Test の成績との関連は低いことがわかっている．

11・3・3 片麻痺病態失認の評価

これも通常は自由な問診形式で診断される．しかしある研究者たちは決まった（＝構造化された）質問書式を用いている．

表 11-1 は Cutting（1978）の『病態失認質問紙』である．片麻痺病態失認の有無と範囲を探るためのものだとされる．Berti ら（1996）の質問紙は，"片麻痺上肢の運動の障害に対する病態失認"，"片麻痺下肢の運動の障害に対する病態失認"，"無視性失読に対する病態失認"，"描画における無視に関する病態失認"をそれぞれ別個に検出するように，それぞれ詳しい課題が設定されている．このように別仕立てになっているわけは，病態失認が障害特異的な現れかたをする，という理由による．

これら 2 つは，やはり研究用とみるべきであろう．

Halligan ら（1995）は患者 GH の病態失認を研究するにあたって，最初に Cutting（1978）の質問紙を使い，それによって半身パラフレニーの存在に気づいた後に患者へのインタビューを実施した．そして頻繁に行なわれたインタビューを通して，その患者の半身パラフレニーがどのように起こり，どのように消えていったのかを明らかにしている．以下の質問は，そのインタビューの中で検査者が発していた質問からの抜粋である．

「卒中になった後，あなたの身に振りかかった問題を話してください」
「身体上の問題はありましたか」
「なぜそう思ったのですか」
「それはいつ起こったのですか」
「左腕を上へ挙げてみてください」
「あなたの左腕には何かの動きがありますか」
「それはどのように起こったのですか」
「あなた自身のことをもう少しお話しください」
「左脚をどうなさったのですか」
「左腕のことを話してください」

表 11-1 病態失認質問紙 (Cutting, 1978)

病態失認			病態失認的現象	
一般的質問	一般的質問で否認が起きた場合の手続き		現象	質問
1) あなたはなぜここにいるのですか？	（腕を取って）	6) これは何ですか？	疾病無関心	10) この腕は何か厄介ではありませんか？　どのくらいの面倒を起こしていますか？　何のせいでこうなったのでしょう？
2) どこか具合がわるいのですか？		7) 高く挙げられますか？	非所属感	11) この腕が自分のものでない感じがしますか？　誰か別の人のものだという気持ちがしますか？
3) 腕か脚に具合のわるいことがあるのですか？		8) この腕には明らかに問題がありますよね？	異物感	12) この腕をなにか奇妙なもののように感じますか？
4) 力が入らないとか，麻痺があるとか，しびれているとかがあるのですか？	（両腕を高く挙げるように頼んで）	9) 2つの腕の高さが違っているのがわかりますか？	憎悪	13) この腕が嫌いですか？　この腕を憎んでいますか？　この腕に何か強い感情をもっていますか？
5) どんな感じがするのですか？			擬人化	14) この腕に何か名前をつけていますか？
			運動幻覚	15) 自分では動かしたつもりがないのに，この腕が勝手に動くように感じることがありますか？
			過大評価	16) もう一方の腕はどんなですか？
			余剰幻肢	17) 本当の腕のほかにもう一本，見たことのない腕が脇についていると感じることがありますか？

※質問番号は筆者が書き入れた

「では，左脚は？」
「その気持ちをもっと詳しく話してもらえますか」
「それ（腕）はどこへ行くのですか」
「あなたの視界はどんなですか」
「あなたはご自分の左腕が見えますか」
「そのことについて，最初はどんな問題があったのですか」

「もしそれがあなたの右手だとすると，ではこれは何なのでしょう」
「どうしてそれがわかるのですか」
「いまはどのように考えていますか」
「ほかにまだ，私に話したいことはありませんか」

　Halligan らと患者 GH との間で交わされた対話記録を見ると，構造化された質問紙だけでは決して明らかにすることのできない患者の心理と洞察の過程が明らかである．ただしこのようなインタビューが可能になるのは，あるレベル以上の表現力をそなえた患者に限られるであろう．

11・3・4　重症度分類

・半身無視の重症度分類：
　Bisiach ら（1986）は右半球損傷の患者を対象としたある研究の中で，半身無視や片麻痺病態失認についての重症度分類とスコア化を行なっている．

　患者はベッド上に，左上肢を体側に置いて横たわる（背臥位）．検査者は患者の右手をはっきりと指さして，「この手で，もう一方の手に触ってください」と言う．

　　0—患者は直ちに標的に触る
　　1—ためらいや手探りを伴いつつ標的に触る
　　2—手探りの中断が起こり，標的に達しない
　　3—標的に向かう運動が起こらない

・片麻痺に対する病態失認の重症度：
　上と同じく Bisiach ら（1986）が，研究上の必要から作り出したものである．上肢/下肢について以下のように判断する．

　　0—訴えについて一般的な質問をすると，患者のほうから自発的に自分の障害を報告する
　　1—左腕の力を質問された場合に限って，自分の障害を報告する
　　2—ルティーンの神経学的検査によって障害が明らかにされたときにはじめて，障害を認める
　　3—いかなる障害認知も得られない

・疾病否認スケール Denial of Illness Scale
　Starkstein ら（1993）が信頼性と妥当性を検討済みであるとして公表した診断スケールである．約1時間を要する標準的診断手続き（詳細不明）を実施したあとで，10項目それぞれの得点（0～2 または 0～1）を決め，総合点を出す．総合点は 0～16 の範囲にわたり，数値が高いほど否認度が高いことを示す．このスケールもやはり，研究あるいは統計用とみるべきであろう．

11・4　治療的対応

11・4・1　非半身性身体意識障害の場合

・自己身体部位失認，手指失認，左右見当識障害

　自己身体部位失認や手指失認について積極的な治療訓練を試みた報告は，これまでのところ見当たらない．自然に快方に向かう場合があるのと，生活上とくに深刻な問題を生まないところから，治療上の優先順序が低くなっているためと思われる．

　左右見当識障害についても事情は似ている．しかしこのほうが改善の必要はやや高いといえる．筆者の経験の範囲でいえば，事例 Y の場合は，素朴な反復学習を実施したところ，結果的に回復した（鎌倉，1971）（因果関係は未確認）．この場合の学習は，① 自分の身体の左右を覚える（"箸を持つほうが右，反対が左"の類），→② 外空間に並んでいる物体の左右を判別できる（はじめは右側の物を取るように言われると右手を，左側の物を取るように言われると左手を使っていたが，やがて常に右手を使うようになった），→③ 物体相互の左右の関係がわかる（"花瓶の右にラジオがある"），→④ 遠くに見えている他人の身体の左右がわかる（慣れるまでは，自分の身体を回転してその人と同じ姿勢・向きにしてみてから判断していた），→⑤ 図中の人物の身体の左右がわかる，の順序で起こった．ただし自然な流れとしてこうなったということであり，それ以上のものではない．

・幻肢および幻肢痛への対応

　幻肢痛を軽減する目的でフィードバック下の**感覚訓練**を試みたものとして，Flor ら（2001）の報告がある．対象は上肢切断後の幻肢痛があった患者である．訓練内容は，断端にとりつけた電極 8 個に無痛性の電気刺激を与え，その周波数と位置の弁別をさせるというものであった．5 名の患者に対してこの訓練を 1 日 90 分，計 10 日間実施した．対照のため，他の 5 名には投薬等の通常処置だけを行なった．その結果，感覚訓練を行なったグループでは，刺激の弁別力が増しただけでなく，幻肢痛の有意な減退が見られたという．

　Ramachandran ら（1996）は "ヴァーチャル・リアリティ・ボックス" という独特の装置を用い，その場合の幻肢への効果を検討している．このボックスは両腕を差し込める作りになっており，左右を仕切る中央の壁は鏡になっている．それゆえ左の幻肢と右の健常肢を同時に "差し込んだ" 場合，鏡に映った右腕の鏡像がちょうど左の幻肢に重なることになる．両腕の左右対称運動を "起こした" 場合，患者にとって，鏡に映った右腕の鏡像はあたかも左腕の動きであるかのように見える．Ramachandran らの実験対象となった患者のひとり DS は，上腕神経叢裂離後に上腕切断を受け，その後 9 年間，頑固な幻肢と幻肢痛に悩まされた患者である．その幻肢は通常の長さを保ち，切断直前のかたちを保ったまま固まって肩から下がっていた．初めてヴァーチャル・リアリティ・ボックスに対面し，閉眼のまま "両腕" を差し入れて左右を同時に動かそうとしたときも，幻肢の手（左）は "凍った" ままであった．しかし眼をひらい

て鏡の中を覗きこみ，同じことを試みると，こんどはその左手が生き返り，意のままに動くのが"見えた"．数秒後，患者は「どうしたことだ！　まるで神経が通じたみたいだ．この数年間，日に何度も幻肢を動かそうとして決して動くことはなかったのに」と叫んだという．ボックスを取り除くと元の状態が再現された．もう一度ボックスを使ったが，こんどは幻肢の動きは起こらなかった．患者はボックスを家に持ち帰り，日に15分の練習を数週間続けた．鏡の効果は再現し，鏡がない場合の幻肢の麻痺はあいかわらずだった．しかし3週間後に患者がRamachandranらに電話をかけてきて，著しい変化があったことを告げた．幻肢の腕が完全に消えたというのである．今では指だけが残って肩先についていた．"肘"の消滅とともに幻肢痛も消えた．6か月後，その効果が恒久的であることが確認されたという．

なぜこのような変化が起きたのか．頭頂葉にある運動のモニター機構は視覚や固有覚のフィードバックを得てそのモニター機能を発揮すると考えられるが，切断によりフィードバックが得られなくなったため，その機能がブロックされていたと考えられる．鏡からの視覚的フィードバックがブロック状態を解消させたが，しかしやがて視覚的フィードバックと固有覚フィードバックの矛盾が明らかになったため，視覚フィードバックが進入停止を受けるに至った（gated）．そこで幻肢も消滅した．これが，私が理解するかぎりのRamachandranらの見解である．

11・4・2　半身性身体意識障害の場合

・前庭刺激の一時的効果

片麻痺否認や半身パラフレニーについては，前庭刺激が一過性の効果をもたらすとする報告がいくつかある．これには病巣と反対側の耳に冷水刺激を与える（注入する）という方法が用いられる．

Bisiachら（1991）の患者は84歳の女性であったが，右大脳半球に広範囲病巣があり，左片麻痺，左感覚麻痺，自己中心空間の左側無視とともに完全な病態失認を示していた．要求されれば麻痺肢を見たり触ったりできるにもかかわらず，片麻痺を否認し，さらには麻痺肢が誰のものかと聞かれると，自分のものでなく自分の母親のものだと主張した．"ではあなたの左腕はどこ？"と聞かれると，あいまいな仕草をして，「どこかそのへんに」と答えた．前庭刺激実施直前までそうであった．しかし前庭刺激を与えられると直ちに，「（私の左腕は）ここです」と言った．検査者が患者の左腕を持ちあげて"この腕はあなたのもの？"と尋ねると，「なぜ？（もちろん）そうですよ」と答え，続けて"あなたのお母さんの腕はどこに？"と尋ねられると，ためらって「そこいらでしょ」と言った．さらに促すと「わかりません．たぶん，ここ．シーツの下に」と答えた．2時間後，検査者は再び患者の左腕を指さして"これは誰の腕ですか？"と尋ねた．「私の母のです」と患者は答えた．

Rodeら（1992）の報告もこれによく似ている．患者は68歳の女性で右半球に広範囲梗塞巣があり，左片麻痺，左感覚麻痺，左同名半盲，視空間の左側無視，左半身無視のほか，強固な

片麻痺否認があって，自分は歩けると主張した．また彼女の左腕は検査者のものだと主張した．こうした状況が6か月続いていた．20℃の冷水60 ccを1分間注入することにより，これらの症状は一過性に軽減された．すなわち，運動麻痺は軽くなり，半身パラフレニーは消え，外空間無視も半身無視も疾病否認も軽減化した．

したがってこれらの研究結果は，恒久的な治療のためというよりは，問題の質を考えるための有用情報を提供している，と考えられる．

・全身活動の適用

能登ら（1998）は1〜2年以上にわたって身体パラフレニア（この場合は半身パラフレニーに同じ）が持続した2例に治療的アプローチを試みた結果を報告している．症例1には麻痺肢の擬人化と片麻痺憎悪があり，症例2には麻痺肢の他人帰属化と非所属感があり，いずれも右大脳半球の広範囲に及ぶ病巣があった．両例とも傾眠状態になることが多かったため，覚醒レベルをあげることがよい効果を生むかもしれないと考え，全身の筋活動を伴う運動を多く取り入れた作業療法を実施した．立位訓練，キャッチボール，風船バレーなどがそれである．その結果身体パラフレニアの内容が変化し，やがて消失したという．身体パラフレニア消失までの期間は，症例1の場合に訓練開始後3か月，症例2の場合に4か月であった．訓練期間を通じて，覚醒レベルの動揺と身体パラフレニアの出現が平行するのが見られたという．

・病態失認の心理的側面

実は片麻痺病態失認の話ではないのだが，病態失認およびアウェアネス障害全般についてPrigatano（2003）が論じた中から少々を引用しておく．

右頭頂葉損傷のために行為の組織化，視空間性企画，論理的思考に明らかな障害を示しているある患者がいた．大学教授であるその患者はどうしても仕事に戻ると言って聞かなかった．彼はとくに防衛的というのではなかった．自分の指導能力に何かの変化が起きているかもしれないとは思ったが，それが実際の教授活動を妨げるほどであるとは思わなかったのである．そこで，経験ある作業療法士を授業現場に派遣し，そこでもし明らかに不都合な事態が見てとれたら，すなわち重要情報の伝達のもれや散漫ないしは不明瞭な情報提供，あるいは話の複雑さを把握しないままの授業展開などが見られたら，職場復帰はしばらくの間見合わせようとの相談がととのった．それは実際に実行された．そして事実に基づいた作業療法士の指摘を受けて，患者は少しずつ自分の教授力の十分でないことを自覚するようになった．そのため6か月の職場復帰中止に同意するようになった．

このようなエピソードは，現場にいるリハビリテーション関係者がしばしば経験するものであろう．患者が状況を理解するのは，実経験の積み重ねをおいてほかにない，ということをこれらのエピソードは教えてくれる．

しかしながら，どのような説明も，事実のつきつけも，効を奏さないケースというのがある．このような場合についてPrigatanoは，セラピストと患者の間に"抗争のない信頼関係"を築

くことが第一だと述べている．患者は理解しないかもしれないが，セラピストが自分の側に立ってくれているとわかれば素直に従うようになるから，というのがその理由である．これはいわば経験則である．脳損傷者のアウェアネスの問題に長らく取り組んできたPrigatanoの発言だけに，ずしりとした重みがある．

11・5　作業療法士の役割

　もしも患者に身体意識の障害が疑われたら，その質を正確に見極めることが最初のしごとである．そしてもしもそれが生活の妨げになっているなら，障害を軽減するためのプログラムを考えて実行してみるのがよい．先例が少ないため，創意工夫の余地が多く残されている．冷水を外耳に入れるような刺激は医師以外の職種には許されないであろうが，その他の方法で前庭刺激を与えることなら，作業療法の得意領域である．能登ら（1998）のように，作業活動適用の効果をしらべることも将来性あるテーマであろう．

　片麻痺否認や半身パラフレニーのように心理的要因の関与が考えられる領域もまた，診断と治療について開発の余地がおおいに残されている．ルティーンの評価法だけに頼らず，患者の内観を取り上げ，そこにかかわっていくことや，現実認識を促すさまざまな行動場面を作り出していくことも，作業療法士に課せられた役割である．

12 運動/動作の高次障害

- 12・1 失行症の"発見" ──── 312
- 12・2 運動/動作障害のいろいろ ──── 317
  - 12・2・1 古典的失行 ──── 317
  - 12・2・2 古典的失行批判 ──── 320
  - 12・2・3 現代失行分類論 ──── 325
  - 12・2・4 失行症以外の高次運動障害 ──── 327
  - 12・2・5 失行患者のアウェアネス ──── 330
- 12・3 運動/動作の高次障害の評価 ──── 330
  - 12・3・1 留意すべきこと ──── 330
  - 12・3・2 行動評価 ──── 331
  - 12・3・3 検査 ──── 332
  - 12・3・4 アウェアネスの評価 ──── 341
- 12・4 治療的訓練 ──── 341
  - 12・4・1 症状経過 ──── 341
  - 12・4・2 治療的訓練の効果の検討 ──── 342
  - 12・4・3 指示様式の違いによる効果の検討 ──── 346
  - 12・4・4 失行症治療の事例研究と事例報告 ──── 347
  - 12・4・5 失行症以外の高次運動障害への対応（事例報告） ──── 352
- 12・5 作業療法士の役割 ──── 357

12 運動/動作の高次障害

　ここで扱うのは運動/動作の高次障害である．運動とは主として関節運動のこと，動作とはある目的をもって行なわれる複合運動のこと，とここでは仮に定義しておく．具体的には，動作の障害というべき失行症と，これよりは運動的要素がより強い高次運動障害とを取り上げる．とはいえ，運動と動作の間にそれほど厳密な境界があるわけではない．実際にはかなり融通をきかせた使われかたがされているので，ここでも比較的ゆるやかな概念としておきたい．

　失行症は脳損傷によって引きおこされる動作の障害としてふるくから知られている．これを"発見"したのはドイツの精神医学者 Liepmann だとされるが，しかし 1900 年に彼の論文が発表されたとき以来，失行症とは何かをめぐって，またその分類をめぐって，実にさまざまな議論が交わされてきた．その論争は今なお決着を見ていない．

　そして不幸なことにというべきか，今日の私たちもまた，その論争から無縁であることはできない．なぜなら患者の障害を読み解くためには何らかの視点が必要であり，その視点をつくりあげるには，先人の知恵を借りなければならないからである．

　さまざまな高次脳機能障害の中で，失行症ほど研究者間の見解の相違が際立つ領域はないであろう．私としては，論争の歴史をある程度わきまえつつ，暫定的ではあるにせよ，今日の臨床家としての立場を何とか探り当てる役割をはたしたいと思う．

　なお，しばしば失行症の一種として論ぜられる構成失行と着衣失行は本章では扱わない．どちらも他の高次性障害の二次的結果である場合が多いので，まずは一次的原因を探ることが問題解決への道であると思う．構成失行についてはすでに 10 章で触れた．

　「高次運動障害」としてまとめられる一群は，生起する運動と意思の間に何らかの不調和が生じることを特徴としている．多くは前頭葉損傷に起因するためどの章で扱うべきか迷ったが，損なわれるのが行為というより運動/動作であるため，本章で扱うことにした．

12・1　失行症の"発見"

　運動/動作の高次障害の代表というべき失行症から話を始める．

　失行症研究の歴史は 20 世紀初頭の，ベルリン市立ダルドルフ癲狂院（精神病院）の一医師 Liepmann の一例報告に始まるとされる（秋元，2002）．Liepmann はこの 1 例によって当時の定説を打ち破り，失行は失語や失認とは別個の独立した症状であることを明らかにした．この記念すべき一例がどういうものであったかを知ることは，失行症とは何かを知るうえで重要である．

　もちろんあとから述べるように，失行にはいろいろな種類があるので，この 1 例が失行の障

害像の全てを表すわけではない．また典型的なタイプだというわけでもない．しかし1900年の彼の論文に描かれた患者Tの病像は，運動はできるにもかかわらず（すなわち運動の麻痺はないにもかかわらず），また目的を理解しているにもかかわらず，目的的動作に成功しないという失行症の本質をよく示している．かつて若き日の秋元は，その著書『失行症』（初版1935/復刻版1976）において，この1例を見いだしたLiepmannの慧眼を，かの万有引力の発見に喩えたほどであった（復刻版，p.10）．さいわいLiepmann（1900）の論文は遠藤ら（2002）によって日本語に全訳されているので，今日の私たちもその全貌を知ることができる．

・Liepmann（1900）の患者

　患者Tはある官庁の帝国参事官で41歳，右利きであった．1899年夏以来めまいと失神発作があったが，同年12月2日に倒れ，数日間は支えがなければ起立も歩行もできなかった．意思の疎通ができず，「狂暴に」なることもあった．最初の入院先である内科病院が下した診断は「卒中，混合性失語症，痴呆」である．1月30日，泣きながら廊下をうろついており，夕方になって逃げ出し，夜に路上で発見された．翌日妻の求めで退院．2月10日にダルドルフ癲狂院に入院した．

　診察を始めたLiepmannはまもなく，この患者が相手の要求や対象物を理解したり，認識したりできないように振る舞うのは，右上肢および右下肢を使う場合のみであることに気づいた．強制的に左上肢を使わせてみると，その対応は全く正しいことがわかった．

> 　2月17日に私はこの患者を初めて診た．彼の前の指定された品物を指示するように，また手の一定の運動をするように彼に命じた．彼はほとんど全てを間違い，特に品物では全くでたらめであった．患者は理解ができず，言語聾であって，おそらく精神盲でもあろうというのが最初の見当であった．だが患者の全く奇妙で込み入った運動は，患者が右上肢のみを使うときに，その右上肢に認められた．そこで，言語を聴覚的に印象づける場合であれ，具象物を視覚的に印象づける場合であれ，その了解障害によって誤反応が現われるのかどうか，それともむしろ運動を間違って遂行するために誤反応となるのかどうか，という疑問が起こった．起立するとか，窓辺に行くといった全身を使うべき命令を患者が速やかに行うので，言語理解障害は考えにくい．そこで私は患者の右腕を縛り，強制的に左腕を使わせた．すると病像は一変した．患者は自分の前に置かれた5枚のカードから，要求されたカードをその都度左手で直ちに探し出した．同じ試みを今一度右手で行なうと，圧倒的に誤反応を示した．同じ関係が下肢でも見られ，私の足の運動を患者は彼の左脚でまねることはできたが，右脚では全く模倣できなかった．したがって彼は言語聾でも精神盲でもないことが明らかになった—Liepmann，1900/遠藤他訳，2002，p.20

　これによりLiepmannは，この患者に現れている運動の障害が言語理解や認知という受容機能の障害の二次的な結果ではなく，行為そのものの運動的側面が侵されているためだと確信する．すなわちこれは，"狭義の"失行症である．

この狭義の失行症は，失行症という用語がもつ本来の意味に最も厳密に従っている．失行症では身体部位を動かしうるのに行為ができない，すなわち動かしうる身体部位を目的に応じて動かせないのが失行症である．―同，p. 21.

<u>口頭命令による運動の生起</u>の検査が行なわれた．口部顔面についても命令に応じた運動ができないがこれは両側性であること，起居動作の命令には即座に応じられること，右手は動作命令に正しく対応しないが，左手なら正確に応じられることがあらためて確認された．

　舌を出すように彼に命ずると，彼は頭を後方にひっぱり，眼を見開き，下顎をぱくぱくと動かす．同じことを彼に促すと，命令に従う代わりに，他の身体部位の運動が増す．ここでこの患者の失行が一側性であることは，頭部ではあてはまらないことに気づく．概括すると，頭部全体としての運動や舌や顔面筋の運動における失行症は両側性である．
　（中略）さて，座るようにとの命令を1回繰返すだけで，彼はそれに従った．
　「参事官殿，あなたの鼻を指差して下さい」と言うと，改めて直立不動の姿勢をとり，お辞儀を繰返した．右指の外転運動や内転運動はできるが，右手の挙上はできない．
　今度は彼の右手を縛って，命令を繰返すと，彼の左人差指は直ちに鼻に届くが，同時に縛られている右手に激しい落ち着きのない共同運動が現われた．「だがさて今度は右手で同じことができるでしょうか」と言ってやらすと，同じ動きが始まり，ある時はこっちの筋，またある時はあっちの筋を動かそうとして途方にくれ，一度も成功しなかった（中略）．他の身体部位指示命令にも，彼は成功しなかった（中略）．
　「右手で握りこぶしをつくって下さい」と言っても，彼はそれができず，体幹や腕の異常運動が起こった．「左手でして下さい」と言うと，即座にできた．同様に威嚇運動や揶揄運動をほとんどできないが，左手でなら即座にできた．（中略）「帽子をかぶって下さい」と言うと，今回はそれを右手で正しく行うが，「右手で脱いで下さい」と言うと，まったく困惑した―同，pp. 22-23.

<u>視覚的に教示された運動</u>についても結果は同じであった．

　口頭命令に代わって今度は運動を彼にして見せ，彼にそれをまねさせた．顔面ではして見せられた運動を彼は両側でまねることができず，私が舌を出してみせても彼は舌を出せない．私が患者に対面し，両腕の様々な運動を行なってみせると，患者は左腕で全部を正しく真似るが，右腕はまったく別の運動をするかまったく運動をしないかである．同様に握りこぶしや威嚇運動や「再帰的」運動を右でほとんどまねることができない．（中略）さて脚でもまったく事情は同じで，左脚はうまくまねるが，右脚はまったく間違えてしまうかまったくできないかである―同，pp. 23-24.

<u>選択反応</u>についても，右手はなかなか正反応に達しなかった．のちに状態が少し快方に向かったが，選択肢が増えるとまた失敗した．左手の反応はほぼ正しかったが，放心したり疲れたりしていると，ごく稀に失敗した．また左手の位置や動きが右手の正しい位置や動きを導く

場合があることが見てとれた.

　2月20日.彼の前に5つの物品,鉛筆,トランプのダイヤのキング,葉巻タバコ,時計,鍵束を置いた.
　右手での検査.「鍵束を指差してください」という命令では,鍵束という命令を言い終わる前に,患者は彼の前にある葉巻を持ち上げる.とにかく待っていて軽率に振舞わないようにと告げると,彼は「ああそう」と言ってうなづく.また「鍵束を指差してください」と言うと,彼は再び葉巻をとる.「鍵束ですよ」と言うと,あらためて葉巻を置いて鍵束を上に揚げ,それを葉巻の右側に置く.
　「トランプのダイヤのキングを私にください」.彼は鍵束をくれる.同じことを言うと葉巻を出し,また同じ命令でやっとそれを渡してくれる.
　この種の検査で頻繁に繰り返される次のような反応はきわめて注目すべきものである.彼が葉巻を指示すべきなのに,それに代わってまず鍵束を,ついで時計を示し,そして右手になお時計をもっている一方,左手で葉巻を渡した.右手が間違った対象物のそばを途方にくれて手探りしている一方,左手はしばしば要求された物品に達した.あとで状態が快方に向かうようになると,多くの品物から選択すべき場合に彼はしばしば失敗した.
　(中略)左手での選択にはほぼ成功したが,放心したり疲れたりしていると,ごく稀に失敗した.
　2月23日には右手は失敗するが,左手は間違いなく鍵束をとる.「右手でも同じ品物をとれますね」と言ったが,彼はそれに成功しなかった.その代わりに左人差し指がその物の上になお置かれていると,通常右手でうまく取れた.また右手がある品物を空しく探し求めている一方で,左手も使われ,左手がその品物のほうへ伸びたばかりで,まだ左手がその品物に到達していないのに,彼は右手でその品物を掴み,両手でそれを医者のほうへ押しやることもしばしばみられた.―同,pp.24-25.

右手および両手で,単純または比較的難しい操作をする場合の患者の振る舞いも興味深いものがあった.患者は右手でも,ある種の運動はうまく実行できていた.またある種の行為は,自発的には正しく行われるのに,命令されると失敗が増した.両手で2つのものを同時に扱うときの振る舞いはきわめて独特であった.それは,左手は正しく振る舞うが右手が不正の動きをするために,結果的に行為の混乱をもたらした.

　観察中いつも成功する一連の目的運動をまず想起しよう.下肢では患者の歩行に何の不規則性もなかった.
　同様に,右手も一連の単純な運動をうまくやる.右手でスプーンをうまく使い,どんぶりの中の食物を自分の口へ持っていく.咀嚼運動や嚥下運動は普通におこる.更に―きわめて重要な点であるが―右手でいつもボタンをはずしたり,かけたりできる.勿論はじめての命令でそれができることはほとんどなく,行動開始にいたるには非常な努力が必要であった.しかし指がやっとボタンの傍にくると,それから先の行動はかなり器用に行なわれた.このことは閉眼時ですら行なわれた.しばしば自発的にも起こる.(中略)火をつ

12・1　失行症の"発見"　　315

けるのを助けてやると，彼は葉巻たばこを喫うことができた．勿論それをときどき逆にして口にくわえるが，いったん正しく右手に持つと，一連の運動すなわち口に運び，煙を吸い込み，吐き出す等々は正しく行なわれた．手や指をピアノの正しい位置に置き，単純なメロディーを誤りはあるがメロディーがわかる程度にピアノで演奏することができた．彼はまた普通に握手もできる．（中略）しかし着衣や脱衣には介助を要した．ズボンをうまくはくが，ズボン吊りは両脚の間にくる．靴下をはかせると左手を使って靴下をきちんと右足にはくが，左足にはくのに失敗し（その際には右手が主導的である），とうとう右の手と腕を靴下の中に入りこませ，当惑した顔つきをして靴下を寝台にもどした．再びそれをとり，すでに靴下をはいている右足にはこうとするが，靴下に大きな穴をみつけ，羞恥の表情を表わした．

　櫛を手渡して髪をとくように患者に要求すると，まず命令に従わず直立不動の姿勢をとる．このとき左手で髪を梳るように命令すると，彼は何の苦もなくそれを行なう．「それを右手でしてください」と言うと，彼は正しく櫛を掴んで髪のほうへそれをもっていくが，櫛の背を頭に近づけ，空を斬るように後のほうへ2回動かして耳の上あたりにもってきて，最後にペン軸のように櫛を耳の後に差し，満足げに差したままにしている．多くのこの種の行為を折りにふれ自発的に正確に行うのに，命令するとしばしば失敗する．（中略）

　彼が両手を使うときの彼の振る舞いは極めて興味深いものであって，左手が正しく振舞っているのに，右手の間違った振る舞いが付け加わるために課題の遂行が妨害され，できなくなる．医者の上着にブラシをかけるように彼に命ずると，彼は左手でちゃんと上着の下端をつまみ，右手に正しくブラシを持つが，ブラシを自分の右耳の上方で律動的に動かした．水差しの水をコップに注がせると，水差しを左手に持ち，注ごうとするが，同時に右手に持ったコップを口に運んだ．他人がコップを持ってやり，彼が左手だけを使って注ぐようにすると，造作なく注ぐことができた―同，pp. 28-29．

　症例Tの詳しい状態を記した後に，Liepmannの記述は論考へと進んでいるが，ここでは病状紹介のみにとどめる．

　Liepmann（1900）の論文の歴史的意義を，秋元（2002）は次のように述べている．

　第1は，当時の定説を打ち破り，失行を理論においても臨床の実際においても失語，失認と対等の独立症状として位置づけたことである．第2に，右側失行の発現機序を，臨床および脳病理所見から追究して明らかにしたことである．すなわち，この症例の右側失行の責任病巣が左半球の下頭頂小葉縁上回の皮質下髄質にあったところから，縁上回の皮質下を通る皮質下神経路の破壊を原因に想定したのであった．第3は，今日いうところのリハビリテーション的工夫がなされていたことだと秋元はいう．これはLiepmannが患者の右手を縛って使えないようにして，左手を使う練習をさせたことをさしている．

　ともあれLiepmannはこの後，別の患者たちで左側失行を発見し，さらには他の研究者たちの症例を読んで論考を重ね，彼の失行論をつくりあげた（秋元2002，遠藤2002）．これについては次項で述べる．

12・2　運動/動作障害のいろいろ

12・2・1　古典的失行

　Liepmann は 1905 年の論文で，失行を「運動可能であるにもかかわらず，合目的的な運動が不可能な状態」と定義した（山鳥，1984）．1920 年の論文では，その合目的的運動とは「経験，範例，教育によって学習した運動」のことであり，運動全てを意味しているのではないとしている（同）．また 1913 年の論文では，失行を次の 3 つの亜型に分類している（同）．

 1）観念失行 Ideal apraxia；IA
 2）観念運動失行 Ideomotor apraxia；IMA
 3）肢節運動失行 Limb-kinetic apraxia；LKA

　今日，古典的失行とよばれる失行分類は，たいていの場合この 3 つを指している．
　この分類は，Liepmann がひとの脳の中に「運動企図イメージ」と「運動記憶（運動エングラム）」の座があると想定し，それらのどれかが破壊されるか，またはそれらの連絡が絶たれるかによって合目的的な運動が妨げられると考えたことに基づいている．つまり，運動企図イメージの損傷は観念失行の原因となり，運動企図イメージと運動記憶―運動執行器官との連絡の離断は観念運動失行の原因となる，と考えたのである（山鳥，1984；Heilman et al, 2003b）．肢節運動失行は，運動エングラムの損傷によって起こると考えられていた．また，大元になる運動企図イメージは，左半球内にあると想定していた．
　Liepmann が記述した 3 つの症状名はその後，臨床と研究の場に浸透し，あらゆる失行論の出発点となった．神経学的疾患にかかわっている人なら誰でも，上にあげた用語を臨床の場で耳にし，あるいは自ら使っているはずである．
　そこでまず，3 つの古典的失行とはどのようなものかをみてみることにする．

1）観念失行（IA）
　上に述べたように Liepmann は，観念失行とは運動企図イメージ Bewegungs Entwurf (ideational sketch) の障害によって生まれるものだと考えた．このイメージは時間空間的な性質をもっているので，これが壊れると，個々の肢節運動は正確にできても，複雑な運動はできなくなる．したがって，複数の物品を次々と使うような系列行為において最も障害が目立つことになる，と Liepmann は考えた（山鳥，1984）．
　観念失行の病巣は左頭頂後頭葉すなわち左角回を中心とする領域にあり，症状は左右両側に現れると考えられている（河村，1989b）．このことは，運動企図イメージの座が左半球にあることを，すなわち運動の高次支配は左半球優位性であることを語っている（Heilman et al, 2003b）（なお Heilman らはこの運動企図イメージを"運動の時間―空間―形態図 time-space-

form picture of the movement" または " "運動定式 movement formula" とよんでいる).

観念失行の特徴は,やや複雑な日常の動作を実行する際にも障害が起こることである.この点は,日常生活ではほとんど障害が目立たない観念運動失行と異なっている.口頭命令に従って物品を必要としない単純動作のパントマイムを行なうことには異常がなく,また複雑でなければ,検者の動作のまね（模倣）にも障害は認められない.数個の物品を必要とする,いくつかの動作からなる系列行為において障害が明らかになる(河村,1989b,p.108)（傍点筆者）.その障害とは,対象に対する誤った行為の実行,行為の順番の誤り,行為の省略などである.

河村（1989b）の症例1がこれに該当する.病状は次のようであった.

患者TTは65歳の男性で右利き.右手動作の拙劣と着衣困難をもって発症し,4年後に両手の道具使用の困難が生じ,食事やトイレにも介助を要するようになった.この時点で入院させ,検査を行なったところ,口頭命令によるパントマイム動作は,敬礼,さようなら,チョキのような物品を必要としない動作であれ,櫛,歯ブラシ,金槌使用のような（本来は）物品を必要とする動作であれ,正常に行なわれた.同じ動作を検者のまね（模倣）として行なう場合もほとんど誤りはなかった.しかし道具使用には明らかな異常が認められた.とっくりとおちょこを使って酒を飲む行為では,おちょこをとっくりのように使用しようとして,間違った対象に行為を行なおうとした.また,とっくりを取らないでおちょこを先に取るというような,行為の順番の誤りが見られた（原文のまま）.とっくりとおちょこを使って酒を飲む行為は最後まで正確にできなかった.またコップの水をストローで吸う行為では,ストローを使わずに口をコップに直接近づけて吸おうとするような行為の省略がみられた.うちわを使って扇ぐなど,比較的単純な行為にも異常がみられる場合があった.この場合,物品を見てその使用方法を説明することには異常が全く認められなかった.画像所見では両側頭頂葉後部外側に病変を認めたという.

2）観念運動失行（IMA）

Liepmannは観念運動失行を,「これから遂行しようとする運動についての時間空間的運動企図イメージ Bewegungs Entwurf と,個々の肢節運動についての運動記憶 kinetische Engramm（limb-kinetic memory）との間に解離が生じている状態」と定義した（山鳥,1984）.これに基づいて彼は,観念運動失行の本質を「ある状態ではできる運動が意思的,意図的にはできなくなること」とした.したがって症状の中核は"運動の取り違え"である.また,模倣によっても症状は改善しない（同）.

観念運動失行は,①左頭頂葉の縁上回,上頭頂小葉の皮質と皮質下白質の病変,または②脳梁病変によって生じる（河村,1989b）.症状は,①の場合は左右両側に,②の場合は左半身に現れる.これは,左半球後方に貯えられている"時間空間的運動企図イメージ"（Heilmanの"運動の時間-空間-形態図"または"運動定式"）と,それぞれの半球の中心溝前後領域に貯えられている運動エングラムの連絡が,①または②によって絶たれるためである.健常脳の運動遂行に関しては,左半球の優位性が想定されている.つまり右半球は,脳梁を介して左半球から

の運動指令を受け，運動を実行していると想定されている．このため，病巣が左半球内でなく脳梁（上記②）にある場合は，右半球のみが"企図イメージ"の影響を受けられないことになり，その支配下にある左半身のみに失行が生じることになる（Heilman et al, 2003b）.

観念運動失行の特徴は次のとおりである（河村，1989b）．すなわち，日常生活上の自発動作は正確に行なうことができる．しかし同じ行為でも検者の口頭命令に従って行なう場合や，検者の動作のまね（模倣）をさせる場合は，すなわちその行為をどうしても行なわなければならない場合はうまくできない．できない行為は常に失敗するわけではなく，ある場合は正確に行なうことができる．誤りの内容は，行為のとり違え（目的とは違った行為を行なうこと）のほか，行為の脱線（間違った肢で行為を行なうこと），無定形行為（目的が明らかでないあいまい行為），保続などである（同）．

河村（1989b）の症例2がこれに該当する．病状は次のようであった．

患者ACは78歳の女性で右利き．急激な歩行障害をもって発症した．左側の観念運動失行を認めたがその所見は以下のとおりである．口頭命令によるパントマイム動作は，左手に敬礼，さよなら，チョキなどの物品を必要としない単純動作のパントマイムを行なわせようとすると，拳をつくって左上肢を前に突き出した（無定形動作）．本来対象物品を必要とする動作を物品なしにパントマイムとして行なわせてみると，金槌では，左手をわずかに振るが正確ではなく，歯ブラシ，うちわでは先に見られたように左手で拳をつくり，それを前に突き出すのが見られた．検者の動作のまね（模倣）では，チョキは左手指をバラバラにさかんに動かすが最後までできなかった．金槌を使用する動作の模倣も正確ではなく，その後にノコギリをひく動作の模倣をさせると，金槌での誤り反応の保続が見られた．模倣動作は全体に，口頭によるパントマイム動作より異常が軽度であった．道具を実際に扱わせるときにはさらに症状が軽くなり，金槌，ノコギリでは無定形動作や保続が見られるが，歯ブラシ，うちわではほぼ正常であった．左下肢にも失行があり，口頭指示によりボールを蹴る動作を行なわせると，左下肢を挙上したまま動かさない，という状態が生じた．日常動作の脱衣における上下肢の動きの異常はなく，円滑であった．ただし左手による失書があった．画像所見では，脳梁の左側で膝から膨大にかけて，前後に長い脳梁限局性の病変が見いだされた．

3）肢節運動失行（LKA）

Liepmannによれば，肢節運動失行は，経験や学習によって作り上げられた運動記憶痕跡kinetische Engrammが損傷を受けたときに生じる（山鳥，1984）．これにより運動は熟練度を取り去られた状態になり，粗雑化し単純化する．言い換えれば，いったん獲得された滑らかな運動が拙劣化する（同）．観念運動失行と違って，運動の取り違えが起きることはなく，自発運動，模倣運動，道具使用のいずれにおいても認められる（河村，1989b）．

肢節運動失行の病巣は，左右半球の中心領域（中心溝をはさむ前後の領域）にあり，症状は大脳病変と反対側の上肢に生じる（河村，1989b）．

河村ら（1986）の症例1がこれに該当する．病状は次のようであった．

患者「安○」は 67 歳の女性で右利き．3 年前の白内障の手術後から，急に右手の行為が下手になり，字がうまく書けない，箸が思うように使えない，拍手で音を出せない，左手を使うときに右手が不随意に動き，腕が屈曲し手先が下垂する位置をとるなどに気づいた．検査をしてみると，指鼻試験では左は正常であるが，右では示指で指さしの形をつくることに著しく努力を要し，そのために運動の開始が遅れ，運動を開始しても指の形が容易に崩れるためか，その後の運動は非常に緩徐であった．左上肢の運動中に右腕の不随意なゆっくりした屈曲と右手指のバラバラな動きが生ずることがあった．触，温，痛，振動，受動関節運動および固定位置覚は正常で，立体覚障害，知覚消去現象は認められなかった．対象物のある日常行為では，右上肢の場合，机の上に置かれた鉛筆，コインをつかむこと，お札を数えること，本のページをめくること，電話のダイアルに指を入れることがいずれも拙劣であり，シャツのボタンのはめはずしができず，指がひっかかるために右手に手袋をうまくはめられなかった．左上肢の異常はなかった．対象物のない単純な行為では，右手で敬礼をさせると遅く，ぎこちなく，手掌を前に向けて母指側を頬にあてるなど形も正確でなかった．これは口頭命令によっても，検者の行為を模倣させても差はなかった．左上肢では異常がなかった．対象物なしに対象物のある動作をまねる行為では，歯ブラシ使用の場合，右腕を異常に大きく上下に動かすのを認めた．金槌で打つ行為では，右手をあたかも無目的のように動かしながら腕をゆっくり上下に振った．これらは口頭命令によっても検者の行為を模倣させても差はみられなかった．左上肢では異常はなかった．系列行為（＝複数物品を実際に使う行為）では，右手でマッチを擦ったり，火のついたマッチを振って消すことが困難でぎこちなかった．間違った対象に行為をしたり，順番を誤ることはなかった．手指模倣では，右手の握り拳は誤りなくできるが，示指のみの伸展，または中指のみの伸展（他は屈曲），指で輪をつくる（母指と示指，母指と中指，母指と小指），母指と小指の伸展（他は屈曲）のいずれにおいても誤りが認められ，全部の指をぎこちなく，くり返し動かすが，時間をかけても目的の形を作れなかった．左手での異常はなかった．放射線学的診断によると病変は，中心前回内での運動前野から一部運動野にあると思われた．

12・2・2　古典的失行批判

・概要

　上記の 3 つの古典的失行は，その説明を読んでいるかぎりは区別ができそうに感じられるが，実際の患者に対面してみると，はたしてどれにあてはまるのか，判断に苦しむものである．このため，Liepmann の失行論に対しては，さまざまな修正論や対立論が登場した．最初から別個の流れにいる研究者もいたし，あらためて Liepmann への回帰を主張する研究者もいた．しかしそのいずれも，いまだ主流になってはいない．

　これら失行論の歴史的変遷については大東（1994）の解説がある．大東は，失行論の流れは大きく 3 つに分けられるという．その第一は Liepmann に端を発し，一般に古典論として認められているものであって，「運動心像（運動エングラム）」などの概念を原則として認めつつ，

観念運動失行とは単一かつ単純な行為の遂行に際して見られる障害であり，観念失行とはより複雑で系列的な行為の遂行に際して見られる障害である，とする立場である（ただし Liepmann は観念失行が単一の客体使用に際しても現れることを認めていた）．第二は，Morlaás や De Renzi に代表される立場であって，行為の複雑さではなく質的相違を重大な鑑別点と見なすものである．このため，象徴的行為が障害されているものが観念運動失行，客体使用が障害されているものが観念失行，とみる立場をとる．第三は Jackson の考想を引き継ぐ失行論であり，失行とはいわば高次の運動麻痺のようなものであって，より意図的な行為を行なおうとするときに現れるものだと考える．それゆえに観念失行と観念運動失行の区別はなく，前者は後者の重症型にすぎないとみる立場だという．

こうして，観念失行であれ観念運動失行であれ，人により，同じ言葉に全く別の意味が付されることになった．

山鳥（1984, 1996）は，Liepmann の失行論が混乱をよぶ原因として，失行の定義が大きすぎ，あてはまる症候の範囲が広すぎること，また類型の説明が理論先行的であり，具体的現象に基づくものでないことを指摘している．私たちが眼にすることができるのはただひとつ，脳の最終産物としての運動/動作であるのに，分類の決め手がそこでなく，仮説としての理論に置かれてしまったから，という意味である．

・観念失行と観念運動失行の鑑別をめぐる問題

しばらく話を観念失行（IA）と観念運動失行（IMA）に限るとしよう．

Liepmann の分類では，理論的に生み出した観念失行（IA）と観念運動失行（IMA）を見分ける現象上の手だてとして，運動/動作が複雑であるかどうかや，自然に行なわれる場合と命じられた場合の差がどのようであるかが使われている．しかし現実の運動/動作の内容はさまざまであり，"自然"や"命令"のかたちもさまざまであるから，それらに単純な二分法をあてはめることには事実上無理がある．よしんばそれができたとしても，分類の基準が2つあっては，出てくる類型が2つということは単純にいってあり得ない．背後に特殊なメカニズムがはたらいている場合に限り2類型におさまることが可能であるが，実際はなかなかそのようにはならなかった．目前の運動/動作障害を2つの類型（観念失行（IA）または観念運動失行（IMA））のどちらかにあてはめようとすれば，両類型が合併しているとみるか，2類型からはみだしているとみるか，そのどちらかになる場合が頻繁に生じた．

この問題にひとつの解決を与えたのは Morlaás（1928/大東訳, 2002）である．Morlaás はひとの行為そのものの質的相違に着目し，これを人と人とが互いにメッセージを送りあう「象徴的行為」と，道具を作り上げ，それを使うことにかかわる「実用的行為」とに分けた（大東, 2002）．そして，前者が障害される場合が観念運動失行（IMA），後者が障害される場合が観念失行（IA）だとした．象徴的行為とは，今日の臨床でいうところの"客体を使わない，意味のある運動/動作"のことであり，実用的行為とは，"客体を実際に用いる，実用的な運動/動作"のことである．このとき Morlaás は，彼のいう観念失行（IA）を説明するために「使用の失認」

という言葉を用いた．この言葉は，その後の研究者によってしばしば引用されるところとなったが（たとえばDe Renzi et al, 1968），大東（1994）は，その意味は操作すべき物品の意味がわからないことではなく，その物品が有している「実用的意味」がわからないことだと強調している．

Morlaásの考えかたは，行為の種類を誤りようのない方法で分け，それを実現する運動/動作に誤りがあるかどうかだけをみる方法をとっているので，全体がきわめて明快である．それゆえ，この考えを支持する研究者は少なくない．たとえばDe Renziら（1968, 1988）や山鳥（1984, 1985, 1996）がそうである．この中でDe Renziは，多数事例を対象とする研究には言語を介さない課題が必要だという理由から，観念運動失行（IMA）とは「自動詞的動作（＝客体を必要としない動作）の模倣の障害」だと極言するに至っている．しかし山鳥はこの点には批判的で，観念運動失行（IMA）とは「言語的に喚起可能な，社会的習慣性の高い，客体を使わない運動」が，「言語命令あるいは視覚性模倣命令に応じて実現できない状態のこと」だと主張している（山鳥，1996）．

こうしてLiepmannの流れを汲む学派とMorlaásの流れを汲む学派は，同じ観念失行（IA）と観念運動失行（IMA）という言葉を使っていながら，全く異なる意味でそれらを使うことになった．違いは，観念失行（IA）の定義において最も際立っている．

複数物品を用いる系列行為で見られる運動/動作順序の混乱は，Liepmannの流れを汲む研究者にとっては観念失行（IA）の重要サインであるが，Morlaásの流れを汲む研究者にとってはさしたる問題ではない．物品が単数であれ，複数であれ，使いかたを誤っているなら観念失行だからである．

・概念失行という提案

観念失行（IA）とははたして運動/動作順序の混乱なのか，実物使用の障害なのか，はたまた運動産出の困難（＝観念運動失行）の重度型なのかという問題に関して，新たな提案をしているのはHeilmanのグループである．彼らは，動作の実行において順序の混乱を示す患者があったという報告が実際にあることを考慮した．また実物使用の困難は，概念障害からも生じるし，運動表出の困難からも生じる可能性があると考えた．そこで混乱を避けるため，これまでの観念失行（IA）を二つに分けることを，すなわち観念失行の名を動作順序の障害のほうに残し，概念障害によって起こるものは，概念失行 conceptual apraxia（CA）とよぶことを提案した（Heilman et al, 2003b）．この根底には，運動/動作のエラーの内容が失行類型の決め手になるだろうという考えがある．

Heilmanらにとって，観念運動失行（IMA）とは運動産出のエラーであり，それらは空間的時間的エラー spatial and temporal errors として，パントマイム動作に際しても，動作模倣に際しても，実物使用に際しても現れるものである．一方，概念失行（CA）は内容のエラーであって，特定の道具や物品の使用に際して正しい動作を選択できないことによって生じる．すなわち，"道具—物品—動作の関連に関する知識の喪失"が原因である（Heilman et al, 2003b）．

この考えは，たとえばOchipaら（1989）の患者で認めた所見を根拠としている．彼らの患者は，日常環境の中にわざと不要な道具を紛れ込ませておくと，正しくない道具を使うのが観察された．食べるのに歯ブラシを使う，スプーンや櫛で歯を磨くなどがそれである．しかしあらためて検査をしてみると，提示された物品の名をほとんど正しく言うことができ，言われた物品をほぼ正しく指示できるのがわかった（＝視覚失認はないことがわかった）．しかし機能を告げて該当する道具を選ばせると，成績はかなりわるかった（正反応7/20）．視覚的に提示された物品の機能を述べることもほとんどできなかった（同3/20）．機能を告げられてそれに該当する物品の名を言うこともできなかった（同3/20）．口頭命令に応じて道具使用のパントマイムを行なうことは全くできなかったが（同0/20），そのエラーは内容的エラーであって，全く反応しないか，あるいは全く別の道具のためのパントマイムをするかのどちらかであった．実際に道具を握らされても，その使いかたをしてみせることはできなかった（同2/20）．また未完成課題を見せられてそれを仕上げるようにと言われても（例．中途半端に釘を打ち込んだ木片を提示される），正しい道具を選ぶことはできなかった（同3/20）．これが，"道具―物品―動作の関連に関する知識の喪失"（＝道具―物品，または道具―動作関連の知識の喪失）と称されるものの意味である．
　つまり，概念失行は使用の失認（＝使用の失行）にほとんど重なるが，背後に"道具―物品―動作の関連に関する知識の喪失"を想定している点が独自である．

・**"順序の障害"再考**
　ここで少し戻って，Heilmanらがあえて残した"順序の障害"としての観念失行（IA）について考えてみたい．Heilmanらがその例としてあげているのは煙草課題である．ふつうならパイプを空にし，煙草を詰め，火をつけて，吸う．しかし観念失行の患者なら，はじめにパイプに煙草を詰めて，そして空にするかもしれない，と彼はいう（Heilman et al, 2003b, p.229）．では，お茶煎れ課題において，本来ならば①お茶の葉を急須に入れ，②ポットの湯を急須に注いで蓋をし，③しばらく待って急須の中の液体を湯呑みに注ぐべきところを，①ポットの湯を急須に注いで蓋をし，②急須の中の湯を湯呑みに注ぎ，③お茶の葉を湯呑みに入れる，ということをしでかしてしまった場合はどのように考えればよいのであろうか．これはかつて私の患者が実際に行なったことである．当時私は，これがいわゆる順序の混乱ということなのだと思っていた．しかし"概念失行"という考え方を知った後のアタマで考えれば，これは概念失行である可能性がある．なぜなら，物品と道具（または物品）の関係が明らかに正しくないからである．このように考えると，系列行為の障害がすなわち動作順序の障害だとは単純にはいえないことになる．新しい煙草が詰まっているパイプを空にしてしまうことさえも，物と動作の関係に関する知識の喪失が原因である可能性はないのか，と思えてくる．したがって，行為（動作）だけを見ていたのでは，エラーの原因が順序の混乱にあるのか，道具―物品または道具―動作の関連づけの誤りにあるのかを見分けることは難しいといえるだろう．鍵は，道具―物品―動作の関連に関する知識をしらべることの中にある，ということになる．

山鳥（1996）は，順序エラーの存在を否定しない立場をとるが，「アルツハイマー病の観念失行に関するかぎり，この順序エラーは前頭葉性認知障害との相関が認められた」としている．

・観念運動失行に内在する問題

さきに述べたようにMorlaásは，観念運動失行（IMA）とは運動による意味表現の障害である，とした．この立場を支持する山鳥はさらに踏み込んで，対象となる運動を「言語的に喚起可能な，社会的習慣性の高い，客体を使わない運動」と限定し，そのうえで，「このタイプの運動が言語命令あるいは視覚性模倣命令に応じて実現できない状態」を観念運動失行（IMA）だとしたい，と述べた（山鳥1984，1996）．この運動には，①社会的に意味のある動作（信号動作）と，②道具なしで意味を表現する動作（パントマイム）とが含まれる．①の例としては，サヨナラ，オイデオイデの身振りがある．そしてこれら（①および②）が障害される観念運動失行（IMA）は，症状に即せば，**"身振り失行"**とよぶのがより正確であるという．身振り失行という用語はSignoretからの援用である（山鳥，1996）．（対比されるべき観念失行（IA）は，**"使用失行"**となる．）

観念運動失行（IMA）の症状のひとつに無意味肢位パターンの模倣の障害を含める研究者は少なくないが，山鳥はこれに賛成しない．なぜならそれは，意味表現行為ではないからである．とくに手指の場合，無意味肢位パターンの模倣障害は，観念運動失行（IMA）よりも構成障害との関連が高いことがわかっている（小倉・山鳥，1983）．このことは，同障害が失行というよりは構成障害の近縁症状であることを告げているのだから，こちらは**"肢位構成障害"**とでも名づけるべきだ，というのが山鳥の見解である（1984，1996）．この見解は，日頃の臨床所見とよく一致する，と私は思う．

・肢節運動失行は失行なのか

Liepmannが掲げた肢節運動失行（LKA）については，その存在を認めない研究者がいる（山鳥，1984による）．また一部の研究者にとっては，それは不全麻痺の徴候にすぎない．あるいは，肢節運動失行（LKA）と同症状の存在は認めるが，それに別の解釈と別の名称を与える研究者もいる．Kleistの「神経支配失行」，Luriaの「求心性失行」などがそれにあたる．Yamadoriの「蝕知失行」もその一部である（同）．

山鳥（1984，1996）はそのような状況を見渡したうえで，症状の存在そのものは否定できないとし，失行に相当するかどうかは棚上げにして，「運動拙劣症」と称することを提案している．

もうひとつ問題が残されている．それは，Liepmannより後の研究者たちが生み出した「○○失行」という名の特定の運動障害をどう位置づければよいのか，という問題である．開眼失行，閉眼失行，歩行失行などがそれにあたる．これについて山鳥は，これらはいずれも古典失行論でいう失行とは異質であるという．なぜなら，開眼も閉眼も歩行も生得的な運動であって学習された運動とはいいがたい．また，症状そのものの本質が運動開始困難にある．したがってこれらには「運動開始困難症」という別の総称を与えるべきだというのが彼の見解である（山

鳥, 1984, 1996). Heilman ら (2003b) も, 開眼失行や歩行失行は認知性運動障害でないという理由で, これらを失行から除外している.

12・2・3　現代失行分類論

　ここまで縷々述べてきたのは, 失行という言葉は生まれたものの, その解釈と用語をめぐっていかに論争が絶えなかったか, という話である. それでもなお臨床家たちは, 何らかの見方をたずさえて目前の患者に向き合わなければならない.

　ここでは参考のため, 古典的分類に修正を加えた山鳥および Heilman らの考え, および古典的分類を否定する Goldenberg の考えを紹介しておく. それらは必ずしも失行分類と銘打って発表されたものではないが, 著者たちの考えを私が推し量ったものである.

・山鳥の失行分類
　山鳥は 1984 年論文において, 古典的失行を次の 5 型に整理し直すことを提案した；

　肢節運動失行　（熟練運動の拙劣化）
　観念運動失行　（信号動作とパントマイムの意図性表出困難）
　肢位構成障害　（無意味肢位パターンの模倣障害）
　運動開始困難　（開眼失行, 閉眼失行, 歩行失行の一部など）
　観念失行　　　（客体操作の障害）

　山鳥のこの考えは 1996 年論文においても基本的に踏襲されている. ただし, 肢節運動失行は**運動拙劣症**に置き換えるべきことが強調された. ここに含まれる症状は, 前頭葉病変による拙劣症, 頭頂葉病変による拙劣症, 進行性変性疾患による拙劣症などである. 観念運動失行は**身振り失行**とよぶほうがより正確であることが強調された. ここに含まれるのは, 両側性観念運動失行, 一側性観念運動失行（脳梁失行）, 口部顔面失行などである. また観念失行は**使用失行**と言い換えられている. ここに含まれるのは単一物品の使用の障害, および複数物品の使用の障害である. そしてこれらに並置させて, **拮抗失行**をあげている. 拮抗失行というのは脳梁離断の患者にみられることがある症状のひとつで, 右手の随意的運動に誘発されて左手が右手の運動を妨害する動きを起こすという特異的症状である. 本書では 12・2・4 の中で述べるので, 詳しくはそちらを参照されたい.

　ところで, 同論文の文末で山鳥は次のようにいう. 「失行は幅広い症候概念で, 単一のメカニズムで説明できるような簡単な代物ではない. どのような刺激—反応系で生じるのか, どのような体節（上・下肢/口部顔面/体軸など）にみられるのか, どのような運動内容（無意味/有意味, 道具使用/象徴運動, 空間性運動/系列性運動など）を問題にしているのかによって, 発症メカニズムが異なる可能性がある. （中略）用語にふりまわされない症候理解が必要である.」

・Heilman らの考え方

　Heilman ら（2003b）の総説はとくに失行分類を掲げているわけではない．しかし，「体肢の失行 limb apraxia」という見出しの下に，以下の失行名を項目としてあげている．うち3つは Liepmann の失行であり，それからはみ出す現象には独自の名称を与えている．

　　肢節運動失行
　　観念運動失行
　　伝導失行
　　離断および乖離性失行
　　パントマイム失認
　　観念失行
　　概念失行

　この中で**伝導失行** conduction apraxia はおそらく伝導失語に擬せられて命名されたもので，その存在を裏づけるものとして彼らは Ochipa ら（1990）の症例を引用している．通常の観念運動失行（IMA）の患者はパントマイムをする際，検者のふりを模倣するほうが口頭命令に応じて行なうよりも容易であるが，その患者はふりを模倣することのほうが口頭命令に応じるよりも困難であった．**離断および乖離性失行** disconnection and disassociation apraxia は，Heilman ら（1973）の3症例に基づくものだという．この患者たちは，どのような動作を命じられてもためらいを見せ，あたかも命令を理解しないかのようであった．ところが検者が回答肢となる動作をいくつかしてみせるとその中から正解を選ぶことができたので，口頭命令は理解されていたとわかった．また通常の観念運動失行（IMA）の患者と違って，動作模倣も，実物使用も誤らなかった．そこで，言語に対する正しい運動反応が絶たれているとしてこの名称が与えられた．**パントマイム失認** pantomime agnosia は Rothi ら（1986）の症例が根拠となっているという．その2人の患者は視覚的に提示された身振りを理解したり弁別したりすることができなかった．しかし口頭命令に応じてそれを行なうことは正常にできたし，道具の認知にも問題はなかった．視覚的に提示された身振りの模倣は，それらの認知または弁別よりもよくできた．それゆえ，身振りの認知の障害を独立の症状として取り出したものである．**概念失行**についてはすでに述べた．

・Goldenberg の見解

　Goldenberg（2003）は古典的失行の3つを認めない．それは背後の理論モデルが今日の神経心理学的見解に一致しないからだという．
　彼は体肢の失行を，① 身振りの模倣，② 意味のある身振りの実行，③ 道具と物品の使用の観点からのみ記述する．また ① については意味のない身振りを使うのがよいという[注1]．なぜなら意味のある身振りだと，そこから意味を汲み取ってしまい，それに従って動作を産出するこ

とがあるので，真の模倣にならない可能性があるからだという．②の意味のある身振りとは，「だれそれはクレイジー」，敬礼，「オーケー」の表現や，あるいは物品なしにその使用法を示すことなどを指すが，しかし検査は物品使用のパントマイムを主体にするのがよいという．なぜなら物品を見せる，名前を告げるなどの手段を使えるため，たとえ失語があっても題意を伝えやすいからである．③は文字どおりの意味であるが，使用物品の数が増えたり，問題解決を求める課題になったりすると誤りが増すと考えている．

　すなわちGoldenbergの場合は，肢節運動失行，観念運動失行，観念失行などの言葉を使わずに，何ができないかを読み取る態度をとっている．内容的には，いわゆる肢節運動失行を認めず，観念運動失行は2つに分けて取り出しているが，この2つは，山鳥の肢位構成障害と観念運動失行におおむね一致しているといえよう．観念失行は，（そうはいっていないが）使用失行に置き換えられている．

12・2・4　失行症以外の高次運動障害

　Goldenberg（2003）は，半球損傷によって生じる随意運動の高次障害を2つに分けている．そのひとつは「頭頂葉損傷から起こる，不正もしくは不確実な運動」であって，運動覚性失調，視覚性失調，顔面失行，体肢の失行の4つがこれに相当するという．もうひとつは「前頭葉損傷から起こる，随意的統制から外れた運動」である．これには運動無視，病的把握現象，"無政府的な"手，運動保続，使用行動，模倣行動などが含まれるという．ちなみにGoldenbergは，この2群のほかに，いわば別格扱いで脳梁失行[注2]を置いている．

　山鳥（1985）もまたその著書『神経心理学入門』において，"運動の高次障害"の下に，「高次運動障害」と「失行」を並置させている．この前者に含まれるのが，病的把握現象，回避反応，運動維持困難，運動保続，運動開始困難であり，失行とは異なるが，やはり随意的統制から外れている運動障害の数々である．

　すなわち，乱暴な分けかたをすれば，何かをしようと思うのに意志どおりの動作を実現できないのが失行であるとすれば，本人の意志とは無関係に体肢が勝手に動いてしまう／または動かないのが，ここでいう「失行症以外の高次運動障害」だといえようか．

　随意的統制を外れた高次運動障害は，実際に目にすることは稀である．しかし必ず出くわすものであるから，どのような症状があるかは知っていたほうがよい．症状名や症状定義は研究者間で多少の違いがあることも承知していたほうがよい．

・病的把握現象

　山鳥（1985）は病的把握現象を把握反射 true grasp reflex と本能性把握 instinctive grasp

---

注1）動作模倣のテストで用いる"意味のない動作"のパターンは，手の位置，指の位置についてそれぞれ10個がGoldenbergら（2001b）の中に示されている．
注2）脳梁失行は脳梁損傷によって左手に失行が起こる現象をいうが，本章12-2-1, 2）で述べた中の脳梁損傷を原因とする観念運動失行に等しい．

reaction の2つに分けている．

　把握反射は，手掌上に末梢に向かう接触刺激を与えられると（例．検者が指をあて，末梢方向へ動かす），それを掴んでしまう現象である．それは，あらかじめ「握らないように」と言われていても起こる．把握反射が強ければ，ベッド柵や布団の端などをいつも掴んでいることがある．いったん掴むと自分ではずすことができないので，反対の手を使って指一本ずつをはがしていることがある．前頭葉内側面の関与が指摘されており，また脳梁損傷の関与が指摘されることもある．

　本能性把握はとくに部位を問わず手への刺激を契機として生まれるもので，その刺激を把握しようとして起こる一連の運動をいう．刺激が逃げると手探りで追いかけて取り込もうとする動きを見せることがある．把握反射に比べると能動的側面をもつ．病巣はやはり前頭葉内側面が指摘されているという．

・回避反応（avoiding reacton）

　病的把握現象とは逆に，手に触れた物への把握を避けようとする不随意的な動きをいう（山鳥，1985）．手指と手関節は伸展し，腕全体は手を引っ込めるように動く．意志的統制はできない．病巣は反対側の頭頂葉が指摘されている．

・道具の強迫的使用

　日用品（たとえば櫛，スプーン）を目前に置かれると，本人の意思とは関係なく，それを掴んで使ってしまう現象をいう．つまり，クシならそれで髪を梳き，スプーンならそれを口に運んでしまう．あらかじめ使わないようにと指示されていても抑制できない．森・山鳥（1982）によって最初に報告されたもので（山鳥，1985による），病的把握現象の一種と見なされている．本現象は右手に起こる．同じ手に病的把握現象もみられる（河村，1992）．病巣は左側（優位側）の前頭葉内側部と脳梁膝部とされる．

・使用行動（utilization behavior）

　道具を患者の前に置くと，命令されないのにそれを掴み，使用してしまう現象である（河村，1992，ただし他文献に基づく）．道具の強迫的使用と異なり，強迫的に道具を使用するのではなく，症状も両手に現れる．患者にとっては道具の提示が道具の使用命令を意味するのだと解釈されている．道具の強迫的使用同様，病的把握現象の延長線上の症状であるとも考えられている．

・模倣行為（imitation behaviour）

　命令されないのに検者の身振りや行為を模倣する行動．一側または両側の前頭葉病変によって起こるとされる（河村，1992）．

・拮抗失行（diagonistic apraxia）

　脳梁切断あるいは脳梁損傷後の患者において，右手の行動に対して左手が不随意に反対目的の行動をとる現象があることが1940年以来しばしば報告されるようになった（田中康他，1994）．拮抗失行という言葉を最初に用いたAkelaitis（1942）は，「右手で服を着ようとすると左手が同時に脱がしてしまった」「右手でドアあるいは引き出しを開けようとすると左手が同時にそれを押して閉じてしまった」などの症状を記載しているという（同）．しかし同症状について詳しい検討を行なった田中康（1991）および田中康ら（1994）は，このような症状を示す患者の左手は，右手と反対目的の行動を起こすだけでなく，右手が動き出すや，右手よりも先に右手の意図した行動を行なってしまう（例．目当ての物を取ってしまう），右手の行動と無関係な別の行動を起こす，右手が近づくと逃げ，右手を下げると今度は追いかけるなど意のままにならない行動を起こすのが見られるという．また，異常行動出現のタイミングも右手の運動開始後とは限らず，その直前に現れることもある．したがって田中康らは，拮抗失行の概念をもう少し広く取り，「右手による随意的意図あるいは随意運動に触発されて生じる左手の異常行動」と見なすことを提案している．

　責任病巣は脳梁体部後端とみられており，この部位の損傷により両側半球の上頭頂小葉間が遮断されることが症状発現の原因とみられている（田中康ら，1994）．

・他人の手徴候（alien hand sign）

　この言葉は全く異なる意味で二様に使われていることをまず知っておきたい．

　最初に「他人の手徴候」を記載したのはBrionら（1972）の仏語論文だという（河村，1992）．彼らが記載したのは「背中に手を回し，左手を右手でつかんだ時に左手が自分のものではないと感じる現象」であった．したがってこの症状は，半側身体失認のひとつと見なされ，体性感覚系の障害としてとらえられていた．

　しかし英語圏で最初に「他人の手徴候」を記載したBogen（1979）はこれを，「左手が他人の手のように，不随意で無目的な動作を行なう現象」として述べた（河村，1992）．すなわち脳梁離断による行為の障害と見なされた．

　したがってその後の研究者たちはこのどちらかに従っていることになるが，しかしBogen流の用語法をとる研究者の間でさえも微妙な見解の違いがあるという．詳細は田中康（1991）および河村（1992）に譲るが，乱暴かつ簡単にいえば，この現象は病的把握現象の延長線上にあるが，道具の強迫的使用とも拮抗失行とも異なる現象で，完成度が低い，ものを弄ぶような左手の異常行動だということになるようである（河村，1992）．

・運動維持困難（motor impersistence）

　言葉どおりの意味である．閉眼や舌提示の維持困難が言及されることが多いが，リハビリテーション関係者にとって意味のあるのは，注視維持の困難かもしれない．右半球損傷が圧倒的に多く，前大脳動脈灌流域に近い部位に責任病巣があるとみられている（山鳥，1985）．

・運動保続（motor perseveration）

　ある運動を始めると，それを停止できず，くり返すことをいう．右半球症状だとする意見がある一方で，左半球症状だとする意見もある（山鳥，1985）．

・運動開始困難

　生得的な運動（＝自動的に実行可能な運動）が意図的には開始できない状態をいう（山鳥，1985）．開眼や閉眼，歩行開始の困難がここに含まれる．つまり，従来「歩行失行」とよばれてきたものは，その本質は運動開始困難だと考えられる（同）．歩行失行が号令（イチ，ニ，イチ，ニ，…）や交替性視覚刺激（床上の線や階段）などの手がかりによって改善することはよく知られているが，このことがすなわち，障害の本質が運動開始機構の異常にあることを示している，と山鳥は指摘している．

12・2・5　失行患者のアウェアネス

　観念失行の患者が実物使用に際してなにがしかの困難を示すというのはよくあることである．しかし患者がこのことについて訴えてくるのは稀である．たいていの失行患者は左半球に損傷をもっているので右手に麻痺をきたしており，それゆえ動作がまずいのは非利き手である左手を使っているせいだ，と考えるのがひとつの理由ではある．しかしRothiら（1990）が19名の失語・失行を有する左半球損傷患者と5名の健常対照者を使い，30種の動作模倣をさせてその出来映えを対象者と検査者がともに評定した結果では，健常対照者が検査者よりむしろ厳しい点数を自分に与えたのに対し，左半球損傷患者では自己のエラーをより甘く見る傾向がみられたという．この過小評価の程度は，失語の重症度とも失行の重症度とも関連がなかった．

　私自身はこれまでにいわゆる系列行為の障害（複数物品の使用における動作順序の障害）を示した患者を2例経験しているが，その限りでいえば，どちらもためらいなく動作を進行させており，当人が困惑を示すことはなかった．またどちらも，上肢の運動麻痺は有していなかった（いずれも左半球損傷）．

12・3　運動/動作の高次障害の評価

12・3・1　留意すべきこと

　すでに明らかなように，運動/動作の高次障害は，分類もとらえかたも研究者間でまちまちである．したがって臨床家にとって大切なことは，現象をよく見る，ということである．山鳥がいうように，「用語にふりまわされてはならない」（既出）．

　現象をよく見るとは，それが何を契機に起こったか（発意？，口頭命令？，視覚刺激？，聴

覚刺激?, 触覚刺激?…), どのような運動/動作に関してか (自動詞的?, 他動詞的?, 再帰動詞的?), どのようなエラーなのか, を正確に見るということであろう. さらには, 疑問を解くために新たな課題を与えて観察する, ということが加わる.

運動/動作について特に留意すべきは, それが刺激に対する反応としてばかり起こるものではない, という点である. つまり, 命令がなくても, 刺激がなくても起こり得る. それゆえ, 検査場面における刺激—反応だけを見ていたのでは, 障害の全部を知ることはできない. 失行症の患者が生活場面では検査場面ほどに障害を示さないということは昔からよく知られているが, 両者の違いを"自然か/自然でないか"の観点からのみとらえるのは十分でない. 自然状況で起こる動作(行動)の多くは発意によるものだ, ということを意識している必要がある. この面での知識の集積はあまり進んでいないが, リハビリテーションの見地からすれば, もっと光をあててしかるべきである.

検査にあたっては, 特定症状の検出を目ざす立場(=○○失行があるかどうかをしらべる立場)と, まずは運動/動作障害の起こりかたをよくしらべ, その後から障害の質を推測する立場とがある. 検査内容が大きく異なるわけではないが, 志向性に微妙な違いがある. 私自身はリハビリテーションの臨床家として後者の立場をとるが, 念のため本書では, 両方の立場を説明しておく.

どちらの立場をとるにせよ, 評価のまとめの段階では既存の用語の使用を避けることはできない. しかし, 特定の用語を用いるとしても, ○○失行ありとしてそれで終わりにすることは避けたい. できるかぎり, 内容を明示するのがよい. 情報交換のためには臨床用語を使いこなせなければならないが, 言葉をひとり歩きさせることは避けたいものである.

12・3・2　行動評価

日常場面における運動/動作の高次障害を点検する方式として, とくに出来上がったものはない. まずは患者や介護者に対して, "ふだんの生活で手や足を使おうとするとき, 何かおかしな点がありますか"と聞いてみることから始めなくてはならない. もし「あり」の答えが返ってくるなら, それはどのような動作のときか, きっかけは何か(きっかけがないこともある), 左右どちらの手(足)か, どのようにおかしいのか, 何が困るのか, を詳しく尋ねるようにしたい.

しかし経験からいえば, 患者も介護者も, たとえ異常があってもそれを意識していないことのほうが多い. 病者の日常活動は狭い範囲に閉じ込められがちであることや, 周囲の者も病者に多くを期待しない傾向にあることや, またたいていの人々はそんなに注意深くはないことが影響していると思われる.

したがって臨床家は, 患者や介護者の訴えや話だけに頼らず, できるかぎり現場で, 自分の目で確かめることが大切である. 現場に立ち会ってみてはじめて, 歯磨き・洗面にも行動異常があった, などと気づくことが稀でない.

表 12-1 失行症状の特徴（河村，1989a）

	自発運動	口頭命令	模倣
観念運動失行	○	×	×
観念失行	×	× （道具使用）	○ （複雑でない場合）
肢節運動失行	×	×	×

○ 障害なし　× 障害あり

12・3・3 検査

　行動評価により運動/動作異常の可能性が示唆されたならば，その質と程度を見極めるため，検査を行なう．どの方法をとるかは臨床家自身のスタンスによるが，自分がその患者にどのようにかかわりたいかが判断の分かれ目となるであろう．思慮なしにたくさんの検査を浴びせかけることは避けねばならない．

　なおここでは失行症を中心とする評価のみを述べる．失行症以外の運動の高次障害については，前出の症状説明を参照されたい．

1）古典的失行の検出を意図する評価法

　河村（1989a, b）は，Liepmann 以降の失行研究は長い年月を経てふたたび Liepmann に回帰する流れにあるとして，これに基づく失行の診かたを解説している．河村の方法は基本的に，観念失行，観念運動失行，肢節運動失行があるかどうかを検出することをめざしている．

　この評価法ではあらかじめ3つの失行類型の基本特徴を**表 12-1**のようにとらえる．つまり観念運動失行の特徴は，自発運動/動作は正確にできるのに，同じ運動/動作を検者の口頭命令や模倣命令に従って行なえば（つまり他から要請されて行なえば）失敗しやすい，という点にあると考える．観念失行の場合はいずれの状況においても失敗を起こすが，複雑でなければ動作模倣は可能だと考える．肢節運動失行の場合は場面の影響を受けず，どのような場合にも同じ症状を示すが，障害の質は拙劣の範囲にとどまるとみる．

　したがって検査課題は，検出すべき失行類型によって異なる（**表 12-2**）．

　観念運動失行については，① 対象物のない単純な動作（例．軍隊の敬礼），② 再帰運動（例．右手で鼻を指す），③ 対象物なしに行なう対象物のある動作（例．金槌なしに金槌を使う動作のみ行なう），④ 物品の操作（例．金槌を実際に使う）という4種の動作課題が使われるが，各動作はそれぞれ，a）口頭命令（○○の動作をしてください），b）模倣（私の動作をまねてください），c）実物使用（○○を使ってみせてください）という3つの指示様式下で実施することになっている．もちろん，本来対象物のない動作についてはc）は該当しない．観察の要点は，運動の取り違え（他の道具を使う際の運動を行なう），運動の脱線，無定形運動（何をしているのかわからない運動），保続（直前の課題で行なった運動の再現），一時的な運動の中断な

表 12-2 失行の検査法と症状（河村, 1989a）

	検査法	症状
観念運動失行	・対象物のない単純な運動 　（軍隊の敬礼など） ・再帰運動 　（右手で鼻をさすなど） ・対象物なしに対象物のある動作を行わせる 　（櫛で髪をすく動作など） ・物品の操作 　（櫛・歯ブラシ・金槌など）	・運動の取り違い ・運動の脱線 ・無定形運動 ・保続 ・一時的な運動の中断
観念失行	・マッチとローソクを使ってローソクに火をつけさせる． ・封筒と封印と封ろう棒を使って封筒をはらせる	・正しい運動を間違った対象に対して行う ・行為の一部の省略 ・行為の順番の間違い
肢節運動失行	・縫う ・ボタンをはめる ・手袋をはめる ・物をつまむ	・運動が大ざっぱ ・熟練がなく，荒削りで，ぎこちない ・運動の発端が見いだせない ・一見運動失調に似る

どがあるかどうかである．一般に観念運動失行では，口頭命令下で症状が一番著明であり，模倣が次にわるく，実物使用では一番軽いとされる．

　<u>観念失行</u>については，複雑な動作課題を与えるという意味で，数個の対象物を必要とするいわゆる系列行為が用いられる（例．マッチとローソクを使ってローソクに火をつける）．表 12-2 は Liepmann の原典に従っているため，封ろう棒を使って封印をするという古めかしい課題が含まれているが，「トックリとオチョコを使って酒を飲む」でも十分目的を達すると河村はいう．症状の要点に関する河村の説明は以下のとおりである．

　「症状には，ローソクに火をつける場合に，マッチ箱を芯に近づけるなど，マッチ棒とマッチ箱を取り違え，正しい運動（火をつける）を間違った対象に対して行なうことがみられる．またマッチを取り出し火をつけずにローソクの芯に近づけるなどの行為の一部を省略したり，行為の順番の間違いなども認められる」（河村, 1989a, p.674）．

　<u>肢節運動失行</u>については，縫う，ボタンをはめるなど，ある程度の巧緻性を要求される動作が用いられる．熟練性の喪失，ぎこちなさ，運動の発端が見いだせないことなどが症状の特徴と見なされている．

2）改訂版標準高次動作性検査

　1985 年に日本失語症学会（改称後，日本高次脳機能障害学会）は『標準高次動作性検査』を刊行した．この種の検査法としてはわが国で唯一の，標準化された検査法である．1999 年には

改訂されて『改訂版標準高次動作性検査』となったが，検査法は初版のものを踏襲している（日本失語症学会高次動作性検査法作成小委員会，1999）．改訂版で追加されたのはプロフィール記載の新様式のみである．

　この検査の意図は，高次動作性障害の臨床像が得られるように，検査課題，記述法，採点法を提供するところにある．**表 12-3** は同検査の大項目と小項目である．小項目は指示様式に従ってさらにいくつかの課題に分割されるが，全体として網羅的であり，古典的失行のみならず，口部顔面失行，構成失行，着衣失行などにも対応しようとしていることがわかる．またスクリーニング目的で，顔面動作，上肢（片手）手指構成模倣，上肢・描画（模倣）の3つの大項目が使えることが付記されている．これは判別関数を用いて，失行・非失行の判定に有効な項目を選び出した結果であるという[注3]．

　検査は原則として，小項目ごとに，①口頭命令（客体なし→あり），②模倣（客体なし→あり）の順で，正反応が得られるまで，定められた指示様式，指示順に従って実施する．ただし項目によっては，同一動作（小項目）の口頭命令と模倣指示とを連続して実施せず，その大項目内の全ての小項目の口頭命令を実施した後で，全ての小項目の模倣指示を出すようになっている．理由はおわかりであろう．右手→左手の実施順についても同様である．

　成績評価は，小項目内の各課題について，1）誤り得点，2）反応分類，3）失語症と麻痺の影響，の3つの観点から行なわれる．**誤り得点**とは，課題が完了できなければ2点，課題は完了したが過程に誤りがあれば1点を与えるもので，正常な過程で完了すれば0点である．

　反応分類は，あらかじめ与えられた選択肢の中から該当するものを選ぶ（○をつける）ようになっている．選択肢は以下のとおりである：

① 正反応（N, normal response）：正常な反応
② 錯行為（PP, parapraxis）：狭義の錯行為や明らかに他の行為と理解される行為への置き換え
③ 無定形反応（AM, amorphous）：何をしているかわからない反応，部分的行為も含む
④ 保続（PS, perseveration）：前の課題の動作が次の課題を行うとき課題内容と関係なくくり返される
⑤ 無反応（NR, no response）：何も反応しない
⑥ 拙劣（CL, clumsy）：拙劣ではあるが課題の行為ができる
⑦ 修正行為（CA, coduite d'approche）：目的の行為に対し試行錯誤が認められる
⑧ 開始の遅延（ID, initiatory delay）：動作を始めるまでにためらいが見られ，遅れる
⑨ その他（O, others）：上記に含まれない誤反応

　失語症と麻痺の影響とは，誤りの原因が失語症や麻痺にあると見なされるかどうかを記録す

注3）データ採取の対象となった患者群の症状のうち，最も多いのは構成失行であった，という事実を承知している必要がある．

表 12-3 改訂版標準高次動作性検査の構成（日本失語症学会高次動作性検査法作成小委員会, 1999）

大　項　目	小　項　目
1．顔面動作	1．舌を出す 2．舌打ち 3．咳
2．物品を使う顔面動作	火を吹き消す
3．上肢（片手）慣習的動作	1．軍隊の敬礼　　　　　（右） 2．おいでおいで　　　　（右） 3．じゃんけんのチョキ　（右） 4．軍隊の敬礼　　　　　（左） 5．おいでおいで　　　　（左） 6．じゃんけんのチョキ　（左）
4．上肢（片手）手指構成模倣	1．ルリアのあご手 2．ⅠⅢⅣ指輪（ring） 3．ⅠⅤ指輪（ring）（移送）
5．上肢（両手）客体のない動作	1．8の字 2．蝶 3．グーパー交互テスト
6．上肢（片手）連続的動作	ルリアの屈曲指輪と伸展こぶし
7．上肢・着衣動作	着る
8．上肢・物品を使う動作	
（1）上肢・物品を使う動作 　　　　　　　（物品なし）	1．歯を磨くまね　　　　（右） 2．髪をとかすまね　　　（右） 3．鋸で板を切るまね　　（右） 4．金槌で釘を打つまね　（右） 5．歯を磨くまね　　　　（左） 6．髪をとかすまね　　　（左） 7．鋸で板を切るまね　　（左） 8．金槌で釘を打つまね　（左）
（2）上肢・物品を使う動作 　　　　　　　（物品あり）	1．歯を磨く　　　　　　（右） 2．櫛で髪をとかす　　　（右） 3．鋸で板を切る　　　　（右） 4．金槌で釘を打つ　　　（右） 5．歯を磨く　　　　　　（左） 6．櫛で髪をとかす　　　（左） 7．鋸で板を切る　　　　（左） 8．金槌で釘を打つ　　　（左）
9．上肢・系列的動作	1．お茶を入れて飲む 2．ローソクに火をつける
10．下肢・物品を使う動作	1．ボールをける（右） 2．ボールをける（左）
11．上肢・描画（自発）	1．三角をかく 2．日の丸の旗をかく
12．上肢・描画（模倣）	1．凹 2．日
13．積み木テスト	▼

スクリーニング・テスト用項目

大　項　目	小　項　目
1．顔面動作	1．舌を出す 2．舌打ち 3．咳
2．上肢（片手）手指構成模倣	1．ルリアのあご手 2．ⅠⅢⅣ指輪（ring） 3．ⅠⅤ指輪（ring）（移送）
3．上肢・描画（模倣）	1．凹 2．日

表 12-4 失行症の検査 (Heilman et al, 2003b)

自動詞的な体肢の動作 Intransitive Limb Gestures	自動詞的な口部顔面動作 Intransitive Buccofacial Gestures
1．サヨナラの手を振る 2．ヒッチハイクをする 3．敬礼をする 4．手招きする 5．止まれと合図する 6．行けと合図する	1．舌をつきだす 2．投げキッスをする 他動詞的な口部顔面動作 Transitive Buccofacial Gestures 1．マッチを吹き消す 2．ストローを吸う
他動詞的な体肢の動作 Transitive Limb Gestures	系列行為 Serial Acts
1．ドア錠を鍵で開ける 2．硬貨を裏返す 3．ケチャップ瓶を開ける 4．ドライバーを使う 5．金槌を使う 6．ハサミを使う	1．サンドイッチの作り方をしてみせる 2．手紙を書いて封をする様子をしてみせる

ることを指す．これはあとで得点補正を行なうためである．

　全ての検査を終えたら，結果をプロフィルにまとめる．『改訂版標準高次動作性検査』が定めているのはここまでである．

　実際にはこの後，診断へと進まなくてはならないが，その手続きは検査者の知識と判断に委ねられる．説明書の巻末に症例4つが載っており，そのそれぞれにたとえば「CO中毒後に観念運動失行および構成失行を示した例」というような副題がついているが，検査所見との関連はとくに説明されてはいない．記入済みの記録紙が転載されているのみである．

3）独自の立場に立つ失行症検査

　たくさんの自由な検査法があり得るが，ここでは1つを紹介しておく．

・Heilman のグループ

　ここでは Heilman ら（2003b）に従って述べる．

　彼らが検査に用いる動作群の一部は表 12-4 に示すとおりである．ここには構成課題や着衣課題は含まれていない．「意味のない動作」は表には掲載されていないが，実際の検査の中では使われている．

　検査は原則として両手に対して行なうが，重度麻痺手に対しては行なわない．実施中は，動きをよく観察するだけでなく，患者本人が自分のエラーに困っているか，あるいはエラーをしたと認識しているかを確認する．失語がある患者に検査を行なうときには，エラーの原因が言語理解の障害によるものでないかをいつも確認しなければならない．一般には動作の口頭命令よりも動作模倣の指示のほうが理解されやすいが，いずれにせよ不安があるときには，「私がお

願いしたことは何ですか」と尋ねたり,「いまお願いした動作に関係があるのはこの中のどれですか」と言って関係あるものを選んでもらったりすることが必要である.

　<u>検査様式</u>は以下のとおりである.前出の『改訂版標準高次動作性検査』と似ている部分もあるが,このグループ独自の方式が加わっている点に注意されたい.独自部分は彼らが命名した概念失行の検出に関わる部分である.

　a）口頭命令に対する動作の表出

　これには2種類のパントマイムすなわち,道具使用（表12-4の他動詞的動作）のパントマイム（例.ハサミを使うしぐさをしてみせて下さい）と,象徴的動作（表12-4の自動詞的動作）のパントマイム（例.サヨナラのしぐさをしてみせて下さい）が含まれる.

　しばしば見られる現象として,パントマイムの際,患者が身体の一部を物や道具に見立てて使うという現象（use a <u>b</u>ody <u>p</u>art as an <u>o</u>bject, BPO）がある.ハサミを使うしぐさをするのに,2本の指をチョキチョキさせるなどが端的な例である.これはパントマイム課題の意味を正確に理解しないことから起こる可能性があるので,そのときは「指をハサミの代わりのように使わないでください.手にハサミを持っているということがわかるしぐさをして下さい」と告げるか,それが理解されないならば,正しいパントマイムを実演してみせなければならない.

　b）動作の模倣

　ある種の失行症の患者は,口頭命令に対して動作を表出できなくても,動作の模倣はできることがある.しかしその逆もあるから,a）ができない場合にのみb）を実施,という考え方には賛成できない.必ず全ての患者にa）,b）を実施すべきである.

　この模倣テストは,自動詞的動作についても他動詞的動作についても行なうべきであり,また意味のある動作についても,意味のない動作についても実施すべきである.ただし表12-4には意味のない動作は掲げられていない.

　c）提示された道具に対する動作反応（パントマイム）

　道具を見せて（触ったり使ったりはさせずに）それを使うときの動作をしてみせるよう求める.患者に言語理解の障害があって,口頭命令に対する動作表出の誤りが言語障害のためなのか行為障害のためなのか判断できないとき,この検査は有効なことがある.

　d）提示された物品に対する動作反応（パントマイム）

　この物品は道具の作用を受ける物品である.物品を見せて（触ったり使ったりはさせずに）それにはたらきかける動作をしてみせるよう求める.この検査もやはり患者に言語理解の障害があるときに有用なことがある.道具からは何らかの手がかりを受ける可能性があるが,物品にはそれがないぶん,検査としての感度が高い.例.木片に留めた釘を提示し,道具を使ってそれにはたらきかける振りをさせる.

　e）道具の使用

　道具の実物（例.金槌）を手渡す.物品（木片に留めた釘）はあってもなくてもよい.

　f）道具使用の模倣

　検査者が道具使用のパントマイムを行ない,それを模倣するよう求める.

g）動作（パントマイム）の正否判断

検査者がパントマイムをして見せ，それが正しいかどうかをそのつど判断させる．

h）動作（パントマイム）の理解

検査者がある動作をして見せ，患者がその動作の同定ができているかどうかを知るため，「私がいま使っている道具は何ですか」と尋ねる．

i）連続動作

一連の動作を正しい順序で実施できるかをしらべるため，患者に多段階課題を行なわせる（例．どんなふうにサンドイッチを作るのか，してみせてください）．

j）動作—道具関連 action-tool relations

道具数種（金槌，ねじ回し，ナイフ，やっとこ）を並べておき，ひとつの標的動作をパントマイムでやって見せ，その動作に関連ある道具を選ぶように言う．

k）道具—物品連合 tool-object associations

何かひとつの物品（例．木片に留められた釘）を提示し，並んだ道具の中からそれと組になる道具を選ぶように言う．

l）知識

もしk）が正しく実行されたら，最初の道具をとりのぞき，同じ目的を達成できる他の道具を選ぶように言う．もし目的が釘を抜くことで，初めに選んだ道具が金槌なら，金槌をのぞかれた後の選択はヤットコになる．

　動作エラーの類別をHeilmanらがどのように行なっているかは，彼らのグループが発表した別の論文から推測することができる．表12-5はRothiら（1988）が9名の失語症患者と9名の非脳損傷者について物品使用のパントマイムを比較した際に用いたエラー・タイプの分類表である．聾者のためのサイン言語の分析法を応用したものだという．パントマイム比較を行なう研究のプロトコルの一部として作られているので，説明はすべてパントマイムを前提としている．ここに掲げられているエラータイプの一部は『改訂標準高次動作性検査』が掲げる反応分類のコードと一致するが，一部は一致しない．Rothiらが独自に掲げているタイプは，時間的エラーにおける3つのコードすなわちS（sequencing，順序性），T（timing，タイミング），O（occurrence，産出回数）と，空間的エラーに属する5つの全て（同表を参照のこと）である．

　まとめると，Heilmanらの検査法は，表12-4に掲げるような動作について，a)〜l)の検査様式を適用し，最終的には成績の相対差とエラー内容の検討からタイプを診断する，というものである．この大筋は改訂標準高次動作性検査と同じであるが，根底に独自の失行分類（既出）を想定しているため，パントマイムの判断，パントマイムの理解，動作—道具関連や道具—物品連合などが加えられている[注4]．

注4）より詳しい情報はRothiら（1984），Rothiら（1985），Ochipaら（1992），Ochipaら（1997），Heilmanら（1997）などから得ることができる．ただしいずれも研究に組み入れられた検査法として記載されているものである．

表 12-5 動作エラーのタイプ (Rothi et al, 1988)

(筆者注)：パントマイム課題を使った研究のプロトコルの一部として書かれているため，表現がすべてパントマイムになっている．

I．内容的エラー

P＝perseverative（保続）—それ以前に行なったパントマイム（＊）の全部または一部を再生する

R＝related（有関連）—標的のパントマイムと内容的に関連がある別のパントマイムを正しく行なう．例．ラッパ演奏のパントマイムをすべきところをトロンボーン演奏のパントマイムを行なう

N＝non-related（無関連）—標的のパントマイムと内容的に関連がない別のパントマイムを正しく行なう．例．髭剃り使用のパントマイムを行なうべきところをトロンボーン演奏のパントマイムを行なう

II．時間的エラー

S＝sequencing（順序性）—ある種のパントマイムは固有の順序に沿った多段階の姿勢展開を必要とする．この順序性の崩れのすべて，すなわち付加，削減，運動要素の転位がここでいうエラー．ただし動き全体の意味は第三者に了解可能である．

T＝timing（タイミング）—それぞれのパントマイムの典型的なタイミングまたはスピードの乱れをきたすエラー．産出速度の異常な亢進，減退，不規則を含む．

O＝occurrence（産出回数）—パントマイムには単一動作を要するもの（例．ドアを鍵で施錠する）と，数回の動作反復を要するもの（例．スクリュードライバーを使ってネジをねじこむ）がある．1回で済むところを複数回行なうことや，複数回必要なところを1回で済ませるのはいずれもエラーとなる．

D＝delay（遅延）—運動開始の遅れ．

III．空間的エラー

A＝Amplitude（振幅）—標的パントマイムの振幅の増大，減少または不規則．

IC＝internal configuration（内的位置関係）—パントマイムを行なうとき，指と手は，想定している道具の形や機能への考慮を反映して一定の空間的関係を取らねばならない．指と手の肢位およびそれと標的道具との関連の異常は全てエラーと見なされる．たとえば，歯ブラシを使うふりをするように求められたとき，手指を拳のように握りしめ，歯ブラシが入る余地がないのはエラーである．

BPO＝body-part-as-object（身体部分の客体化）—指，手または腕を想定している道具として用いる．例．タバコをふかすパントマイムを命じられて人差し指をふかす．

ECO＝external configuration orientation（外的位置関係）—パントマイムを行なう際，指/手/腕および想定されている道具は，動作を受ける物品に対して特定の位置関係を維持しなければならない．"物品"との関係を正しくとることの困難，および空間内に"物品"を正しく置くことの困難はエラーである．たとえば歯ブラシを使うパントマイムで，想像上の歯ブラシが介在する空間を設けずに，口のすぐ近くで手を動かすのはエラーである．あるいは金槌で釘を打つパントマイムにおいて想像上の金槌をあちこちに振り下ろすのは，想像上の釘を定位置に保つことに困難があると見なされ，やはりエラーとなる．

M＝movement（動き）—道具をもって物品にはたらきかけ，目的を達するためには，その動作に固有の動きが必要になる．この固有の動きが発現しないのはエラーである．たとえば，スクリュードライバーを使うパントマイムを求められたとき，正しくは想像上のドライバーを想像上のねじに当て，肩と手首を固定して肘（筆者注．前腕）の回転を起こさなければならないが，もしも肘を固定して手首や肩の回転を起こすなら，それはエラーである．

IV．その他

NR＝no response（無反応）

UR＝unrecognizable response（識別不能の反応）—時間的エラー，空間的エラーのいずれとも識別できない反応．

4) エラー分析の問題

　研究者たちが患者のエラーに関心をもち，その特徴を記録するのにさまざまな言葉を用いてきたことは，すでにここまでの記述の中で明らかである．それらの用語の多くは偶発的に選ばれたものであろうが，なかにはRothiら（1988）のエラー分類のように（既出），理論的に作り出されたとおぼしきものもある．

　一方で少数の研究者たちは，観察データからエラーの種類を引き出す，ということを試みている．

　たとえばDe Renziら（1988）は，20名の左半球損傷患者を対象に観念失行の特性検討を行なったが，この際，複数物品使用テストで出現したエラーの種類がどのようなものであったかもしらべている．結果は，当惑 perplexity，拙劣 clumsiness，省略 omission，位置の誤り mislocation，誤用 misuse，順序エラー sequence error であった．一部は古典分類の説明でしばしば使われてきた言葉と同一であるが，位置の誤りのように，新規に登場したものもみられる．

　種村・鎌倉（2003）の場合は，重度失語と失行がある71歳の一患者について，彼が示した動作／行為の映像を文章化し，断片化し，それらの断片をあらゆる先入観を抜き去って分類し，これによってその患者の動作／行為の特徴を浮かび上がらせるという手法をとった．ここには彼らが得た三次カテゴリー（上位カテゴリー）のみを記すが，それらは，A）適切な動作，B）指示に対する動作の適合性の不良，C）複合動作の順序づけの不良，D）身体フォームの不良，E）対象操作の不良，F）物品配置の不良，G）対象の変化に対する動作調整の不良，H）図や積木模様の表現の不良，I）両側統合の不良，J）その他，の10種となっている．ここにも，古典失行のエラー表現からはみ出す言葉が顔を出している．

　諸家の行なったエラー分類は，扱っている範囲と関心の置き方が少しずつ異なっている．しかし大まかにいえば，すべてのエラーは，Rothiら（1988）が掲げた4つの大分類，すなわち内容的エラー，時間的エラー，空間的エラー，その他のどこかに入ることになるだろう．しかし特性をより明らかにするにはもう少し詳しい表現を用いなければならない．とくに「空間」という言葉は非常に広い概念なので注意を要する．私自身は，動作のフォームが正しいか，身体と物品の位置関係が正しいか，物品相互の位置関係が正しいかを峻別する視点が望ましいと考えている．

　ところで，Goldenbergら（2001a）の論文の中に，注目すべき記述があるので紹介しておきたい．それは，エラーの種別判断は，評定者間の一致性が低い，というものである．彼らは6名の失語・失行患者に複合的ADLの検査を行なうにあたって，4つのエラー・カテゴリーを設けていた．その4つとは，物品エラー，空間エラー，動作エラー，当惑，である．2名の評定者が評定を行なったところ，その一致率は，物品エラー：55％，空間エラー：47％，動作エラー：50％，当惑：57％という低さであった．たとえば，パン切りナイフをパン山に上から押しつけたというのは，押し引き動作をしていないから動作エラーだと判定する評定者もいれば，ナイフとパンの位置関係が誤っているから空間エラーだと見なす評定者もいた，というぐあいであ

る．このような食い違いがいろいろなエラーについて起こったという（エラー数のほうは81％という比較的高い一致率を示した）．

このことはエラー分類や種別判断という作業が決して単純なものでないことを語っている．

12・3・4　アウェアネスの評価

Ochipaら（1997）は，重度観念運動失行があった患者GWのアウェアネスをしらべるのにFlorida Apraxia Screening Testの口頭命令条件を用いている．各動作の出来映えを1―10点で評価することとし，正常であれば10点を与えることにしていた．テストは15項目から成っていたが，これについてGWは，右手に対して平均9.8，左手に対して平均8.7の評価点を与えた．だが検査者の評定によれば，GWは右手も左手も，口頭命令に対して正しいパントマイムを表出したことは一度もなかった．

12・4　治療的訓練

12・4・1　症状経過

たいていの高次脳機能障害がそうであるように，発症後間もない時期の患者には，多かれ少なかれ自然回復が期待できる．しかし失行症についてこのことを直接に扱った資料は見あたらない．そこで間接的なデータをのぞいてみることにする．

後で述べるように，Goldenbergら（2001a）は6名の失行症患者を対象にADL動作の治療的訓練を行なった経過を報告している．このときのベースライン・データすなわちまだ訓練を行わない時期の継時的データをみると，短期間ながら，"自然"経過の一部を知ることができる．彼らのデータは，6名のほぼ全てにおいて，治療的訓練開始前に，特定ADL動作の介助量とエラー数が少しずつ減少したことを示している．ベースライン期間の長さは患者と活動種目によって異なっており，2，4，8，10週間のいずれかである．実験開始時点の発症後月数は6～60か月であるが，この期間の長さと改善の程度との間に特別の関連は見あたらない．ただしこの実験では一定の時間間隔を置いて反復測定を行なっているので，そのことが成績改善をもたらしている可能性はある．

所ら（1992）は，観念失行を見いだされた患者たちの1年後の変化をしらべている．この場合の対象患者は，観念失行に関する山鳥の定義に従い，ADL場面とOT場面で「日常慣用の物品の使用障害」が見られた者，とされた．1989年1月時点で観念失行ありと見なされたのは11名であったが，1年後の再検査が可能であったのはそのうちの7名であった（IA群）．これと同数の非IA患者が対照群として使われた．主な測定値は，「片手で実行可能な，客体を用いる動作」でかつ「病前に必ず習得されていたとみられる」ADL動作86種目の，個々の達成率であ

る．この"達成率"は著者らによってかなり独特な意味で使われており，対象者個々のそれではなく，群としての集団成績のようなものを意味している．結果は，全86種目に関する平均達成率は，IA群が1989年：39.0％，1990年：42.0％，非IA群が1989年：85.8％，1990年：92.9というものであった．平均改善率でみるとIA群2.6％，非IA群12.4％となり，両群の間で有意の差がみられたという．しかしADL能動性についてはIA群において有意な改善がみられたという．この能動性というのは"自らそれを行なおうとするか"の程度を指しており，著者らの独自の方法で算出されたものである．

　ここで注目しなくてはならないのは，この1年間を患者たちがどのように過ごしていたかであろう．所らは1989年の彼らの研究結果（所他，1990）に従い，「IA患者に対して，平易度を利用して，容易なADL手段の提供を含めた環境設定を行なってきた」としている．ちなみに，IA群7名の平均罹患月数は，1990年評価の時点で「19.9±5.8」月と記されている．もしこれが「平均値±標準偏差」を意味しているとすれば，12か月前の初回評価時を推定してみても，発症後まもない時期から慢性期にいたるまでかなり広範囲の患者が含まれていたことになる．このような患者たちに対して，やりやすい動作からやりやすい方法で実施するようにとの指導を行い（詳細は不明），1年後の結果をしらべてみたところ，少なくとも再検査を実施できた7名は，自分でやろうとする能動性の向上は見られたものの，動作の平均達成率はそれほど変わっていなかった，というのが所らの結論である．

12・4・2　治療的訓練の効果の検討

　では，指導方法をもう少し特定した場合はどうなるであろうか．

・日常活動の補償的ストラテジーによる指導の効果

　van Heugtenら（1998）は，48名の失行症患者に補償的ストラテジー compensatory strategiesによる指導を12週間にわたって実施し，このうち最終データを採取できた33名について結果を報告している．患者はいずれも左半球性脳卒中の患者で，16の異なる機関に勤める作業療法士たちによって選び出された．失行症ありの判断は，目的活動の一部または全部の実施不能があり，それが運動障害や感覚障害，あるいは理解，記憶，動機の障害によるものでないと判断されたときになされた．訓練対象となる活動 activity はその患者に必要なものとし，2週間ごとに1活動ずつを選んだ．訓練に先立って当該活動がどのように行なわれているかの観察を行なうが，この際，活動の諸相を「開始 initiation」「実行 execution」「統制 control」の3相に分けて観察するようにした．そして開始に問題があれば"指示 instruction"を，実行に問題があれば"援助 assistance"を，統制に問題があれば"フィードバック feedback"を与えるが，どのようなときにどのような指示/援助/フィードバックを与えるかはあらかじめプロトコルに記載しておき，これを訓練担当のセラピストに手渡した．たとえば開始に問題がある場合，はじめは言語的指示を与えるが，それでだめなら患者に触れて促す，名前を呼んで促す，身振り

で促す，一部をやってみせる，指示を書いて促す，ひとつずつ物品を手渡して促す，等々を試みる，といったぐあいである．もし実行段階での援助が必要なら，はじめは言葉による援助を種々試みるが，それでだめならやってみせる，工程を小分けにして図示する，腕の位置や動きを導く，途中までセラピストが実行して途中から受け継がせるなどを試み，最後は引き取ることもあり得る．統制のためのフィードバックが必要な場合は，出来映えを言葉で知らせる，五感を使うよう促す，肢位・姿勢の点検のため物理的フィードバックを与える，等となる．訓練の成果をはかる測度には，運動機能テスト，失行症検査（De Renzi ら（1968, 1980）に準拠），ADL 関連の評価と質問紙を採用し，訓練開始の前と終了後に実施した．

　結果は，全ての測度における成績が改善したことを示した．改善度は ADL において大きく，運動機能，失行症の改善において小さかった．この結果は，補償的ストラテジーによる指導が，失行症患者の ADL 自立を高めるのに有効であることを示している．ただし失行症は持続している，というのが van Heugten らの結論である．

　鎌田ら（2003）は上記の van Heugten らと比較的よく似たやりかたで，失語と観念失行があった 10 名の患者に調理訓練を行ない，その有効性を検討している．対象となったのは右片麻痺と失語，観念失行があるほか，調理の遂行や必要な道具の選択と使用が 5 回の訓練によっても全く改善しなかった女性患者たちである．観念失行があるかどうかは，単一物品の使用においてエラーが認められたか，あるいは系列動作課題において道具操作の誤りや手順の誤りがあったかで判断された．調理能力の評価課題はカレー作りである．評価項目には，道具の準備，把握様式，道具の使用様式，身体と材料の位置関係，手順の正確さ，手順の円滑さ，調理材料の適切さ，数量判断，安全性の 10 項があり，あらかじめ定めた基準によって各項の成績を 0～2 点で評価した（指示や修正なしに実行できれば 2）．

　調理訓練プログラムもカレー作りである．はじめは道具の選択を助ける，操作の誤りや困惑に対してはセラピストが短い口頭指示とジェスチャーによって修正する，やって見せる，手に手を添えて誘導する，などの処置がとられた．これらの処置は個々の患者に併せて採択されたとみられる．手順獲得のためにビデオ学習が導入されたケースもあった．調理は実際のキッチンで，週 3～4 回の頻度で実施され，これに平行して利き手交換の訓練も行なわれていた．調理訓練の実施回数は 7～40 回，平均 18.4±6.8 回である．

　最初はほとんど全例に道具の選択や把握様式，道具の使い方，手順に問題がみられたが，この集中調理訓練によって，10 名中 7 名が自力でカレー作りができるようになったという．

・網羅的，基礎的動作訓練の効果

　Smania ら（2000）もまた左半球損傷の患者に対する「失行症のリハビリテーション」の効果を検討している．研究デザインは無作為対照試験である．すなわち発症後 2 か月以上を経過している 13 名の失行症の患者に，失行症リハビリテーションまたは失語症治療訓練のどちらかを無作為に割りつけ，2 群の結果を比較した．Smania らの失行症のとらえかたは De Renzi らのそれに従っていた．彼らの方法（De Renzi et al, 1968 および De Renzi et al, 1980）に従って

観念失行と観念運動失行の評価を行ない，独自のジェスチャー認知の評価を加えた．

　失行症のリハビリテーション訓練は3つのセクションに分けた．1）他動詞的動作の訓練，2）象徴的・自動詞的動作の訓練，3）非象徴的・自動詞的動作の訓練の3つである．1）の他動詞的動作の訓練はさらにA，B，Cの3つの相に分けた．Aではある道具（例．スプーン）を使ってみせるよう求めた．Bではある他動詞的動作（例．スプーンを使っている動作）を表す絵を見せ，同じパントマイム動作を行なうよう求めた．Cではある道具の絵（例．スプーン）を見せ，それを使う動作をパントマイムで示すよう求めた．20項目を実施し，うち17項目以上を正しく実行できたとき，次の相へ進むことにした．2）の象徴的・自動詞的動作の訓練もやはりA，B，Cの3相に分けた．Aでは，2つの絵を見せた．1つはある状況contextを描いたもの（例．サンドイッチを食べている男），もうひとつはそれに関係がある象徴的動作を描いたもの（例．食べる動作）である．これを提示した後，そこに示された象徴的動作を再現するよう求めた．Bでは状況図（例．サンドイッチを食べている男）のみを示し，正しい動作（例．食べる動作）を行なうよう求めた．Cでは新しい絵，すなわち直前のそれと似ているが新たな状況の絵（缶詰食品をフォークで食べている男）を示し，正しい動作（例．食べる動作）を示すよう求めた．項目数は20である．次相へ進む基準は1）と同じであった．3）の非象徴的・自動詞的動作の訓練は検査者がしてみせる意味のない自動詞的動作を模倣するよう求めた．動作の種類は12，うち6つは近位関節の動作，6つは遠位関節の動作，また半数は静的な動作，半分は動的な動作である．もし患者がそれを適切に行なえないときには，言葉で助けたり，正しい動作をしてみせたり，手の位置を決めてやったり，全部を他動的に行なわせたりした．ここで行なう動作は全て失行症検査で用いたのとは別種のものである．各訓練セッションは1回約50分を要したが，これを週3回の頻度で実施し，全セッションを完了するか，または最大35セッションに達したときに訓練終了とした．実験群にはいま述べた失行症リハビリテーション訓練を行ない，対照群には同じ時期に失語症訓練を続行した．訓練の前後で，全対象者に前出の失行症検査を行なった．

　結果は，実験群の患者のみが，観念失行，観念運動失行の両テストにおいて有意の成績改善を得たことを示した．両検査におけるエラー数も有意に改善していた．ジェスチャー理解の成績も改善傾向をみせていた．これに対し，対照群はいかなる成績改善も示さなかったという．

　Smaniaらが行なった訓練は，失行症患者に対する基礎的・網羅的な動作産出訓練である．失行症研究としては得がたい無作為対照試験である点が貴重である．しかし私としては，訓練内容と検査課題との類似性が高く，訓練があたかも"試験勉強"のようであるのが気になる．一見，訓練効果の般化を支持する結果にみえるが，楽観はできない．

・複合的ADL学習の指導法による効果の違い

　Goldenbergら（2001a）は，左半球損傷と失行症がある6名の患者に対し，2種類の指導法を用いて4種の複合的ADL活動の指導を行ない，訓練方法による効果の違いがあるかを検討した．研究デザインは6事例個々へのシングルケース実験の適用である．彼らは古典的失行分類

を用いないので，失行があるかどうかの判断は，6種類の動作テストの得点が健常対照群のそれからはずれたかどうかで行なっている．

　指導対象の複合的ADL種目とは，A）コーヒーメーカーを使ってコーヒーを煎れる，B）カーペットナイフを調整し，それを使ってボール紙から長方形を切り出す，C）テープレコーダーの電池を交換し，カセットを入れ，スタートさせる，D）パンのスライス1枚を切り取って表面にマーガリンとジャムを塗る，の4つである．2種類の指導法とは，「探究的訓練 exploration training」と「直接的訓練 direct training」を指している．前者の「探究的訓練」は，構造から機能を推理し，それによって道具の使いかたを判断する力を培うことをめざしていた．用いる物品をあれこれ探究するようにしむけるが，実際に使うことはさせない．セラピストは物品の機能上の重要部分に患者の注意が向くように導く．またその部分の重要性を言葉で説明し，ジェスチャーや指さしで補う．患者には，重要部分にとくに注意を払いながら物品を触ったり引っぱったりしてみるよう促す．また他の物品と見比べるようにも言う．たとえばパン切りナイフなら，ノコギリや普通のナイフと比べさせて，パン切りナイフのギザギザの形状をとくに印象づける．重要部分の強調は機能が同じで部品配置が異なる他物品の写真を見せることによっても行なわれた．ボタン配置が異なる別のテープレコーダーの写真を見せてボタンのはたらきを強調するなどがそれである．後者の「直接的訓練」は，最少のエラーで実施の全行程を経験させることを指していた．節目節目でサポートを与え，患者の進歩を見届けてからそれを減らした．たとえば，難しい工程は患者の手を取って導くようにし，その後は患者の横に座って同じ動作を行ない，求められれば手本を示してまねをさせた．要所では作業を止めてその部分の反復練習をさせた．こうした指導法の選択は担当のセラピストの裁量に委ねられるが，選択肢はあらかじめ決められており，それ以外から採択することは許されなかった．どれを用いたかは全て，チェックリストを使って記録することになっていた．訓練期間は12週間である．2週間あたり6回のペースで訓練セッションが設けられた．この時間軸に沿い，第一ベースライン（＝訓練なし）測定→探究的訓練の実施→直接的訓練の実施→第二ベースライン測定が配置された．そして2週間ごとに，4つの複合ADL活動について評価を行ない，介助量とエラー数の推移をしらべた．すなわち4活動は，指導対象であるとともに，指導効果をはかる目安でもある，という関係になっている．そして4活動（実際にはA＋B，C＋Dの2群にまとめられた）における介助量とエラー数が，グラフ上，各期でどのように変化するかをしらべて効果判断のよりどころとした．

　結果は「直接的訓練」のみに効果があったことを示した．しかし訓練期間終了直後に，同じ活動を別の道具で実施させたところ，それだけで成績不良に陥るケースが少なくないことがわかった．著者たちの結論は，「失行症患者に対する複合的ADLの直接的訓練は有効である．しかしその効果はその活動，その道具にとどまる可能性がある．したがってリハビリテーションのためには，その患者が真に必要としている活動に絞って指導を行なうことが必要である」，というものである．

　著者らはそれ以前に行なった研究（Goldenberg et al, 1998）においてすでに，失行症患者の

基本的ADLは多くの場合訓練によってに改善するが，しかしその効果は訓練をしなかった動作にまで及ばないことを見いだしていた．それは訓練というものの基本的限界なのかもしれないが，しかし指導方法にも原因があったかもしれない，と彼らは考えた．なぜなら，応用力とは知識の再現ではなく，目前の課題を分析し演繹する力であるはずなのに，その点の訓練をしていなかったからである．2001年に「探究的訓練」と「直接的訓練」の比較研究を行なった理由はここにある．そして結果は，前者の無力を示すものとなった．

しかし脳内システムのどこが侵されるかは患者によって異なる，という前提に立てば，失行患者に一律の結論をあてはめることは避けるべきかもしれない．Goldenbergらの論文に示されたデータを見る限りでは，対象患者6名の障害特徴は比較的似かよっており，新規に与えられた道具に対する推理力のみが突出して侵されていた患者は見当たらない．探求的訓練が正の効果をあげなかったのはそれにマッチする対象者がいなかったから，という可能性が全くないわけではない．

12・4・3　指示様式の違いによる効果の検討

たいていの失行症患者は左半球損傷を受けているから，失語症を併発していることが多い．そこで検査や訓練を行なうにあたってセラピスト側の意図をどうやって伝えるかが問題になる．

武田ら（1994）は失行症と失語症がある患者9名について，指示様式の違いがどのような効果の相違を生むかを検討した．対象となった患者は，標準高次動作性検査，ADL，APDLにおいて歯ブラシを口の中へ逆に入れてしまう，シャワーの栓のひねりかたがわからないなどの失行症状を呈した16名のうちの，重度理解力障害を伴う全失語の患者をのぞいた9名である．標準高次動作性検査の課題・項目を参考にこの研究のための課題19種を設定し，それぞれについて「口頭命令」「書字命令」「動作絵提示」「動作模倣指示」の様式を実行し，正反応が現れる頻度をみた．結果はいずれの施行課題についても，動作模倣指示の場合が最も正反応が多く，書字命令の場合が最も少ないことを示した．一方，著者らはとくに指摘していないが，正反応数のばらつきが課題間で最も大きかったのは口頭命令の場合である．

以上の結果は失行・失語の患者では病巣が後方に及ぶことが少ないので，そのぶん視覚的認知が保たれやすいということの証左でもあるのだが，指示様式の違いがかなりの成績差を生むという事実をあらためて指摘するものとなっている．口頭命令の場合に課題間のばらつきが大きいというのも，注意を喚起される点である．

ところで，どの入力刺激が動作を喚起しやすいかは患者によって異なることを示す研究がいくつかある（たとえば，後出のPilgrim et al（1994）の序を参照のこと）．したがってここでは，順位よりも，入力様式の違いによる効果の違いの重要性，のほうを強調しておきたい．

12・4・4　失行症治療の事例研究と事例報告

事例研究には結論を一般化しにくいという短所があるが，事例の特性との関連をより深く検討できるという長所がある．事例報告はこれよりさらに素朴なレベルにとどまるが，しかしその中にも貴重なヒントが示されていることがある．

・動作ステップを言語化させることの効用

Pilgrim ら（1994）は交通事故による頭部外傷を受けた 29 歳の患者 GF に，伝導教育法 conductive education（CE）と称する訓練法の修正版を実施した結果を報告している．CE は脳損傷を受けた子どもまたは成人に対する教育的アプローチの一種で，患者による目的活動への能動的参加を促すため，その活動をステップに分解し，これを順次実施させつつ，同時にリズミカルに，ステップごとの動作を言葉に出して言わせるものだという．"伝導者"は目標に向けての言語化を導く．

たとえば，「コップから飲む」という訓練の最初のセッションは，徒手的援助と，次のような"目標へ向けての言語化"から成る．

「手をコップに伸ばし，
しっかり持って，
口まで運び，
飲んで，
やめる」

一連の動作が学習された後は，この言語化の数を減らしていき，最後は言語化なしに行なうことができるようにする．この段階で動作は自動化されたとみることができる．

この修正 CE の導入に先立ち，GF ははたして用具使用動作についての正しい知識をもっているか，用具提示の条件によって動作成績に違いが生じるかの確認が行なわれた．結果は，用具使用動作に関する GF の知識が正しいことを示した．物品提示の条件については，見せて触らせた場合（視覚＋触覚条件）に最も動作成績がよく，見せるだけ（視覚入力条件）の場合は最悪で，名称を告げる場合（言語入力条件）はそれよりややましであることがわかった．

GF はもともと左利きであった．脳損傷は右半球の側頭から前頭葉に及ぶ広域多重損傷であったとされる．観念運動失行の患者として記されているが，これはさまざまな入力に対するジェスチャー表現がよくできなかったところからそう判断されたものらしい．

GF に対するジェスチャー表出訓練は，家族の協力も得て，毎日 15 分ずつ，3 週間実施された．課題には当初のジェスチャー表出成績が著しく不良だった 10 品（フォーク，ティーポット，金槌，爪ブラシなど）が選ばれ，うち 5 品には CE が，残り 5 品には単純使用だけが施された．課題提示条件としては，「視覚のみ（＝物品を見せる）」「視覚＋触覚（＝物品を見せて触らせる）」

「口頭言語のみ（＝物品名を告げる）」の3つのモダリティが使われた．訓練開始前と終了後に，それぞれの物品の使用成績を7段階スケール（1：成績不良，7：成績良好）で評価し，分散分析を用いてデータ分析を行なった．

結果は次のとおりである．まず全体をとおして，GFの反応成績は，最初の提示様式が「視覚＋触覚」である場合に最もよく，これより劣る2つのうちでは，「視覚のみ」が「口頭言語のみ」よりましである，ということがわかった（訓練前にくらべ，後2者の順位は逆転）．またCEを施した物品群においてのみ，訓練後の成績が訓練前よりも有意に改善したことがわかった．CEを施さなかった物品群には有意の変化を認めなかった．ちなみに，CE実施群における「視覚＋触覚」提示時の平均成績は，訓練前：3.72（7点満点），訓練後：5.4点であり，対照群におけるそれは，訓練前：3.68，訓練後：4.24である．Pilgrimらはこの結果を，CEの有効性と，同効果の非訓練物品に対する般化の欠如を物語るもの，と考えている．

GFはいろいろな点で希少ケースだといえる．しかしこの1例は，事例の特性を正確にとらえるならば，ステップ分析と言語的統制を組み合わせた指導が有用な手段になる可能性があることを示している．

・物品という視覚入力を重視した包括的支援

種村（1994）は，自動詞的動作，他動詞的動作ともに障害があり，とりわけ物品使用障害がADLに影響を及ぼしていた44歳の女性に対し，視覚・物品入力を重視して作業体験を導いた経験を報告している．この患者は言語面では混合型失語を有していた．作業療法が開始されたのは発症後約2か月の時点である．「お茶を煎れて飲む」検査では，急須に先にお湯を入れ，その後でお茶の葉を入れ，次に茶碗にそそぐという反応を示し，「ちょっと変です」と言った．ねじまわし，石鹸，ナイフなど29物品の使用テストでは，正常反応がみられたのは18品目であったという．現れたエラーは，保続，錯行為，拙劣，修正行為などである．種村はこの患者が口頭命令すなわち聴覚入力と視覚・ジェスチャー入力に対しては明らかな障害を示すが，視覚・物体入力に対しては障害が軽いことに注目し，この点を利用した物品使用学習を導くことにした．

採用された方法は，私の理解では，包括的作業体験支援とでもよぶべきものである．さまざまなactivity，すなわちはりっくアート（特殊なちぎり絵），刺し子，生け花，園芸，和紙絵，皮細工が次々と導入され，その中でピンセット，針，ハサミ，千枚通し，槌などの使用練習が行なわれた．患者ははじめは使用を間違えるが，セラピストの指導に応じ，あるいは自ら気づいて修正することにより，次第に使用可能になったという．入浴，調理，買い物練習も同様に行なわれた．最後にこの患者のかつての仕事であった和裁を試みることにし，担当作業療法士の寸法に合わせて浴衣を縫ってもらうことにした．竹尺の目盛りを読めないので勘で寸法をとる，ハサミに指を入れないで切ろうとする，アイロンのスイッチの入れかたがわからないなどのつまづきはあったが，それでも縫製は完成した．仕上がりは美しく，寸法も合っていた．

この事例は発症後間もない時期からリハビリテーションが開始されたケースである．おそら

くは自然回復とセラピストのはたらきかけの両方があいまって，この結果が招来されたと思われる．回復期にある患者が失敗を混ぜながらかつての自分のスキルに近づいていく様をとらえた素朴な報告である．

・**非慣用物品の使用は学習できるか**

　毛利ら（2001）は，観念失行を示した1患者が非日常慣用物品の使用を新規に学習することが可能か，という問題に取り組んだ．ここでの観念失行の定義は山鳥（1985）の，「使用すべき対象物の認知は十分に保たれており，運動執行能力にも異常がないのに日常慣用物品を正しく操作することが出来ない」（p.147）という定義に従っている（筆者注．ここでは山鳥から直接引用した）．69歳の能楽師であるこの患者は，左頭頂葉および両側深部白質に病巣をもつ脳梗塞と診断された．退院後の外来リハビリテーションが開始されたのは発症後5か月めである．このとき運動麻痺はほぼなくなり，失語と失行が残存していた．失語は伝導失語に近い非定型失語と判定された．ADL上の失行症状としては，ストローを箸のように使用する，髭剃りのスイッチが入れられない，歯ブラシを髪に当てる，櫛をさかさまに使う，シャワーの温度調節ができない，などがあった．訓練時の動作指示は，動作図の提示，動作見本の提示，単語（口頭言語か？）により伝達可能であったという．しかし発症後1年を過ぎても失行の改善がみられずADL上の支障が続いたため，家庭で行なえる有効な訓練を検討するために，あらためて評価と実験を行なうことになった．

　毛利らはOchipaら（1989）の方法を参考にして，道具の呼称，機能の理解，使用に関する詳しい検査を行なった．取り上げた道具は，鉛筆，包丁，ホチキス，のり，金槌，ほうき，ドライバー，急須の8項目である．結果は，失語の影響を考慮に入れて考えると，この患者は道具そのものが何であるかは理解しており，道具の用途もほぼ理解していると判断できた．しかし実際の道具使用では当惑や誤用，場所の誤りなどのエラーがあり，使用可能と認められたのは8項目中の2項目にすぎなかった．そこで毛利らは，比較的良好に保たれている道具の名前・用途に対する概念に使用方法・動作を結びつけることにより，新たな使用行為が学習できるかを試したいと考えた．そのために使用方法を図示した説明書を作って動作指示に役立てることにした．週1回，計9回の実験的使用訓練を開始したのは，発症から約1年後の時点である．

　客体に選んだのは，患者が使用したことのないハンドドリルとクリックハンドルである．2つは「木材に穴をあける」という用途が共通している．ハンドドリルの実験デザインはA-B-A（A：ベースライン，B：治療的介入），クリックハンドルのそれはA-A-Aとした．すなわちハンドドリルが実験用，クリックハンドルが対照用である．ハンドドリルについては，ベースライン期（1，2セッション）には指示や説明書を与えずに道具のみを提示し，使用命令のみで道具の使用を行なった．介入期（3～7セッション）には写真のある説明書を用いて使用訓練を行なった．この説明書は道具の把持のしかた，木への当てかた，ハンドルの回しかたを示す写真の下にそれぞれ，「持つ」「当てる」「回す」という単語が付されたものである．セラピストが説明書と道具を指さして，「説明書を見て道具を使用してください」と言って使用を開始させた．

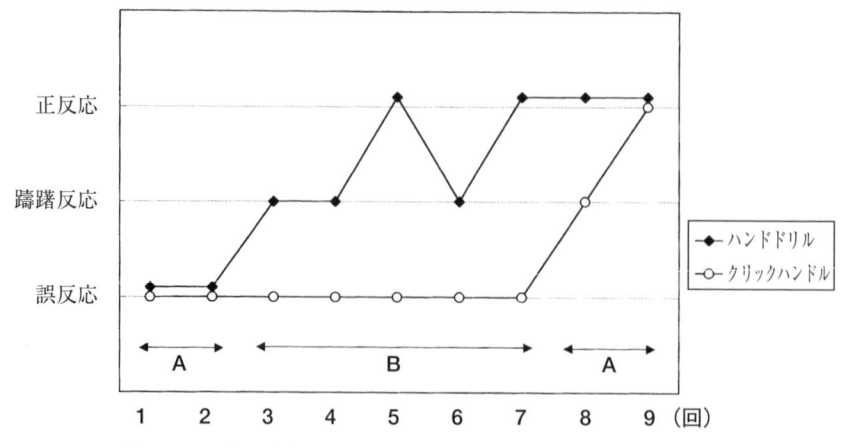

図 12-1　非日常慣用物品の使用訓練経過（毛利他，2001）．
A：ベースライン，B：介入期．ただし介入はハンドドリルのみ．

第8〜9セッションは第1〜2セッションと同様に試行させた．一方，クリックハンドルのほうは，使用命令のみで，その他の指示や説明書は与えずに毎回のセッションを実施した．各道具の使用練習は1試行あたり約15分である．ハンドドリル，クリックハンドルいずれの場合も，毎回の使用状況を正反応：3点，躊躇反応：2点，誤反応：1点として得点化し，第1〜9セッションの間に得点がどのように変化するかをしらべた．

図 12-1 は全セッションにおける反応の経過である．ハンドドリルについては，ベースライン期には柄のほうを木に当てる，柄ではないところを把持する，ハンドルを逆に回すなどがあり，使用は全く不可能であったという．介入期の初回および2回目には1枚目の写真の動作を終了しても次に進めなかったり，ハンドルを回す方向を誤ったりするので，写真1枚ずつを指し示したり，動作方向を示す矢印を指し示したりする必要があった．しかし訓練開始3回目には使用説明書を手がかりとして自ら試行錯誤をするようになり，訓練開始5回目からは説明書なしでも使用可能となり，その後2回の第2ベースライン測定でも安定した成績を示した．クリックハンドルのほうは，ハンドドリルの使用訓練が続いていた時期にも誤反応が続いたままであったが，ハンドドリルが第2ベースライン期に入った時期に自ら試行錯誤を行なうようになり，最終セッションでは使用可能となった．

この結果を毛利らは，物品や動作の写真という視覚入力を利用したことで行為処理システムの組織化が進み，行為の学習が可能になったことの現れとみている．また，学習された行為が同じ用途の他物品の使用行為へと般化する可能性が示されたことに注目している．この報告は，失行患者の中に新規行為の学習が可能な患者がいることを示した貴重な一例だということができる．

・連鎖化（chaining）を応用したセルフケア・スキルの指導

Wilson BA（1999/鎌倉・山﨑訳2003）がその事例集の中で示した一例"セイラー"は，緻密

な治療プランの効用を強く印象づける．

　秘書養成校の学生であったセイラーは，麻酔事故による低酸素脳症の結果として，運動性構音障害のほか多様な高次脳機能障害をこうむることになった．4か月の通常リハビリテーションを経た段階で，最も深刻な影響を与えていたのは，Bálint症状群と失行症だと思われた．実際セイラーは，介助なしではほとんど何をすることもできなかった．歩くことと話すことはできたが，食べることも，飲むことも，着替えることもひとりではできなかった．そこでWilsonと心理学実習生は，作業療法士と協力して，日常の基本的スキルをセイラーに教えてみることにした．最初の目標は，「カップから援助なしにお茶を飲む」である．

　はじめに直接観察を行なった．その結果，セイラーはカップまで正確に手を伸ばせないこと，もし伸ばせても位置がわるく，左に寄りすぎたり右に寄りすぎたり，手前すぎたりすることがわかった．またカップに手が届いても真上からそれを掴んでしまうこと，カップの柄に触れることがあってもそれを掴めないことがわかった．また，一度掴んだカップをテーブルに戻せないこともわかった．これらのエラーは，根底にBálint症状群と失行があるとする解釈に矛盾しないと思われた．

　上記の障害に対しWilsonは，学習障害の領域でセルフケアを教えるのにしばしば用いられる連鎖化（chaining）のテクニックを利用することにした．連鎖化とは，課題を細かなステップに分け，まず第一ステップを教えたら次に第二ステップを教え，次にこの2つを連鎖させてから次の第三ステップを教え，以下同様に進む指導法のことである．ただしこの場合は1ステップずつではなく，毎回，全ステップを通しで教えることにした．

　最初に「カップから援助なしにお茶を飲む」をステップに分解した．ステップは，①手を平らにテーブルの上に置く，②手を低く保つ，③親指をカップの取っ手に通す，④取っ手を掴む，⑤カップを口元まで持ち上げる，⑥飲む，⑦カップをテーブルに下ろす，⑧指をひらく，⑨指の力を抜き，親指を取っ手から抜く，の9つになった．さきの直接観察の結果を考慮し，セイラーに達成できそうな内容をと考えて決めたものである．7回の訓練セッションのあと，⑤と⑥の間にもうひとつ，「⑤a：カップの赤い縁を探す」を加えた．これはセイラーがよくカップの縁の遠いほうに口をあててしまい，中身のほとんどを洋服にこぼしてしまう，ということがあったからである．次いで各ステップの実行成績を次のように得点化することにした．それは，「1：介助なしでステップを完全遂行」「2：言語的な促しが必要」「3：軽い身体的促し（正しい方向へ軽く押す）が必要」「4：完全な身体的誘導が必要（例．セイラーの手を正しい位置に置いてやる）」というものである．

　訓練の開始は事故後8か月めのことであった．コーヒーかジュースが半分入ったカップを前にセイラーは座る．まずそれを飲むようにと促される．もし介助なしで手をテーブルに平らに置いたなら，このステップの得点は1である．10秒経ってもこのステップを実行しないか，または誤った動作をした場合は，「手をテーブルに平らに置きなさい」という指示が与えられる．この言語的促しの後で成功すれば，このステップの得点は2である．言語的促しを与えてもこのステップを実行しない場合，セラピストはセイラーの手をそっと正しい方向へ押す．ここで

成功すれば得点は3である．それでも実行しなければ手を移動させて正しい位置に置いてやる．このときの得点は4である．このようにして各ステップにどの程度の援助が必要かが記録された．

図12-2は，第1～15セッションの間に各ステップにおける援助の程度がどのように変化したかを示している．はじめてこの課題を実施したとき，セイラーがひとりで実行できたのはただひとつのステップ（飲む）だけであり，9つのステップのうち5つでは完全な身体的誘導が必要であった．しかし，中途変動はあったが，翌週にはセイラーは，全ステップを介助なしで実行できるようになり，カップから飲むのに自立した．やがて，別のカップやグラスからも飲めるようになった．

課題の仕上がりがあまりに早かったのでWilsonは，これはまぐれ当たりではないか，たまたまセイラーが飲める時期にきていたのが治療の時期に一致しただけではないかと危ぶんだ．そこで課題とセラピストを変え，再度，同様の訓練を試みることにした．選ばれた課題は「テーブルの前の椅子に座る」である．セイラーは一度椅子をテーブルから引き出し，正しい位置に腰をおろし，次いでその椅子をテーブルへ引き寄せなければならない．ふたたび課題が細分化され，前回同様の手続きで訓練が行なわれた．そして同様の成果を得た．他のセルフケアも，このように構造化された訓練プログラムなしに学習されたものはひとつもなかった．

顧みてWilsonは，この訓練プログラムの成功は，ステップをひとつずつ教えるアプローチが動作順序の総合企画を提供した点にあるのであろうとしている．見方を変えれば，エラーレス学習の成果だともいう．

この事例は，Bálint症状群が加わっているために，エラーの現れかたが失行症のみの場合とは異なる．しかしながら，個々の患者の特性を考慮に入れることや，緻密な治療プランと効果確認の手段を準備することの重要さを教える，説得力ある報告である．

12・4・5　失行症以外の高次運動障害への対応（事例報告）

・左手の病的把握現象への対応

瀬間ら（2004a）は，脳梗塞発症後早い時期から左手に病的把握現象を示した67歳の右利き男性について，同症状の経過とそれに対するはたらきかけの経過を報告している．別の報告によれば，梗塞の発症は右前大脳動脈領域，病的把握現象は把握反射・本能的把握反応ともに強陽性であった（瀬間他，2004b）．

当初患者は，左手で常時衣服を握っており，引き離しには右手を使わねばならなかった．移乗時にも手すりを離せないので移れないなど，握ったものを離せないことがADL全般を阻害していた．これに対して瀬間らは，病的把握現象を感覚刺激に対する過剰反応としてとらえ，右手で左手をなでる，タオルでこする，豆をかき混ぜるなど，感覚刺激を受けても把握しないことの訓練を試みたという（効果は未検証）．5か月後には左上肢・手の運動性も向上し（ブルンストローム・ステージ：3→5），病的把握現象も軽減した．この時点で患者は，籐籠編みなど

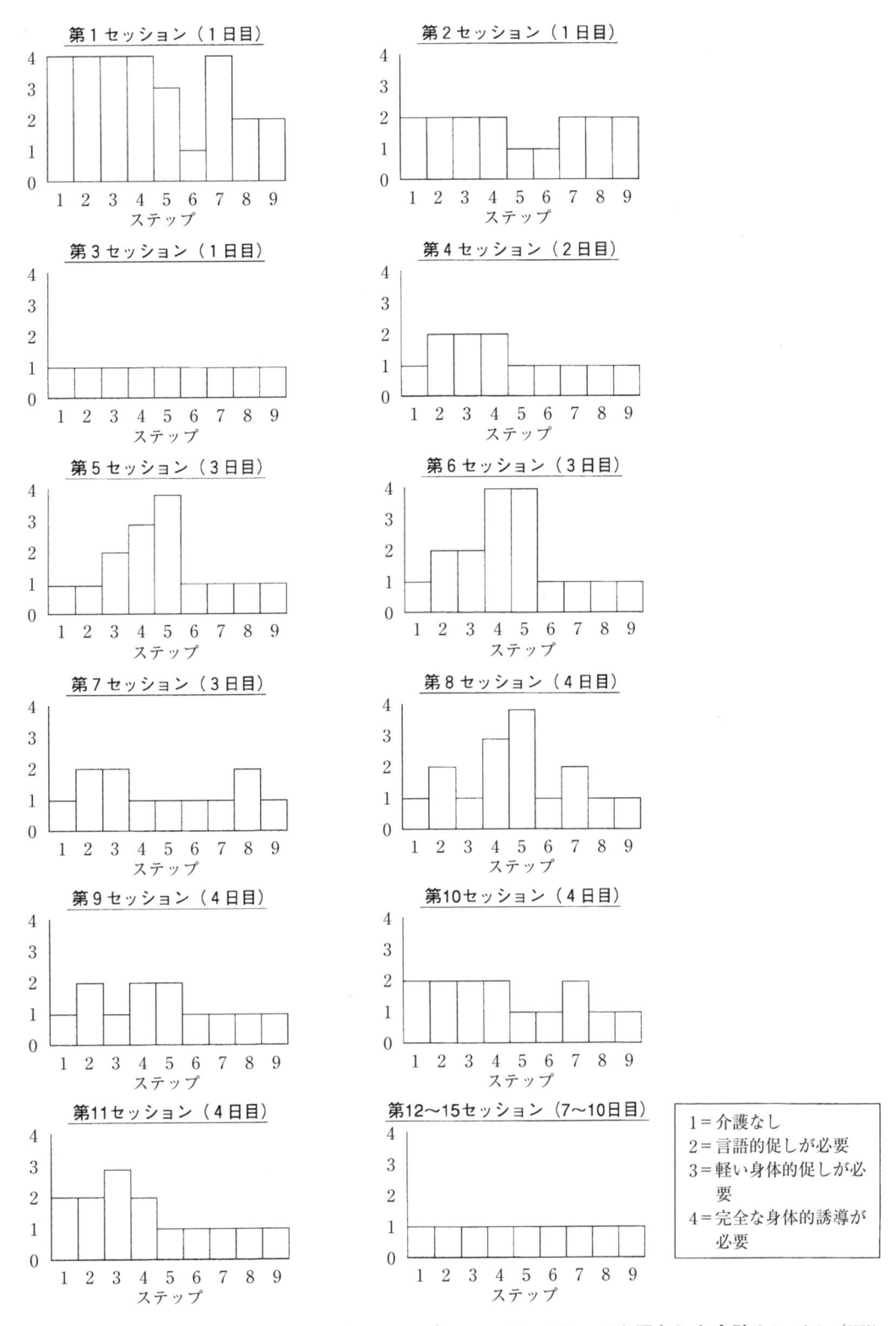

図 12-2 「カップから飲む」課題の各ステップにおいてセイラーが必要とした介助のレベル（Wilson BA, 1999/鎌倉・山﨑訳, 2003, p.331）

1＝介護なし
2＝言語的促しが必要
3＝軽い身体的促しが必要
4＝完全な身体的誘導が必要

の訓練場面では左手を握らずに使えるようになっていたが，日常場面ではあいかわらず左手で衣服を握ったままであり，ほとんど使うことがなかった．

そこであらためて病的把握現象の起こりやすさ／起こりにくさの分析を行なったところ，「見ているほうが離しやすい」「空中では離せないが物や手の上に置くためなら離せる」「左右の手の間で交互手渡し訓練を行なった後では離しやすくなる」ことが確認できた．そこでこの検証結果を患者に伝え，これらを利用すれば"握っても離せる手"であることを強調し，茶碗把持，両手洗顔など実際のADL場面で両手を積極的に使うように促した．

その後患者は，あいかわらず左手で衣服を握ってはいるが，左手がADLを阻害することはなくなり，経験し，訓練した活動に関しては左手を使うようになったという（以上，瀬間他，2004aによる）．また発症後6か月時点で空間での把握解除が可能になり，7か月以降は，非目視下の把握解除，空間での把握解除ともに可能になったという（瀬間ら，2004b）．

なお瀬間らによる学会発表があった際，フロアからのコメントが相次いだ．その中に「（私の患者は）座布団を置くと離すことができた」「（私の患者は）"そのみかん，腐っているよ"と言ったら離した」という発言があったことが，筆者のメモに残されている．

・道具の強迫的使用を起こりにくくするには

小野ら（1994）は，「道具の強迫的使用」を認めた81歳の女性について，彼らによるアプローチと症状経過を報告している．

この患者の医学的診断名は左前大脳動脈梗塞．MRI画像では左前頭葉内側面と左脳梁近傍に広範囲の高信号域があった．軽度の右上肢運動麻痺，軽度の超皮質性運動失語があり，MMSEは11/30，運動保続と観念失行，観念運動失行を認めたという．半球離断症状としての左手の一側性失書がみられたが，その他の半球離断症状はなかった．右手に把握反射があるほか，右手はシーツやティッシュペーパーを握りしめていることが多く，右手に触れたものを無意識のうちに握るのが見られた．右手による「道具の強迫的使用」は，発症初期の自発行動の乏しい時期には目立たなかったが，1か月が経過する頃から明らかになった．眼前に櫛を置くと，それを右手で取り上げ，髪を梳いた．鉛筆を置くと右手で取り上げ，字を書いた．禁止命令を与えても右手は行為をやめず，患者は左手で櫛や鉛筆を右手から取り上げ，右手を机の下に押し込むことによりその行為を停止した．患者は「勝手に右手が動いていろいろなことをしている」と訴えたという．左手は右手を抑制するだけでなく，右手と一緒に道具を使用することもあった．右手の強迫的使用は，移乗中にオーバーテーブルの上の菓子を掴んで食べてしまう，目前に食事盆があると食べるつもりがないのに右手がスプーンを掴んで食べ物を口へ運んでしまう，その気がないのに右手が勝手にボタンをはずしてしまう，洗面台でタオルを絞りたいのに右手は蛇口に手を伸ばして水を出してしまうなど，ADLのあらゆる場面で見られた．しかしながらこの反応は，検査場面など精神的に緊張している場面では起こりにくいのが認められた．物を手の届きにくいところまで遠ざけると，やはり起こりにくかった．見ただけでは反応が起こらない場合も，それが右手に触れると，使用を制止することはできなかった．しか

し反応が顕著に現れる物品でも，それに慣れてくると反応が起こりにくくなると思われた．そして発症後2か月頃から，ある程度意図的に，症状を抑制できるようになった．

そこで小野らは，「道具の強迫的使用」を減らすために，次の3つを試みた．1）活動中にときどき言葉をかけて，不必要なものに手を伸ばさないように言う，2）たくさんの日常品を使う機会を提供してそれに慣れさせる，3）ベッドまわりを整理整頓して反応を起こしそうな刺激を減らす，がそれである．これらは発症後1か月あたりから開始したが，発症後3か月頃には見慣れない物品に対しても反応を起こすことがなくなり，思いどおりの作業ができるようになったという．

この報告もデータ提示のない素朴な印象記のかたちを取っているので，症状改善がはたして上記アプローチの産物であるかどうかは厳密には判定しがたい．しかし少なくとも，「道具の強迫的使用」は改善に向かい得る，ということを示した点で貴重である．

・自身への口頭命令による拮抗失行の抑制

種村ら（1991）は拮抗失行があった患者に，自身への口頭命令によって不随意動作を抑制させる，ということを試みた．その患者は46歳の男性であったが，脳梗塞を2回発症した後に彼らの病院に入院してきた．軽～中度の超皮質性運動失語を呈しており，左手に慣習的動作の障害があったために観念運動失行ありとみられていた．物品（実物）使用には問題がなかった．また半球離断症状がいくつかあり，そのひとつとみられる拮抗失行があった．ADL場面で現れた拮抗失行は，「右手が箸を取ると左手がその箸を取って机上に置いてしまう」「右手がズボンをはこうとすると左手がそれをおろす」「右手がボタンをはめようとすると左手がはずしてしまう」「入浴時に右手で湯を汲むと左手がそれをあけてしまう」「右手が電気カミソリを顔にあてると左手がそれを取ってしまう」というようなものであった．このため日常生活の遂行が困難であった．

種村らはLuriaの，運動行為ができないとき，言語的調整を使えばその行為をスムーズに行なえることがあるという記述にヒントを得て，この患者に，言語による行為の調整という手段を試みることにした．たとえばズボンをはくとき，右手で引き上げながら左手で下ろしてしまうという事態に対しては，「左手おさえて」「右手で上げる」という言葉を自分で自分に言い聞かせるようにさせ，これをくり返した．最初は自らの行動に対し言語的調整を行なうことができなかったが，やがて左手の関与が少なくなり，くり返すうちにズボンをはくことが可能になったという．他の行為に関しても同じような言語的調整を試み，入院8か月後にはADL上の拮抗失行がほぼ消失した．このあと事務職への復帰にそなえてコピー機やホチキス，カッターの使用も同じ要領で訓練し，改善をみた．そしてこれ以外の社会適応訓練を経て職場に復帰した．

この報告は観察データの提示がなく文章記述のみという素朴なかたちをとっている．このため実証性が高いとはいえないが，言葉が行為を統制できる可能性を示している．

・視覚刺激による歩行失行の改善

　歩行失行の本質が運動開始困難にあるという指摘（山鳥，1984；1996；Heliman, et al, 2003b）はすでに紹介した．歩行失行の患者が階段ならば問題なく昇降できるというのも，よく知られた臨床的事実である．これは階段という一定のリズムをもった視覚刺激が歩行運動を喚起するため，という理解もほぼ定説となっている．このような現象を説明する論文やこれを治療に応用した報告は，しらべればたくさん見つかるはずであるが，ここでは植松ら（1988）の報告を紹介するにとどめる．

　植松らの患者は81歳の女性である．数年の間に歩行困難が進行しており，これに筋力低下と腰・膝の痛みの増悪が加わったため，L字型杖を用いても歩行困難な状態に陥っていた．CT所見では両側側脳室の軽度拡大と大脳皮質の広範な萎縮が認められた．背臥位での下肢の交互屈伸運動は円滑に行なうことができたが，歩行に対する恐怖の訴えが強く，いざ歩き出そうとすると下肢は小刻みに震え始め，最初の一歩の踏み出しは非常に困難であった．平行棒外では両手を支持しても歩くことを極端に怖がり，ますます足は床から離れなくなった．Push testでの前方突進現象は見られず，むしろ足底は床に張りついてしまったように動かなかった．しかし階段昇降は容易に行なうことができた．平行棒内ではいったん歩き出すと何歩かは続くが，途中で足は床に吸いついたかのごとくピタリと停止した．歩容も特有で，平行棒を引っぱりながら踵歩きをした．この歩容が著明なときほど歩行が円滑で，あたかも患者は意識的につま先を床に着けないようにしているかのようであった．しかし歩行は視覚刺激により著明に改善され，階段はいうまでもなく，床に貼ったテープやL字型杖（筆者注．一本杖に，床に近い高さで床に平行の細いバーをつけ，片足でそれをまたげるようにしたもの）や障害物によって容易に可能になった．

　L字型杖の色については，できるだけ目立つ色が効果的であった．杖に取り付けた横バーの長さも考慮の余地があった．バーが短すぎると杖と反対側の足のスムーズな振り出しが困難であった．両側の足先に届くような長さが望ましいと思われた．さらに興味深い事実は，患者に障害物の存在を意識させれば，目隠しをしてもスムーズな歩行が可能であったことである．この患者は高齢による筋力・意欲・持久力の低下と腰・膝の痛みのため，杖歩行は実用レベルに至らなかったが，病室の床のまわりに目立つ色のテープ断片を貼ることにより，ベッド周囲のつたい歩きが可能になるなど，ADLの改善がみられた．論文には，長さ数十センチとみられる多数のテープ断片を，歩幅相当とみられる間隔で，ベッドのまわりにぐるりと貼りめぐらした図が添えられている（テープ断片は進路方向に対して直角に貼られている）．

12・5　作業療法士の役割

　失行症その他の高次運動障害をめぐってはいろいろな見解が並立しているため，いざそれに関わるしごとを始めようとすると，少なからぬ不安や混乱に陥る．しかし作業療法士の基本的な役割はその患者の作業行動を再建するところにあるのだから，症状がその患者の作業行動にどのような影響を与えているかを見極める，というところから出発することが大切である．

　障害評価の方法にいろいろなものがあることはすでに述べたが，ひとまずどれかを選び，あとは自分なりの症状理解ができたと思えるところまで必要な検査を加えるのがよい．自分が知りたいと思う範囲に徹するべきで，他の研究者がしているというそれだけの理由で検査数を増やすのはよいこととは思えない．

　これまでの研究に基づいて考えると，失行症その他を有する患者に行為訓練を行なうことには十分意味がある．しかしその成果が，訓練しなかった行為に及ぶ可能性は小さい．時間の有効利用という見地から考えると，何を訓練対象に選ぶかはきわめて重要な問題である．Goldenberg ら（2001a）の，「失行症患者に対する複合的 ADL の直接訓練は有効である．しかしその効果はその活動，その道具にとどまる可能性がある．したがってリハビリテーションのためには，その患者が真に必要としている活動に絞って指導を行なうことが必要である」という指摘は，そのまま作業療法にあてはまるものである．

　指導方法として何がよいかは，事例の特性に左右される．緻密な推論を重ねた後に第一のアプローチを考え，その成果を見て第二のアプローチを考える，ということになるだろう．成果の判定ができるように，データ採取の方法を考えておくのも重要なことである．このための参考になりそうな研究例を 12・4 に示しておいた．

13 遂行機能の障害

13・1 障害像	361
13・2 遂行機能障害とはなにか	364
13・2・1 遂行機能とはなにか	364
13・2・2 遂行機能の障害とはどのような現象なのか	364
13・2・3 神経基盤	367
13・3 遂行機能障害の評価	369
13・3・1 留意すべきこと	369
13・3・2 行動評価	370
13・3・3 検査	371
13・3・4 アウェアネスの評価	383
13・4 治療的訓練と支援	383
13・4・1 病気のインパクトの理解を助ける：患者と伴侶のための教育的アプローチ	383
13・4・2 問題行動を減じるための行動療法	386
13・4・3 行動促進の手がかりの提供	390
13・4・4 "行動する前に考える"—自己教示法の適用	392
13・4・5 構造化された訓練Ⅰ：問題解決訓練（PST）	394
13・4・6 構造化された訓練Ⅱ：目標管理訓練 Goal Management Training	398
13・4・7 構造化された訓練Ⅲ：時間圧力管理法（TPM）	401
13・4・8 外的補助具の利用	402
13・4・9 生活の自立に向けた包括的支援	403
13・5 作業療法士の役割	405

13 遂行機能の障害

　前章で扱ったのは，運動/動作の高次障害であった．本章で扱うのはそれよりさらに高次の障害というべきもの，社会的存在としての，あるいは役割遂行をになう個体としての行為の障害である．

　数年以上も前，少しだけかかわりがあったある女性患者のことが今も私の中に大きな気がかりとしてある．その女性はモヤモヤ病に起因する脳出血後の患者で，そのときはすでに在宅生活を送っていた．月に一度，神経科受診の際に作業療法科に立ち寄ることになっていた．会社勤めの夫と小学生の子どもがいる4人家族の主婦である．運動障害はほとんどなく，会話もふつうにできていた．記憶障害も目立たなかった．作業療法士は，通常ならば行なう初期評価の時間がとれないまま，まずは生活状況を尋ねたのであったが，そのとき知らされた生活実態には実に驚くべきものがあった．

　夫によれば，患者は家族のために夕飯を作るが，量が足りなかった（自分の分はあっても子どもの分がなかった）．朝飯が間に合わないので，夫と子どもは買い置きのパンで済ませていた．また患者が家の中を片付けることをしないので，家中は脱いだ衣服や洗濯済みの衣類が散乱し，足の踏み場もないとのことであった．そこで私は，室内の写真を撮ってきて見せてもらえないかと頼んでみた．次の来院日，見せられた写真に私は絶句した．「足の踏み場もない」というのは本当だった．居間もその次の部屋も，床にもソファーにも，隅から隅まで，衣類がいっぱいに散らばっていて，床はそのすき間にやっと見えるという有様であった．

　患者がこうむっているのは，いわゆる"遂行機能障害"であろうと推察された．夫に家事をになう時間はなく，助けてもらえるような親戚も知人もないという．担当の作業療法士は，料理レシピを利用する，家族員ごとの衣類箱を準備して各自が自分のものをそれに入れるようにする，などの助言をしてみたが，あまり守られている様子はなかった．夏休みに入ると子どもたちが両親について病院へやってくることがあったが，彼らは非常に痩せていた．担当作業療法士と私は，彼らが栄養不良に陥っているのではないかと心配になった．家事ヘルパーの利用と，患者本人に対する家事訓練が必要なことは明らかであったが，当時は40歳未満の脳疾患患者に対する公的介護支援の制度がなく，工面がつかなかった．せめて週単位の作業療法を実施して正規の評価と訓練を実施したいところであったが，単独通院が無理な状況ではそれもかなわなかった．

　このように，脳損傷後の患者の中には，運動や知能や記憶の目立った障害がなくても，病前にはたしていた役割を実行することができなくなる人がいる．あるいは成人としての良識ある判断を欠く人々がいる．だがこのことが医療者や研究者に意識されるようになったのは比較的最近のことである．Burgess (2003) によれば，それはついこの20年余りのことであるという．この種の障害は当初，前頭葉症状とよばれていたが，やがて遂行機能障害とよばれることが増

えた．

　今ここで述べているような文脈において人々が前頭葉症状というとき，その"前頭葉"は，実は解剖学的前頭葉の全域を指してはいない．たいていは，前頭前野を指している．しかもこの症状は，前頭葉との関連が高いのはたしかだとしても，前頭葉のみの損傷からは起こらないという指摘や，前頭葉以外の損傷からも起こり得るという指摘がある（後出）．用語として「前頭葉症状」よりも「遂行機能障害」のほうがよいと考える理由はここにある．

　本書はここまで，各種の脳機能障害を解剖学的区分ではなく機能系区分によって説明してきた．それゆえここでも「遂行機能障害」のほうを用いる．また，同じ前頭葉性の障害であっても，運動レベルで起こるものについてはすでに前章で述べた．

　前頭葉症状とよぶにせよ，遂行機能障害とよぶにせよ，これらの概念は実はあいまいさをまとっている．つまり学問的解明はまだ発展途上にある．そのような認識に立ちつつ，遂行機能障害の解明のために，またそのような障害をもつ患者の支援のために，何がなされてきたかを以下に概観する．

13・1　障害像

　遂行機能障害とはいったいどういうことを指すのか．以下に，文献上よく知られている症例を紹介する．

・Phineas P. Gage，および Mataró らの患者

　前頭葉損傷後に人格や行動の変化をきたした症例はいくつか報告されているが，その中で最初期に属するのは，Harlow（1848）が記載した患者 Phineas P. Gage だとされる（Mataró et al, 2001；Evans, 2003；Lezak et al, 2004 など）．

　その患者 Gage は，当時 25 歳の建設作業員であったが，鉄棒が頭蓋を貫通するという事故にみまわれ，かつ生き延びた（Mataró et al, 2001 による）．身体面，知能面は完全に回復したが，ふたたび類似の職業に就くことはできず，生涯を定職のないままに過ごした．彼は礼儀知らずで気短か，移り気で優柔不断，本能の抑制を欠いていたという．彼の元雇用主は，Gage の変化があまりに激しいので，再雇用を拒み，「彼はもはや Gage ではない」と語ったという．

　Mataró らは Gage とよく似た患者に出会っていたが，その患者の"60 年後"を 2001 年になって報告した．受傷時は 21 歳だった患者である．スペイン市民戦争のさなか，脱出を余儀なくされて滑走中に落下，そこにあった門扉の鉄柵の先端に頭蓋を貫通させてしまった男性である．鉄柵は左前頭から右側へ抜け，左側眼球と両側前頭葉を損なった．3 年後，幼馴染の許婚と結婚，2 児をもうけた．家族経営の小さな会社で働き，定年まで勤めた．43 歳時のてんかん小発作，75 歳時の転倒後の右脳挫傷とクモ膜下出血などのエピソードを経て，彼が Mataro らの診察を受けたのは，81 歳のときである．

家族の話によると，患者は全く"他者依存の人"であった．裕福な家庭に育ち，大学も出ていたが，受傷後は緊密な監督を受けなければ働くことができなかった．彼の仕事は単純徒手作業であったが，常に他者がお膳立てをし，点検をした．日常生活活動でさえも監督を要した．計画を立てること，予定を覚えていること，責任をはたすことができなかった．金銭管理もできなかった．娘は，「私は子どものときから，父親が"護られる人"だと知っていました．そしてまもなく，何が"問題"なのかがわかるようになり，17歳で，私も護る側の人になりました」と語ったという．目立っていたのは，彼の感情鈍麻 apathy，意欲のなさ，課題の開始と継続と仕上げの不良であった．落ち着きのなさ，こらえ性のなさもしばしば見られた．一方で，陽気さもまた際立っていた．同じ冗談をいつまでも言い続けた．暴発，情緒不安定，情動失禁，興奮性，憎悪などはなかった．反社会的行動も不法行為もなかった．神経心理学的評価において最も際立っていたのは，遂行機能（この場合は Wisconsin Card Sorting Test, Verbal fluency, Luria Motor Test で測定された），記憶（Rey Auditory Verbal Learning Test 等で測定された），視覚的構成（Rey-Osterreith Complex Figure Copy 等で測定），運動速度の障害である．しかし WAIS（Wechsler Adult Intelligence Scale）を使った測定によれば，言語性 IQ は正常であり，言語性障害も認められなかった．MRI 所見では，広範囲の両側性前頭葉損傷があり，損傷域は前頭前野の眼窩部，背外側部，および内側部に及んでいた．

・EVR の場合

　Gage 以降いくつかの前頭葉損傷例が報告されたが，その中で記述が最も詳しいのは，Eslinger ら（1985）の患者，EVR の場合だとされる．優秀な少年として育ち，29歳で会社の主任会計士に昇格，32歳で会計検査官となり，周囲の信望を集めていたが，脳損傷後は測定上の知能が優秀であるにもかかわらず，職を維持することも得ることもできず，二度の結婚も破綻に至ったケースである．

　その患者 EVR は35歳のときに前頭葉眼窩部の髄膜腫を発見された．篩骨篩板に発し，両側前頭葉を圧迫する大腫瘍であった．摘出手術が行なわれ，順調な回復を得て退院．3か月後に会計と簿記の仕事に復帰した．だが間もなく，評判のよくない人物と組んで新しい事業を起こし，親族，友人の忠告を聞かずに貯蓄の一切を注ぎこんだ．そして失敗し，破産した．その後は倉庫労務者，ビル管理人，会計士の仕事を渡り歩いたが，いずれも解雇された．基本的技能も礼儀も気質も問題はないが，動きが鈍く，することが無秩序，というのが雇用主の苦情であった．似たような理由で17年間連れ添った妻も子どもを連れて去り，離婚となった．それゆえ彼は両親の家に同居した．術後2年めの神経学的検査の結果は，両側性嗅覚脱失のほかは正常，というものである．このときの WAIS による言語性 IQ は120（上位域），動作性 IQ は108（平均域），Wechsler 記憶検査は140（超平均域）という好成績であり，MMPI（Minnesota Multiphastic Personality Inventory）の結果も正常域内にあった．

　就職問題は続いた．100マイル離れた農場での会計の仕事を見つけたが，時間を守らないという理由で解雇された．離婚1か月後に親族の反対を押し切って再婚したが，2年後には離婚

に至った．朝，仕事に出かけるための支度におおよそ2時間を要し，どうかすると1日の全部を髭剃り，洗髪に費やすこともあった．外での食事をどこでとるかを決めるのに数時間を要した．というのも，個々のレストランの座席配置，メニュー，雰囲気，管理状態をことごとく吟味したからである．あげく，混み具合をしらべるために一軒一軒を車で見て回るのだったが，それでもなお決められなかった．小さなものを購入するのにも，ブランド，値段，最適購入方法などを深く検討しなければならなかった．流行遅れの，不要の所有品にしがみつき，枯れた植木や古い電話帳，6つの壊れた扇風機，5つの壊れたテレビ受像機，空のオレンジジュース缶が詰まった3つの袋，15個のシガレット・ライター，そして数え切れないほどの古新聞紙の束を手放すことを拒んだ．

術後6年めのある精神科クリニックでの診断は，「脳の器質性症状の徴候はなし」というものである．知能検査，記憶検査の結果も，術後2年時点で明らかにされた成績とほとんど同じであり，値そのものはむしろやや高値を示していた．精神科医は，EVRが情緒・心理的適応障害を起こしていると考え，その治療を試みた．しかし成功しなかったため，Eslingerのところを紹介してよこした．

会ってみると，患者は十分に覚醒しており，協調的で，見当識も十分だった．発症以来の出来事も流暢に，はっきりした口調で述べた．標準的な心理検査，神経心理学的検査の成績は大部分が上位域にあり，なかでは低めのものも平均域内にあることが確認された．言語機能検査の成績も問題がなかった．前頭葉性障害に鋭敏とされる検査でもほとんど困難を示さなかった．すなわち，Wisconsin Card Sorting Testの成績も，修正版Cognition Estimateの成績も良好であったし，干渉を仕組んだ記憶検査の成績も正常であった．人格検査としてMMPIをあらためて実施したが，臨床的徴候を認めなかった．

EVRは，インタビューではしばしば細かなことで口をはさみ，また世界への冷笑的な態度を示した．政治情勢，経済情勢，社会情勢を論じてみせたが，その知識は明らかに平均以上のものであった．Eslingerらは，あえて倫理的ジレンマに苦しむような社会的問題を提示してEVRに答えを求めた．「二人の男が難船し，砂地の島に行き着いた．食料品が尽きたとき，ひとりの男が他方を殺して生き延びた．救出された男は，その後毎晩悪夢にうなされるようになり，精神科医に助けを求めた．精神科医は治療を拒絶した．この医者は正しいか，間違っているか」というような問題である．EVRの答えはきわめて理路整然としていた．他に数題を出してみても結果は同じで，彼はためらうことなく，分別ある解答を行なった．CT，MRIおよびSPECTの結果は，前頭葉皮質の眼窩部および下内側部に限局性の損傷があることを明らかにした．

Eslingerらは，この事例の主要特徴は能動性の欠如にある，と考えた．思考の低下はなく，問題解決のための知識もそなえているが，現実場面からはその知識が喚起されない（またはそれにアクセスできない）．このことが能動性欠如の原因と思われる，というのが彼らの考えであった．

もちろん，わずかな事例で遂行機能障害の全てを語ることはできない．しかしPageやEVRの状態像から立ち上がってくるある種のイメージこそが，人々が"遂行機能障害"という言葉を使って表現しようとしているところのものである．通常，代表例として引き合いに出されるのは全般的知能のよい患者である場合が多いが，しかしこの病態は，実際には知能の高い低いにかかわらず起こり得る，と心得るべきである．

13・2　遂行機能障害とはなにか

13・2・1　遂行機能とはなにか

Lezakら（2004）は，その著書『Neuropsychological Assessment, 4th Edition』の中で，「遂行機能 executive functions とは行為の最高度の複合体であり，ひとが新奇の事態に対して適応的反応を起こす能力に固有のものである．また同時に，多くの認知的，情緒的，社会的技能の基盤をなすものでもある」と述べている（同書第16章）（傍点筆者）．

彼らはこの遂行機能に，概念上4つの要素を想定している．(1) 意志 volition，(2) 企画 planning，(3) 目的行動 purposive action，(4) 効果の履行 effective performance がそれである．それぞれが明確な行動のセットをもつが，しかし侵される場合には1つだけということは稀で，通常は2つ以上が同時に侵されるとしている．

この説明はLezakが1982年の論文以来，一貫してとり続けている立場である．ただし用語的には多少の変化があった．実は1982年時点では，上記4つの要素は，(1) 目標形成 goal formation，(2) 企画 planning，(3) 活動実行 carrying out activities，(4) 効果的履行 effective performance となっていた．

Lezakにとって遂行機能は，すでにあるもの，探究されるべきものである．それは通常の認知機能とは別種のより高次なもの，supramodal（様式超越的）なものと見なされている．通常の認知機能を問題にするとき，私たちが問いかけるのは what か how much（何ができるのか？　どのくらいできるのか？）であるが，遂行機能を問題にするときに問いかけるのは，whether または how（するのかしないのか？　どのようにするのか？）だというのである．

13・2・2　遂行機能の障害とはどのような現象なのか

遂行機能の障害の中で，誰の目にも比較的明らかなのは，行動的問題，わけても自己統制 self-control の欠如である（Lezak et al, 2004, 第2章）（傍点筆者）．情緒の不安定または平板化，被刺激性・興奮性の亢進，衝動性，極度の不注意，頑固，注意の転換または行為の切り替えの困難もしばしば見られる．身だしなみのわるさ，不潔が目立つこともある．

それ以外の遂行機能障害は実は見えにくい．検査室の中で，構造化された条件の下で患者が

表 13-1 DEX 質問表によって測られる遂行機能障害症候群の行動特徴（質問順）
(Burgess et al, 1998)

質問 No.	行動特徴
1.	Abstract thinking problems 抽象的思考の低下
2.	Impulsivity 衝動性
3.	Confabulation 作話
4.	Planning problems 計画不良
5.	Euphoria 多幸症
6.	Temporal sequencing deficits 時間的順序づけの不良
7.	Lack of insight and social awareness 自己洞察および他者視点の欠如
8.	Apathy and lack of drive 感情鈍麻と無気力
9.	Disinhibition 無抑制
10.	Variable motivation 移り気
11.	Shallowing of affective responses 情緒反応の希薄
12.	Aggression 攻撃的言動
13.	Lack of concern 無関心
14.	Perseveration 保続
15.	Restlessness-hyperkinesis 落ち着きのなさ-多動
16.	Inability to inhibit responses 反応抑制の不能
17.	Knowing-doing dissociation 知識と行為の解離
18.	Distractability 集中不良
19.	Poor decision-making ability 決断力低下
20.	No concern for social rules 社会的ルールの無視

観察される場合はとくにそうである（Lezak, 1982）。おそらく最も深刻な問題は，活動を起こさない，モチベーションがないかまたは低下している，目標行動へ向けて一連の活動を計画したり実行したりできない，ということであるが，これは実生活の中では見いだされるとしても，検査の中では現れにくい。このため患者は怠け者扱いされたり，詐病と思われたり，精神障害があると思われたりすることがあるという。

Burgess（ら）はしばしば，遂行機能障害と見なし得る行動特徴の一覧として**表 13-1**を掲げる（Burgess et al, 1998；Burgess et al, 2002；Burgess, 2003）。実はこれは Burgess ら（1996）が作成した『遂行機能障害質問表（Dysexecutive Questionnaire；DEX）』[注1]を構成している 20 の質問の要点そのものである。そしてそれらは，Stuss & Benson の萌芽的研究の結果を参考にして決めたものであるという（Burgess et al, 1998；Burgess et al, 2002）。

同表に並んだ 20 項を最初から最後まできちんと眺めてみると，あらためてその範囲の大きさを実感させられる。しかも Burgess（ら）は，これは頻度の高い上位 20 項であって，本当はほかにもまだあるのだという。

ではここに掲げられた遂行機能障害の 20 項は用語として普遍的なのであろうか。答えは

注1）この質問紙は Wilson ら（1996b）の Behavioural Assessment of the Dysexecutive Syndrome（BADS）の中に，付録として納められている。後出の「BADS 遂行機能障害の質問表」の説明を参照のこと（13・2・2）。

yes でもあり no でもある.

これまでの研究者たちはたいてい, あるひとつの特性に着目し, それに固有の名称を与え, その観点から前頭葉症状または遂行機能障害を論じる立場をとってきた. 結果はふたたび別の種類の言葉の洪水を生み出してもいるのだが, しかし, 新たな観点の設定が新たな評価法や治療法の創出につながる場合が少なくなかった. 以下に紹介するのはそのような観点の数々である. 面倒くさい人は読み飛ばしても構わないが, 認知神経心理学者たちが何に関心をもってきたかが気になる人は, 一応目を通しておいてほしい.

- Shallice (1982) の場合は新奇課題を実行する力, つまりは「**問題解決**」を中心テーマとした. 彼 (ら) はそのために Supervisory Attentional System：SAS (監視注意システム) というものを考え出した. SAS が機能しないと, 理論上, 保続 perseveration か集中不良 distractability のどちらかが起こるし, 実際のところ, 前頭葉損傷がある動物ではこの2つの組み合わせが起こることがわかっているという.
- 内容は異なるが, やはり「問題解決」という観点からこの種の障害に取り組んだ研究者に von Cramon らがいる. 彼らは患者に問題解決力を身につけさせるための訓練法を作り上げている (von Cramon et al, 1992；von Cramon et al, 1994) (後出, 13・4・5).
- Petrides ら (1982) は, 患者が「**行動を起こさないこと**」,「**自己行為のモニタリングを行なわないこと**」を重要観点のひとつとした. このためわざわざ新しいテストとして subject-ordered tasks (被験者主導型課題) を作り上げたほどである. 続いては「**外部刺激の影響を受けないこと**」, つまりは他者からの合図や教示の影響を受けないことを重視した. そしてこれを連合学習の不能という問題に置き換え, その面からの追求を試みている (Petrides, 1985；Petrides, 1990). 重症患者における「自己モニタリングの欠如」を問題視し, 彼らのための行動療法を展開したのは Alderman ら (1995) である (後出, 13・4・2).
- Cicerone ら (1987) が取り上げたのは「**プランニング (企画) 障害**」と「**セルフ-コントロール (自己統制) 不良**」である. これは素直な発想とみてよいだろう. 彼らはこの観点から頭部外傷の患者に対する計画遂行支援の指導法をあみ出している (後出, 13・4・4).
- 「**決断能力 decision making の障害**」という観点もしばしば登場するものである. Goldberg ら (2000) は特にそのための評価法を開発している.
- Duncan (1986) が重視したのは「無秩序 disorganization」である. この考えは後に「**目標無視 goal-neglect**」という考えに発展した (Duncan et al, 1996). この目標無視は, 主観的には"課題から要求されていることが頭からすり抜ける"状態であるが, それが惹起されやすい条件というものがある. 新奇課題, 弱くて不正確なフィードバック, 多重課題 multitasking などがそれだというのが彼らの見解である. Levine ら (2000) はこの目標無視というとらえかたから出発して, "目標管理訓練法 goal-management training" を開発している (後出, 13・4・6).
- Freedman ら (1987) は「**予期的行動の障害**」を取り上げた. 前頭前野を破壊された動物には回避行動の学習の不良が見られるが, 類似の現象が頭部外傷の患者にも見られる. 回避行動は予期的行動の一種と考えられる, というのである. この系譜に属するであろうものとして, Bechara ら (1994) の「**将来帰結への無感覚**」というのがある. 意思決定過程において患者が直近予想に影響されやす

いのはこのためだというのである．彼らはこれをカードを使ったギャンブル（賭け事）課題によって明らかにした．その後 Bechara らはさらに研究を進めて，健常者ならば引き抜くべきカードを選ぶ段階で予期的皮膚電気反応が現れるのに対し，前頭前野損傷の患者ではこれが現れないことを見いだした．つまり，健常者ではどのようにカードを選べばよいかがわかる前の段階からすでにある種のバイアス装置がはたらいていて，それが将来帰結のよしあしの判断に影響を与えるのに対し，前頭前野損傷の患者では，仮に有利な選び方を知っていたとしても，そのような予期的反応が起こらないのだという（Bechara et al, 1996；Bechara et al, 1997）．

- 行動療法に反応しない重度患者の認知特性が「**二重課題におけるモニタリングの不良**」にある，と見たのは Alderman（1996）である．彼らはこれを，Baddeley がいうところの CE（中央遂行要素，後出）の不具合に等しいとみる．ここからさらに進んで「多重課題の処理の不能」という観点を推し進めているのは Burgess らである（Burgess, 2000；Burgess et al, 2000）．彼らはこれをストラテジー適用の障害という言葉で表現してもいる．
- このほかに，「概念生成 concept generation」という観点が強調される場合もある（たとえば Levine ら（1995））．

これらはいずれも発展途上にある観点というべきであろうが，多様に見える現象の根源を探っていく努力が，やがては"遂行機能障害"の解明につながっていくものと思われる．

13・2・3　神経基盤

多くの文献は前出の障害が前頭葉損傷から起こっていることを指摘する．しかしこれ以外の部位の損傷によっても同様の障害が生じる例が報告されている（Lezak, 1982；Lezak et al, 2004, 第 16 章）．それは皮質のみならず皮質下損傷によっても起こるし，辺縁脳の損傷によっても起こる．"口は達者"で実行を伴わない右半球損傷例もそこには含まれるという．

Dysexecutive syndrome（直訳すれば"失遂行症候群"．通常は"遂行機能障害"の語があてられている）という言葉を作ったのは Baddeley である（Baddeley et al, 1988）．彼は，研究者たちの間にある種の古典的臨床像[注2]ができあがっており，それが前頭葉損傷に伴うものだということについておおよその合意が成り立っていることを承知していた．しかし病因も病巣の位置も病状内容もさまざまな，形のはっきりしない障害の集まりを frontal lobe syndrome（前頭葉症状群）とよぶのはよくないと考えていた．では何がよいのか．Baddeley は次のように説明している．

その頃 Shallice は，この種の障害を注意の統制の障害という見地から説明できると主張していた．彼が Norman と共に作った情報処理モデルの中の Supervisory Attentional System（SAS，監視注意システム）[注3]が遂行機能に寄与すると考えていたからである．そして Baddeley は，Shallice のいう SAS が，自分自身が考えた作動記憶モデルの中の Central Executive

---

注2）これにつき Baddeley はある文献事例を引用して，「注意散漫，全体像の把握が困難，…ルーティンの仕事ならば実行できるが新しい仕事の習得は不能，…途方に暮れている奴」と書いている．

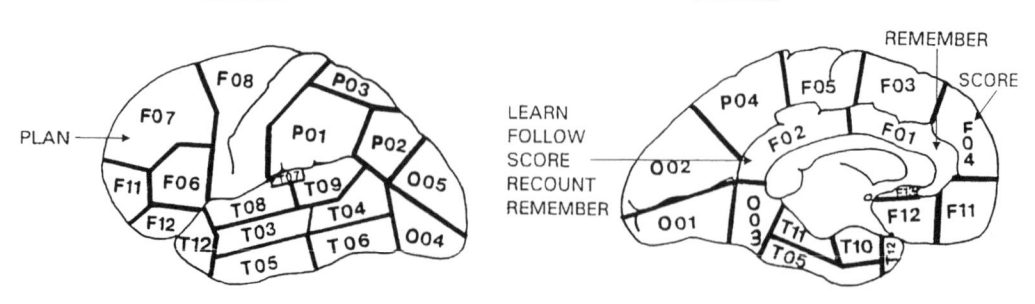

図 13-1 多数同時進行課題における認知変数6種と関連する脳領域の関係
（脳区分名は Damasio & Damasio による）(Burgess et al, 2000)

component（CE，中央遂行要素）に等しいとみた．そこで前頭葉症状群に代わるものとして，Dysexecutive Syndrome という言葉を提案した（Baddeley et al, 1988）．

つまり，Shallice も Baddeley も，それが破壊されれば遂行機能障害が発生するような何らかの脳内装置が前頭葉にあると想定していた．Shallice の場合はそれが SAS であり，Baddeley の場合は CE であった．

しかし，こうした単一装置を想定する立場に対しては反論がある．たとえば Stuss ら（2000）は，最近行なわれるようになった activation study の所見を根拠に，独立の中央装置などというものはない，との考えを展開している．彼らによれば前頭葉機能は単一ではない．損傷が全域に及ばないかぎり，症状は多様である．複雑な課題をテストに使えば，前頭葉のあちこちを使うので，機能が単一であるように見えるというのである．前頭葉機能はもっと分割できるという前提に立って研究を進めるべきだ，というのが彼らの主張である．

実際，Shallice のグループも Baddeley も，その後進化を続けている．たとえば Shallice と Burgess（1996）は文章完成課題や空間予測課題における観察から SAS を細分化する可能性を論じているし，Burgess らと Shallice（2000）は，実際に遂行機能の中の認知的要素の分解を試みたうえで，それらと細分化された前頭葉区分との間の対応関係をしらべている．この場合は実行課題として多重課題を用い，認知変数としては learn, remember, plan, follow, score, recount の 6 つを導いたうえで，それらと病巣位置との関係を吟味している．結果として 6 つの認知変数に 4 つの領域が関与していることがわかったが，plan と関連が深い脳部位は，他の変数と関連が深い領域とは別の位置にあったという（**図 13-1**）．Baddeley も当初こそは CE と前頭葉を結び付けて考えていたが，その後は CE を特定の解剖学的区分に関連づけることに，

注 3) SAS は Norman と Shallice（1980）の情報処理モデルにおいて初めて登場するものである（Shallice, 1982）．これは，非ルティーン課題つまり新奇課題の実行において役割を発揮するものだと考えられている．日常的なルティーン課題の場合には一定の競合的スケジューリングがはたらいて 1 つの効果システムが選ばれるようになっているが，新奇課題の場合には，いつもとは異なる適切なスキーマが選ばれるよう，競合的スケジューリングにバイアスをかける装置が必要になる．それが SAS だというのである．これは Luria の「前頭葉には活動の計画 programming，調整 regulation，検証 verification を司るユニットがある」とする考えを具現化したものだという．

とりわけ前頭葉のみと関連づけることに反対する立場をとっている（Andrés, 2003 による）．

ちなみに，「前頭葉研究から学ぶこと」と題する総説を書いた Stuss ら（2002）は，前頭前野皮質を背外側部と腹側部に分け，背外側部は主として認知過程に，腹側部（眼窩部と内側部がある）は主として感情面に関与する，としている．もう少し詳しくいうと，背外側部が受け持つのは，言語，記憶の統制，作動記憶，前方性注意機能であり，腹側部および前頭極が受け持つのは，感情や自己統制（報酬判断を含む），決断，自己意識，他者への意識（共感・同情・ユーモアなど）であるという．

Andrés（2003）は，遂行機能障害の原因が前頭葉損傷にあるとする古典的な考えは，多くの研究者たちが Luria の影響を強く受けたところからはじまったと指摘する．しかし Luria の考えはほとんどが臨床事例に基づいていることや，当時は CT も MRI もなかったことを指摘し，根拠事例はいずれも前頭葉にとどまらない広範囲病巣をもっていたことを見逃すわけにはいかないとしている．

今後は，遂行機能の認知的要素についても，それらに関わる脳領域についても，知識の精緻化が進むことが期待されている．

13・3　遂行機能障害の評価

13・3・1　留意すべきこと

ここまでに私が述べたかったことは，遂行機能障害という障害はたしかに臨床家や研究者の頭の中に存在するが，しかし概念としては，純度，範囲ともに不鮮明なところがある，ということである．

だとすれば，現代の臨床家が患者評価に臨んで最も重視すべきは，"その患者の現実生活の中での障害内容"だということになるであろう．たくさんの検査法が存在することはたしかであるが，しかしそれらはあくまでも補助的なものとみるべきである．

厄介なことに，遂行機能障害はしばしば，健常者が行なうことの誇張というかたちで現れる（Burgess, 2003）．部屋の片付けをしない人は健常者の中にもいるのだし，約束を守らない人も，怠惰な人も，優柔不断な人もいる．冗談のためにわざわざ事実と異なることを言う人もいるであろう．もちろん，状態が並外れていれば判断に迷うことはないが，そうでない場合は，程度と頻度が病前（受傷前）と異なるかどうかが，病的であるかどうかの判断の決め手になるであろう．

13・3・2　行動評価

　日々の行動，すなわちセルフケア活動，役割活動（職業・学業を含む），余暇活動の**実施状況**を詳しく聴き取ることがまず基本である．冒頭の事例で紹介したようなリアルな状況の把握こそが，結局は問題の本質を浮き彫りにする．

　もしもこうした聴き取りの中で遂行機能障害が疑われたならば，次のような「質問表」を使ってみるとよい．障害の有無と特質がいっそうはっきりするであろう．

・BADS 遂行機能障害の質問表（Dysexecutive Questionnaire；DEX）

　『BADS 遂行機能障害症候群の行動評価』（Wilson et al, 1996b/鹿島監訳・日本版, 2003）に付録として含まれているもので，通常は DEX とよばれている．本人用と，家族・介護者用の 2 つがある．

　どちらも，回答者は 20 の質問に対して，その徴候が「まったくない（0）」，「たまにある（1）」，「ときどきある（2）」，「よくある（3）」，「ほとんどいつもある（4）」のいずれであるかを答える．以下の項目（質問）は同表日本版からの抜粋である．

① 単純にはっきり言われないと，他人の言いたいことの意味が理解できない．
② 考えずに行動し，頭に浮かんだ最初のことをやる．
③ 実際には起こっていない出来事やその内容を，本当にあったかのように信じ，話をする．
④ 先のことを考えたり，将来の計画を立てたりすることができない．
⋮
⋮
⑱ 何かに集中することができず，すぐに気が散ってしまう．
⑲ ものごとを決断できなかったり，何をしたいのか決められなかったりする．
⑳ 自分の行動を他人がどう思っているか気づかなかったり，関心がなかったりする．

　これらの質問への回答を糸口にして，実際に起こっていることを詳しく尋ねるのは，いっそう意味のあることだと思われる．

・自発性評価表（S-Score）

　涌井ら（1993）によって開発された．評価対象を自発性に限っている点が独特であるが，臨床的利用価値は高いと思われる．

　食事，整容，入浴，更衣，トイレ，訓練，洗濯，社会性の 8 項目（大項目）に関して，患者の自発性がどの程度発揮されているかを観察者が 5 段階で評定するようになっている．項目はリハビリテーション看護用に決めたとあるので，基本的には患者の病棟生活を看護者が評価することを意図したとみられる．大項目の下にはそれぞれ複数の小項目が設定されている．5 段

階評価の内訳は，4：自発（自分から進んで行なう），3：模倣・指摘（周囲の人のまねをする，指摘すれば行なう），2：誘導・助言（促せば行なう），1：代行・強制（一緒に行なう必要がある），0：不動・拒否（介助してもやらない・やれない）である．記録のための特定の書式は公表されていない．

なお評価表の名称には"自発性"を掲げているが，このグループによる別の論文では，"発動性"障害の評価，という説明になっている（布谷他，1994）．

13・3・3 検査

1）感度のよい検査はどれなのか，という問題

いわゆる前頭葉機能検査，または遂行機能検査と見なされているものの中には，もともとは別の目的で作られていたが，前頭葉損傷に対する感度が高いことがわかって使われるようになったものと，遂行機能障害の特定の部分に照準を合わせて新しく開発されたものとの2系統がある．前者に属するものは，検査の結果として得られる所見が必ずしも生活上の遂行機能障害と直結しないので，そのことはわきまえている必要がある．

遂行機能障害を何によって測ることができるかは，研究者たちの長年のテーマである．検査法個々の説明に入る前に，研究史を概観しておこう．たくさんの検査名称が英語で登場するのが気になるであろうが，しばらくはこのまま読み進んでほしい．

加藤元（1988）は，ある研究の一部として，「（当時）いわゆる前頭葉機能検査とされている諸検査」の中で「最もすぐれているのはどれか」の検討を行なっている．対象となったのは，「臨床場面で比較的短時間で行ない得る」と見なされた次の5つである．

① Color Form Sorting Test（色・形分類テスト）
② New Modified Wisconsin Card Sorting Test（NMWCST，新修正ウィスコンシン・カード分類テスト）
③ Modified Stroop Test（修正ストループ・テスト）
④ Labyrinth Test（迷路テスト）
⑤ Rey-Osterrieth Complex Figure Test

加藤はこれらを前頭葉損傷患者32名，他部位損傷患者20名に実施した．結論は「前頭葉損傷に特異的な検査だといえるのはNMWCST（②）のみ」である．

このあと加藤は，"概念形成テスト"であるVigotsky Testについても同様の検討を加えた．しかし前頭葉損傷の患者群がこのテストにおいて有意な時間の遅れを示すことは認めたものの，概念形成の過程までは知ることができなかったとして，結論を保留した（加藤元他，1989）．

ShalliceとBurgess（1991）は，前頭前野損傷がある3名の外傷性脳損傷者の認知検査の成績に注目した．いずれも生活の中で無計画・無精・不潔が目立っていた患者である．訓練には熱心であるのに訓練中にコーヒーを取りに行き，そのままゴルフ場へ行ってしまった（患者1），言われたことしかしない（患者2），部屋を全くかたづけない（患者3），といった問題も気づかれていた．一方，3名ともWechsler Adult Intelligence Scale（WAIS）の成績は良好であった（言語性IQ：128，126，135，動作性IQ：129，112，114）．また2名は，"前頭葉損傷に対して鋭敏"とされている種々のテストに対しては，すなわちStroop Test，Tower of London Test，Trail Making Test，Verbal Fluency，Modified Wisconsin Card Sorting Testその他に対しては好成績を示した．
　しかし3名は，このときShalliceとBurgessが作った新しいテストに著しい困難を示した．それは次の2つである．

① The Six Element Test；SE（6要素テスト）
② Multiple Errands Test；ME（多課題性お使いテスト）

　これら2つは，多数の単純課題の並行実施におけるスケジュール能力をはかるもので，あらかじめ単純なルールの通告はするが，結果に対しては決まったかたちを求めない（open-ended）形式をとる．
　患者たちの失敗は，個々の課題に多くの時間をかけすぎるところにあった．それは彼らが，一度は何かの意図をもったとしても（何かを始めたとしても），時間が経つと当初の意図を自力で蘇らせることができなくなるためだ，いうのがShalliceとBurgessの主張であった．多数課題の並行的処理力をはかるというこの検査法は，その後も発展を続け，評価の重要な一角を占めるようになった．

　Burgessら（1998）は，多数のいわゆる遂行機能テストの成績が，『BADS遂行機能障害の質問表（DEX）』に反映された遂行機能障害の重さとどの程度関連しているか，という問題を取り上げた．つまり，各テストの検出力を，実生活に現れた障害の重さとの関連でみようとしたのである．このとき，「1993年時点で英国内でよく使われていた遂行機能テスト」として選ばれたのは次の6種である．

① The Modified Card Sorting Test（MWCST）
② The Cognitive Estimates Test
③ The Verbal Fluency Test
④ Verbal Fluency Animals
⑤ Trail Making Test
⑥ The Simplified Six Element Test（SET）

これらを多様な脳疾患の患者92名と健常対照者216名に実施した．結果は，②をのぞくすべてのテストに関して，その成績とDEXの総得点（ただし家族/介護者回答）の間に有意の相関がみられる，というものであった．

　Burgessらはここからさらに進んで，DEXのほかに現れた症状全体の因子分析を行ない，そこから5つの因子を得たうえで，このそれぞれの因子と各テストとの関連をしらべた．それによると，"第1因子（抑制）"との間に有意の相関を示したのは②以外の遂行機能テスト5種と一般知能テスト，"第2因子（意図性）"との間に有意の相関を示したのは⑥のSix Element Testのみ，"第3因子（遂行記憶）"との間に有意の相関を示したのは①③④の遂行機能テスト3種と一般知能テストおよびいくつかの記憶テスト，であった．"第4因子（肯定的感情）"と"第5因子（否定的感情）"については，有意の相関を示したテストはなかった．Burgessらの結論は，既存の遂行機能テストはそれぞれ異なる因子に対応しており，いずれかの因子に対して有意の予見的役割をもっている，というものである．

　Boelenら（2009）は，リハビリテーション外来に通う慢性期脳損傷患者を対象に，彼らの遂行機能障害を評価するには何がよいかという問題を扱っている．取り上げたのは，オランダでよく使われている遂行機能検査5種（以下の①〜⑤）および，あまりよく知られてはいないがより open-ended で ill-structured であるがゆえにとくに加えた2種（同⑥⑦），合わせて7種である．

　① Trail Making Test（TMT）
　② Stroop Test（ST）
　③ Verbal Fluency：animals and professions（VF）
　④ Tower of London（TOL）
　⑤ Behavioural Assessment of the Dysexecutive Syndrome（BADS）
　⑥ Twenty Questions Test（20Q）
　⑦ Everyday Description Task（EDT）

　Boelenらはこれらを遂行機能障害の訴えをもつ脳損傷患者81名に実施した．結果として，たいていの検査は十分な感度を有していたが，例外は⑤（BADS）の中の『時間判断検査』と『行為計画検査』の粗点，①（TMT）のB/A比較値，⑦（EDT）の作業工程数であったという．彼らの結論は，3つの open-ended なテストの採用が，すなわち③（VF），⑥（20Q），⑦（EDT）の無関係工程比率の組み合わせが，脳損傷と健常を判別するのに効果的だというものである．ただし彼らのこの結論は，"リハビリテーション外来に通うような慢性期の脳損傷患者"に適用される，という制限つきである点に注意しなければならない．

　これらの研究が私たちに教えるところは，"よく使われるテスト"というのはほぼ一定の範囲

におさまっている，多数の検査には感度の違いがある，測定できる特性にも違いがある，ということである．どの検査を選ぶかは結局のところ，患者の状況と検査者の問題意識のありかによる，といわねばならない．

2）検査のいろいろ

ここからは前項で登場した数々の検査法について，それがどのようなものであるかを説明する．ただし，全てについてではない．文献にしばしば登場するので一応は知っていたほうがよいもの，日本でよく使われているもの，私自身が臨床的価値がありそうだと判断したもの，のいずれかに限る．おおむね，作られた年代順に述べるが，実際の使用にあたっては，研究目的なのかリハビリテーション目的なのかをよく考え，慎重に選ぶようにしたい．

① Stroop Test；ST（ストループ・テスト）

1935年にStroopによって発表されたものが原形であるが，その後諸家によってたくさんのバージョンが発表されている．本書ではすでに4章で紹介してあるので（4・3・2-11）），詳しくはそちらを参照されたい．

"Stroop現象"についてはいろいろな解釈が成り立つために，"選択性注意"のテストとして使われることもあれば，"習慣的反応の抑制"のテストとして使われることもある．遂行機能テストの一部として使われるのは後者の解釈に立つ場合である．

② Trail Making Test；TMT（トレイル・メーキング・テスト）

これも4章で紹介してあるのでそちらを参照されたい（4・3・2-10）．つまり，注意のテストとしても遂行機能のテストとしても使われている．

③ Wisconsin Card Sorting Test；WCST（ウィスコンシン・カード分類テスト）

WCSTは1948年にBergおよび，GrantとBergによって最初に発表されたが，その後Heatonによって図版の精緻化と実施方法・採点方法の整備が行なわれ，標準値データがつけ加えられた（Lezak et al, 2004, p.590）．もともとは抽象的推理力と，状況にあわせたストラテジー転換の能力を評価することを目的としており，健常成人の検査に使われていた．やがていろいろな研究者によって前頭葉損傷に鋭敏なことが指摘されるようになり，臨床目的で使われるようになった（Heaton et al, 1981, 1993）．

以下の説明は"Grant & Berg：Wisconsin Card Sorting Test（1981, 1983, 1993）"に基づく．ただしテスト・マニュアルの著者はHeatonら（1981, 1993）である．

このテストでは，4枚の刺激カードと64枚の反応カード2組が使われる．カードはいずれも76 mm×76 mm大で，白地のおもてには4種の形（十字，円，三角，星）のいずれかが，4種の色（赤，青，黄，緑）のいずれかで彩色され，4種の個数（1，2，3，4個）のいずれか分だけ印刷されている．検査者は4枚の刺激カード（1個の赤の三角，2個の緑の星，3個の黄色の十

字形，4個の青の円）を被検者の前に，左から右へ横一列に並べて次のように言う．

　「このテストはちょっと変わっていて，やりかたをあまりお教えすることができません．いまからここにあるカード（重ねてある反応カードを指す）を1枚ずつ，こちらにある4枚のキー・カード（被検者の前の刺激カードを順に指す）のどれかと組み合わせてもらいます．毎回，一番上のカードを取って，これぞと思うキー・カードの前に置いてください．どのように組み合わせればいいかはお教えできませんが，あなたがカードを置いた後で，それが正しいか間違っているかをそのつどお教えします．もし間違っていると言われたら，そのカードはそのままにして，次のカードを正しく置くように心がけてください．時間制限はありません．よろしいですか．では始めてください．」—Heaton et al, 1981, 1993, p.5

　つまりこれは分類作業なのだが，検査者が何によって分類してほしいと思っているかは伏せられている．被検者はたとえば形で分類してみたり，色で分類してみたりしながら，検査者が告げる「正しいです」または「間違っています」を頼りに，"正しい"分類原則を探り当てなければならない．推理力が高ければ，少ない試行数で正しい分類（カテゴリー）に達するだろう．検査者が設定する分類原則は最初は"色（C）による分類"であるが，被検者がそれを探り当て，正反応を10回続けると，予告なしに"形（F）による分類"に変更される．それまで「正しいです」と告げられていた分類が突如「間違っています」と告げられるので，被検者は間接的にそれを知らされることになる．被検者が変更を察知してふたたび新たな試行を開始し，新たな正反応が10回続くと，ふたたび予告なしに，"個数（N）による分類"へと分類原則が変更される．こうして全体としてはC-F-N-C-F-Nの順に分類原則が変更される．この6つのカテゴリーが達成されたとき，または128回めの試行を終えたとき，検査が終わる．この間に被検者に求められるのは，検査者からのフィードバックを頼りに正しい分類原則を決定すること，それを維持すること，そしてもしフィードバックに変化が起きたら，古い分類原則の維持をやめて新しい分類原則を決定することである．検査者は被検者の反応（どのキー・カードと組み合わせたか）の一部始終を記録する．

　成績評価は，個々の試行が正しい/正しくない，あいまい/あいまいでない，保続的/非保続的，の3つの観点を基盤にしてなされる．"あいまい"というのは，分類原則が二様にも三様にも解釈できる（例．色で組み合わせたとも，形で組み合わせたとも解釈できる）場合のことである．種々のスコアが算出されるが，臨床的に重要視されているのは「達成カテゴリー数」「第一カテゴリー達成までの試行数」「誤反応比率」「保続反応比率」などである．これらを含む9種のスコアについて健常者データの分布が明らかにされている．しかもこの健常者データは，年齢区分が6, 7, 8, ……, 17, 18-19, 20-29, 30-39, 40-49, 50-59, 60-64, 65-69, 70-74, 75-79, 80-84, 85-89歳となっており，さらに20歳以上の年齢層については，教育年数によってさらに細分化されているという緻密さである．

　WCST原法の日本版は本書執筆時点において公刊されていない．

④ WCST の変法

しばしば使われるのは Nelson (1976) による **Modified Card Sorting Test (MCST；修正カード分類テスト)** である．MCST では原版の 1 束 64 枚の反応カードの中から"あいまいな"カードを取り除き，24 枚だけを用いる（テストでは 2 束，48 枚を用いる）(Lezak et al, 2004, pp. 591-592)．また，被検者が最初に置いた組み合わせを必ず"正しい"として，以下はそれに従って正否を告げる．正反応の 6 回連続をもってカテゴリー達成と見なす．また，分類原則（セット）を変更したらその旨を告げ，別の組み合わせかたを探すようにと教示する．"保続"の判定方法は原法と異なっており，直前反応との比較で決めるようになっている（原法におけるそれは非常に複雑である）．つまり Nelson の MCST では，WCST の思い切った簡略化と容易化が図られている．

わが国の文献にしばしば登場するものとしては，**新修正ウィスコンシン・カード分類テスト (the New Modified Wisconsin Card Sorting Test；NMWCST)** がある．これは鹿島ら（1985）および加藤元（1988）によって発表されたもので，Nelson の MCST にさらに修正を加えたものだとされる．MCST 同様 48 枚の反応カードを用いるが，反応カードの提示順を同一の分類カテゴリーが連続して出現しないように配慮してある．このほかに，課題遂行が容易になるように課題の与えかたを三段階にした，13-36 試行において分類カテゴリーの言語化を求めるようにした，検査前の説明を詳しくした，などの修正が加えられている．原法を脳損傷者に実施することはきわめて困難であったが，NMWCST ではほとんどの脳損傷者に実施が可能になったとのことである．上掲 2 論文の文末に反応カードの内容と提示の順序，実施手順が掲載されている．ただし教示のセリフが特定されていないので，実施者により説明がさまざまになる可能性がある．

なお，同テストの名称は，鹿島・加藤（1995）の論文では **Wisconsin Card Sorting Test (Keio Version) (KWCST)** と言い換えられている．

⑤ Cognitive Estimates Test（認知的見積もりテスト）

これを発表した Shallice と Evans (1978) の論文では，Cognitive Estimate questions という名称になっている．Burgess ら（1998）によって「意外にも前頭葉損傷群とその他の損傷群の間で成績の有意差がなかった」と宣告されたテストであるが，文献の中に登場することが多いので簡単に説明しておく．

「今日の英国で最も高収入が得られる職業は何ですか」「平均的な英国女性の身長はどのくらいですか」のような質問が 15 個並んでいる．Shallice らの研究では，これらに対して奇怪な回答をする者の割合は前頭葉損傷の場合に有意に高かった．彼らは，これらの質問に答えるには cognitive planning が必要だと考えていたので，この結果を前頭葉が planning を担当していることの証左と見なしたのであった．

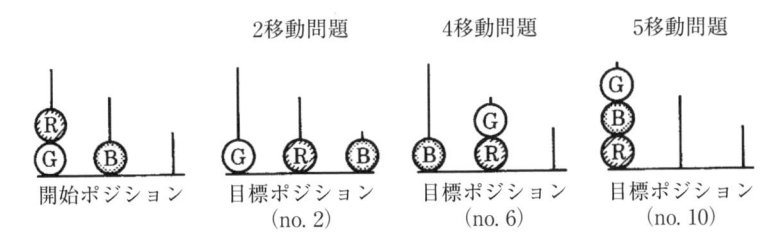

図 13-2 ロンドン塔テストの問題例. 開始ポジションはいずれの問題についても同じ (Shallice, 1982)

⑥ Verbal Fluency Test（語想起のテスト, または語の流暢性テスト）

Word Fluency Test ともいう．言語の"生産性 productivity"をしらべることを意図しており，一定時間内に，あるきっかけに対してどれだけ多くの語を産出できるかを問う．言語的生産性が落ちるのは前頭葉損傷の場合だけではないが，前頭葉損傷に鋭敏性をもつ検査のひとつとして，しばしば使われてきたものである．

ある文字（音）を与えてその文字（音）で始まる言葉をできるだけ多く挙げるよう求める場合は letter fluency（文字流暢性），何かのカテゴリーを与えてそれに相当する言葉を挙げてもらう場合は category fluency（カテゴリー流暢性）テストという．与える文字は研究者によってさまざまである．英語文献でしばしば見かける"Verbal Fluency-FAS"というのは，F で始まる言葉，A で始まる言葉，S で始まる言葉をそれぞれしらべる場合のことで，これは Benton らが作成したあるテストの一部に入っており，その後広く使われるようになったものらしい（Lezak et al, 2004 による）．日本語ならばたとえば，"い"で始まる言葉を挙げさせる，という具合になるであろう．カテゴリーの例としては，"動物"，"果物と野菜"，"飲み物"などがある．Lezak ら（2004）が Mitrushina らを引用したところによれば，健常老人は 1 分あたり 12-16 語の letter fluency をもつが，"動物"を使った category fluency の平均値は，50 歳代で 20.95，70 歳代で 18.96 であるという．

なお，非言語系の流暢性テストというのもあり，これには **design fluency** や **action fluency**，その他（Lezak et al, 2004）がある．

⑦ Tower of London；TOL（ロンドン塔）

Tower of London はおそらく，もともとは普通の遊びのためのパズルである．Shallice（1982）が左半球前方損傷群の患者では問題解決能力がより劣ることを証明した際に，プランニング課題としてこれを用いた．それ以来，いわゆる前頭葉機能検査としてしばしば登場するものとなっている．

"ロンドン塔"（図 13-2）は横一列に並んだ 3 本のペグ（左から高・中・低）のうちの 2 本に 3 つの球状リングが載っている（＝突きさしてある）状態から出発する．すなわち左の高いペグには上から赤・緑のリングが，中央のペグには青のリングが載っており，右の短いペグには何も載っていない，というのが開始ポジションである．これとは別に目標ポジションが示され

る．被検者はリングを 1 回に 1 個ずつ動かすようにして，最少の移動回数で目標ポジションに到達するよう求められる．もしも目標ポジションが「左ペグに青リング，中央ペグに上から緑・赤リング」だとしたら，それに達するための最少移動回数は 4 である．これを"4 移動問題"とよぶ．実際には"2 移動問題"，"4 移動問題"，"5 移動問題"等が提示される．期待する最少回数の移動でゴールを達成した場合が正解と見なされる．ひとつの問題に 3 試行が許される．Shallice（1982）は患者グループ間の比較のために，"2-3 移動問題"，"4 移動問題"，"5 移動問題"それぞれの正解比率を用いている．

　Tower of London 問題を解くには行動を前もって計画する力が必要である．しかしこれ以外にも作動記憶，反応抑制，視空間性記憶などの力が必要になると考えられている（Lezak et al, 2004, p. 618）．

　いわゆるタワー・テストとしては，このほかに Tower of Hanoi，Tower of Toronto がある．三者三様に，"タワー"の作りが少しずつ異なる．測定している認知要素にも違いがあることが指摘されている（同，p. 618-619）．

⑧ Six Element Test；SE または SET（6 要素テスト）

　Shallice と Burgess（1991）の論文に登場するのが初出と思われる．前頭前野損傷を有する患者の認知障害は複数課題の並行処理という場面で最もよく現れる，と考えた彼らが，それを証明する道具として作成した 2 つの multiple subgoal scheduling tests（多数課題スケジューリング・テスト）のうちのひとつがこれである．

　The Six Element Test（SET, 6 要素テスト）では，6 つの簡単で open-ended な課題（＝仕上がり方に制約を与えない課題）と，実行に際しての簡単なルールとが準備される．実施に先立って検査者が被検者に与える説明は次のごとくである．

　次の 15 分を使って，3 種類の課題を実行してもらいます．どの課題にも第一部と第二部があります．課題の中身は次のとおりです：

1. 2 つの小旅行の道順を簡単に口述し，テープレコーダーに吹き込む；(a) ここまでの道順と，(b) ここまでの道順について．
2. ここにある写真の人物の名前をできるかぎりたくさん，順番に書き取る；(a) 左側の写真の束（セット A）と，(b) 右側の束（セット B）について．
3. ここにある算数問題を，できるかぎりたくさん，順番に解く；(a) セット I と，(b) セット II について．

　ただし，注意してほしいことがあります．同じ課題の (a) と (b) を続けて実施しないようにしてください．6 つの小課題の重みはどれも同じです．正しい答えには得点があたえられます．ひとつの小課題の中では，番号の早いほうの回答に番号の遅いほうよりも高い得点が与えられます．失敗や省略は減点されます．

＊テープレコーダーは15分間ずっとONになっていますから，操作の必要はありません．

—上掲論文，p.741

　以上の教示を被検者が理解したかは何度も確認することになっており，被検者がそれを正確に再生できることがわかった時点ではじめて実行に移ることになっている．さらに教示と同内容の書面が，課題実行中，常に机上に提示されている．

　つまりこの課題は，6つの小課題をまんべんなくかつ正確に行なうことを被検者に求めている．したがって観察（測定）のポイントは，①6つの小課題の全てに手をつけたか，②時間配分は均等に行なわれたか，③誤りがあったか，④誤りがあったとすればどのような誤りか，である．Shalliceらは誤りの中身を，"非効率（時間配分の不良）"，"ルール違反"，"解釈ミス"，"作業の失敗"に分け，その頻度をしらべている．彼らからみて，複数課題の並行処理の失敗はプランニングの失敗に等しく，それはSAS（監視注意システム，13・2・3既出）に機能不全があることを意味している．

　その後SETは少し難度を下げて，BADS（後出）の中に取り入れられた．BADSの『検査6：修正6要素検査』がそれである．

　さらに時代を下ったBurgessら（2000）の研究では，SETの代わりに，その簡略版ともいうべきthe Greenwich Test（グリーンウィッチ・テスト）が使われている．実行時間は10分，課題の種類は3種，課題内容は①ビーズ課題，②混線図課題，③構成課題である．教示内容等は論文の中に記載されている．Manlyら（2002）の場合は，やはり彼らの研究のために，SETの修正版だとしてthe "Hotel" testを考案して用いている．SETはそれだけ影響力のある検査だったということになる．

⑨ Multiple Errands Test；ME or MET（多課題性お使いテスト）

　ShalliceとBurgess（1991）が作ったもうひとつのmultiple subgoal scheduling tests（多数課題スケジューリング・テスト）がこれである．SETが机上テストであるのに対し，こちらは現実の行動空間を，すなわち被検者にとっては未知の病院外の歩行者天国を検査の場に用いている．そもそもは研究のために作られた検査であるが，参考になるところが多いのでここに紹介することにする．

　被検者は，病院を出る前に，8つの用事を書きつけたカードを渡される．このうちの6つは簡単な用事で，褐色パン1つを買う，のど飴1包みを買うの類である．7つめは，出発15分後にある場所に行っているように求める．8つめはかなり面倒で，4つの情報をしらべて郵便はがきに書きとめることを求めている．4つの情報とは，（1）そのあたりで最も高価なものを売っていそうな店の名前，（2）トマト1ポンド分の値段，（3）昨日，英国中で最も気温が低かった地方の名前，（4）昨日のフランス・フランとの交換レートである．

　またカードには次のような指示も書きつけてある：「使うお金はできるだけ少なく，かける時間はできるだけ短くしてください（むやみに駆け回る必要はありません）．買い物をしない店

に入ってはいけません．店を出るときにはそこで何を買ったか，同行している職員に教えてください．街で買ったもの以外のものを利用してはいけません．ただし時計は例外です．用事を済ませる順番は自由です」．この"ルール"を被検者に読み聞かせ，復唱させ，不完全であれば手続きをくり返す．そして歩行者天国まで連れて行き，そこでまたルールを復唱させ，不正確なところがあれば正す．しかる後，歩行者天国の境界を被検者に教える．被検者には観察者2名がつきそい，終了後に所見記録を作成した．

　観察のポイントは，（1）非効率（同じ店に2度入ったなど，ほかにもっとよい方法があったはず，という場合），（2）ルール違反（ある店から代金を払わずに新聞を持ち出したなど，この課題のルールのみならず社会的ルール違反があった場合を含む），（3）解釈ミス（情報書きつけを郵便はがきでなく誕生日カードにするなど，教示理解に誤りがあった場合），4）課題の失敗（課題を行なわないか，不完全実施があった場合）の頻度と内容である．Shallice らは3名の前頭前野損傷患者について，この検査から，健常対照群よりも明らかに多い非効率とルール違反を見いだしている．ルール違反には単に回数が多いというだけでなく，驚くほど非常識な社会的ルール違反が含まれていた．

　Knight ら（2002）は MET を病院内で実施できるようにした **MET 病院版（MET-HV）** を発表している．MET 原版が比較的高機能の患者を対象にしていたのに対し，こちらはいわゆる低機能の患者にも適用できることを想定したものである．検査場所には，著者3名中の2名が勤めていた病院が使われた．課題は4セット，サブ課題にして12課題である．効率の評価には10段階のリカルト・スケールが使われた．教示のしかたその他，詳しいことは論文に記載されている．

　MET 簡略版（MET-SV） は Alderman ら（2003）によって作成された．この場合の検査場所は某ショッピングセンターの2階である．課題とルールの教示法は同論文に収載されている．Alderman らはこれを患者群に実施し，MET-SV におけるエラーと日常生活で観察される行動特質との関係をしらべた．その結果，ルール違反が多い患者には遂行記憶 executive memory の障害がより多く，課題の失敗が多い患者には否定感情（＝情緒の希薄や無関心）がより多いことがわかったという．

　MET も MET-HV も MET-SV も標準化はできない検査である．しかし特定の個人の，特定の環境内での問題を発見するには有用な検査法だと思われる．

⑩ Behavioural Assessment of the Dysexecutive Syndrome；BADS（日本版：『BADS 遂行機能障害症候群の行動評価　日本版』）

　遂行機能障害の，よく知られた総合テストである．

　原版は Wilson ら（1996b）によって作られた．ある種の患者たちは従来の遂行機能検査に反応しないが SET，MET には反応するという Shallice と Burgess（1991）の見解を引き継いでいる．SET を改変して用いたほか，実生活上の活動に類似したテスト数点を考案して加えた．SET 以外にも既存のテストが改変されて使われている．MET は標準化不能という理由で入っ

ていない.

BADSは6つの下位検査によって構成されている.（1）規則変換カード検査,（2）行為計画検査,（3）鍵探し検査,（4）時間判断検査,（5）動物園地図検査,（6）修正6要素検査がそれである.これに付録として,「遂行機能障害の質問表（通称DEX）」（既出）が加わっている.教示内容,採点法を詳しく定めてあり,説明書と採点用紙に記載されている.各下位検査の成績はプロフィル得点に換算され,これをもとに「BADS総プロフィル得点」が算出される.またこのスコアの,患者群と対照群の得点分布が明らかにされている.

『BADS遂行機能障害症候群の行動評価 日本版』は鹿島ら（2003）によって刊行された.下位検査の中の時間判断検査については,日本事情に合った問題への差し替えが行なわれている.

BADSを実際に使ってみると,決して"容易な"検査ではないことがわかる.すなわち,被検者にある程度以上の認知力がなければ,個々の検査課題を実行することができない.また,患者群と対照群のデータ分布を見ても,ある程度の重なりがあることがわかる.BADSを使うのには,これらの点をあらかじめ承知している必要がある.

⑪ Twenty Questions Test：20Q（20問テスト）

Boelenら（2009）があまり知られていないテストだと断ったうえで,他の2つと組み合わせれば脳損傷と健常を判別するのに効果的だとした3つのopen-endedなテストのうちのひとつである.このテストは,解毒された慢性期アルコール症の患者の問題解決能力について述べたLaineら（1982）の論文に登場するが,原型はふるくからある普通の人たちの室内ゲームである.出題者はあるものを"意中に"持つ.それが何かを相手からの質問に答えながら推理させていくゲームである.Laineらの方法では,物品バージョン,文字バージョン,数字バージョンの3つがある.物品バージョンの場合,あらかじめ7行6列に42個の物品が描かれた図版を提示し,それぞれの物品の呼称を確認しあう.次いで検査者は次のように言う.

いまからちょっとしたゲームを始めます.私はこの図の中のひとつのことを考えています.あなたは私に質問をして,それが何かを当ててください.どんな質問をしてもいいですが,私が言えるのは「はい」か「いいえ」だけです.大切なことは,あなたができるだけ少ない回数の質問で正解を見つけることです.時間制限はありません.よろしければ,いつでも始めてください.―上掲論文, pp. 237-238

同バージョンは,"物品"3つについて順次実施される.被検者が発した質問は,（1）制限枠を求める質問（例.それは道具ですか）,（2）仮説走査的質問（例.それはハンマーですか？）,（3）擬似制限枠的質問（一見（1）に見えるが,その実単一の物品を意味しているもの（例.それは帆がありますか）,のいずれかに分類される.もちろん望ましいのは,（1）の連続の後に（2）が来ることである.Laineらの方法では,最初の5問の中で発せられた（2）と（3）の頻度合計がデータ分析に使われている.

表 13-2　日常活動口述テストに用いた質問と活動のタイプ（Dritschel et al, 1998）

開放的，高頻度活動
(1) あなたはいつも，1日の予定をどのように立てますか？
(2) あなたはいつも，友だちと出かける日の予定をどのように立てますか？
(3) あなたはいつも，誰かの誕生日を祝う特別な日の食事をどのように調理しますか？

開放的，低頻度活動
(1) あなたは新しい住居への引っ越しをどのように段取りをしますか？
(2) あなたは職探しをどのように行ないますか？
(3) あなたは長期休暇の予定をどのように立てますか？

閉鎖的，高頻度活動
(1) あなたはベッドメーキングをどのように行ないますか？
(2) あなたは歯磨きはどのように行ないますか？
(3) あなたはシャツ（ブラウス）をどうやって身につけますか？

閉鎖的，低頻度活動
(1) あなたは部屋のペンキ塗りをどのように行ないますか？
(2) あなたは写真をどのようにして撮りますか？
(3) あなたは砂の城をどうやって作りますか？

⑫ Everyday Description Task；EDT（日常活動口述テスト）

　Boelen ら（2009）が，あまり知られていないテストだが，他の2つと組み合わせれば効果的だとしたもうひとつの open-ended なテストがこれである．Dritschel ら（1998）が遂行機能と自伝的記憶の再生の関連をしらべた研究の中で用いたものである．背景には，SAS（監視注意システム）の機能不全は遂行機能障害と自伝的記憶回収の障害の両方を引きおこす，つまり両者の関連が高い，それは自伝的記憶の回収に SAS が使われるからに違いない，という考えがある．

　ともあれ Dritschel らは，自伝的記憶の回収をしらべる手段として，種々の日常活動のやりかたを口述させるという方法をとった．それには**表 13-2**のような 12 の質問が使われた．表からわかるように，これらは構造（開放的 open-ended か閉鎖的 close-ended か）と頻度（高頻度から低頻度か）の観点から，4つの群に分かれている．これは高頻度で閉鎖的な活動の実施方法はすでに一般記憶化しているが，低頻度で開放的な活動はそうではないから，個人の特定経験の記憶に頼る割合が高いだろうと考えたためである．回答者は質問に応じて"方法"を述べるとともに，その際どのくらい過去の記憶に頼ったかも述べる．口述記録は後で文字に転記され，それを採点者が評定する．評定は（1）プランの有効性，（2）ステップの数，（3）使われた特定記憶の数，の観点からなされる．評定基準は別に定められているとのことである（Hewitt et al, 2006 による）．

　このような検査を臨床で行なう意義があるか，私自身は判断を保留する．

13・3・4 アウェアネスの評価

患者のアウェアネスは結局のところ，現状に対する患者自身の認識と第三者の認識の比較によって判断するしかない．これまでにしばしば言及したDEX（＝BADS遂行機能障害の質問表）をそのために使うことができる．質問紙は本人用と家族・介護者用に分かれているが，質問内容は同一である．

13・4　治療的訓練と支援

一般に治療は，障害理論に基づいて組み立てられる．しかし遂行機能や遂行機能障害には未解明の部分が多いため，必ずしもそのようにはならない．以下にこれまでに発表されている治療と支援の試みを私なりに整理してみる．

13・4・1　病気のインパクトの理解を助ける：患者と伴侶のための教育的アプローチ

1980年代にPrigatanoらは，米国オクラホマ市にあるPresbyterian病院で，青年脳損傷患者のための神経心理学的リハビリテーション・プログラムを立ち上げた（Prigatano et al, 1986/八田他訳, 1988）．それは，日常生活面では自立しているが生産的生活には戻れずにいる患者たちのニーズに応えるためのものであった．1日約6時間，1週4日間を6か月続けるという，言ってみれば治療学校のようなものである．6～8人の患者に5～6人の治療者（臨床神経心理士3名，言語療法士1名，作業療法士1名，理学療法士1名）がついていた．主要対象は頭部外傷の患者であったから，当然のこととして，はたらきかけの多くが遂行機能障害に向けられていたと考えられる[注4]．

しかしここでこれから紹介するのはその神経心理学的リハビリテーション・プログラムではない[注5]．本来ならば同様のプログラムへの参加が必要であったが，医療保険上の理由でそれができなかった患者とその妻のために行なわれた3か月間の，外来通院方式による患者・家族教育プログラムのほうである．これは，Presbyterian病院での神経心理学的リハビリテーション・プログラムの実施経験をもとに，そこから学んだ原則を応用したものであった（O'Brien et al, 1988）．

その患者Aは36歳の男性で，右前頭葉に稀突起性神経膠腫を発症し，外科的除去を受けて

注4）脳と頭蓋骨の構造的関係から，頭部外傷では前頭葉，側頭葉，脳幹が損傷を受けやすいことが知られている．したがって頭部外傷には遂行機能障害を伴うケースが圧倒的に多い．ただしPrigatanoら（1986）の著書の中では，遂行機能障害という言葉は使われていない．認知機能障害，社会心理的不適応，パーソナリティ障害などの見出しのもとで，今日ならば遂行機能障害とよばれるであろう種々の問題が扱われている．

注5）しかし一読に値するので，興味のある方は『Prigatano GP, et al (1986). Neuropsychological Rehabilitation after Brain Injury, The Johns Hopkins University Press/八田武志, 他訳（1988）. 脳損傷のリハビリテーション—神経心理学的療法. 医歯薬出版』を参照されたい．

いた（外側部は保存された）．14年間の学校教育を修了しており，大きな輸送会社での勤務を良好にこなしていた．それ以外にも種々の事業に関わっており，教会活動その他も活発に行なっていたという．しかし手術以降は，一度も就業していなかった．O'Brien らがリハビリテーションを担当することになったのは術後4か月からである．

　Aは見当識もよく，言語機能も十分な協調性のある紳士であった．WAIS-R（Wechsler Adult Intelligence Scale-Revised）は，言語性IQは126，動作性IQは92，総合IQは111を示した．WMS（Wechsler Memory Scale）による記憶指数は101である．WCST（Winconsin Card Sorting Test）のカテゴリー達成数は4であった（最高期待値6）．しかしながら視覚的連続性を推理する課題やその他の視空間的問題の解決，および情報処理速度には軽～中程度の障害を示した．MMPI（Minnesota Multiphastic Personality Inventory）では目立った精神医学的障害を示さなかったが，いくらかの悲哀とうつを認めた．

　A自身は手術後の変化を，何をするのも遅くなった，気が散りやすい，途中で邪魔が入ると完成できないと述べたが，とくにそのことに悩んでいる様子はなかった．彼の妻はAを，遅い，忘れやすくなったと言い，また，日々の活動の計画と組織化，およびそれらを開始することの困難があると述べた．総じてAは，妻よりも障害を少なめに報告した．

　治療の焦点は，Aとその妻を教育すること，すなわち前頭葉の手術や損傷後に起こり得る認知的，感情的，行動的変化に関して2人を教育することに置かれた．2人に対する情緒的支持を与えることももうひとつの目的とされた．最初の1か月は週に2回，残りの2か月は週に1回 O'Brien に会うこと，すなわち3か月に計18時間のセッションをもつことが合意された．O'Brien らが神経行動教育 neurobehavioural education と名づけたこの教育の経過は，おおよそ以下のとおりである[注6]．

　まず，患者がもつ神経心理学的障害の中身と現実生活に対するインパクトを知ってもらうという主要テーマに従い，3つの話題が取り上げられた．第1は入門的な神経機能解剖学である．参考図書，脳模型，神経系図譜が使われた．第2は脳損傷がもたらす患者の家族へのインパクトである．資料を提供し，読後に理解のほどを確かめた．第3はAの術後の変化を，とくに感情面の変化を妻がどう見ているかである．これについて彼女は，夫の気分の変化に対処しきれないところがあると述べた．彼は病前に比べて気短で，子どもっぽく，かつ怒りやすいとのことであった．Aはおおむねこれに同意したが，しかしそれほどひどくはないと言ったり，病気の前からあったことだと言ったりした．その結果，治療目標のひとつを妻の判断が正しいかどうかを確かめることに置き，それをAの立会いのもとで行なうことになった．これはAが妻の言うことに耳を傾け，現実的で妥当な提案には従うように促すためである．ある日のことAは，「私はときどき思うんだが，この会合はおおかたが妻の利益のためで，私のためにはなっていない！」と言った．これに対して彼の気持ちは十分尊重したが，以前に渡していた資料を引き合いに出し，脳損傷患者の家族たち，とくにその伴侶が受ける脳損傷の影響がどんなに激し

注6）全セッション18回分の圧縮記録が論文末に掲載されている．

いかを思い出してもらった．

2人に与えた教材は概して好評であった．Aはこれにより，自分が経験した困難，または現に経験している困難がよりよく理解できたと述べた．妻もまた，疾患と障害に対する理解がいっそう進んだと述べた．そして，これまで夫に対して否定的感情を抱いていたのが，"怠慢"も"始動不良"も"やる気のなさ"も"考えのなさ"も"思いやりのなさ"も，どれも神経学的な理解に置き換えて考えられるようになり，恨みがましい気持ちが減ったと述べた．そしてセッションが終わりに近づく頃には，このようなセッションが彼女の支えになったことや，彼女の観察と解釈についてフイードバックをもらい，対処法について数々のヒントを与えてもらったことへの感謝の気持ちを自発的に述べるようになった．

もうひとつのテーマは"日常スケジュールの作成"である．患者も妻も，Aが家庭での時間を建設的に使うことに困難があると述べていた（日常活動の開始，プランニング，およびやり通すことの困難）．そこで2人に，Aが家でできそうなこと，したいことを列挙し，そのそれぞれに時間を割りふることを課した．数回のセッションを使って，実行，改訂，モニタリングがくり返された．

スケジュールができたことはAにいくつかの利点をもたらした．その1は朝の目覚めの時間が早くなったことである．その2は，ことの開始が容易になったので，以前よりも生産的になったことである．その3は，仕事の完成が容易になったことだとAは述べた．なぜなら，したくない活動にも終わりの時間があるとわかるし，その後にしたい活動が待っていることがわかるからだと言った．妻も，Aが前より生産的になり，妻への依存度が減ったことを認めた．「おかげでカッカしなくなりました．ガミガミ言わずに，『行ってスケジュール表を見てみて』と言えば済むようになったからです」と述べた．

この日常スケジュールの遵守については2人が認める難点もあった．Aはスケジュール表に対していくらかの否定的感情をもっていた．時間どおりに完成することや，一度始めた活動を途中で止めることや，途中で入った邪魔に対処することが難しいと述べた（例．一度離れると戻れない）．また彼は，スケジュール表に支配され，自由が奪われたと感じていた．一度など，「これはまるで共産主義ですね．私の望みを聞かないで，命令ばかりする」と言ったほどである．妻のほうは，Aが予想外の出来事に対処できないのを見てとっていた．

介入終了後しばらく経って，すなわち術後11か月の時点で，神経心理学的再評価が行なわれた．しかし検査の所見は介入前（術後4か月時点）とあまり変わらなかった．日常生活で見られる行動上の問題も相変わらず続いていた．感情面も，検査でみるかぎりはほとんど変わっていなかった．

しかし日常的困難に対するアウェアネスの面では変化があった．それは30項の質問から成る『患者能力評定表 Patient Competency Rating Scale』[注7]によって評価されたのだが，Aが妻よりも"甘く"評価した項目の数は介入前の15から4に減り，Aと妻が同程度の評点を与えた

注7）上掲の『脳損傷のリハビリテーション―神経心理学的療法』，pp. 132-139 に掲載されている．

項目は11から18に増え,逆にAが妻よりも"辛く"評価した項目の数は4から8に増えていたからである.この差は統計学的に有意であった.つまり,Aの現状認識は,妻のそれにかなりよく近づいていた.念のため,健康関連指標であるSickness Impact Profile（疾患インパクト・プロフィール）[注8]を用いたところでは,いくつかの領域でAと妻の現状認識が同等であることがわかったが,しかしある領域ではAが妻よりも障害を有意に軽くみていることがわかった.それは家庭管理,社会交流,警戒行動に関する領域である.この結果は,今回の介入によってAが自身の思考の困難に対する理解を深めたものの,感情面,社会行動面の変化に対しては,いまなおアウェアネスの不十分さがあることを示していると思われた.

以上の経過は,O'Brienらのアプローチが,患者と妻がこうむった心理的インパクトを和らげ,以前よりも肯定的な感情をもって生活を営む方向へと彼らを助けたことを示している.

13・4・2　問題行動を減じるための行動療法

遂行機能障害の中には,無抑制,攻撃的言動,多動,社会的ルールの無視など,他者にとって迷惑な行動が含まれている.これらは執拗にくり返されるため,周辺の人々に影響が及ぶだけでなく,自身のリハビリテーションをも妨げることになる.こうした問題行動を減じるために行動療法を用いることをWood (1987)やAldermanら(1991;1994),およびAlderman (1996)が論じている.

Aldermanら(1991)によれば,通常,望ましくない行動の修正には「正の強化」や「タイム・アウト time-out」の技法が使われることが多いが,しかし"遂行機能障害"を示す患者については,これらが奏効しない場合が少なくないという.代わって奏効するのは「レスポンス・コスト response cost」や「レスポンス・コストと認知過学習 cognitive over-learningの組み合わせ」である.彼らはそのことを次の事例によって示した.

患者ABは36歳の女性で,単純ヘルペス脳炎罹患後1年を経た患者である.問題行動が多く,地域病院では扱いかねたため,リハビリテーション目的でAldermanらの病院へ送られた.病前の知能レベルは"平均上"と推定された.しかしいまは言語性記憶も非言語性記憶も不良,遂行機能障害に敏感とされるテストの成績もすべて不良であり,保続も顕著であった.性的無抑制,食べ物の盗み,極端な出しゃばり,社会的無抑制,社交技術の欠如,多弁,軽率,反復言語などの問題行動があった.これらの大部分は病棟内の通常の行動管理システム（主としてトークン・システムを採用）の中で押さえ込まれていたが,しかし反復言語の問題は処理できないままであった.それはいくつかの空虚なフレーズのくり返しであったが（例.「あなたは私にチョコレートをくれるでしょ,くれるでしょ,くれるでしょ,ねえ,あなたは私にチョコレートをくれるでしょ,くれるでしょ,くれるでしょ」）,あまりに激しいので,リハビリテーション訓練の妨げになっていた.正の強化技法も消去法も,この患者には効かなかった.AB

注8) Sickness Impact Profileについては,鎌倉 (2008) に解説がある (pp. 29-30).

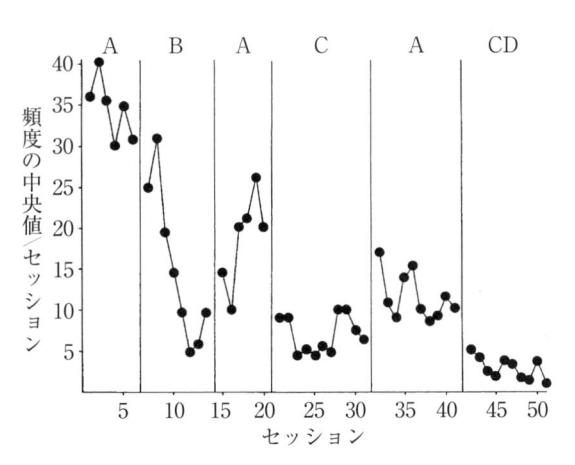

図 13-3　反復言語の頻度の変化（事例 AB，Alderman ら，1991 より）
A はベースライン．B，C，CD については本文を参照のこと．

は病棟内のいくつものグループワークから閉め出され，嫌われ者となり，行動を共にする者はいなかった．

そこで新たな治療法として，「レスポンス・コスト」と「レスポンス・コストと認知過学習の組み合わせ」を試すことになった．実験に先立ってベースライン測定を行なったところ，のべ 5 時間の観察時間に計 985 回の反復言語が採取された．

治療は 1 日 1 時間，週 5 日実施することにした．実験デザインは，A-B-A-C-A-CD 配置のシングルケース実験である（**図 13-3 参照**）．ただしここで，A はベースライン測定を，B，C，CD は以下の介入 3 形態を指す．

B（介入 I）：レスポンス・コスト．はじめに 1 ペンス硬貨 50 個を与え，次の説明を行う．すなわち，AB は 15 分後に，その硬貨を使ってチョコレートを買うことができる．ただしそれまでの間に"言葉のくり返し"があれば硬貨を失う．つまり，"言葉のくり返し"があると，そのたびに治療者がいま何をしたかとたずねるので，AB は「私は言葉のくり返しをしました」と言って，硬貨 1 つを差し出さなければならない（そのように促される）．15 分経ったとき，36 ペニー以上残っていればチョコレートを買うことができる．このほかに同趣旨を紙に書いたものを目前に提示した．1 試行を 15 分とし，25 試行を実施．

C（介入 II）：修正レスポンス・コスト．手続きは B に同じ．ただし，チョコレートの値段を 46 ペニーに引き上げる．15 分単位で 32 試行を実施．

CD（介入 III）：修正レスポンス・コストと認知過学習．C の手続きに，以下の手続きを加える．すなわち「私は言葉のくり返しをしました」と言って硬貨 1 つを差し出さなければならないのは同じだが，この後 1 分間，「私は言葉のくり返しをしてはいけない」と言い続けなければならない（そのように促される）．同趣旨を紙に書いたものを目前に提示．15 分単位で 30 セッション実施．

結果は図 13-3 に示すとおりである．B，C，CD いずれも効果があったと判断されたが，とくに B（レスポンス・コスト）と CD（レスポンス・コストと認知過学習の組み合わせ）がよいと思われた．

3 年後の Alderman らの実験ではあらためて，レスポンス・コストと他の行動療法技法との比較が行われた（Alderman et al, 1994）．対象はやはり単純ヘルペス脳炎罹患後の患者 GAS で，39 歳の男性である．記憶，遂行機能ともに重度に侵されていた．他者への威嚇行動が頻繁で，一度など妻に身体的攻撃を加えたほどであった．何らかの制約を与えないかぎり管理不能の患者であった．

3 つの介入法が順次試された．最初の介入法は「トークン・エコノミーとタイムアウトの組み合わせ」である．これは治療セッションの後も病棟で引き続いて実施された．トークンとは擬似貨幣のことである．15 分間隔で，もし望ましい行動があれば，それに対する報酬としてトークン 1 枚が与えられる．それを貯めておけば，その日のうちに好きなものと交換できた．タイム・アウトとは望ましくない行動があった場合，すぐに患者をその場から連れ去り，別室へ閉じ込めることをいう（この場合は 5 分間）．これはスタッフの注目を集めることが報酬として作用することを避けるためだとされる．だがこの介入法は GAS に何の影響も与えないことがすぐに判明した．そこでトークンを与えることは止め，タイム・アウトだけを続けた．しかしタイム・アウト用の部屋から出したとたん，すぐに威嚇が始まるという始末であった．そして威嚇行動は週を追って増えた．

二番めに試した介入法は，「個別的な正の強化法」である．これは日に 3 セッションずつ行なわれた．GAS の課題は，"悪口やののしりを言わずにスタッフとの会話を続けること"である．30 秒間それを続けられれば賞賛とトークン 1 枚を獲得でき，トークン 10 枚が貯まれば煙草 1 本と交換できることにした．またトークン 10 枚を獲得するまでそのセッションを続けなければならないことにした．このやりかたを続けたところ，10 週めにはかなりの成果を得たので，11 週目からはトークン 1 枚を獲得できる時間を 60 秒に引きあげた．こんどは 30 週続けても，改善傾向は得られなかった．

三番めの介入法は「レスポンス・コスト」である．1 セッションを 1 時間とし，検査，ゲームなどいろいろな活動をさせた．はじめに 1 ペンス硬貨 50 個を与えておき，罵詈雑言の類が発せられるごとに 1 ペンスを失わせることとし（その際，「私は○○をしました」と言わせるか，セラピストがそれを指摘するかする），30 分ごとに残った硬貨で煙草と交換できることにした．煙草の"値段"ははじめ 18 ペニーとし，以後目標を達するごとに 2 ペニーずつ引きあげた．こうして 90 セッション（ほぼ 90 日相当）を実施した．ただし，1-5 番めと，60-64 番めのセッションはベースライン測定にあてた．90 セッション内の罵詈雑言の 1 時間内頻度の平均は，第一ベースライン期が 61.6，第一レスポンス・コスト実施期が 5.1，第二ベースライン期が 11.4，第二レスポンス・コスト実施期が 2.2 であった．

こうして 3 つの方法の中で，レスポンス・コストのみが患者 GAS に対して有効であることが明らかになった．

通常の強化技法やタイム・アウト技法に関しては反応する患者と反応しない患者（＝GASのような患者）とがある．このことに関して Alderman（1996）は，これら2群の間で二重課題 dual-task の処理能力に有意の差がみられることを指摘する．つまり，"反応しない患者"は二重課題の処理能力が低い．これはすなわち Baddeley のいう CE（＝作動記憶の中央遂行要素）の不具合を意味している，というのが Alderman の考えである．

もう一度臨床の話に戻るとしよう．

レスポンス・コストは有効な手段だが，しかし実践上の難点がある．あまりにもたくさんのトークンを準備しなければならないこと，公衆の面前でそれを実践するのははばかられる場合があること，ある場面（例．病棟内）では効果があっても，他の場面（例．コミュニティ・センター）では同じ効果が得られない場合があること，などそれである．

Alderman ら（1995）の入院患者 SK はまさしくそのような1人であった．多種類の問題行動があったが，その中で最も問題視されたのは"大声でほえ立てる，絶え間ない，不適切な発話"である．それは発生頻度にして毎分平均 8.87 回にも及んだ．これに対して入院中はレスポンス・コストが奏効し，かなりよく抑制されるようになったが，しかし退院後に地域リハセンターに通うようになると，また以前と同じ問題が起こった．

新たに試された技法は「セルフ・モニタリング（自己監視）訓練」である．目的は SK が自身の不適切発話をより正確に自己監視できるようになることにある．訓練は以下の5つの段階から成っていた．

第1段階—ベースライン．スタッフのひとりが SK を20分の外出に連れ出し，SK が始める"不適切発話"の頻度をしらべた．無音計数器を使用．

第2段階—自発的な自己監視．SK が，自分側から開始する不適切発言の回数を正確にカウントできるかをしらべる．この旨を正確に SK に伝えてから20分の外出に連れ出す．自分側から開始したのではない発話をカウントしないよう注意しておく．いったん散歩が始まったら，スタッフは計数を促すことはしない．帰ってから2人の計数を比較する．

第3段階—自己監視の促進．不適切発話の自己監視をより正確に行なうこと，およびそれを習慣的に計数器に入力できるようになることが目的．SK が入力を怠った場合は直ちにそうするよう，同行のセラピストが言葉で促す．それ以外は第2段階に同じ．

第4段階—自立的自己監視および正確度改善の強化．外的介入を受けなくて済むように自己監視力を高めることが目的．このために，もし20分の外出中の SK の計数がセラピストのそれの±50％圏内であったら，散歩の後で病院カフェテリアに行って飲み物を飲んでよいという約束をする（強化報酬）．趣旨をよく説明したうえで散歩に連れ出す．

第5段階—自立的自己監視および差異強化技法．SK が発する不適切発話の頻度を抑制することが目的．差異強化技法は，ここでは標的行動の低頻度発生の強化を目指して実施される．このため，発生回数の許容上限をもうけ，20分の院外セッション中にこれを超えることがなかったらカフェテリアに行ってよいという報酬を約束する．趣旨説明は明瞭に行うこととし，言葉で告げるだけでなく，紙に書いたものも与える．最初の上限を守ることができるようになったら，次のセッションでは許容上

限を10回分少なくする．以下同様．

　訓練回数はベースライン測定を含め，全部で92セッション（ほぼ同日数）に及んだ．不適切発話の発生頻度は，第1段階（ベースライン）では毎分平均3.85，範囲0.83-9.80であったが，第5段階では平均1.55，範囲0.80-2.00となった．ここではとくに範囲が小さくなったことに注目したい．また関係スタッフは，SKの声の大きさ，発話時間の長さ，内容にも質的変化があり，大勢が居合わせる場面でも許容されるレベルになったのを認めたという．

　「セルフ・モニタリング訓練」が有効にはたらいた例はほかにも報告されている．
　Dayusら（2000）の場合は，執拗な妄想的作話があった男性患者にこれを適用している．42歳時に前交通動脈破裂によるクモ膜下出血を発症したその患者は，すでに6年間，固定した妄想作話が続いていた．それは決まって父親，前妻，または前の雇用主に関するものであったが，ありえないエピソードを"自発的に"語り始め，語り始めると激昂し，拳を握りしめてののしりの言葉を発する，というところへ発展した．これに対してDayusらがとった方法は，ののしりの頻度を自身に計測させ，セラピストのそれとの一致度（正確度）がある水準以上ならば報酬を与える，というものである．もう少し詳しくいうと，第1段階：セルフ・モニタリングのベースライン測定，第2段階：セルフ・モニタリングを正確度目標±25％で実施，第3段階：セルフ・モニタリングを正確度目標±10％で実施，第4段階：フォロー・アップ，という順序で実施した．総セッション数は51回である．結果は，ののしりや妄想についての語りが減少した．退院後の家庭生活においても，効果の持続を認めたという．
　Matthey（1996）の場合は，入院中に"電話使用"の要求を執拗にくり返した23歳の独身女性にセルフ・モニタリングを試みている．ただしこの場合は，フィードバック，上限設定，消去（＝電話器除去）など他の技法を組み合わせた．また1日3交替制をとる看護師たちに介入と記録が可能なように，手順に思い切った簡略化を施している．33日間の試行中に一定の成果をみたが，その効果が退院後の家庭生活にまで般化することはなかった．

13・4・3　行動促進の手がかりの提供

　Gilesら（1988）は，朝の身づくろい（身体洗いと更衣）を行なうことができない重度脳損傷4例に対し，**言語的促しと強化報酬**を用いて訓練を行い，一定の成果を得た．このアプローチは，考え方としては行動療法に属する．
　Gilesらの対象は，外傷性脳損傷の受傷後または脳炎の罹患後3〜11年を経過している患者たちであった．5日間のベースライン観察はこの患者たちが，毎朝の「身体を洗って洋服を着て」という促しに全く反応しないか（患者1〜3），あるいは著しく遅い行動をもって応じるか（患者4）のどちらかであることを明らかにした．患者4の場合は，身体を洗って着替えをするのに3時間を要したほどである．これに対してGilesらがとった方法は，まず言語的促しに

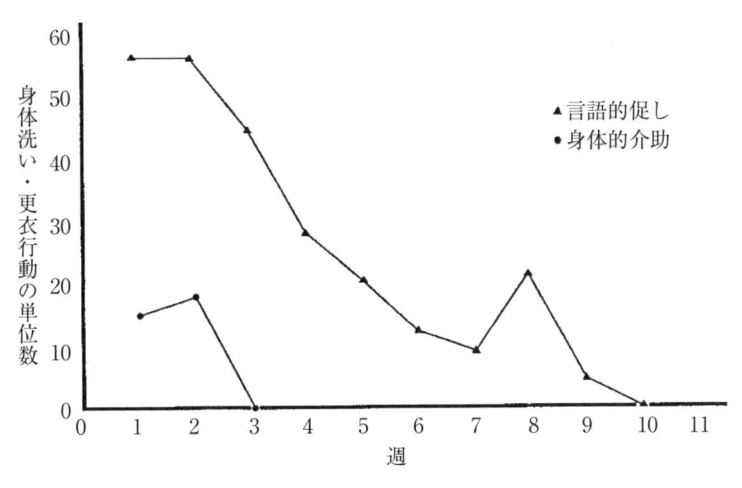

図 13-4 「朝の身づくろい」プログラムにおける言語的促しと身体的介助の減少経過 (Giles et al, 1988, 患者2)

よって実行の機会を与える，もしも目あての行動が起こらなかったら，対人的交流が起こらないように注意しながら身体的介助のみを与える．もしも目あての行動が起こったら直ちに賞賛を与え，同時に実質的報酬（通常はチョコレート，ときに外出権と交換できるトークンなど）を与える，というものである．進歩につれて，細かな動作ごとに与えていた促しは，より大きな動作群の促しへと変更された．不適切な行動やわざと注意をひきつけるような行動をした場合は"その場でのタイム・アウト"を，暴力行為に及んだ場合は別室へ連れ出す"タイム・アウト"を適用した．訓練は週に5日，1回あたり30～60分をかけて実施された．実行期間は11～22週間である．この間に，言語的促しの回数と身体的援助の回数がどのように変化するかを患者ごとにしらべた（患者4のみは所要時間の変化をみた）．結果は4名すべての成績が改善したことを示した．この中で最も好成績をおさめた患者2の場合の，訓練開始後11週間の経過は図 13-4 に示すとおりである．つまりこの患者は，10週めには物理的手助けも言語的促しも必要としなくなった．しかし監視をも必要としなくなるまでにはさらに4か月の訓練が必要であったという．訓練終了後10か月めの検査では，身体洗いと更衣に関するかぎり，自立を維持していたという．

同様の報告はGilesら（1989）の1例報告にも見いだすことができる．外傷性脳損傷をもつ20歳の男性に，受傷後8か月時点から朝の身づくろいの訓練を開始したケースである．この場合は行動の自発的開始はあったが，方法に不適切さがあり，そのうえ毎朝25～30回もの手助けや指示を要していた．Gilesらは初期観察と考察を重ねて，16ステップから成るこの患者のための"朝のプラン"を作り上げた．そしてステップごとに，うまくできればほめる，5秒以内に動作が起こらないか不適切動作が起こるかすればキューを与える，というやりかたで訓練を進め，約20セッションで当初の目標を達成している．成果は3か月後も維持されていた．

なおKatzmannら（1994）は，このような訓練において，毎回のほめ言葉や強化報酬を与え

なくても成功それ自体が患者に対して報酬として作用する，と述べている．

　本田（1997）は，行動を始めないという現象つまり**始動障害**に対して，**動作見本**がよい結果を生む場合があることを報告している．これは前頭葉損傷の患者にしばしば見られる模倣行動 imitation behaviour という現象を逆手にとったものである．

　その患者は40歳の男性で，外傷性クモ膜下出血後約1年を経てリハビリテーション科を訪れた．妻の訴えは「だらだらして何もしようとしない」ことであった．日常生活活動は，身体機能的には可能であるにもかかわらず，食事以外はすべて妻の指示を要していた．しかししらべてみると，問題は「開始」にあることがわかった．つまり，妻に促されていったん最初の動作を行なってしまえば（例．歯ブラシを握る），後は自ら歯磨き動作を起こし，必要なときに終止できることがわかった．

　本田はこの患者に，妻をキーパーソンとして，家庭内で，起床後の眼鏡かけ・歯磨き・洗面の訓練を試みることにした．まず「眼鏡をかける」は，布団の脇の決まった位置にそれをセットしておくと自らそれをかけることがあったので，その場合には大げさに賞賛してあげるようにしていたところ，それをくり返すだけでやがて自立に至った．しかし歯磨き動作のほうは難航した．ところがあるとき偶然，妻が歯磨きをしながら本人の前に立ったところ，突然本人が洗面所に向かい，歯磨きを開始するということが起こった．そこでこれを続けたところ，やがて妻が前に立つだけで歯磨きを行なうようになり，7か月後のフォロー・アップ時には，妻からのキューがなくても自発的に歯磨き動作を行なうようになっていた．そしてこの歯磨き動作の自立につれて洗面動作も自立したとのことである．

　遂行機能と自伝史記憶の回収との関連を追究している Dritschel のグループは，2006年に，自伝史的エピソード記憶の回収の改善が問題解決に好影響をもたらすかの検討を行なった（Hewitt et al, 2006）．これは，過去の類似状況での経験の想起が目前の課題であるプランニングを助けるのではないか，と考えたためである．閉鎖性頭部外傷の患者30名を2グループに分け，最初に両群に EDT（Everyday Description Task，既出 13·3·3-2）-⑫）を実施した後，次の30分間には，グループ1に対しては普通の会話時間を与え，グループ2には過去の体験がいかに現在のプランに役立つかという講義を行なった．本人にも体験例を挙げさせ，最後は「過去の類似体験の，時と場所を思い出せ！」と書いたカードを目前に置かせた．このあと両群にふたたび EDT を別のバージョンで実施した．結果はグループ2に対して行なった介入が有効であったことを示したという．

13·4·4　"行動する前に考える"―自己教示法の適用

　遂行機能障害の患者はしばしば，衝動的，計画性の欠如などの言葉をもって表現される．つまり，考えずに行動する，と見られる人々である．Cicerone ら（1987）はこのような患者のひ

とりに（言語的）自己教示訓練（verbal）self-instructional training を試み，その効果を検討した．言語的自己教示訓練は，多動児にそれを適用した Meichenbaum らの研究に端を発するという．

Cicerone らの患者は，4年前に交通事故による頭部外傷を受けた20歳の男性である．この時までに残った問題として，著しい衝動性と対人行動のまずさがあった．頻繁に他人の会話に割り込み，誇大妄想的な，行き当たりばったりの発言をすることが問題視された．あたかも"何かをする前に考えることをしない"ように見えた．言語性 IQ は107，動作性 IQ は70，WMS（Wechsler Memory Scale）は軽度障害に相当した．選択肢を選ぶ際のせっかちで不正確な反応のしかたや，迷路テスト，肢位模倣テスト等の不振は，この患者の計画能力の障害を示していると思われた．

そこでプランニング障害に対する治療として，1時間のセッションを毎週2回，計8週間実施することになった．このとき用いた「修正自己教示訓練法」は，患者にある訓練課題を与え，それを実行する前と最中に，意中のプランを言葉に出して言うことを求めるものである．課題としては「ロンドン塔」（既出，13・3・3-2)-⑦）を用いた．

自己教示訓練は3段階から成る．第1段階では，これから動かそうとするリングの動きとその理由を声に出して言うようにと患者に教示する．次いで実際に動かすときにも，その動きを言語化させる（公然自己誘導）．第2段階も同様に行なうが，しかし今度は大声で言わずに，ささやき声で言うようにと教示する（公然自己誘導の漸減と内在化の漸増）．第3段階も第1，第2段階と同様に実行するが，しかしこんどは"（声には出さず）自分自身に話しかけ"させる（潜伏的，内的自己誘導）．また全工程を通じて患者に，プランニングと問題解決の諸相について詳しく説明するようにした（問題の明確化，目標設定，下位目標の同定，代替法の検討，結果の自己評価など）．

観察対象となる標的行動は患者の衝動性，非集中性を反映するものでなければならないが，これには次の5種をあてることにした．すなわち，a）課題実施中の自己刺激的発声（口笛，歌の類），b）課題からはずれた発話（例．天気の話），c）課題からはずれた行動（例．ビーズで遊ぶ），d）予定外のリング移動（例．2，3のリングを移動させた後で「あれ，こっちの赤を移そうと思っていたのだった」），e）不正な移動，の5種である．

8週間の自己教示訓練は，これら標的行動の激減をもたらした．「ロンドン塔」全16問を解く間に観察された標的行動の総数は，訓練実施前：176，介入第1段階実施後：106，介入第2段階実施後：16，介入第3段階実施後：2，4か月後フォロー・アップ時：2，と変化したのである．この中には「不正な移動」も含まれていたが，この不正移動は，介入第1段階で早くも91％の減少をみた．この段階はまだ他者から強制されて言語化を行なっている段階であるが，それでもなお，問題解決上のエラーを防ぐ役割をはたしていたことがわかる．

このほかに Cicerone らは，訓練成果の転移が起こるかどうかをしらべるために，上記の訓練の前後で，迷路テストや Tinkertoy Test（組み立て玩具を使って自由な構成を行なわせるテスト），および WAIS-R を実施していた．迷路テストと Tinkertoy Test は，プランニング能力を

見るのにふさわしいテストだと著者らは考えていた．結果は，これら2種のテストにおいては成績が向上したが，WAIS-Rのサブテストでは変化がみられない，というものであった．つまり，訓練の成果は，訓練課題だけでなく，他の課題にも転移したと思われた．実際患者は，訓練後のテストを受けた際に，「ちょっと待って，考えさせて」とか，「これは止めたほうがいいかな…さて，ほかの方法はあるかな」などとつぶやくのが観察されたという．

13・4・5　構造化された訓練Ⅰ：問題解決訓練（PST）

「構造化された」というのは仮の表現である．教示内容，指導手順，指導順序がある程度決まっており，特定の指導原理に従って行なわれる訓練をここではこうよぶことにする．

1990年代の前半にvon Cramonらは脳損傷者のためのproblem-solving training；PST（問題解決訓練）を開発した（1991；1992）．これは認知治療と行動療法を組み合わせたものだとされる．脈略のない，行き当たりばったりな行動をする患者のために，思路をととのえて行動に移る訓練を行なおうとしたのである．

PSTの目標は問題解決行動の5つの側面を強化することにある（von Cramon et al, 1991）．

- Problem Orientation（問題の見当づけ）：患者は問題を単純視する傾向があるので，与えられた課題を簡単には解けない"問題"として認識するのを助ける
- Problem Definition and Formulation（問題の定義と公式化）：情報をくり返し読んで全体を理解したうえで問題の主要点を書き出すことを学ばせる
- Generating Alternatives（代替案の案出）：できるだけたくさんの代替案を考えさせる．言うなれば，ブレイン・ストーミングのひとり版を行なわせる．
- Decision-making（決断）：複数の候補案の長所と短所，実現可能性をよく考えたうえで決断することを学ばせる
- Solution Verification（解決の検証）：失敗に気づくこと，それを修正すること，最初の仮説にもどることを学ばせる

これらを学ばせるために，あらかじめ用意した課題が与えられる．それらは，a）アイデアの産出，b）関連/非関連情報の選別，c）複合情報の処理などを行なう課題であるが，具体的には，連想ゲーム，ある話題の賛成論と反対論を集めること（以上a），"求む！"広告の作成，聴講ノート作成（以上b），時刻表/予定表の読み解き，短編探偵小説，クロスワードパズルの類（以上c），などである．

課題実行にはセラピストが付き添い，さまざまなレベルの，またさまざまな種類のキュー cue（＝促し，暗示，手がかり，ヒントの類）が与えられる．指導は複数の個人作業を並行させるかたちや，3人程度のグループ作業を進行させるかたちで行なわれる．

von Cramon ら（1991）の研究では，この PST がはたして有効であるかの検証が行なわれた．対象は，入院順に集めた脳損傷患者 61 名中，3 つのテストの成績（修正カード分類テスト（MCST），ハノイの塔，自家製プランニング・テスト）が中央値以下を示した成績不振者たち 37 名である．この 37 名を交互に PST 実施群と記憶訓練実施群（＝MT 実施群）に振り分け，PST 実施群には 6 週間，25 セッションの PST を実施し，MT 実施群には同程度，同頻度で種々の記憶術訓練（PQRST，視覚イメージ法，初頭文字法など）を実施した．訓練の効果は，それぞれのグループのテスト成績（ドイツ式知能テスト，ハノイの塔，自家製プランニング・テスト）が訓練の前後で変化するかどうかで判定することにした．結果は，PST 実施群ではいずれのテストにおいても訓練後の成績が訓練前よりも有意に高いことが示されたが，MT 群では有意の差を認めなかった．ただし，連合対の記憶の成績のみは，PST 群では有意の変化を示さなかったが MT 群では有意の差があり，訓練後の成績が上昇していた．これとは別にしらべた行動面の問題（障害のアウェアネス，目標志向性，問題解決能力など）についても，PST 群ではいくつかの項目で有意の変化を認めたのに対し，MT 群では有意の変化を認めた項目はひとつもなかった．

　翌年に von Cramon らはふたたび PST を取り上げ，より詳しい解説を試みている（von Cramon et al, 1992）．実験のための制約から解き放たれているためか，指導のバリエーションが増え，訓練の下位目標の表現（用語）にも変化が生じている．

　ところで彼らにはもうひとつ，事例報告がある（von Cramon et al, 1994）．PST の個別的応用例とみられるのでここに紹介しておく．
　その患者 GL は 33 歳の医師であった．9 年前（1983 年）に頭部外傷を受けており，1992 年時点の MRI では，両側前頭葉の白質に及ぶ損傷と第三脳室の拡大があった．彼はいくつもの職場を漂流した後，von Cramon らのところにやってきた．彼の元上司たちは一様に，GL が全体像の把握ができないことを指摘していた．何か月もの練習を重ねても，指示のうちの些細な部分にこだわり続け，他者からのフィードバックや助言も活かすことがなかった．問題の核心を把握せず，機械的に仕事をした．ひとつのルティーンに時間をかけすぎ，開放課題や新奇状況または変化状況に対応できないようにみえた．開放課題における問題の同定と誤りの認識は，明らかに不適切であった．
　GL の心理測定の結果はむしろ良好であった．注意のテストは，Stroop Test をのぞいて全て平均値または平均値の上相当を示した．記憶検査は WMS-R の総合指数が 128 を示すなど，全てのテストにおいて「上」の成績を示した．知能関連の成績も平均または「上」を示しており，作動記憶も「上」と判断された．いわゆる遂行機能テストは，「ハノイの塔」と「20 問テスト」が"障害域"相当であったほかは，どれも平均または「上」の成績を示していた．ちなみに「ロンドン塔」の成績は「上」であった．
　しかし GL の日常行動には数多くの"逸脱"があった．ある水曜日のこと，GL は同僚と昼食に出かけたが，まさにその時間に他の医師と共同セッションの約束があったのではないかと気

がついた．彼は予定表を開いた．しかしその時間にその約束は書き込まれていなかった．にもかかわらずGLは直ちにその医師に電話をかけ，約束を反故にしたことを詫びたのだった．あるいは，ある日の医師仲間のミーティングを，いつもの部屋でなくビデオ・ルームで行なうことに変更したとする．GLは決まってまずいつもの部屋を訪れ，それからビデオルームに向かうのだった．つまり，彼の中に一度刷り込まれた考えは，その後何があっても消されることはないらしかった．

　彼の妻とは事故後に結婚したのであったが，2年後に妻のほうから離婚した．彼女の不満は主として，GLが妻の気持ちを少しも察することができないという点にあった．妻にストレスや悲しみがあるか，あるいは幸せか，全く頓着していなかった．その他の奇行も彼女を苦しめた．ある日2人はオペラに行き，そこで上司夫妻と居合わせた．GLは卑猥な冗談を連発した．たしなめる妻に，「ちょっと何か言いたかっただけさ」と返したという．

　治療的アプローチの中心課題は，自己観察の改善ということになった．これに，刺激/練習と，いわゆる"最大化パラダイム"を組み合わせることにした．12か月にわたり，正の強化（報酬）とフィードバックを与え，これによってGLの速度，広がり，レベルの最大化をはかることにした．週に2～3時間の訓練時間をもうけ，保護下の業務に埋め込むかたちで，現実生活における自己規律を学ばせることにした．すでに18か月の病理検査経験のあるGLを著者らの病院の病理部門に配置し，週5日，1日最低4時間働かせることにした．彼の上司は剖検と生検の報告書の整理のしかたを彼に教えるとともに，報告書の雛型1セット分を彼に与えた．最初から，GLの徒手技術は優秀だった．毎週数件の剖検をこなし，顕微鏡検査にそなえて臓器を処理した．ところが，正確でまとまりのある病理組織報告書を書く段になると，著しい困難を示した．上司が細かく誤りを指摘しても，決して正しい方向へ路線を変えることができなかった．

　訓練を始めるにあたって，彼が業務試行の中で出会うであろう問題について，解決方法を公式化した．フリップ・チャートに解決手順の主要ステップを示す3つの"標題"を書き，その下にそれぞれの具体的作業を書き込んだ．

　最重要の第1標題は，「問題の同定とその分析」である．情報の認識と記号化を行なうとき，GLは早すぎる段階で解決に着手した．頭に浮かんだ最初のことがらにのみ意識を集中させた．それに対し指導者たちは，明確な態度で，入手可能な全情報を組織だったやりかたで見るよう指導した．まず主要な臨床データを引き出し，次にその病理学的特徴を，肉眼検査と顕微鏡検査によってしらべ，次いでそれを記述しなければならないと教えた．そして最後に，彼の観察と参考書の記載とを照合しなければならないと教えた．

　第2標題は「仮説の産出と決断」である．GLには関連情報と非関連情報を分けること，得られた検体情報が参考書にあるプロトタイプ（基本類型）と一致するかをしらべること，合わなければ他の診断候補を探して同様にすることを求めた．

　第3標題は「診断候補案の評価」である．"確からしさ"のチェックを行なわせるために，ひとつの診断が浮かぶごとに，その主観的確かさを目視分析スケール（Visual Analogue Scale；VAS）で表現させることにした．スケール範囲は0-10である．そしてその得点が5以上であ

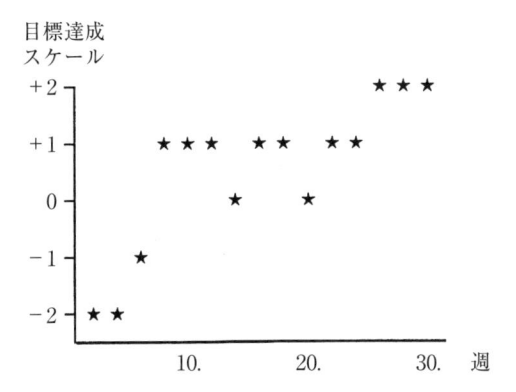

図 13-5 正しい病理診断の目標達成値の推移—患者 GL（医師）の場合
（von Cramon et al, 1994）
＋2：診断 10 回中の正診断数 10，＋1：同 8〜9，0：同 6〜7，−1：同 4〜5，−2：同 4 未満

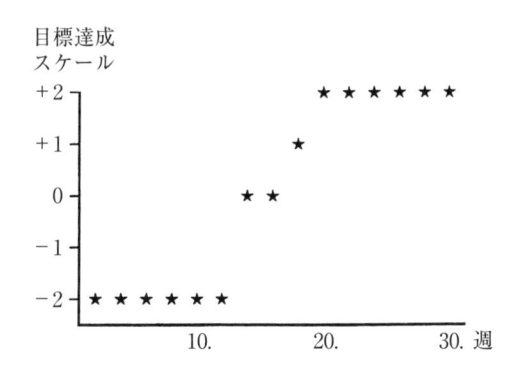

図 13-6 病理報告書における論旨一貫性の目標達成値の推移—患者 GL（医師）の場合
（von Cramon et al, 1994）
＋2：修正回数 10 未満，＋1：同 10 以上 30 未満，0：同 30 以上 60 未満〜7，−1：60 以上 90 未満，−2：同 90 以上

れば報告書を書き上げてよいとした．5 未満の場合は上司と相談しなければならないとした．その場合はもう一度診断候補案の長所と短所を検討し，彼にとって不明確な点は疑問として書き上げねばならないとした．

　指導（治療）の全過程は Meichenbaum らの自己教示法に沿うかたちで実施された．すなわち，上記の"ルール"は，最初は指導者（＝治療者）が明確な言葉にして GL に伝え，次第にそれを少なくして GL が自分自身にそれを命じる段階へと移行させた．自己教示の際に"考えを言葉に出して言う"プロセスは，GL 自身の助けになっただけでなく，治療者が GL の状態を把握するのにも役立った．この指導は GL がひとりで仕事ができるようになるまで継続された．

　指導（＝治療）の効果をどのようにして測るかは大問題だったが，"Goal Attainment Scaling

（GAS, 目標達成スケール）"を用いることにした. これは期待値と出来高の差を測るもので, 出来高が期待どおりの場合にはゼロを, 期待より高い場合には＋1または＋2を, 期待より低い場合には－1または－2を与えるものである. ただしこの測定は具体的な, 観察可能な事象についてのみ適用される.

GL に, 現実的に可能な正しい診断回数を見積もらせたところ, 彼はそれは（10回につき）6-7回であろうと言い, 最悪値は4回未満であろうと言った. そこで GAS スケールの「＋2」は正診断が10回の場合に与える, 「＋1」は同 8-9 回に, 「0」は同 6-7 回に, 「－1」は 4-5 回に, 「－2」は4回未満の場合に与えることになった.

彼の診断が正しいかどうかは上司がすべてチェックした. 正しいときには報告書の構成と論旨の一貫性の検討と修正が行なわれた. 間違っているときにはヒントを与え, やり直しを命じた. こうして仕事を進めながら, その成果を GL が GAS によって判定し, 週ごとの成績をグラフに書き入れた. このことは GL のモティベーションを大いに高めた.

効果判定のために, 治療者側はもう2つの手段を準備した. ひとつはコンピューター上で行なう"制限時間内に9つのお使いを消化するためのスケジュール作り"であり, もうひとつは Prigatano らの『患者能力評定表』（既出, 13・4・1）の利用である.

結果はどのようであったか.

週あたりの正しい診断回数の GAS 値は急速に上昇した（図 13-5）. 病理報告書も, はじめはスケッチ風であったが, 数か月をかけて最良の期待値に達した（図 13-6）. "お使いスケジュールの作成"では, 指示をくまなく読むことや関連情報を集めることはよくでき, 優先順序も考慮していたが, 時間制限は無視していた. 全部で20分しか与えられていないのに, 最初の"重要な"お使いに45分を浪費した. 忠告を受けてもやりかたを変えないのは訓練開始前と変わらなかった. 『患者能力評定表』では, GL による評価とセラピストによる評価の差が縮小したが, GL が自分の能力を過大評価する傾向は依然として残っていた.

要約すれば, 9年前の頭部外傷によって遂行機能障害に陥っていたこの医師は, PST に自己教示法を組み合わせた濃密な訓練を12か月間受けた後に, 保護下の病理診断業務を実施できるようになった, ということになる.

13・4・6　構造化された訓練Ⅱ：目標管理訓練 Goal Management Training

通常の私たちの行動は, 目標または目標と下位目標のリストによって統制されていると考えられる. Duncan（1986）は, 前頭葉損傷の患者たちに見られる行動の無秩序は, この"目標リスト"の構成と利用の不能によるものに違いないと考えた. 彼は後にこの現象を"目標無視 goal neglect"という言葉で表現している（Duncan et al, 1996）. 目標無視とは, 主観的には, "課題から要求されていることが頭からすりぬける"現象である.

目標管理訓練 Goal Management Training（GMT）は, この Duncan（1986）の理論に基づき, Robertson（1996）が遂行機能障害者のリハビリテーションのために開発したものだとされる

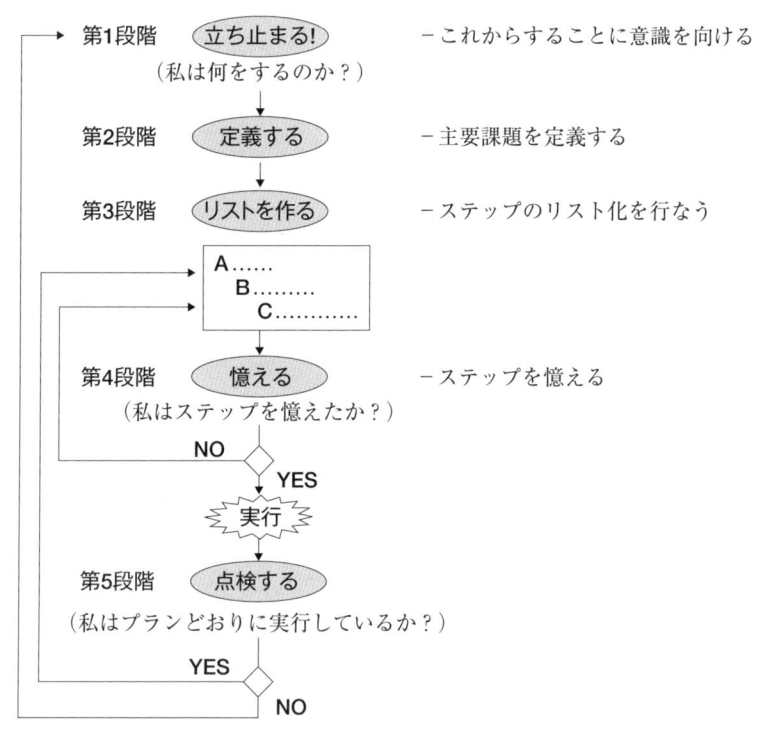

```
                  第1段階   立ち止まる!      —これからすることに意識を向ける
                          (私は何をするのか?)
                              ↓
                  第2段階   定義する         —主要課題を定義する
                              ↓
                  第3段階   リストを作る     —ステップのリスト化を行なう
                              ↓
                          ┌─────────┐
                          │ A......  │
                          │ B......  │
                          │ C......  │
                          └─────────┘
                              ↓
                  第4段階   憶える           —ステップを憶える
                          (私はステップを憶えたか?)
                          NO ◇ YES
                              ↓
                            実行
                              ↓
                  第5段階   点検する
                          (私はプランどおりに実行しているか?)
                          YES ◇
                              NO
```

図 13-7　GMTの5段階を示すフロー・チャート (Levine et al, 2000)

(Levine et al, 2000). 構造化されたマニュアルの中に指導者と参加者の交互作用の進めかたを指定してあり，これに従って訓練を行なうようになっているという．以下の説明はLevineら(2000)の記述に基づく．

　GMTは5つの段階から成っており，順次実施される (**図 13-7**). 段階のひとつひとつは，目標志向行動の各重要側面に対応するものである．第1段階「立ち止まる!」はオリエンテーションに相当する．参加者には現況を評価し，関連目標へ意識を向けるよう訓練を施す．第2段階「定義する」では目標の選択を行ない，第3段階「リストを作る」ではその目標を下位目標(＝ステップ)に分けてリスト化することの訓練を行う．第4段階「憶える」は，目標と下位目標(＝ステップ)を記銘する段階である．そして課題を実行させる．第5段階「点検する」では，行為の結果と当初の目標を比較することの訓練を行なう．マッチしなければ，ふたたび最初の段階からやり直す．訓練は実際の課題に即して行なわれるが，それには指導者が提供する例題や参加者が実生活の中で遭遇している問題が使われる．

　このGMTの有効性をしらべるために，Levineら(2000)は2つの研究を行なった．

　そのひとつ，グループ比較実験は，外傷性脳損傷者30名を無作為に目標管理訓練(GMT)と運動技能訓練(MST)に振り分けることによって行なわれた．訓練は短縮形態で行なわれたため，正味の訓練時間はどちらも約1時間である．訓練には，彼らがこの研究のために作成した"準日常課題"3種(文書校正，名簿のグループ分け，座席表読み取り)を利用した．また同じ課題を訓練の前後でも実施し，変化の程度をしらべるのに用いた．結果は，GMT実施群のみ，訓練

```
レシピ名：_____

準備時間：                    合計時間
調理時間：

オーブン設定温度：

材料：                        所要時間：


□必要なものを全部揃えたか？

下ごしらえ：                  所要時間：


□すべての準備が完了したか？

ステップの完成：              所要時間：
（1回に1ステップ）




□すべてのステップをそのとおり実行したか？

調理手順：                    所要時間：


□調理時間を黒板に書いたか？
```

図 13-8　KF の調理訓練のためのチェックリスト（Levine et al, 2000）

後の成績が有意の変化を示した．内容は，エラーの減少，スピードの鈍化である．このスピードの鈍化は，彼らが課題の実行に十分な時間をかけるようになったことを示している．

　もうひとつの研究は事例研究として行なわれた．患者 KF は脳髄膜炎罹患後5か月めの35歳の女性である．主訴は逆行性健忘，新情報取り入れの不能，集中不良である．前職への復帰をあきらめてセールス助手として働いていたが，食事の準備ができないことがフラストレーションになっていた．BADS の成績は「平均下」に相当した．KF に対しては通算13回のセッションが実施されたが，うち1～3回めがベースライン，4～8回目が GMT の実施であった．ベースラインの中身は，"準日常課題1"の実施，食事準備行動の観察，本人による報告手記の作成である．GMT の内容は実施順に，第4回セッション：通常 GMT の第1～3段階の実施，第5セッション：同じく第4～5段階の実施，第6～8セッション：チェックリストを使っての食事準備訓練であった．使用したチェックリストは図 13-8 のとおりである．第7，9，10セッ

ションは訓練後測定として1～3セッションと同内容の測定を行ない，第11セッション以降はフォロー・アップ測定にあてた．

　結果は，食事準備行動において出現していた問題行動（エラーまたはつまづき）が訓練後に著しく減少したことを示した（レシピあたりの平均：19→4）．この効果は6か月後のフォロー・アップ時にも持続していた．本人の報告手記の内容にも変化があった．KFは当初，試みた10レシピ中8つのレシピについて困難を訴えていた．お気に入りのレシピを見つけることを含め，必要な材料を集めること，調理法を読み解くこと，皿の準備をすること，レシピを一々見ないで調理を進めることに困難があった．訓練後は，10レシピ中3つに困難を訴えた．3か月後は1つであった．KF自身の報告によれば，改善は2つのストラテジーによるところが大きかった．その2つとは，チェックリストを用いること，および"止まって，考えて"と自分自身に命じることであった．

　GMTとは異なるが，目標管理についてもうひとつのアプローチを追記しておく．
　Manlyら（2002）は，周期的な聴覚的覚醒刺激を与えることが複数課題実行時の目標管理に有効にはたらくという．彼らは10名の脳損傷患者にSETの修正版であるthe "Hotel" testを実施させ，その際に周期的なトーン（音）を聞かせた場合と聞かせない場合の成績を比較してそのことを立証した．これらの患者は目前の作業に集中しすぎるために全体目標を忘れてしまう．つまり目標無視が起こる．聴覚的覚醒刺激は過度の集中を妨げ，全体目標を考慮せよとの合図をおくるはたらきをもつ，というのが彼らの考えである．

13・4・7　構造化された訓練Ⅲ：時間圧力管理法（TPM）

　Evans（2003）は遂行機能障害に対するリハビリテーションの方法を解説した中でTime Pressure Management；TPM（時間圧力管理法）について触れている．このTPMは外傷性頭部損傷の患者全般にみられる"情報処理速度の低下（＝精神活動の遅さ）"に対処するためにFasottiら（2000）が開発した訓練法である．精神活動の遅さを遂行機能障害に含めるのが適切かどうか迷うところであるが，臨床的には重要なテーマである．この問題を組み入れるのに適切な章が他にないので，ここで簡単に触れておくことにする．

　TPMの目的は，情報処理の遅さを代償する方法を患者に教えることにある．Fasottiらの場合は，あらかじめ"ストーリー・ビデオ"を準備しておき，そこに登場する人物の語りから必要情報を聴取すること試みさせ，その中でTPM戦略を学ばせるという方法をとっている．3つの段階を順次進むことになっており，第1段階では自分の障害を自覚させ，第2段階では"たっぷり時間をかけさせて"作戦の4つのステップを学習させる．第3段階は作戦の一般化である．Fasottiらは外傷性脳損傷患者22名をTPM訓練群と注意集中訓練群の2群に分け，訓練前後の成績の変化を比較した．結局，どちらも奏効したが，TPM群のほうが利得が大きかったという．

訓練の方法は，Winkensら（2009）の論文に，より具体的に説明されている．

13・4・8　外的補助具の利用

ここまでに紹介した事例の中にも，特定の訓練に組み合わせてメモやチェック・リストを使っている例があった．予定表やチェック・リストは，健常者もしばしば利用するものである．

Burkeら（1991）の報告は，6名の遂行機能障害者に対する初期的治療実践の報告であるが，ここでも**チェック・リスト**が主要な役割をはたしている．

研究はいずれもシングル・ケース実験の形式をとって行なわれた．たとえば患者 Jake は職業訓練において作業ステップの過剰反復や省略を起こすのが問題であったが，これに対してBurkeらは，木工作業4種（板のエッジの接合，さねはぎの類）のそれぞれについて作業ステップを記したチェック・リストを準備し，チェックのしかたを教え，そのうえでチェック・リストを使いながら作業を行なわせる方法を試みている．地方レストランのキッチンと洗い場で働いている Jack の場合は，各ステップの開始ができないために作業を進行させられないという問題をもっていた．これに対しても，週毎の自己開始チェック・リストを与え，チェックのしかたをやってみせ，完了したステップのチェックと同時に次のステップを見るということを学習させた後，実際の作業に移らせた．他の患者たちもほぼ同様である．その結果，チェック・リスト使用の訓練を受けた者たちは，やがてチェック・リストなしに作業を続行できるようになったという．

Evansら（1998）は，7年前に脳血管損傷を発症し，その後一般的知能と記憶はよいが遂行機能障害を残していた50歳の女性 RP のために，**ニューロページ Neuro Page®の導入**とチェック・リストの利用という2つの介入を試みた．ニューロページは商業的に開発されたシステムで，中央コンピューターから患者のもつ契約端末（携行可能な小端末）に向かって，約束の時間に約束の行動を起こすようにとの合図を送ってくる装置である（既出，5・4・5-3））．

この女性の場合は，自分が何をしなければならないかを口では正確に言えるのに，促されなければ実行しない（例．服薬），途中でほかのものに気をとられる，することにまとまりがない，前もって予定することができない（例．家族のための食事準備），ひとつのことをいつまでも続けている（例．入浴），ある種の強迫的行為（例．車を数える）がある，などの問題を有していた．ニューロページは，"服薬"，"植木鉢への水遣り"，"下着の洗濯"それぞれの開始時間を知らせるために使われた．ABABデザインのシングルケース実験によってしらべた結果，ニューロページの導入期間中は，服薬や作業が確実に行なわれていることがわかった．このニューロページは，ボランティア外出，夕飯プラン開始の促しを受けるためにも用いられた．

入浴時間が80分にも及ぶことについては本人も困っており，本当は30分くらいにおさめたいと願っていた．長引く原因は，身体を31区分に分け，それぞれを一定時間ずつ洗うという習慣が儀式めいた強迫観念になっていることにあった．これに対しては区分数を少なくするとと

もに，洗い終わるたびに該当区分にチェックを入れられるようなチェックリストを試すことにした．チェックを夫がつけている間は改善は見られなかったが，患者本人にチェックを入れてもらうと同時に，時間記入も行なうようにさせたところ，かなり早い時期に改善が進み，入浴時間は約40分で済むようになった．これはABCAC配置のシングルケース実験によって確認されている（A：ベースライン，B：夫によるチェックリスト記入，C：本人によるチェックリスト記入および時間記入）．

Burgessら（1999）は特定局面に対する作話が長く続いたある患者に対し，日々の**行動日誌**をつけさせることが症状改善に役立ったことを報告している．その患者は前交通動脈瘤に対するクリッピング術を受けた元商店主であったが，すでに12週間，自分は今も仕事を続けていると確信しており，毎朝仕事に出かけると言っては妻とのあいだに諍いを起こしていた．彼の作話は仕事関連に限定しており，前日に受けた電話をはっきりと思い出せるというほどに確信の強いものであった．これに対してBurgessらは，毎日の生活で行なったことを具体的に，つまりは食事の内容，視聴したテレビ番組，かかってきた電話のことなどを仔細に日誌に書くことを勧めた．結果は劇的であった．はじめのうちこそ"仔細に"書くことに困難があったものの，やがて（数週間後），自分の日誌を根拠に「昨日は棚卸しをした」というような妄想を打ち消すことができるようになった．同時に，間違った確信に基づいて行動することも，"確信"をめぐって妻と争うことも非常に少なくなったという．

13・4・9　生活の自立に向けた包括的支援

認知機能の再建という問題にはあまり立ち入らずに，現有能力から患者の将来の可能性を見積もり，実現可能な目標に向けて環境を整え，必要なスキルの獲得を全面支援する，というアプローチがある．ここではそれを"生活の自立に向けた包括的支援"とよぶことにする．

DePoy（1987）が記した訪問作業療法の1例はまさしくそれにあたる．

患者JMは30歳の男性であったが，6年前に交通事故による頭部外傷を受けていた．受傷前のJMは，ピザ・ショップの配達員をしていた．結婚していて2人の小さな子どももいた．仕事が好き，釣りが好き，友人とビールを飲むのが好き，家族と公園に行くのが好きな青年だった．しかし受傷3年後に妻は子どもを連れて去った．理由は不和である．JMはひとり暮らしになったが毎日何もせず，母親以外とは誰との接触もなく過ごしていた．受傷後6年めのとき，JMは保険会社によって民間のリハビリテーション機関へ照会された．目的は就業能力の評価である．こうしてDePoyはこの患者に会うことになった．以後の評価と介入は依頼元である保険会社の許可の範囲で実施されることになった．

最初に1時間の訪問作業療法6回分がセットされた．さまざまな理由から，作業療法士は公式評価法によらずに，面談と観察によってJMの状態を評価することにした．またJMを説得して神経心理学的評価を受けさせた．JMの右半身には軽度～微少の失調症が残っていたた

め，精緻動作には軽い障害があったが，粗大運動には問題がなく，歩行にも自動車運転にも問題がないことがわかった．セルフケアは技能上の問題はないものの，身体衛生は全く無視されていた．これは判断不良や時間利用のまずさによるものである．重度の構音障害はあったが代償ができており，言語的コミュニケーションには問題がないと思われた．これらの所見と神経心理学的検査の結果を合わせたうえでの総合診断は，「具体的操作はできるが形式操作はできない（＝問題解決能力に欠ける）」，「注意集中には問題なし」，「学習能力は中程度に障害されている」，「対人関係判断は乏しい」，「活動欠如がある」，……，（しかし）「自立生活と競合的就業を達成できる潜在能力がある」というものであった．

彼は成人役割を果たしていなかった．自動車を所有していたが，母親の家に行くとき以外にはそれを使わなかった．ほとんどいつも家にいたが，テレビを見るか，母親が与えたロマンス小説を読むかで時間を過ごしていた．たまに食料品店に出かけて行き，調理済みの食品を買ってくることはあったが，たいていは母親が作ってくれる食事に頼っていた．家の掃除は一度もしたことがなく，衣類の洗濯もめったにしなかった．別れた妻子に会うこともなかったし，友人もなく，社会活動もしていなかった．仕事に戻りたい，女性と交際したいという希望を口にすることはあったが，そのための行動を起こしたことは一度もなかった．

神経心理士の助言とJM本人の参加を得て設定した介入（作業療法）の長期目標は次の3つである；① 日々のセルフケアを機能的，自立的に実行できるようJMを支援する，② 家庭外に社会的交流の場をもうけ，成人としての社会的役割を獲得できるよう支援する，③ 雇用の確保と維持に向けてJMを支援する．

作業療法的介入は結局2年に及んだ．最初は，週に2回の家庭訪問を行ない，徐々にそれを減らしていき，最後はコミュニティー内の組織に支援を委ねた．この間にDePoyが行なったことは，家庭，地域，職業環境の中で，JMの技能，役割，習慣活動がよりよく発揮されるようにJMを促すことである．DePoy自身はこのアプローチを，Kielhofnerのシステム・アプローチ[注9]に基づくもの，としている．内容は以下のようであった．

介入の第1相は，日常のルーティン活動に焦点を合わせた．方策は，① 報酬（＝褒美）を与えつつ行なう活動の樹立と，② 環境調整である．はじめに，JMの希望や好み，意見をよく聞いたうえで，バランスのとれた1日スケジュールを作業療法士が作成した．各活動項目の脇にはチェック欄を設けて，その活動を完了するたびにJMがチェックをつけられるようにした．彼は失調のために判読可能な文字を書くことができなかったが，チェックならば容易に記入できたからである．予定の活動が全て実行できた日には1枚のトークン（擬似貨幣）を与えることにした．これが10枚貯まると決まった報酬を与えることにした．報酬の内容はJMに決めさせた．余剰のトークンがあれば，何かのリクエストをしてよいことにした．あらかじめ合意した報酬は，作業療法士がJMをランチに連れ出すこと，余剰のトークンに対するそれは，衣類を買うためのショッピングを作業療法士が手伝う，室内装飾を手伝う類いである．最初の

[注9] 作業療法領域で「人間作業モデル」の提唱者として知られるKielhofner Gは，社会学におけるシステム理論を作業療法理論に取り入れた．

スケジュールは，a）ルーティン活動としての身体衛生と身繕い，b）1日1回の調理活動，c）ほこり払い・掃除機かけなどの家屋維持活動1つ，d）室内レジャー活動1つ，から成っていた．室内レジャーとは，読書，家具類の写真集め，簡単調理のレシピ集めなどである．それらが習慣となるまで，毎日同じスケジュールを守らせた．その間，JMと作業療法士は共にはたらいて屋内環境を作り変え（＝ごみを処分し，整理整頓をし，…），使いやすい配置にした．コードレス・フォンの購入を勧め，家庭外の人々との連絡をとりやすくした．

セルフケアと室内レジャー活動がルーティン化するや，直ちに活動の種目を家庭外へ広げた．報酬による反復と環境調整の技術は初期の場合と同じである．食料品店に行くことと銀行に行くことが新しい種目として加わった．これはすぐに成功した．次は町のYMCAに行き，水泳教室に申し込むことであった．これも首尾よく進み，JMは身体訓練と同時に人と知り合う機会をもつことになった．しかし作業療法士が観察したところによれば，彼の対人交流のしかたは適切でなかった．女性に対する極端に攻撃的な物言い，会話への頻繁な割り込み，女性の気を引こうとする言動が目立ったからである．これらは家で作業療法士とロールプレイングをくり返すことにより修正した．

そして，就業を検討してよい時期に至った．家でのセルフケア活動もフルタイム勤務に対応できるようにルーティン化されていた．訪問作業療法開始後1年目の時点で，職業カウンセラーがチームに加わった．カウンセラーはJMのために就職面接の取り付けに奔走し，作業療法士は面接トレーニングを引き受けた．6か月後，JMはプリント・ショップのメッセンジャーとしての職を得た．就業開始に先立ち，作業療法士は雇用主に会って仕事の内容を詳しく聞きだし，難しい部分をJMに予行練習させた．配達区域の地理に慣れる，最短の道順を見つけるなどがそれであり，これには作業療法士も同道した．見習い期間中は，雇用主が作業療法士と緊密な連絡をとりつつJMの仕事に立会い，効果的な監督方法を身につけるようにした．オフィス内のJMの作業空間も彼が仕事をしやすいように整えた．

介入が終わりに近づく頃，作業療法士はJMを地域の頭部外傷支援グループに紹介し，最初の2回は彼につきそってこの会に出席した．そして最初に設定した3つの目標が達成された段階で，介入を終わりにした．JMは2年をかけて残存能力を組織的に使う術を学んだ，とDe-Poyは考えている．

13・5　作業療法士の役割

これまでの研究の成果が私たちに教えるところは，遂行機能障害の患者の中にはいわゆる高機能の者も低機能の者も含まれること，しかしそのいずれも，周到に計画された治療プログラムに対してはそれなりの反応を見せることである．実際，紹介した事例の中には，病理解剖や標本作成が可能な医師から，ひっきりなしに大声をあげて周囲を困らせている者まで，多様な患者が含まれていた．

たしかに遂行機能障害は how と whether の問題であって what の問題ではない．しかし what の問題を抜きにして個々の患者に接近することはできない．なぜなら，その患者に何ができるか・できないか（どの認知要素が保たれているか・欠けているか）を掌握することなしには，how，whether の問題への接近ができないからである．たとえば，agitation（撹乱的言動）の激しい患者にしても，よく見ていると，agitation が激しいのは，できないことを要求されている場合に多いことがわかる．患者の"現有能力"を掌握していることの大切さは，どんなに強調しても強調しすぎることはない．

　その患者のためにどのアプローチを選ぶかは，患者の"現有能力"と，置かれた状況と，セラピスト側の技量・考えかたによる．セラピストには，その患者の遂行機能のどの部分が侵されているか，どの部分にはたらきかければ状態が変化する可能性があるかを推理する力が求められる．治療もしくは支援は，その"推理"に従って展開される．セラピストは，その"推理"が正しかったかどうかを検証できるように，治療・支援の具体内容を決めなければならない．

　"生活を見る・生活に接近する・生活を再建する"は作業療法士の職業特性のひとつであるが，このことは遂行機能障害へのアプローチにあたってプラスにはたらくと思われる．なぜなら遂行機能障害は検査室では見えない問題として，つまりは実生活の中ではじめて明らかになる問題として浮上してきたものだからである．患者の困難が生活のどのような場面でどのように起きるのか，それは何によってどのように変化するのかを具体的に明らかにすることが，その患者のリハビリテーションだけでなく，学問全体にも貢献することになると思われる．

　おそらく，多くの作業療法士にとって，最も馴染みやすいのは包括的アプローチであろう．包括的アプローチはきわめて実利的だという点ですぐれているが，しかしセラピストが直感や常識に頼りすぎるという危険を孕んでいる．状況に応じて，焦点化された，精緻なアプローチを加えることもまた必要である．

実践篇

14

高次脳機能障害の作業療法

14・1 高次脳機能障害の作業療法 ──────── 410
14・2 介入のプロセスおよびインフォームド・コンセント ── 411
14・3 患者とセラピストの協業 ──────── 412

14　高次脳機能障害の作業療法

　ここまで，4章から13章までに述べたのは，高次脳機能障害にはどのような種類がありどのような特性をもっているか，評価や治療的介入のためにどのような試みが行なわれてきたか，ということであった．それらを，作業療法やその他のリハビリテーション領域で蓄積されてきた知識だけでなく，神経心理学や認知神経心理学の領域で蓄積されてきた知識に基づいて述べた．後者に依拠する部分が大きいのは，かの領域における蓄積がそれだけ大きいからである．

　臨床家は，先人が見いだしたものを糧とし，自分の目と思考力を頼みとして，個々の患者に向き合う．

　作業療法士も同じである．ではそのとき，どのような心構えで，どのように自分の行動を組み立てていけばよいのであろうか．本章以降は，この問題を取り上げる．さしあたり本章はその序説である．

14・1　高次脳機能障害の作業療法

　念のため，作業療法とは何かを簡単におさらいするとしよう．

　作業療法とは，人がよりよい作業的存在になることができるよう，助け導くしごとのことである．あるいは人が体と脳と心を使ってその人にふさわしい作業を営むことができるよう，助け導くしごとのことである（鎌倉，2001, p.1）．"作業的存在"とは作業科学の創始者たちが使いはじめた言葉であるが，その根底には，作業は人にとってなくてはならないもの，作業をするとは生きるに等しいものという考えかたがある．なおここでいう"作業"とは，「人が生きて行なう目的活動のすべて」である（同，p.116）．

　このようにいうと何やら固苦しいが，要は何らかの障害のために，ADL（日常生活活動）であれ，仕事・職業活動であれ，余暇・遊び活動であれ，社交・社会参加であれ，それまで馴染んでいた日々の"作業"を実現できなくなった人々に対し，ふたたび意味ある作業活動を生活の中に実現できるように，支援や指導を行なうのが作業療法である．はたらきかけは原則として，作業を介して行なわれる．作業は，障害軽減のための手段でもあるが，技能獲得の目標でもあり，場合によっては人生の時間をよりよく満たすための意味を与えるものである（同，pp.108-112）．

　こうした作業療法の性格は，高次脳機能障害の作業療法にもそのままあてはまる．高次脳機能障害の作業療法は，決して作業療法の中の特殊領域ではなく，むしろ作業療法の特徴を最もよく生かすことができる領域である．なぜなら，患者たちは"認知"という最も中枢的な機能の損傷をこうむった人々であり，多くは完全治癒を望めないまま，新しい生活を築いていかな

```
1  対象者の特定
2  評価
3  方針・目標の決定
4  介入計画
5  インフォームド・コンセント
6  計画実行
7  成果の検討
8  方針・目標の更新 / 介入計画の更新 / インフォームド・コンセント / 修正計画実行 / 成果の検討
9  終了
10 経過追跡
```

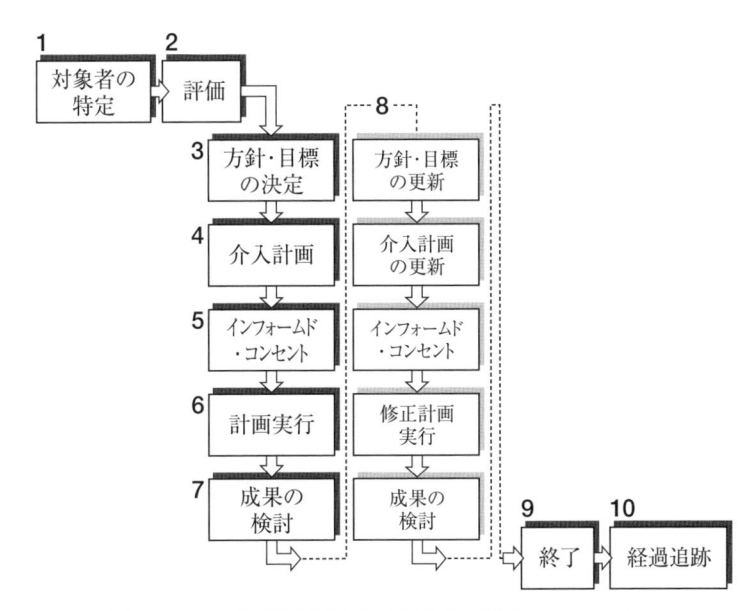

図 14-1　作業療法実践のプロセス（鎌倉 2001, p.128）

ければならない人たちだからである．

　強いて高次脳機能障害の作業療法の特徴をあげるとすれば，それは「マニュアル化が最も困難な領域」だという点であろう．障害内容が多岐にわたること，個人差が著しいこと，脳について未解明の部分が多く残されていること，などがその背景をなす．

　しかし，解明されていることも多いのである．それに，目前の患者に限れば，その行動のひとつひとつをセラピストは自分の目で確認することができる．よく観察すること，推論すること，確認することをくり返すなら，その患者が有する問題への接近は可能である．セラピストの思考力と科学的態度への要請がとりわけ強いことが，高次脳機能障害の作業療法の特徴といえるかもしれない．

14・2　介入のプロセスおよびインフォームド・コンセント

　介入のプロセスもまた，一般の作業療法の場合と同じである．依頼もしくは申し込みを受けてひとりの患者に出会うときから，一定の介入を経てそれを終了させるまでのプロセスは，作業療法の慣例的なパターンに従う（**図 14-1**）．すなわち，1）対象者の特定，2）評価，3）方針・目標の決定，4）介入計画，5）インフォームド・コンセント，6）計画実行，7）成果の検討，8）必要ならば方針・計画等の修正（3～7のくり返し），9）終了，10）経過追跡の順序をたどる（鎌倉，2001, p.127）．

　このうち2）～4），6）～7）については章をあらためて説明するため，ここではインフォームド・コンセントについてのみ言及しておきたい．

インフォームド・コンセント（＝知らされたうえでの同意）とは，一般には治療を受けようとする患者が，医療者から十分な説明を受けたうえでその治療を受けることに同意することをいう．評価を終え，セラピストとしての方針と目標を決め，介入計画を立て，いよいよこれから介入を始めようとするそのときに，作業療法士は患者（またはクライエント）に向かって，そのプランに対する患者の同意を求めなければならない．すなわち，「私はあなたの問題をかくかくしかじかのように理解しました．今後については，かくかくしかじかのやりかたであなたを支援したいと思います．いかがでしょうか」と語りかけなければならない．高次脳機能障害はあまり知られていない障害であるから，それがどのような性質の障害であるかや，どの程度の回復が期待できるかもわかりやすく説明する必要があるだろう．

　もちろん，どこまで回復するかはやってみなければわからない，という場合はある．むしろたいていがそうである．その場合は，私自身はそのように伝える．またわかっていれば，過去の類似例について話す．

　認知の障害があるという告知は，たいていの患者に大きな精神的打撃を与える．このことは強く意識していなければならない．経験からいえば，知的職業にたずわっていた（いる）患者の場合は衝撃がとくに強い．前後の流れから問題の焦点が認知にあることは自明だと考え，説明を怠ったために相手の心の傷を大きくした，という経験が私には1,2ある．患者の心の問題を楽観視しない，思いやりをわすれない，説明はしすぎるくらいが適度，ということを，しばしば私は自分に言い聞かせてきた．

　（しかし，だからといっておっかなびっくりになったり，過度に下手（したて）に出たりするのはよくない．ベストを尽くしつつ，力を抜いて，まっすぐな気持ちで相手と向き合うほかはない．）

　相手に重度の障害があり，こちらの説明をほとんど理解しないだろうと思われる場合でも，説明はするほうがよい．少しだが伝わるということはあり得るし，少なくともセラピストが何かを一生懸命伝えようとしているということは相手に伝わるからである．知的機能がどんなに低下した患者でも，接近してくる相手が自分に肯定的感情をもっているかそうでないかは，敏感に感じ取っているものである[注1]．直接のコミュニケーションが困難なケースであればあるほど，患者としっかり向き合おうとする意思を，態度で示すことが必要になる．

14・3　患者とセラピストの協業

　患者とセラピストは協業関係にある．しかし，トラブルが起きることもある．Ciceroneら（2000b）は，外傷性脳損傷の患者にカウンセリングを行なう場合にもちあがる患者―セラピスト間の問題について論じている．他の脳損傷ケースにも十分あてはまることなので，ところど

注1）かつての私の患者のひとりは，話すこともできず，セルフケアすらも全くできなかった発症直後の自分を思い出してこう語った．「僕はその頃赤ん坊同様でした．でも，近づいてくる人間が敵か味方かはビンビンわかりました」．

ころを紹介するとしよう．

・患者の期待とセラピストの期待

　患者は障害を過小評価し，セラピストはそれを過大評価する，というのはよくあることだと彼らはいう．また患者は身体的障害を重視して認知的障害をあまり認めないのに対し，セラピストは認知的障害を重視して身体的障害を最小にみる傾向があるともいう．これはどの職種でも変わらない．さらには，セラピストは成功の原因を治療に，不成功の原因を患者のやる気のなさや非現実的な期待に求めるが，患者のほうは，成功の原因を自分の努力と家族の支援に，不成功の原因を治療の不適切や不足，あるいは社会制度の不備に求めやすいという．

　したがってセラピストは，このような違いがあり得ることを意識し，介入の全期間を通じて両者のずれが最小になるように努めなければならない．そのためには双方が率直に，感じていることや考えていることを述べ合うようにする必要がある．またセラピストはできるだけ早い時期から，患者に対する役割誘導を行ない，彼または彼女の期待の適切化をはかる必要がある．そのための方法は3つある，とCiceroneらはいう．

　その第一は「説明」である．治療はどのようなものか，どんなふうに行なわれるか，患者に期待することは何かを具体的に，文書や口頭説明や対話を通して伝える．治療への抵抗が予想される患者の場合は，このことがとくに重要である．

　第二は「観察・参加学習」である．別の患者が治療を受けている場面を観察したり，その治療を受けていた患者と話したりする機会をもうけるのがよい．しかし通常臨床では同じ時期に同じような高次脳機能障害の患者が居合わせることはめったにないから，この方法はあまり使えないかもしれない．

　第三は「治療契約」である．① 治療期限，② 期限内目標，③ セラピストと患者の役割，④ 契約違反時の処置，⑤ 両者の署名を文書化する．互いの期待内容は最も明確に表現されることになる．期限のある治療契約を交わした場合は，期限をもうけずに治療を行なう場合に比べ，患者がより長く治療を続ける傾向があることが知られている．

　この種の治療契約は，これまでの日本の習慣にはなかったものであり，私自身は実施したことがない．しかし最近の臨床現場は変わりつつあるので，このような契約がスタンダードになる日は近いかもしれない．Ciceroneらは，状況がややこしいケースでは，公式な治療契約を交わしておくことがとくに重要であるという．すでに別の治療コースを終えてきたケースの場合も同様である．

　セラピスト自身も，かかわりの進行とともに，患者のニーズに合わせて自分の期待や介入のしかたを変えていく必要がある．患者―セラピスト関係を良好に保つ基盤は，何といっても患者の信頼を得ることにあるからである．これを妨げるものは，せっかち，妨害，傾聴時間の不足，気づきのわるさ，患者の視点に立つことの不足であるという．

　患者側の理解のわるさや反応の乏しさ，あるいは変化の起こりにくさは，セラピストの側に関係を取り結ぶ努力を放棄したいという気持ちを起こさせることがある．しかし相手がどんなに重度の患者であっても，こちらの誠意が患者の心に伝わっていたと知らされる一瞬がある，

ということは忘れてはならない．

・**患者とセラピストの協業**

　患者とセラピストの協業が効果的に行なわれるかどうかは，やはりセラピストの力にかかっている．それは，治療の目標と考えかたの共有に向けて患者にはたらきかけていく力と，大目標に向けて小目標の調整をはかっていく力である．このことの重要性は，親密な関係を作り上げることの重要性よりもはるかにまさるという．ある研究者が，治療目標の説明を受けなかった患者群と，セラピストが決めた目標を告げられた患者群と，セラピストと共同で能動的に目標決定を行なった患者群を比較した結果では，能動的協業に加わった第三群のみが，多数の目標達成を手にしたという．

　もちろん，さまざまな理由で，協業への能動的参加が困難なケースはある．アウェアネスの障害，さまざまな認知障害，感情の不安定，モティベーション喪失などがそれである．具体的に話す，簡潔に話す，患者の水準に合わせる，などが，事態をいくぶんでも和らげることにつながるであろう．

　感情の暴発を抑えられない患者にどう対処するかについて，Ciceroneらは他の研究者を引用して次のようにいう．第一の方法は，問題の限定である．「腹を立てているようですね．私があなたの前の職業の話を持ち出したのですから，無理もないですね」というようなラベルづけが，あるいは有用であるかもしれない．第二の方法は，気持ちが鎮まるのを待ってその話題を取り上げることである．たとえば，「さきほどあなたの前の職業のことを話題にしましたが，どうして腹を立てたのですか．話してもらえますか」というような展開にする．第三の方法は，患者の心の準備と支援的雰囲気の最大化である．たとえば，「少しお話をしたいのですが…．もしかしたらあなたが腹を立てるかもしれないことなんですが…．まず私の話を聞いてもらって，そのあとで話し合いをしたいのですが，いいですか…」のようなぐあいである．

　モティベーションの喪失は，患者に治療目標がみえなかったり，自分の障害の質が理解できていなかったりするときに起こることがある（障害そのものがモティベーションを直撃していることもある）．質問をしたり，おだてにのせて自己観察を促したり，治療に関する意見を請うたりしてみるとよいかもしれない．セラピストに対立するような意見であっても表出させるのがよい．ただしこれは一時的な気まずさを生むことがあるので，それなりの支持を与えることが必要である．

　患者の能動的参加が得られないときには，そのことを放置せず，すぐに当人と話し合うべきである．一時的にネガティヴな反応が起こるかもしれないが，能動的参加を実現できないことによる損失に比べれば小さなことだとCiceroneらはいう．

　このことについては私自身，印象に残っているケースがある．それは，8章の中で記述した患者AHである．かな文字の読みの学習を順調に終え，漢字の読みの学習に移っていたある時期のことである．突然AHが休みがちとなった．気になった私は彼に連絡をとり，あらためて来院してもらってどうしたのかと尋ねた．するとAHは，開口一番，「先生はもう，オレに教えるのが嫌になっちまったんじゃあねえですか」と言ったのである．私は驚愕した．実は図星

だったからである．彼を担当してすでに2年以上が過ぎようとしていた．彼が覚えなければならない漢字の数は膨大である．ああ，いつまでこれが続くんだろう，という気持ちがふっと心をよぎったことがあったのだ．私は猛省し，「そんなことはありません．また一生懸命やりましょう」と言った．そしてふたたび，AH は以前と同じように通院し，訓練にはげむようになった．こちらの心の動きはすぐに患者に伝わるものだ，というのが，この事件に教えられたことであったが，しかし気になることがあったらすぐ話してみなくてはいけないというのも，やはりこのとき学んだことであった．

・障害の否認またはアウェアネスの障害という問題

　患者の能動的参加を妨げる最大の要因は，障害の否認またはアウェアネスの障害である．これには器質的要因（＝脳損傷）によるものと，心理的・感情的要因によるものの二種類があるが，両者のみわけは必ずしも容易ではない．また両者が混合していることもある．器質的要因による場合の対処についてはすでに基礎知識篇で触れているので，ここでは心理的要因による場合の対処について述べる．

　Cicerone らはこれについて3つの対処法をあげている．その一つはビデオ映像を使うなどして患者の実際の行動をフィード・バックすることであるという．しかしただ見せるだけでは患者が自分を正確に客観視するようにはならない．同じような他人の行動を観察し，批判させる，そのあとで本人の映像を見せる，実際の自分の行動を批判させる，などの手順を踏むことが必要であるという．

　第二の方法は，現場に放り込むことである．そして現場での気づきを促す．

　第三の方法は個人療法である．この例として Cicerone らは，重度の記憶障害と遂行障害にもかかわらず障害を否認し，仕事への復帰が可能だと言い張った24歳の男性の場合をあげている．この患者は他の患者たちとのかかわりを拒絶し，スタッフとは彼らが仕事の先生だからという理由で強い結びつきを求めていた．とくに臨床心理士に対しては，自分のメンターであるとともに将来の仕事のパートナーでもあるという妄想をもつに至っていた．心理士は，この患者の心情を想像してみた．治療の中で起こる絶え間ないフラストレーション，セラピストたちから受ける不信や見下し，最後にたどり着いた妄想，….これらが心の中に渦巻いていると想像できた．そこで心理士は，無条件にこの患者を受容し，支持することにした．同時に，彼の基本目標の設定に加わることを，また仕事に復帰するための具体的なステップをひとつひとつ挙げてみることを奨励した．否認の心情を思いやる態度は，心理士に対するこの患者の信頼を増した．やがて彼は，自分の心理状態を理解するようになり，自尊心を失うことなしに，リハビリテーション目標の修正を受け入れるようになったという．

　障害の否認は，もしそれが何かの弊害を生むのでなければ，その心情をそのまま維持させてもよいのではないか，と Cicerone らはいう．それはセラピストの価値観やニードに抵触するかもしれないが，必ずしも治療を妨げるものではない．患者の心情を思いやることのほうがはるかに大事だ，と彼らは言いたいのだと思われる．

15

作業療法で行う高次脳機能評価

15・1	評価のシナリオ	418
15・2	初回面接	419
15・3	生活現況をしらべる	420
15・4	作業活動歴をしらべる	424
15・5	"定番的"認知機能評価	424
	15・5・1 事前説明	426
	15・5・2 一般精神機能検査	426
	15・5・3 注意・作動記憶の検査	433
	15・5・4 記憶の検査	434
	15・5・5 認知・行為の初期評価	434
	15・5・6 遂行機能等の評価	447
	15・5・7 認知初期評価のまとめ	448
15・6	"非定番的"認知機能評価について	453

15　作業療法で行う高次脳機能評価

　患者（クライエント）は，何らかの問題をかかえてセラピストのところへやってくる．その問題の質を作業療法的観点から特定することを作業療法評価という．伝統的に「評価」という言葉が使われているが，意味は「診断」と同じである．

　患者が神経科医やリハビリテーション医を経て送られてくる場合はすでに医学的診断がついているので，原疾患の病名とならんで，「左半側無視」とか「失行症」などの症状名が付されている場合が多い．しかしその場合でもなお，作業療法士が高次脳機能評価を行なうことは必要である．障害の質は，"自分の目"を経てはじめてよく理解できるから，というのが第一の理由である（もちろん，だからといって他の専門職が実施した検査をすぐにまたくり返すのは愚かであるけれども）．第二の理由は，損なわれた機能だけでなく，損なわれていない機能も知る必要があるから，という点にある．治療的介入を行なうためには，その両方を知っていなければならないからである．第三の理由は，作業療法の主たる関心は生活機能にある，という点にある．医学的診断とも神経心理学的診断とも異なる独自の視点に立つ評価を加える必要があるからである．

　患者が上記以外のルートで送られてくる場合は，高次脳機能障害があるかどうかは最初は不明である場合が多い．セラピストは自身の力で，それがあるかどうかを，また質と程度はどのようであるかを判断しなければならない．

　検査は評価の主要部分である．しかし全てではない．セラピストが力の限りを尽くして，その患者の生活状況と障害の状況，および両者の関連を理解することが"評価"である．高次脳機能障害の各種についての評価法はすでに4～13章で述べた．本章では，作業療法実践という大枠の中で高次脳機能評価をどう進めていけばよいかについて述べる．

15・1　評価のシナリオ

　作業療法における評価の手順は一般に，1）初回面接，2）生活現況の調査，3）作業活動歴の調査，4）感覚・運動機能評価，5）認知機能（＝高次脳機能）評価，6）心理・社会的評価の順で進められる．もちろん，3）以降の順番が入れ替わることはいくらでもある．

　認知障害があるかどうかは，基礎知識さえあれば，初回面接および生活現況調査の段階でおおよその見当がつくものである．逆にいえば，作業療法担当者が問題にする認知障害は，日常生活に影響がある範囲内のものだ，ということができるであろう．

　認知障害（＝高次脳機能障害）がある可能性が高い，となった場合の認知機能評価は，おおよそ次のように進むのがよいと私は思う．それは，a）一般精神機能評価，b）注意・記憶機

能評価，c）認知・行為系機能評価，d）遂行機能評価，e）その他，の順である．各段階を進むにつれて，次の段階へ進むべきか，どの程度行なうべきかも判断がつく．これ以外に不可欠の要素として「言語機能評価」があるが，これは通常，言語聴覚士が詳しい検査を行なっている．できるだけ早い時期にその結果を教えてもらうのがよい．a）b）についても，もしも先に言語聴覚士がそれらを行なっているなら，やはり参考にさせてもらうのがよい．

　セラピストは認知機能評価の手続きについて，自身の定番シナリオをもっていたほうがよい．しかし患者の障害があまりに重度の場合や，特別な事情がある場合は，定番シナリオに従うことができない．その場合にそなえて，臨機応変の力を養っておくこともまたセラピストの責任である．くり返しになるが，評価は患者の生活状況と障害状況と，それら二者の関連を理解するために行なうのである．自身のシナリオによって進み，「理解できた」と思ったところで止める，というのが基本である．

　以下は本項冒頭の1）〜3），および5）について述べる．4）感覚・運動機能評価，6）心理・社会的評価については他書を参照されたい．

15・2　初回面接

　初回面接の目的はまず互いの面識を得ることにあるが，もうひとつの目的は患者の心境や生活概況を知る点にあり，これが主である．

・**第一印象を心に刻む**

　患者が部屋に入ってくる様子をまず注意深く観察しよう．移動手段は何か？　姿勢は正しく保たれているか？　顔と視線は何に向けられているか？　身だしなみは整っているか？　どんな表情を浮かべているか？

　あなたは挨拶と自己紹介をし，相手の名前を確認する．患者はどのように応答するか？

　次にあなたは質問に入る．質問を理解するか？　すぐに応答するか？　応答の手段は何か？　表現力は十分か？　どんな雰囲気を伝えてくるか？

　これらは，患者の身体と心の状況を伝えるサインである．

・**質問する**

　私はいつも，次のような質問をしている．

　　① 気分はいかがですか？
　　② こんどの（今の）病気でどんなことに困っていますか？
　　③ お医者さんからはどんな病気だと言われていますか？
　　④ 頭のはたらきぐあいは病気の前と比べて変わりましたか？
　　⑤ 現在は1日をどんなふうに過ごしていますか？
　　⑥ 病気の前は1日をどんなふうに過ごしていましたか？

⑦ 病気が落ちついたらどんな生活をしたいと思いますか？

これらの質問を糸口にして，さらに質問を掘り下げる．「それはたとえばどんなことですか？」「もう少し詳しく話してもらえますか？」というふうに言う．一連の質問によってセラピストがとらえたいと願うのは，患者の気分，現状認識および将来希望である．

同様の質問は介護者にも行なう．患者について困ること，介護者自身が困っていること，患者について願うこと，介護者自身について願うこと，を尋ねる．多くの場合，介護者は患者の運命共同体だからである．

表 15-1 は，私が臨床活動をしていたときに使っていた初回面接の記録書式に若干の修正を加えたものである．

15・3　生活現況をしらべる

最初の面接の際に現在の生活について尋ねているが，それは患者または介護者の意識に映った生活である．毎日をどのように過ごしているのかをあらためてを詳しくしらべる必要がある．

あなたの勤務先が医療機関であれば，すでに Barthel Index や FIM（Functional Independence Measure）を"セルフケア活動"の評価のために使っていることであろう[注1]．"広域 ADL"についても，既成の評価法のどれかを利用するか，あるいはあなたの自家方式を用いていることと思われる．入院患者の場合は生活範囲が狭められているので，評価対象もセルフケア活動の範囲にとどまるであろうが，在宅または居住施設の患者であれば，評価の対象は広域 ADL にまで及ぶ必要がある．

標準 ADL および広域 ADL に関するさまざまな既存の評価法[注2]は，高次脳機能障害の患者であっても十分適用できる．ただし重要なことは"現況"を詳しく知ることである．スコア判定だけでよしとせず，"具体的な状況"を聴き取り，後から十分イメージできる程度の詳しさをもってそれを記録するようにしなければならない．もしもあなたの勤務先がすでに特定の評価方式を採用しているのであればそれに従い，そのうえで必要事項を補充したり，欄外記録を残したりすればよい．

私自身は，セルフケア評価については『ADL 実態チェック表試案』（日本リハビリテーション医学会評価基準委員会，1992）（表 15-2）を，広域 ADL については私家版の『拡大 ADL 実施状況』（表 15-3）を用いていた．いずれも備考欄を大きく取り，自由記述がしやすいようになっている．

私家版『拡大 ADL 実施状況』には，生活時間管理，室内活動，休憩（時間の過ごしかた），

注1) Barthel Index, FIM について，詳しくは鎌倉（2008）を参照されたい．
注2) 同上．

表 15-1　初回面接記録（書式例）

初回面接記録

患者氏名：　　　　　　　記録年月日：　　　　　記録者名：
回答者：　　　　　　　　（続柄：　　　　　　　　　　　　　　　　　　　）
現在の居場所（病院，入所施設，自宅，その他：　　　　　　　　　　　　　）

1．気分はいかがですか/こんどの（今の）病気でどんなことに困っていますか/お医者さんからはどんな病気だと言われていますか/

2．頭のはたらきぐあいは病気の前に比べて変わりましたか/

3．現在は1日をどんなふうに過ごしていますか/

4．病気の前は1日をどんなふうに過ごしていましたか/どんな仕事をしていましたか/自由時間はどんなふうに過ごしていましたか/

5．病気が落ちついたらどんな生活をしたいと思いますか/

所見
・姿勢
・身だしなみ
・表情
・質問の理解
・応答性
・表現力
・気分
・その他

931223 940613 990309B　NKamakura

表 15-2 セルフケア実施状況記入書式例
（日本リハビリテーション医学会評価基準委員会，1992 より）

ADL 実態チェック表（試案）
—自立度または依存度の評価—

患者氏名＿＿＿＿＿＿＿＿（男・女）年齢＿＿＿＿ 病名＿＿＿＿＿＿＿＿ 障害名＿＿＿＿＿＿＿＿
環境（病院 施設 自宅 他：　　）評定年月日＿＿＿＿＿＿＿　評定者名＿＿＿＿＿＿＿＿（職種：　　　）

通　則
Ⅰ．身体機能や能力をチェックするのではなく，実際に行っている ADL について，その自立度または依存度をチェックする．
Ⅱ．患者の実際の生活を知っている人，またはその人から情報を得た人がチェックする．
Ⅲ．現在生活している環境下での実施状況についてチェックする．
Ⅳ．評定は以下の基準に従って行う（詳しくは「手引き」を参照）．
　〈自　　立〉0：（完全自立）健常時に比べて，または健常者と比べて能力低下なし．
　　　　　　　1：（準自立）健常時に比べて，または健常者と比べて能力低下があるが自立している．
　　　　　　　2：（限定自立）本人用または身障者用の工夫，道具，設備の補助を得て自立している．
　〈人的依存〉3：（部分依存）一部の過程について，他人の監視，介助または介護を受けている（補助具使用などの有無を問わない）．
　　　　　　　4：（全面依存）ほぼ全過程について，他人の監視，介助または介護を受けている．
　〈重複依存〉5：（人・機器依存）評定4に加えて，介護機器，設備等を用いている．
　　　　　　　6：（複数者依存）2人以上の介護に依存している．
　〈評定不適〉X：（評定不能）介助の有無に関わらず，その行為をしていない．
Ⅴ．使用中の自助具・機器・設備，工夫の内容，介助・介護について特記すべき事項，その他は備考欄に記入する．
Ⅵ．食事，排泄，整容，更衣，入浴の評定は，それを行う場所までの移動を含まない．

大項目	小項目	自立	人的依存	重複依存	評定不適	備考（環境条件，使用中の自助具・機器・設備，工夫の内容，介助・介護等について記入）
コミュニケーション	指示の理解	0 1 2	3 4		X	
	意思の表示	0 1 2	3 4		X	
	電話機の使用	0 1 2	3 4		X	
起居	起き上り	0 1 2	3 4	5 6	X	
	腰掛け姿勢の保持	0 1 2	3 4		X	
	移乗	0 1 2	3 4	5 6	X	
屋内移動	同一フロア	0 1 2	3 4		X	
	車椅子使用	1 2	3 4		X	
	階段	0 1 2	3 4	5 6	X	
食事	摂食	0 1 2	3 4	5 6	X	
	服薬	0 1 2	3 4		X	
排泄	排尿（昼間）	0 1 2	3 4	5 6	X	
	排尿（夜間）	0 1 2	3 4	5 6	X	
	排便	0 1 2	3 4	5 6	X	
	生理（女子）	0 1 2	3 4	5 6	X	
整容	洗顔	0 1 2	3 4		X	
	口内衛生管理	0 1 2	3 4		X	
	整髪	0 1 2	3 4		X	
	髭そり（男子）	0 1 2	3 4		X	
	洗髪	0 1 2	3 4		X	
更衣	衣服	0 1 2	3 4	6	X	
	義肢・装具	1 2	3 4	6	X	
	靴	0 1 2	3 4		X	
入浴	浴槽の出入り	0 1 2	3 4	5 6	X	
	洗体	0 1 2	3 4	5 6	X	

表 15-3　広域 ADL 実施状況の書式例

拡大 ADL 実施状況

患者氏名：　　　　　（男・女）年齢：　　　評定年月日：　　　評定者：
居住環境：病院, 施設, 自宅, 他（　　　　）　情報提供：本人, 他（　　　　　　）

生活時間管理	自立	要援助	していない	他	備考
時刻・日付を知る	□	□	□	□	
服薬時間をまもる	□	□	□	□	
毎日定時活動の時間管理	□	□	□	□	
週間・月間予定の時間管理	□	□	□	□	
その他：					

室内活動	自立	要援助	していない	他	備考
テレビを見る	□	□	□	□	
新聞・雑誌を読む	□	□	□	□	
メモを書く	□	□	□	□	
ワープロ or パソコンを使う	□	□	□	□	
ひとりで何かをして過ごす	□	□	□	□	
その他：					

休憩	自立	要援助	していない	他	備考
おやつを食べる	□	□	□	□	
自分用の飲み物を準備する	□	□	□	□	
自分用の軽食を準備する	□	□	□	□	
その他：					

来訪・来信授受	自立	要援助	していない	他	備考
電話を受ける・かける	□	□	□	□	
宅配便を受ける・送る	□	□	□	□	
手紙・葉書を送る	□	□	□	□	
ファックス・インターネットを使う	□	□	□	□	
その他：					

交通機関等の利用	自立	要援助	していない	他	備考
バス・電車の利用	□	□	□	□	
自家用車の（運転/同乗）	□	□	□	□	
タクシーの利用	□	□	□	□	
エスカレータ・エレベータの利用	□	□	□	□	
公衆電話の利用	□	□	□	□	
その他：					

外出活動	自立	要援助	していない	他	備考
近隣へ	□	□	□	□	
病院・診療所へ	□	□	□	□	
理髪店・美容院へ	□	□	□	□	
親戚・知人宅へ	□	□	□	□	
買い物・外食・行楽など	□	□	□	□	
その他：					

日用品購入	自立	要援助	していない	他	備考
自動販売機で	□	□	□	□	
小売り店・デパート店頭で	□	□	□	□	
コンビニ・スーパーで	□	□	□	□	
その他：					

物品管理	自立	要援助	していない	他	備考
物品収納	□	□	□	□	
室内整頓	□	□	□	□	
所有品管理	□	□	□	□	
外出時必要品携帯	□	□	□	□	
その他					

金銭管理他	自立	要援助	していない	他	備考
所持金（財布）管理	□	□	□	□	
電卓の使用	□	□	□	□	
署名捺印	□	□	□	□	
預金引き出し（カード/カウンタ）	□	□	□	□	
送金振り込み（カード/カウンタ）	□	□	□	□	
その他					

980624B 990309　NKamakura

来訪・来信授受，交通機関等の利用，外出活動，日用品購入，物品管理，金銭管理他の下位項目をもうけてある．高次脳機能障害者の場合，"ひとりで時間を過ごせるか"，"ひとりで留守番ができるか" が重要事項になることがあるので，この点を考慮した．もちろん，個々人の生活行為は多様性に富むものである．各下位項目の末端にもうけた「その他」は，評価者の自由裁量によって項目を書き足すためのスペースである．私の経験によれば，この書式に従いながら日常の様子を聴き取っていけば，その人の生活をかなりリアルに把握することができる．

　生活現況をしらべるためには，信頼できる情報提供者を選ぶことが大切である．患者に十分な表現力がない場合は，患者の介護者が最良の代役である．要するに1日をどう過ごしているのかがわかればよい．

15・4　作業活動歴をしらべる

　病気の前にどのような生活をしていたかは最初の面接で尋ねているが，これも患者の意識に映った部分だけを告げられることになるので，あらためて詳しく尋ねる．特に治療的介入を前提として評価を行なう場合は，必ずこれをしらべなければならない．

　実施のタイミングは，必ずしも生活現況の調査の次でなく，感覚・運動機能や認知機能の評価を終えた後でもよい．聴き取り調査ばかりが続くのは，患者の不満や不安を招く危険がある．身体症状であれ認知症状であれ，もしも患者が気にしていることがあるなら，それに関する検査をその一部であっても先行させるのがよい．患者の気がかりにはそのセッションの中で応える（次回まわしにしない），ということが肝要だからである．

　本筋に戻る．ここでいう作業活動とは，さまざまな仕事活動，余暇活動，社会活動を指す．仕事活動の下位項目としては，学業活動，職業活動，家事活動がある．これらについて，患者の過去の活動歴を聴取する．

　聴取結果を記録する書式はいろいろなかたちがあり得るが，ここでは参考までに，私自身が使っていた私家版の『作業活動歴』書式を掲げる（表15-4）．表中の「学業活動」はいわゆる学歴の概略を，「職業活動」はいわゆる職歴の概略を記す欄である．「家事活動」歴はたとえ患者が男性であっても，聴取しておいたほうがよい．「余暇活動」歴は，患者の嗜好を知るために尋ねる．「社会活動」は，いわゆるつきあいの範囲，程度を知るためのものである．

15・5　"定番的" 認知機能評価

　認知機能評価が必要かどうかは，初回面接と生活現況の聴き取りを行なう中で判断がつくものである．判断がつかない場合は，ひとまず一般精神機能評価へと進み，その後でその後の評価シナリオを決めるのがよい．

表 15-4 作業活動歴記入書式例

作業活動歴

患者氏名：　　　　　　（男・女）年齢：　　　　記入年月日：　　　　記入者：
居住環境：病院，施設，自宅，他（　　　　　　　）同居者：
情報提供：本人，他（　　　　　　　）

学業活動：

職業活動：

家事活動：（◎＝いつもしていた，○＝ときどき，△＝稀に，×＝しなかった）（＋＝今も続行）
炊事　　　（　）
買物　　　（　）
洗濯　　　（　）
掃除　　　（　）
育児　　　（　）
物品管理　（　）
家屋管理　（　）
家計管理　（　）
★その他決まってしていたこと：

余暇活動：（◎＝頻繁にしていた，○＝ときどきしていた，△＝稀にしていた，×＝しなかった
＊＝したいと思っていた）（＋＝今も続行）

新聞　　　　（　）
雑誌　　　　（　）
書籍　　　　（　）
テレビ　　　（　）
ラジオ　　　（　）
ビデオ鑑賞　（　）
音楽鑑賞　　（　）

裁縫　　　　（　）
編み物　　　（　）
他の手芸　　（　）

料理　　　　（　）
園芸　　　　（　）
絵画　　　　（　）
工作　　　　（　）
動物飼育　　（　）
蒐集　　　　（　）

囲碁　　　　（　）
将棋　　　　（　）
麻雀　　　　（　）
他のゲーム　（　）

歌唱　　　　（　）
器楽演奏　　（　）
写真　　　　（　）
ビデオ作成　（　）

散歩　　　　（　）
ジョギング　（　）
体操　　　　（　）
スポーツ　　（　）

買いもの　　（　）
映画　　　　（　）
音楽会　　　（　）
展覧会　　　（　）
スポーツ観戦（　）
競馬・競輪　（　）

釣り　　　　（　）
ドライブ　　（　）
旅行　　　　（　）
登山　　　　（　）

書道　　　　（　）
華道　　　　（　）
茶道　　　　（　）
俳句　　　　（　）
他の習い事　（　）

パソコン　　（　）
インターネット（　）
学習　　　　（　）
創作・研究　（　）
その他　　　（　）

社会活動：
近隣：

親戚・友人：

所属団体：

その他：

931212/980908　NKamakura

以下に認知機能評価について筆者の"定番シナリオ"を述べるが，実施順序も内容も，柔軟性をもつものであることに留意されたい．

15・5・1　事前説明

どんな検査を行なう場合も，それを受ける人に対する事前説明は必要である．とくに認知機能評価を行なう場合は，いっそうの注意を払ってそれを行なう必要がある．アタマのテストをされて気分のよい人はいない．次々と自分の弱点を暴かれるように感じ，耐えられない思いがした，と語る患者は決して少なくない．

説明の要点は，"これから何をするのか"ということと，"病気の状態をしらべるためにはそれが必要"だ，ということである．たとえば後出の認知・行為の検査を行なう場合，筆者は概ね次のように言っていた．

> 「これから検査のためにいろいろな質問に答えてもらったり，書いたり作ったりしてもらいます．中には馬鹿ばかしいと思われるものがあるかもしれませんし，とても苦手だと思われるものがあるかもしれません．けれどもどれも，○○さんの脳の状態をしらべるために必要なものです．○○さんが今かかっている病気は，脳の一部のはたらきがわるくなることがあるので，○○さんの場合は大丈夫かを確かめるためです．ぜひ協力をお願いしたいのですが，よろしいでしょうか」

相手によりけりであるが，「疲れたときにはいつでもおっしゃってください」とつけ加えることも必要である．

この種の説明は仰々しくならないように，自然に，穏やかに言いたいものである．

15・5・2　一般精神機能検査

一般精神機能検査は，患者の認知機能が"全体として"健常者相当であるかどうかを判断するためのものである．またこの検査は，認知の諸要素の間に何らかのアンバランスがあるかどうかを知るのにも用いることができる．したがってもしも原疾患が脳原性であるなら，確認の意味も含めて，できるかぎり全ての患者に実施することが望まれる．ただし患者が作業療法へやってくる前に，すでに他部門でそれを受けていることもある．その場合はその結果を見せてもらうのがよい．

一般精神機能検査には，簡易検査と本格的な検査がある．ケース特性や周辺事情に合わせてどちらかを選べばよいが，すでに何らかの高次脳機能障害があることがわかっているか，その可能性が高いと考えられる場合は，はじめから本格的な検査に進むのがよい．

次に紹介する4つは，臨床でよく使われているものである．はじめの3つが簡易検査，4つ

めが本格的な検査である．1）〜3）は類似性が高いので，使うとしたらどれかひとつでよい．

1) Mini-Mental State(MMS)または Mini-Mental State Examination(MMSE)

　簡易精神機能検査として世界中で最もよく使われているのがこのMMSである．その後MMSEともよばれるようになった．もともとはFolsteinら（1975）が痴呆，感情障害，躁病，統合失調症のような各種精神疾患の患者について，その認知状態を簡便に測る手段として開発したものである．別の研究者たちによる修正版もいくつか発表されているという（Lezak et al, 2004, p. 709〜）．

　日本語版としての**MMS-H**（Hは姫路の頭文字）は森ら（1985）によって発表されている．原版のMMSと比べると，見当識に関する質問の一部，復唱文，模写図形等に変更があるほか，三段階命令の内容にも多少の変更がある（詳しくは**表 15-5**の脚注を参照）．

　MMSは簡単な言語反応または動作反応を求める11の検査項目から成っている．それぞれが「見当識」「記銘」「注意/計算」「記憶再生」「物品呼称その他の言語系機能」「図形模写」のいずれかを検査するように作られている．検査の所要時間は5〜10分とされる．実施と採点方法が定められており，最高得点は30点である．

　MMS原版（1975年版）はFolsteinらの論文の付録として発表されたものであり，検査項目，手続き，採点法等が具体的に記されている．しかし書式はまことにそっけなく，模写見本となるべき図形も，説明はあるが図としては提示されていなかった．そのためであろう，このMMSを紹介/引用した著者たちはみな，書式を少し変えたり，見本図形を描き加えたりの修正をほどこしてきた．森らの日本語版（MMS-H）は原版の意図を汲んで忠実に作られてあり，英語文も併載する丁寧さであるが，惜しいことに日本語部分に1行の脱落がある．

　このほかにもたくさんの著者たちがMMSを翻訳して紹介しているが，なかには内容の一部が変質してしまっているものがあるので注意されたい．念のため，原版MMSの忠実な翻訳を，手続き説明とともに**表 15-5**に掲げる．ただし同表は，見やすいように仕切り線を入れたり，末尾にあった手続き説明（質問/指示など）を該当項目の横に並置させるなど，書式に変更を加えた．また模写用の見本図形は，Lezakら（2004）のテキスト，p. 708にあるのを借用した．

　Folsteinら（1975）は，各種精神疾患の患者137名，健常老人63名についてMMSの成績をしらべている．結果は，得点20以下があったのは痴呆，せん妄，統合失調症，感情障害の患者のみであり，健常老人や神経症，人格障害の場合には20点以下になることはなかったという．また健常老人の得点範囲は24〜30であった．このため，23をカット・オフ点にすることがほぼ習慣化している．しかしテストの感度を増すためには，これを26か27に引き上げたほうがよいという主張があるという（Lezak et al, 2004, p. 708）．

　森ら（1985）は日本語版MMS-Hについて，認知障害のない患者の93.3%は24点以上を示したのに対し，認知障害のある患者の83.8%は23点以下を示したと述べている．また，MMS-HとWAIS（後出）の相関はきわめて高く，$r_s=0.733$であったという（両者を実施できた32例について）．

表 15-5 Mini-Mental State 原版の検査項目，手続きおよび採点
(Folstein et al, 1975 の付表より．ただし内容を変えずに書式を変更した．本文参照)

患者名：
検査者名：
検査者年月日：

"MINI-MENTAL STATE"

最高得点	得点	検査項目	手続き（質問/指示）および採点
		見当識	
5	( )	・今はいつか？（年）（季節）（日）（曜日）（月）【注1】	▽最初に日付を尋ねる．その後で，省かれた部分を言い足すように促す；例．「季節も言ってもらえますか？」．正解ごとに1点．
5	( )	・今いるところはどこか？（州名）（郡名）（町名）（病院名）（階）【注2】	▽「この病院の名前を言ってもらえますか？」と切り出す（町名，郡名等々）．正解ごとに1点．
		記銘	
3	( )	・3つの物品の名称：1秒に1個のテンポで告げる．ついで聞かせたばかりの3つを全て復唱するよう求める．正解1つに1点を与える．この後，3つ全てを復唱できるまで同じことをくり返す．試行回数を記録する． 試行回数：( )	▽最初に記憶のテストをしてもよいか尋ねる．その後，関連のない3つの物品の名まえをはっきり，ゆっくり，1秒に1つのテンポで告げる．3つを言い終えた後，被検者にそれらを復唱するよう求める．この最初の復唱によって得点（0—3）を決めるが，被検者が3つ全てを復唱できるようになるまで3つを聞かせつづける．ただし最高6試行まで．最後まで3つを覚えられない場合は，後で行なう再生テストは意味をもたない．
		注意と計算	
5	( )	・7のシリーズ．正解1つに1点を与える．5回の回答でストップをかける．またはWORLDのスペルを逆順に言わせる【注3】	▽100から始めて，7を引いた数を順次言うよう求める．引き算5回をしたところで止める（93, 86, 79, 72, 65）．正解数と同じ得点を与える．▽もし被検者がこれをできないか，しようとしない場合は，WORLDの綴りを後から言わせる．正しい順番で言えた文字の数に等しい得点を与える．例．dlrow＝5，dlorw＝3
		再生	
3	( )	・さきに反復した3つの物品名を尋ねる．正解1つに1点を与える．	▽さきに覚えた3つの単語を思い出せるかどうか尋ねる．得点は0-3．
		言語	
9	( )	・鉛筆，腕時計の呼称（2点）	▽腕時計を見せてこれは何かと尋ねる．鉛筆について同じことを行なう．得点は0-2．
		・"No ifs, ands or buts" の復唱（1点）【注4】	▽検者の言うとおりに復唱するように言う．1試行のみ．得点は0または1．
		・3段階命令の実行：「紙を右手に取って，半分に折り，それを床に置いてください」（3点）【注5】	▽被検者に白紙1枚を与え，命令をくり返す．正しく遂行された部分に1点を与える．
		・読んで従う：「目を閉じてください」（1点）	▽紙に活字体で「目を閉じてください」と書き，それを見せる．文字はその被検者にはっきり見えるように十分大きくなければならない．読んで，その通りに実行するよう求める．実際に両眼を閉じたら1点を与える．
		・文1つを書く（1点）	▽書字：白紙1枚を与え，文をひとつ書くように言う．何かを言ってそれを書かせてはならない．それは自発的に書かれなければならない．主語と述語があり，意味をなすものでなければならない．文法や句読点はとくに問題にしない．
		・図形を模写する（1点）【注6】	▽図形模写：きれいな紙に五角形（約1インチ幅）が2つ，一部が交差するように描かれているものを与え，そっくりまねて描くように言う．10個の角があり，2つが交差していれば1点を与える．振せんや回転は問題にしない．
30( )	←合計		
		◎意識水準の連続線上表示 覚醒　傾眠　昏迷　昏睡	▽被検者の意識水準を見積もり，連続線上の該当する位置にしるしをつける．

【注1】森ら(1985)の日本語版では，（年）（季節）（何時頃）（日）（月）の5つになっている．【注2】同日本語版では（県）（市）（市のどの辺）（病院）（病棟）の5つ．【注3】同日本語版ではスペルの逆順口述は削除されている．【注4】原文の意味は「もしももそしてもだけどもしよ」か．森ら(1985)の日本語版では「ちりもつもればやまとなる」に置き換えられている．【注5】同日本語版では「大きいほうの紙を取り，半分に折って，床に置いてください」に置き換えられている．【注6】図形見本はLezak et al (2004), p.708 より引用．森ら(1985)の日本語版では立方体透視図が使われている．

今筆者の手元には Psychological Assessment Resources, Inc. から出版された 2001 年版 MMSE がある．その User's Guide の著者たちは Folstein ほか 3 名である（Folstein et al, 2001）．この新版では 1975 年版 MMS にあった難点がすべて克服されている．書式も美しく整い，教示や質問のせりふは細部まで特定された．18 歳以上について，5 歳刻みの年齢層ごとに健常値が提示されている．）

2) 改訂長谷川式簡易知能評価スケール（HDS-R）

初版の「長谷川式簡易知能評価スケール（HDS）」は 1974 年に長谷川らによって作成され，1991 年に加藤らによって改訂されて「改訂長谷川式簡易知能評価スケール（HDS-R）」となった（加藤伸他，1991）．歴史が長く，わが国で広く使われている簡易精神機能検査である．その名が示すとおり，痴呆の鑑別診断に役立てる目的で作られている．

つくりは MMS によく似ており，9 つの検査項目から成っている．このうち 6 つは MMS にもある項目である．MMS になく HDS-R にある項目は，年齢を尋ねる，物品の視覚的記銘，野菜の名まえをできるだけたくさん言うの 3 つであるが，MMS にあって HDS-R にない項目も 5 つある．全体として，HDS-R には動作性検査が含まれていないのが特徴である．ちなみに 30 点満点で 20 点以下が痴呆域とされている．

3) N 式精神機能検査改訂版

初版の「N 式精神機能検査（Nishimura Dementia Scale）は 1988 年に福永らによって発表され，1999 年に同じく福永らによって改訂されて「N 式精神機能検査改訂版」となった（**表 15-6, 7, 8**）（福永他，2006）．これもつくりは上記の 2 つの検査に似ているが，検査項目はやや多い．すなわち，① 年齢，② 月日，③ 指の名，④ 運動メロディー，⑤ 時計の読み，⑥ 果物の名まえをあげる，⑦ 引き算，⑧ 図形模写，⑨ 物語再生（数分後），⑩ 数列逆唱，⑪ 書き取り，⑫ 読字と，比較的多面にわたっているのが特徴である．前出の 2 検査にはなくこの検査にのみある項目は，「指の名」「運動メロディー」「時計の読み」「物語再生（数分後）」である．配点法が決まっており，最高可能得点（合計得点）は 100 である．合計点により，正常：95 点以上，境界：94～85 点，軽度認知症：84～61 点，中等度認知症：60～33 点，重度認知症：32 点以下，の鑑別診断ができるとされる．

私自身は，ここまでにあげた簡易検査 3 つの中では，本検査の情報性が高く，使いやすいと考えている．

4) 日本版 WAIS-Ⅲ成人知能検査法（日本版 WAIS-Ⅲ）

原版は Wechsler Adult Intelligence Scale-Third Edition；WAIS-Ⅲ（Wechsler, 1997a）である．『日本版 WAIS-Ⅲ』は日本版 WAIS-Ⅲ刊行委員会により 2006 年に刊行された．原版 WAIS-Ⅲはよく知られた Wechsler による成人知能検査法シリーズの最新版である．世界中で最も信用ある一般精神機能評価法だといってよい．

表 15-6 N式精神機能検査（福永他，2006 より許可を得て転載）

	教　示（留意事項）	回答・課題	＊粗点
1	A．年齢は？（満もしくはかぞえ） 　＊誤答を 0，正答を 1 とする．以下同様	歳	0，1
2	B．今日は何月何日ですか？	月　　　日	0，1
3	C．この指（薬指）は，何指ですか？ 　（被検者の指を触って．指の名を問う）	正　　誤	0，1
4	D．（動作で示して）このように片手をグー，もう一方の手をパーにしてください．次に，このようにグーの手をパー，パーの手をグーというようにしてください．左右の手が同じにならないように繰り返してください． 　＊5回以上の繰り返しを正とする	正　　誤	0，1
5	E．この時計は何時何分になっていますか？	時　　　分	0，1
6	F．知っている果物の名前をできるだけたくさん言ってください．（被検者の言うとおりの順序で記入） 　＊30秒以内の正答数4以上を正答とする．重複は数えない．		0，1
	G．これから私が読む話を最後まで聞いてください．私が読み終わったら今の話の覚えていることを思いだして言ってください． 　（右欄の課題を明瞭に読み聞かせる．採点はしない）	きのう　東京の　銀座で 火事があり　17軒　焼けました 女の子を　助けようとして 消防士が　火傷をしました	
7	H．100から17を引くと？	正　　誤	0，1
8	I．これと同じ絵を書いてください． 　（立方体の図を指示）	正　　誤	0，1
9	J．少し前に覚えていただいた話を，今，思い出してもう一度いってください．火事の話でしたね． 　＊正答句数 0＝0，1～2＝1，3～6＝2，7～10＝3	きのう　東京の　銀座で 火事があり　17軒　焼けました 女の子を　助けようとして 消防士が　火傷をしました	0，1，2，3
10	K．今から私がいくつかの数字を言いますからよく聞いてください．私が言い終わったら逆の方向から言ってください 　たとえば，1-2の逆は，2-1ですね 　（1秒に1数字の速度で，最後の数字は少し調子を下げて読む．2桁の 1] 24 から始める．失敗すれば同じ桁の 2] 58 をする． 　失敗すれば，中止する．正しく逆唱できれば，1] 629 に進む． 　失敗すれば，2] 415 をする．） 　＊2桁失敗＝0　2桁成功・3桁失敗＝1 　3桁成功＝2	1]　　　　2] 24　　　　58 629　　　415	0，1，2
11	L．これから私のいう文章を書いてください． 　「山の上に木があります」 　（被検者が聞き直す場合は，繰り返し読む）	正　　誤	0，1
12	M．声をだして読んでください 　（大きく「男の子が本を読んでいる」と書いた文字を示す）	正　　誤	0，1

表 15-7 N式精神機能検査, 集計表（福永他, 2006 より許可を得て転載）

問題 \ 粗点		0	1	2	3
1	年齢	2	9		
2	月日	3	10		
3	指の名	2	7		
4	運動メロディ	1	7		
5	時計	3	6		
6	果物の名前	0	8		
7	引き算	3	7		
8	図形模写	2	11		
9	物語再生	0	5	10	15
10	逆唱	0	4	8	
11	書き取り	4	6		
12	読字	-2	6		

表 15-8 N式精神機能検査, 課題内容および得点配分

課題内容	得点
見当識	19
記憶（再生）	15
注意と計算	15
言語（書字, 読字, 流暢性）	20
手指および物品呼称	7
認知（時計時間）	6
構成行為（図形模写）	11
構成行為（口命理解）	7
合計点	100

　WAIS-Ⅲは, 前身の WAIS-R（日本版は品川他, 1990 による）に比べ, かなり大胆な改訂が施されている. 適用年齢の上限は WAIS-R が 74 歳であったのが, WAIS-Ⅲ では 89 歳に引き上げられた. また新たに"群指数"という概念を導入し, "言語理解""知覚統合""作動記憶""処理速度"の 4 つの群指数を算出できるようになっている. これら群指数は, 数個の下位検査

表 15-9 WAIS-Ⅲの群指数とその算出に関わる下位検査
(http://www.nichibun.co.jp/kobetsu/kensa/wais3.html, 2009)

言語理解（VC） Verbal Comprehension	知覚統合（PO） Perceptual Organization	作動記憶（WM） Working Memory	処理速度（PS） Processing Speed
2. 単　　　語	1. 絵画完成	6. 算　　　数	3. 符　　　号
4. 類　　　似	5. 積木模様	8. 数　　　唱	12. 記号探し
9. 知　　　識	7. 行列推理	13. 語音整列	

※絵画配列，理解，組合せは，群指数の算出には用いられない．

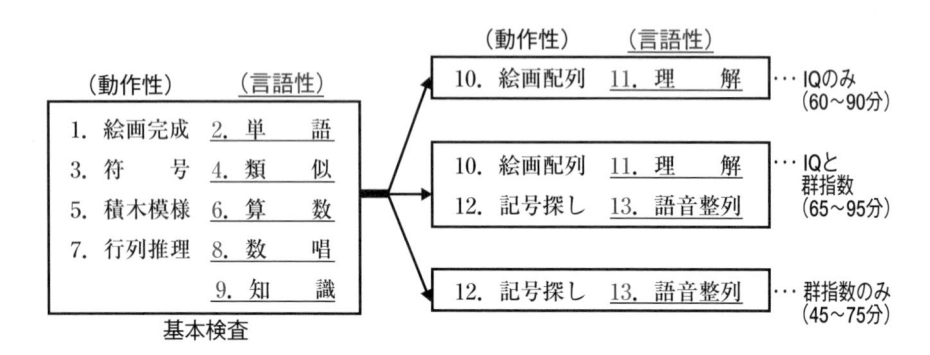

図 15-1 WAIS-Ⅲにおいて IQ のみ，IQ と群指数，または群指数のみを求める場合の下位検査の構成 (http://www.nichibun.co.jp/kobetsu/kensa/wais3.html, 2009)

の成績を組み合わせて算出される（**表 15-9**）．

下位検査は，WAIS-R にあった 11 の下位検査に新たな 3 つが加えられた．「行列推理」「記号探し」「語音整列」の 3 つがそれである．「行列推理」とは，一部分が空欄になっている図版を見て，その下の選択肢から空欄にあてはまるものを選ぶ検査，「記号探し」とは，記号グループの中に見本刺激と同じ記号があるかどうかを判断する検査，「語音整列」とは，検査者が読み上げる数字とかなの組み合わせを聞き，数字を小さいものから大きいものへ順番に，かなを五十音順に並べ替えて答える検査である．

「群指数」を求めるかどうかは任意であり，従来どおりの IQ 算出だけで済ませる方法も残されている（**図 15-1**）．また各下位検査の粗点が，平均 10，標準偏差（SD）3 の年齢群別評価点に換算されるようになっているのも従来どおりである．つまり，下位検査の評価点が 10 であればその年齢層の平均点相当であり，評価点 13 であれば平均の 1 SD 上，7 であれば平均の 1 SD 下に相当する，ということになる．

WAIS-Ⅲの成績は多くのことを教えてくれるであろう．年齢群別の健常値（ノルム）が明らかにされているのもきわめて強い長所である．言語性 IQ，動作性 IQ，および 4 つの群指数が示唆するものにも大きな意味がある．しかし高次脳機能障害が問題になるようなケースでは，

個々の下位検査の評価点に注目することもまた重要である．

付．見当識について

簡易精神機能評価を行なわず最初から WAIS-Ⅲ のような本格的検査を行なった場合，ひとつだけ欠ける情報がある．それは見当識である．見当識があるとは，時間的・空間的座標のどこにいま自分がいるのかがわかっている状態のことだ，といってよい（この"座標"という観点は，あるとき山鳥重先生に教えていただいた）．これは臨床的には重要な点検事項なので，もしこの時点までに見当識評価の機会がなかったとしたら，実施しておくのがよい．

具体的な質問については，MMS（MMSE）やN式精神機能検査の中の該当項目，あるいは WMS-R または WMS-Ⅲ の冒頭にある「情報と見当識」欄を参考にするとよい．

15・5・3 注意・作動記憶の検査

ここまでの評価の過程で患者に注意力低下の徴候が見られるならば（またはその疑いがあるならば），注意に関する検査のいくつかを実施するとよい．注意低下の徴候とは，たとえば既出（4章）の Ponsford ら（1991）の『注意行動評価スケール』（表 4-2）の所見欄に列挙されているような行動のことである．

注意障害の検査に多くの種類があることはすでに4章で述べた．また，注意をしらべる課題は，いくらかでも複雑さを増すと作動記憶課題としての性格が増すことも述べた．筆者自身は，選択的注意の単純課題として①"A"Random Letter Test＜聴覚版＞および②"A"Random Letter Test＜視覚版＞を，注意の容量をみる単純課題として③数列順唱を，空間性注意をみるものとして④視覚性探索検査を，さらに注意の分配をみる手段として⑤ Trail Making Test（TMT）を，ほぼルーティンとして使ってきた（①〜⑤は既出，4・3・2参照）．この中でもTMTは作動記憶課題としての性格がより強いものである．

（念のためいえば，これらの検査結果をみるときには，表面的な数値だけでなく，その意味を考えるようにしなければならない．たとえば，数列順唱が2桁程度だということは注意の容量が著しく狭められているということであり，その患者はおそらく多段階命令の最終部分は脳内に保持できない，ということを意味している.）

作動記憶の状態は，⑥ WAIS-Ⅲ の下位検査「算数」「数唱」「語音整列」によっても知ることができる．WAIS-Ⅲ ではこの3つから作動記憶指数を導いている（既出）．もし WMS-Ⅲ を実施しているなら，その一部からも，作動記憶指数を算出することが可能である．

患者の注意力，作動記憶は，このあとに続くすべての認知検査に影響を与える．どのような検査も，その課題を実行するのに必要なだけの注意，作動記憶がはたらいていなければ意味がないからである．

もしも注意や作動記憶の障害がその患者の中核的な障害らしいということになれば，上記以外の検査を加えてさらに検討を進める必要があるかもしれない．しかしそれは，一通りの初期

評価を終えた後でよい．その場合の方法については4，5章を参照されたい．

15・5・4　記憶の検査

　記憶もまた多くの行動の基盤をなす認知要素であるから，早い段階で確認をしておきたい．しかし記憶の検査は，本格的に行なえばかなりの心理的負荷がかかるものである．高齢で重度の患者であれば簡単な検査で済ませ，職業や学業や主婦業に復帰していく可能性がある患者であればより詳しい検査を行なう，というような使い分けがあってもよいと思う．

　もしも簡易精神機能検査として『N式精神機能検査改訂版』を実施してある場合は，その中の「日付」と「物語再生」の成績から記憶の一部をうかがい知ることができる．MMS（MMSE）やHDS-Rに含まれている単語の記銘/再生の下位検査よりも，このほうが生活に近い．本人が実生活で意識している記憶障害を大まかに把握する程度にとどめようとするなら，『KapurとPearsonの記憶評価スケール』（5・3・4参照）が役に立つであろう．

　行動レベルで起こる記憶障害をより正確に把握する必要がある場合は，『日本版リバーミード行動記憶検査』（5・3・3参照）を実施するのがよい．これにより，ひとの名前を覚える，持ち物の置き場所を覚えておく，約束や用件を覚えておく，絵や顔を再認できる，道順を覚える，日付や年齢を言えるなど，日常生活で問題になるような記憶の検査を実施することができる．

　その患者の中核的障害が記憶にあると推定される場合は，WMS-Ⅲ（Wechsler Memory Scale-Third Edition, 5・3・3参照）を実施したいところである．しかしこの日本版が刊行されない間は，「日本版ウェクスラー記憶検査（WMS-R）」（5・3・3参照）を代わりに使う，ということになろうか．ただしこれらは，初期評価をひととおり済ませた後でもよい．

　その他の記憶検査については5章を参照されたい．患者の近未来の生活に応じて必要な検査を加えるべきである．

15・5・5　認知・行為の初期評価

　ここまでに得た生活情報や一般精神機能評価，注意・作動記憶評価，記憶評価の結果から各種モダリティの間で機能のアンバランスが生じていると推定される場合，あらためて「認知・行為の初期評価」を行なう．ここでいう「認知」は狭義の認知である．目的は損なわれた機能と温存されている機能をモダリティ別に明らかにして，脳機能全体の見取り図の作成に役立てることにある．

　しかし各種モダリティの機能をしらべる方法はあまりにも多い．概況把握という初期評価の目的をはたすためには，基本と思われるものをそろえた自前の"定番シナリオ"をもっていることが必要である．これを基準におき，状況に応じて適宜加減を加える．全部を実行すれば相当な時間がかかるのでつい端折りたくなるが，筆者の経験によれば，大きな省略は後悔の種になることが多い．脳の全貌がわかっていなければ，結局介入ができないからである．

以下に参考のため，筆者が臨床活動を行なっていたときに用いていた私的定番シナリオを，一部の修正を加えて紹介する．筆者自身は専用の記録書式を作り，その中に教示内容を含めた検査手続きのいっさいを刷り込んでいたが，ここでは書式提示はせず，文章説明のかたちをとる．内容は，公刊されている検査の一部を借用したものと，自家製検査課題との混合になっている．全体としては"日常生活に影響を及ぼすような認知・行為障害があるかどうかを検出する"ことを意図しており，精査はこれを終えたあとで二次的に加える，との方針に立っている．なお実施に際しては，患者の許可を得てビデオ記録を残すのを原則としていた．患者の反応について，たった一回の観察では気づかないことも多いからである．

　（以下の検査に言語系の検査はほとんど含まれていない．言語機能の評価は言語聴覚士によって行なわれるので，それを参照させてもらうのを前提にしている．またそれぞれの下位検査について，とくに健常値分布は確定していない．いずれも健常者ならばほぼ間違いなくできる問題，という前提に立っている．）

A. 視覚的認知

1) アウェアネス

　視覚的認知を本人がどのように意識しているかをしらべるため，「病気の前と比べ，見え方に何か変わったところがありますか」と尋ねる．また介護者に対して「○○さんの見えているものの判断について，何かおかしいと思われたことがありますか」と尋ねる．

2) 顔写真の識別

　かつて筆者は，4名の有名人写真（天皇，美空ひばり，田中角栄，王貞治）の写真を用意し，1枚ずつを提示して「これは誰ですか」と尋ねていた．言語表出ができない患者に対しては，同じ人物たちの別のシーンの写真をもう一組準備しておき，その中から対応するものを選んでもらった（この場合は厳密な意味の識別テストではない，以下同じ）．正答率はx/4で表した．また，応答形式が呼称，指示のいずれであったかがわかるようにしておいた（以下同じ）．

　同じ目的のために，『標準高次視知覚検査』の下位検査「有名人の顔写真の命名」と「同指示」を利用することができる（8・4・3-1）参照）．この場合は8人の有名人の顔写真が準備されている．

3) 物品識別

　筆者は，6つの日常物品（ペン，電池，ドライバー，めがね，鍵，ハサミ）を準備し，名称または用途を言ってもらうか，あるいは言語表出ができない患者に対しては，評価者が言う名称に相当するものを選んでもらうかしていた．正答率はx/6で表した．しかしこれも，『標準高次視知覚検査』の下位検査「物品の呼称」および「使用法の説明」を利用することができる．この場合は8個の日常物品が準備されている．

4) 絵の識別

　筆者は，こども用玩具の絵カード（ラベンスバーガー社製マイファーストロット）から4枚を選んで用い（ひまわり，親子牛，果物盆，レインシューズ），「これは何の絵ですか」と尋ね

るようにしていた．言語表出ができない患者のためには別の4枚（木，親子鴨，ゼリー菓子，運動着用ジャージ）を提示し，「この絵（最初のセットの中の1枚）は，こちらの絵（後から提示した4枚）のどれと一番関係が深いですか」と尋ねていた．ラベンスバーガー社製絵カードは写実的な彩色画であるが，いわゆる単品でなく，ひまわり畑のひまわり数本，牧場にいる親子の牛，盆に載った色とりどりの果物，といったぐあいに複数（少数）のものが自然な感じで描かれていた．このため半側無視や同時失認による対象誤認も同時に検出できるという利点があった．

『標準高次視知覚検査』の下位検査の中では，「絵の呼称」と「絵の分類」を同じ目的のために使うことができる．ただし，こちらはモノクロのイラスト画である．

5) 名所写真の識別

筆者は，観光用絵葉書4枚（国会議事堂，富士山，宮島，原爆ドーム）を用い，「これはどこの写真ですか」と尋ねた．言語表出ができない患者のためには，同じ4名所の異なる写真を1組準備しておき，最初のセットの中の1枚を示して「これは，こちらの4枚の中のどれと同じところですか」と尋ねた．

『標準高次視知覚検査』の下位検査の中にはこれに相当するものはない．

6) 状況図の理解

笹沼らによる『失語症の言語治療』（医学書院，1978）の付録から"ドロボー猫"の図を借用して用いていた．縁側でおばあさんが子どもたちにお話を聞かせている隙に，背後の座敷の食卓から猫が魚を失敬している図である．これを示して次のように言った；「この図はどういう光景を表していますか．お話しください」．

同じ目的のために，『標準高次視知覚検査』の下位検査「状況図」を利用できる．こちらは"ドーナッツ泥棒の図"1枚を用いている．

7) 文字・記号の識別

① かな文字：平仮名文字カード4枚（ほ，き，た，く）を準備し，1枚ずつを示して「読んでください」と言った．音声表出を期待できない患者の場合は同じ読みのカナ文字カード4枚を示し，「この文字（ひらがな）は，この中（カタカナのカード4枚）のどれと同じですか」と尋ねた．正答率は$x/4$で表した．

② 漢字：漢字カード4枚（板，粉，紙，針）を準備し，1枚ずつを示して「読んでください」と言った．音声表出を期待できない患者の場合は漢字カードに対応する物品4種を机上に並べ，「これ（漢字）は，この中（物品4種）のどれと同じですか」と尋ねた．正答率を$x/4$で表した．

③ 数字：数字カード4枚（8, 4, 6, 9）を準備し，1枚ずつを示して「読んでください」と言った．言語表出を期待できない患者の場合は黒い碁石10個を机上に置き，「これ（数字）と同じ数だけの碁石を私にください」と言った．正答率は$x/4$で表した．

『標準高次視知覚検査』の中では，下位検査「文字/数字の認知」が上記とほぼ同じである．

8) 精査

1)〜7)の結果をみて，さらに詳しい検査を行なうべきかを判断する．具体的方法については8章および10章の「読み」に関する項を参照されたい．ただしこれは，一通りの初期評価が終わったあとで加えるのでよい．

B. 視空間知覚

1) アウェアネス

患者に対し，「病気の前と比べて，空間の広がりや奥行きが違って感じられることがありますか」と尋ねる．また介護者に対し，「人や物の在りかについて○○さんの気づきがわるいと感じたことがありますか，奥行き判断についてはいかがですか」と尋ねる．続けて「移動中に，物に衝突することが多いですか」とも尋ねてみる．

2) 物品配置―ラベル貼り

自家方式の検査を行なっていた．台紙に貼られた直径20 mmの正円ラベル12枚（ニチバン マイタックラベルML-121の一片またはエーワンカラーラベル07043の半片，いずれも横4個×縦3個の行列配置，赤色）とA4サイズの白紙1枚を準備する．白紙を患者の正面机上に横長に置いてから，正円ラベルを貼ってある紙片を患者に渡し，「ここに丸いラベルがあります．簡単に剥がしたり，貼ったりできます」と言って1枚を使ってそれをやって見せ，次いで「ラベルは4個ずつ3段，計12個あります．この全部を同じ配列で，こちらの大きな紙に，全体に広がるように貼ってください」と言う．ラベル剥がしは手伝ってよい．貼り直しを許す．ラベルが使われずに残っている場合は，全部を貼り終えるまで，「まだありますよ」と促し続ける．12枚のラベルが白紙全域を使って左右上下の空間に均等に配置されるかをしらべる．

この検査のアイデアは，『the Baking Tray Task（BTT）』(Tham et al, 1997)（第7章参照）から借りた．BTTは75 cm×100 cmの大ボードと1辺3.5 cmの立方体16個を使っているが，こちらは机上空間に納まりやすい大きさに納めた．視空間知覚をしらべる検査の多くが刺激受信型の課題になっているので，作業空間における空間利用の検査を意図したものである．

3) 記号探索

これも自家方式を用いていた．探索用図版は，横長のA4サイズの紙の中央21 cm×15.5 cmの領域に，高さ7 mmの数字1種および記号3種，計48個を無秩序に配置し，さらに不定形の網目模様を妨害刺激として全域に重ねたものである（鎌倉，1985で用いた妨害つき図版の中の1枚，ただし紙の大きさを変えた）．探索すべき標的は数字"4"で，これは"領域"の左右空間に6個ずつ計12個配置されていた．これとは別に標的刺激を説明するために，中央に数字4を印字した名刺サイズのカード1枚を用意した．評価者は，患者の正面にあらかじめ伏せて置いてあった探索用図版を正面方向から引いて表に返し，次いで標的提示カードを正面から提示して次のように言う．「これ（カード）と同じ数字がこの図（A4図版）の中にあります．あるだけ全部，丸で囲んでください」．赤の細書きフェルトペンを手渡し，「終わったらペンを置いてください」．患者がペンを置いたら，図版を正面方向から引いて取り去る．患者が

ペンを置こうとしない場合は,「終わりましたか？」と聞き,肯定されたら同様に図版を取り去る．正答率はx/12で表わした．

これと同じような意図をもつ検査はあちこちで見かける．最も似ているのはBIT（7・4・3-1）参照）の下位検査の中の「星印抹消試験」である．

4) 数列模写

これも自家製の問題を作って使用していた．珠算検定用問題集の中から，10項加減算（数字は縦配置）が5題並んでいるページひとつを借用することとし，そのページの中央部分を四角で囲んだものを見本として提示する（この中には3〜6桁の数字12個が3列4段に並んでおり，うち3個にはマイナス符号がついている）．次いで同じ大きさの四角を印刷した白紙を与えて，見本の枠（四角）内にあるのと同じ数字を同じ配置で書き写すように求めた．

これと同目的で作られている検査に，BITの下位検査「書写課題」がある．ただしこのほうが易しい．

5) 文章の読み

後出の「算数文章問題」に出てくる問題文を音読させ，見落としの有無と位置をしらべていた．BITの下位検査「音読課題」を同じ目的で使用できる．

6) 精査

1）〜5）の結果をみて，さらに詳しい検査を行なうべきかを判断する．具体的方法については7章「半側無視（一側性無視）」を参照されたい．ただしこれは，一通りの初期評価が終わったあとで加えるのでよい．

C. 位置関係の理解

1) アウェアネス

患者に,「病気の前と比べて，位置や方向のカンが悪くなったと感じることがありますか」「方角がわからなくなったり，道順がわからなくなったりすることがありますか」と尋ねる．介護者に対しても類似の質問をする．

2) 位置関係語の理解

少数ではあるが，位置関係を理解しない患者の中には，失語がほとんどないと見られるにもかかわらず，位置関係語を理解できない患者がいる．この点を考慮して加えた下位検査である．自家製課題を使用した．

皿1枚，コップ1個（上向きに置く），スプーン1個，10円玉1個を準備する．これらを机上に，患者の正面に横一列に置く．患者がその全てを見るように，必要ならば視線を導く．「念のため，ここにある物の名前を言って下さい」と言い，もし正しい言語応答ができない場合は，評価者の物品呼称に対して正しい指さしができることを確認してから本番に進む．「では，私が言うとおりに，ここにある物を動かして下さい．いいですか．…（はっきりと）コップの上にお皿を置いて下さい」．記録を終えたら物品を元の位置に戻し，次の課題へ移る．課題は次の4つである．言葉の理解の正確さをしらべるため，通常はありえない操作をさせる課題を混

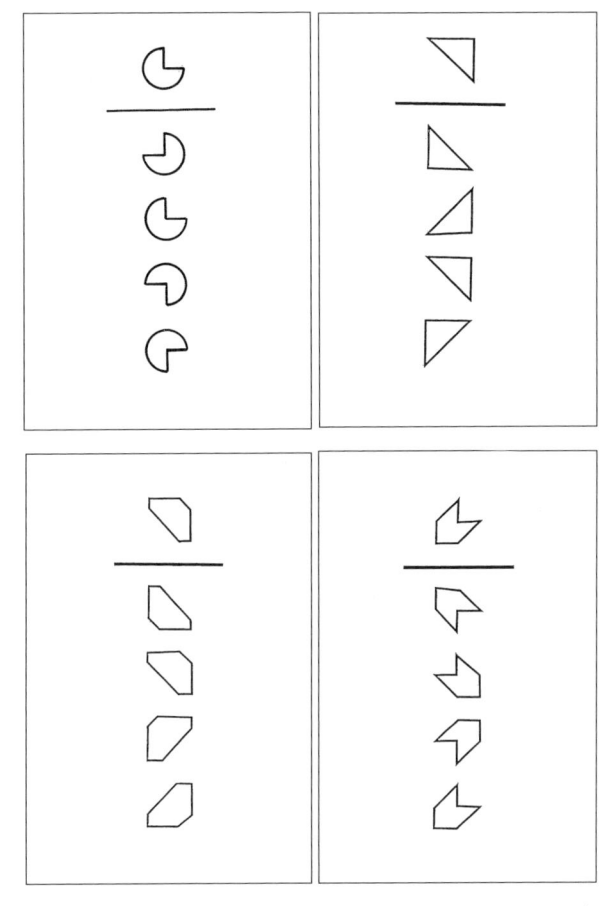

図 15-2　図形の向きの弁別（Ayres, 1975 の一部を借用）
（A5 判）

ぜてある．
　① コップの上にお皿を置いて下さい
　② お皿の手前にスプーンを置いて下さい
　③ お皿の下に 10 円玉を置いて下さい
　④ コップを伏せて下さい

3）方向（＝向き）の弁別

　同じ形で向きだけが異なる図形が並んでいる場合，その違いがわかるかの検査である．これも少数であるが，そういう判別ができない患者がいるためである．Southern California Sensory Integration Test；SCSIT（Ayres, 1975）の一部を借り，図 15-2 のような図版（A5 判）を用いた．最初の 1 枚を提示し，「これ（線の上の図形を指す）と同じものがこの中（線の下の 4 つの図形を示す）にあります．これ（線の上の図形）と同じのはどれですか．指でさしてください」と告げる．被検者が指さしたものに検査者が印をつけ，次のカードに進む．正答率は x /

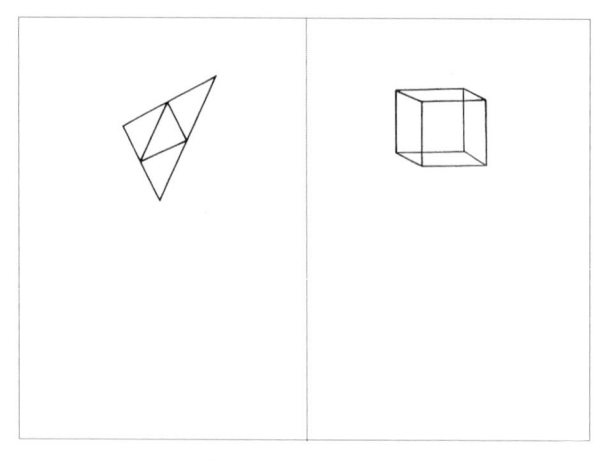

図 15-3　図形模写
(三角内三角は Strub et al, 1993 より借用)
(A4 判を 2 つ折で使用．余白は解答用)

4 で表した．

5) 図形の模写

"三角内三角"と"透視立方体"の 2 つを見本に用いた（**図 15-3**）．三角内三角は Strub ら (1993)/江藤訳 (1995) より借用したもの，透視立方体は伝統的課題である．見本図形 2 つは A4 判 1 枚に描かれているが，検査時は二つ折りにして，1 つずつを提示するようにした．指示は「これ（見本）とおなじものをここ（下の余白）に描いてください」である．

6) 地図の理解

自家製課題を用いた．H 市中央市街図 1 枚を提示して次のように言う；「この地図を見て下さい．あなたは今ここ M デパート（カラーペンでマークをつける）にいるとします．これからここを出て，まず運転免許センターに立ち寄り（カラーペンでマークをつける），その後で県立美術館（カラーペンでマークをつける）に行くとします．このときの道順を電話で友だちに教えてあげるとしたらどのように言いますか？　① まず，M デパートから運転免許センターへの道順を説明してください．M デパートの出入り口はここ，免許センターの出入り口はここです（それぞれ印をつける）」．答えを聴き取ったあと，第 2 問に移る；②「運転免許センターから県立美術館への道順はどのように説明しますか．免許センターの出入り口はここ，美術館の出入り口はここです（それぞれマークをつける）」．口述解答をそのまま記録する．

筆者はたまたま H 市の中央市街図を用いたが，一般的には，県庁所在地の中央市街のような，比較的整然としていて標的建造物の多い地区の地図（の一部）を使うのがよいと思う．

7) 精査

1）～6）の結果をみて，さらに詳しい検査を行なうべきかを判断する．具体的方法については 9 章を参照されたい．ただしこれは，一通りの初期評価が終わったあとで加えるのでよい．

D. 構成課題

1) アウェアネス

患者に対し，「病気の前に比べて，何かを並べたり組み立てたりすることが苦手になったと感じますか」「絵を描いたり，字を書いたりすることについてはいかがですか」と尋ねる．介護者に対しても同様の質問をする．

2) 積木模様の構成

WAIS-RまたはWAIS-Ⅲの下位検査「積木模様」を借用した．実施手順も同テストの実施マニュアルに従った．

3) 紙袋作り

自家製課題．二次元・三次元の転換ができるかをみるために用いた．前項の積木模様の構成にもこの要素は多少含まれているが，こちらのほうがリアルである．

あらかじめ1 cm方眼紙（A4判）1枚，仕上がり見本の袋（縦13 cm×横9 cm，1 cm方眼紙で作成してある）1枚，鉛筆，ハサミ，スティック糊，丸形文鎮2個（片麻痺者用）を準備する．これらを机上に置き，被検者が全てを見たことを確認したうえで次のように言う；「ここにある材料と道具を使って，これ（見本の紙袋）と同じ大きさの袋を作ってください」．最大5分を与える．

4) 描画

臨床でよく使われる慣例的画題の中の2つ（①時計，②ひと）を用いた．あらかじめ白紙2枚（A4判），細書きフェルトペン（黒）を準備しておく．はじめに白紙1枚を患者正面の机上に縦長に置き，患者にフェルトペンを手渡してから言う；①「2時30分を指している時計の絵を描いて下さい」．描き終わったことを確認した後，2枚めの白紙を提示して言う；②「今度は立っている人の正面像を描いて下さい．」

5) 書き取り

自家製課題を用いた．あらかじめ白紙1枚（A4判），細書きフェルトペン（黒）を準備する．白紙を正面に縦長に置き，被検者にフェルトペンを持たせてから言う；「これから短い文を読み上げますから書き取って下さい．いいですか．"祭日の次の月曜日は新聞が休刊になることがあります"」．くり返し読み聞かせてよい．

別の検査で書き取りテストを済ませてあれば，それを参照する．

6) 精査

1）～5）の結果をみて，さらに詳しい検査を行なうべきかを判断する．具体的方法については9章および10章の「書字」に関する項を参照されたい．ただしこれは，一通りの初期評価が終わったあとで加えるのでよい．

E. 数量の理解

1) アウェアネス

患者に対し，「病気の前に比べて数や数字によわくなったと感じることがありますか」と尋ね

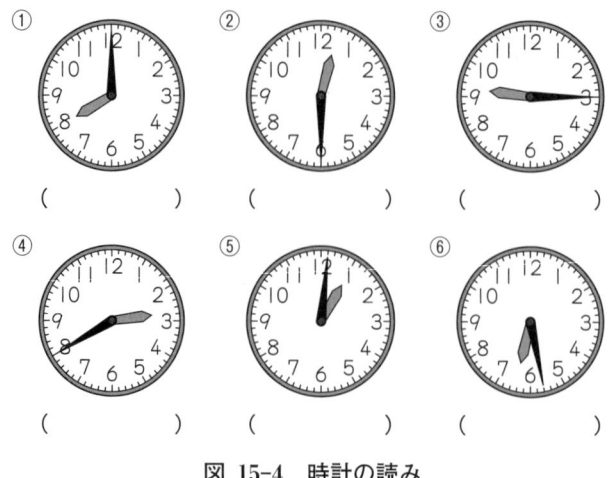

図 15-4　時計の読み

る．介護者に対しても同様の質問をする．

2）計数（個数勘定）

自家製課題を用いて，提示された碁石の個数を正しく数えられるかをしらべた．問題は，①碁石8個，②同4個，③同6個，④同9個の4題である．あらかじめ碁石10個，白紙1枚（A4判）を準備する．白紙の上に8個の碁石をばらばらに並べたあと（問題①），次のように言う；「何個ありますか」．口頭での応答を期待できない場合は，A-7)─③で用いた数字カード4枚を並べ，その中からあてはまるものを選ばせる．

3）数字の読み取り

自家製課題を用いた．あらかじめ，単数字カード4枚（8，4，6，9）と2桁以上の数字カード4枚（2,050，48,000，750，316,900）を準備する．カードを1枚ずつ提示して言う；「読んでください」．2桁以上の数字については，ニーゼローゴーゼロのような読みかたでなく，位取りをつけて読むようにさせる（ニセンゴジュウ）．患者が読み上げたとおりを書き取る．

4）数字の書き取り

自家製課題を用いた．白紙1枚（A4判），細書きフェルトペン（黒）を準備する．「これから私が言う数字を書き取ってください」と言い，①8，②4，③6，④9，⑤2,050，⑥48,000，⑦750，⑧316,900を順次告げる．2桁以上の数字は，「ニーゼローゴーゼロ」のような読みかたでなく，位取りをつけて「ニセンゴジュウ」のような読みかたで言う．

5）暗算

WAIS-RまたはWAIS-Ⅲの下位検査「算数」を利用する．粗点を評価点に置き換えれば，同年齢層の健常値分布のどのあたりに相当するかを知ることができる．

6）時計の読み

小学生用算数問題集から借用した図を用いた（図15-4）．最初の問題を指し示し，「この時計は何時を示していますか」と尋ね，解答を書き取った後，次に進んだ．課題は次の6種である；

①8時，②12時30分，③9時15分，④2時40分，⑤1時1分，⑥6時28分．

	お取引日	記号	お払戻金額	お預り金額／お利息	差引残高	店番
				普通預金（兼お借入）明細 差引残高の金額頭部の「*」はお借入残高を表わします。 2		
1	06-02-18	400	*4,000	JAF	*33,137	
2	06-02-23	400	*19,900	MFS(カンリヒトウ	*13,237	
3	06-02-28	400	*2,640	NHK	*10,597	
4	06-03-14	120	ケツサンリソク	*80	*10,677	
5	06-03-15	120	ヤマダタロウ	*50,000	*60,677	981
6	06-03-16	400	*19,117	デントウ2ガツ	*41,560	
7	06-03-23	400	*19,900	MFS(カンリヒトウ	*21,660	
8	06-03-28	400	*2,339	スイドウ	*19,321	
9	06-04-05	400	*14,692	デントウ3ガツ	*4,629	
10	06-04-26	400	*2,640	NHK	*1,989	
11	06-05-16	120	ヤマダタロウ	*200,000	*201,989	981
12	06-05-18	400	*10,051	デントウ4ガツ	*191,938	

図 15-5　預金通帳の読み取り

7）貨幣勘定

自家製課題を用いた．貨幣2組を以下のように用意し，それぞれについて「全部でいくらありますか」と尋ねた．

① (¥100×5) + (¥50×1) + (¥5×2)
② (¥1000×3) + (¥500×1) + (¥100×2)

8）預金通帳の読み取り

自家製課題を用いた．預金通帳の1ページを示し（図 15-5），「これはある預金通帳の写しです」と告げたうえで，以下の2つの質問をした．

① このページの最終残高はいくらですか？
② 06年3月16日の預金の動きはどのようになっていますか？

9）精査

1）～8）の結果をみて，さらに詳しい検査を行なうべきかを判断する．具体的方法については10章の「計算」および「計量」に関する項を参照されたい．ただしこれは，一通りの初期評価が終わったあとで行なうのでよい．

F. 身体意識・認知

1）アウェアネス

患者に対し，「病気の前と比べ，自分の身体に何か違った感じがありますか」と尋ねる．介護者には「身体について無頓着だったり，使えるはずなのに使わないように思えたり，あるいは何か奇妙なことを言ったりしたことがありますか」と尋ねる．

2) 手指呼称または指さし

自家製課題を用いた．患者の両手を机上に拡げさせる．ペンの赤キャップなどはっきりそれと分かるものを使い，任意の順序で被検者の指1本ずつをさしながら尋ねる；「これは何指ですか」．問題は左右それぞれの手の，① 母指，② 示指，③ 中指，④ 環指，⑤ 小指の全てである（順不同）．音声表出を期待できない場合は，評価者が指の名前を1つずつ告げ，相当する指を動かさせるなり，対側の手で指さしをさせるなりして答えさせる．正答率をx/5で表す．

3) 左右識別と身体部位識別

大橋（1965）の『臨床脳病理学』に記載されていた「Head の手・目・耳試験」から一部を借用して用いた．

評価者は患者と向き合って椅子に腰を下ろす．患者の両手は両大腿上に置かせる．「これから私がお願いすることをしてください．いいですか．『右手を右耳へ』』．動かした手を元の位置に戻させてから次の課題に移る；『左手を右目へ』．以下同様に続ける．問題は次の8つである．求められれば課題を反復してよい．

① 右手を右耳へ
② 左手を右目へ
③ 右手を左耳へ
④ 右手を右目へ
⑤ 左手を左耳へ
⑥ 左手を左目へ
⑦ 左手を右耳へ
⑧ 右手を左目へ

誤反応は，左右の誤りか身体部位判断の誤りかがわかるように記録する．いずれもx/8で表す．

4) 精査

身体部位識別に関するテストは限りなく多様化できる．必要に応じて精査を加えるが，これは初期評価が一通り終わった後でもよい．具体的方法については11章を参照されたい．

G. 動作

1) アウェアネス

患者に対し「病気の前に比べて手足の使い勝手が変わった，と感じることがありますか」と尋ねる．また介護者に「身体の使いかたや手足の動かしかたについて，変だと思われたことがありますか」と尋ねる．

2) 自発行為の状況

もし何らかの失行症の疑いがある場合は，生活環境の中での自発運動/動作を観察する．どのような運動/動作を起こすか，それはどのように行なわれるかをみる．ベッド上であれ椅子

上であれ，何の命令も受けずにひとりでいるときの様子や，食事中，洗面・歯磨き中，更衣中，移動中等の場面を観察するとよい．どのような動きを起こすか，どのようなエラーがあるかに注目する．

3) 口頭命令の実行（客体のない動作）

自家製課題を用いた．患者には次のように言う；「こちらの手（右手を指す）で，私がお願いするかたちを作ってください．いいですか．"マル"」．

反応をみて次の問題へ移る．動作課題は次の4種である．

① （片手で）マルをつくる
② （同　）（じゃんけんの）チョキをつくる
③ （同　）キツネのかたちをつくる
④ （同　）ピストルのかたちをつくる

右手について①～④を実施した後，左手について同様に行なう．反応の正否と，間違った場合はエラー内容を記述する（映像記録を残すことが望ましい）．

同じ目的のために，『改訂版標準高次動作性検査』の下位検査「上肢（片手）慣習的動作」を利用できる（12・3・3-2）参照．ただしこちらは「軍隊の敬礼」「おいでおいで」「じゃんけんのチョキ」の3課題を使っている．

4) 動作模倣（客体のない動作）

上記3）と同一課題を用いた（比較を可能にするため）．まず右手から始めるが，このとき評価者は患者の右側に立ち，「私のまねをしてください」と言ってすばやく"マル"のかたちを作ってみせる．以下，上記3）の②～④を実施し，ついで左手について同様のことを行なう．

『改訂版標準高次動作性検査』でこれに相当する下位検査は「上肢（片手）手指構成模倣」である．ただし動作課題は「ルリアのあご手」「ⅠⅢⅣ指輪」「ⅠⅣ指輪」である．

5) 道具の使用

自家製課題4種を用いた．左右それぞれの手についてしらべた．

① 櫛：患者の正面に櫛を置いて言う；「ここに櫛があります．こちらの手でふだんと同じように使って見せてください」．櫛を1，2回しか動かさない患者には次のように言う；「いつもするように，全部の髪を梳いて見せて下さい」．

② 扇子：患者の正面に開いた扇子を置いて言う；「こちらの手で，この扇子を使って見せてください」．

③ ハサミ：あらかじめ事務用ハサミ，丸形文鎮2個（片麻痺者用），別紙（A4横長，三角形2個が横並びに印刷されてあるもの）を準備する（別紙は縦半分に切り，一方を右手用（R），他方を左手用（L）とする）．「R」の印字がある紙片とハサミを示して言う；「こちらの手でこの三角形を切り取って下さい」．なお片麻痺者に対しては丸形文鎮2個を示して言う；「これは重りです．紙を押さえたり挟んだりするのに使って下さい」．

④ 釘抜き：釘抜き兼用の金槌，木片1本（5cm角，約30cm長，中央に1寸釘1本を半分まで打ち込んであるもの）を準備する．片麻痺者の場合は，Cクランプ1個またはその代用品を使ってあ

らかじめ木片を台に固定する．次のように言う；「こちらの手でこれ（釘抜き）を使って，この釘を引き抜いて下さい」．

　これらを，道具の持ちかたは正しいか（手），道具の動かしかたは正しいか，道具と物の位置関係は適切か，等の観点から観察し，記録する．
　『改訂版標準高次動作性検査』の中でこれらに相当するのは，下位検査「上肢・物品を使う動作」である．ただしこの場合は「歯を磨く」「櫛で髪をとく」「鋸で板を切る」「金槌で釘を打つ」が使われている．

6）複数物品の使用（系列行為）
慣例的課題の中から，次の2課題を用いた．
① **ろうそくに点火する**：箱入りろうそく，箱入りマッチ，燭台各1個を準備する．患者がこれらの全てを見るように視線を誘導した後，次のように言う；「ろうそく1本に火をともしてください」．実施状況を記録する．
② **お茶を煎れる**：煎茶が入った棗（なつめ），お湯が入ったポット，急須，湯飲み茶碗各1個を準備する．患者がこれら全てを見るように視線を誘導する．棗（なつめ）には煎茶が入っていて片手でも蓋がとれること，ポットにはお湯が入っていて，傾ければ（またはボタンを押せば）お湯が出ることを説明する．そして次のように言う；「お茶を一杯煎れて下さい」．実施状況を記録する．

7）着衣動作
「パジャマトップを着る」を課題とした．パジャマの上半身（前開きスナップ留め，サイズの合ったもの）を準備する．たたんであるパジャマトップを被検者の膝上または近くの台の上に置く．次のように言う；「このパジャマを着て見せてください」．

8）精査
　上記3）〜7）は，作業療法の初期的評価であることを考慮し，比較的"自然な"課題にとどめている．たとえば，通常の失行症検査には必ずといっていいくらい含まれるパントマイム課題（客体なしに客体のある動作を演じること）は除外してある．また，動作の異常性は手に端的に現れるという考えと時間の節約の観点から，課題を手の動作に絞っている．しかし患者の中核的障害が運動/動作にあるということが明らかになれば，質的分析のために，もっといろいろな検査を加える必要が出てくるであろう．ただしこれは一通りの初期評価を終えてからでよい．方法については12・3・3を参照されたい．

　運動の高次性異常についてはとくに検査課題をもうけていないが，もしあれば，上記の検査を実施中にその徴候が現れるはずである．必要に応じて精査を加える必要があるだろうが，これについても12章を参照されたい．

15・5・6 遂行機能等の評価

ここまでに述べてきた方法では評価し得ない，複合的な，より高位の機能をここで扱う．既存の用語の中でこれに該当するのは"遂行機能"だと思われるので，とりあえずこの語を掲げる．通常は遂行機能の評価とみなされないものであっても，"思考"を要するものはここに集めた．

以下の下位検査は，これまでの評価の経緯から見てあきらかに実行不能と思われる患者には実施しない．

1) アウェアネス

患者に対し，「病気の前と比べて，予定を立てたり，仕事の段取りを考えたり，手際よく仕事を進めたりすることが下手になったと感じることがありますか」と尋ねる．もしあると答えたら，具体的内容を尋ねる．介護者にも同様の質問をする．

2) 文章読解と要約

筆者は仮の題材として，ある新聞に投稿されたエッセイ（540字程度）を使っていた．あらかじめこれの拡大コピー2枚（1枚は評価者がメモに使用），B5判200字詰め原稿用紙1枚，黒の細書きサインペン1本を用意していた．コピー1枚を渡して次のように言った；「これを読んでもらいたいのです．あとから内容を要約して書いてもらいますので，そのつもりでゆっくりと，声に出して読んでください．いいですか．どうぞ」．読み終えるのを待って原稿用紙とペンを手渡し，次のように言った；「これに，いま読んだことのあらすじを書いてください．」

このほかに，外国人のための日本語検定問題の中の読解問題を利用してみたこともある．どの題材がいいかについて，まだ結論を出せずにいる．

3) 絵画の理解

WAIS-R または WAIS-Ⅲ の下位検査「絵画配列」から1，2の課題を抜き出して利用した．数枚の絵画を意味あるストーリーになるように順序よく並べる課題である．言語表出を求めずに検査ができる．手続きは同検査マニュアルに従った．

全課題を実施した場合は，評価点換算を行なえば，同年齢の健常値分布のどのあたりに相当するかを知ることができる．

4) 算数文章問題

小学生用算数問題集の中から3題を借用した．あらかじめ問題用紙2枚（1枚は評価者がメモに使用），黒の細書きサインペンを準備した．問題用紙を示して言う；「これは算数の文章問題です．最初の問題を声に出して読んでみてください」．読み落としがあれば指摘し，全てを読んだことを確かめてから次のように言う；「ではこれを解いてください．必ず式をたててから解いてください」．問題は次の3題である．

① あきら君の体重は29 kgです．兄さんはあきら君より12 kg重いです．兄さんの体重は 何kgでしょう．

② 牧場に親牛が367頭，子牛が152頭います．そのうちオスが283頭います．メスは何頭いるで

③ 5本のようかんを 180 円の箱に詰めてもらいました．全部で 1930 円になりました．ようかん 1 本の値段はいくらでしょう．

5) 企画課題

これは仮定として書く．"ひとりで行く週末旅行"，"4 人家族で行くディズニーランド・ツアー"のような課題を与え，模擬的実行プランを作ってもらうことが考えられる．資料の読みこなし，行き先と移動ルートの決定と文書化，時間予定の立案と文書化を適切に行なえるかを試すことができる．

6) お使い課題またはその他の模擬課題

これも仮定として書く．さきに紹介した Knight ら（2002）の「MET 病院版」（13・3・3-2)-⑨参照）をさらに簡易化したものを作って実行するとよいかもしれない．

もしも日常的に料理をしていたことのある患者なら，献立作成と調理も最適課題である．たとえば"2 人分の朝食"のようなテーマを決め，献立を作ってもらい，材料を提供し，仕上がり時間を指定して実際に調理をしてもらう，というようなやりかたがあり得る．

7) 精査

ここまでの評価において，もしも患者の中核的な障害が遂行機能の障害にあるということが示唆された場合は，さらに多くの検査を行なう必要が生じるかもしれない．しかしこれは一通りの初期評価を終えた後でよい．方法については 13 章「遂行機能の障害」を参照されたい．

15・5・7 認知初期評価のまとめ

認知機能の初期評価の項目は，絞り込んだつもりでも相当な数にのぼる．そのため全体を見渡すことのできるまとめ表があるほうがよい．表 15-10 は，上記の記述に従って認知の初期評価を行なった場合の，まとめ表の書式サンプルである．各検査の成績を（　）内におおまかに○（良好），△（軽度障害あり），×（重度障害あり），未＝未実施，NI＝Not Indicated（適応なし）などで示すほか，項目脇の余白に主要所見を書き入れるようになっている．その後で全体を見渡して考察を行ない，主要な認知障害と良好な認知機能の双方について，評価者の見解を書き入れる．一読すれば評価者がその患者の全体像をどうとらえたかが明らかになる，というのが理想である．

多岐にわたる所見をこのようなまとめ表を使って整理することは，評価者にとっても大きな意味がある．個々の検査種目はいずれかの大項目の下に分類されているが，実は必ずしもその大項目だけに関係があるわけではない．たとえば「状況図の理解」は，視覚的認知の障害によっても影響を受けるが，注意の障害や，視空間知覚の障害によっても影響を受ける．そのようなことは他にもたくさんある．複数の項目をつらぬく中核的な障害を見定めることこそが重要であり，このまとめ表はその作業を助けるためにある．

表 15-10 認知・行為機能：初期評価のまとめ【作業療法】

患者名：　　　　　　　　　（言語機能など：　　　　　　　　　　　　　　　　　）
評価実施日：　　　　　　　記入年月日：　　　　　　　記入者：

結果　※（　）内：○＝良好，△＝軽度障害あり，×＝重度障害あり，未＝未実施，NI＝適応なし．
　　　　※項目脇にメモを記入．

（　）一般精神機能検査

（　）注意・作動記憶

（　）記憶

（　）視覚的認知
　（　）アウェアネス
　（　）顔写真の識別
　（　）物品識別
　（　）絵の識別
　（　）名所写真の識別
　（　）状況図の理解
　（　）文字・記号の識別
　（　）その他：

（　）視空間知覚
　（　）アウェアネス
　（　）物品配置
　（　）記号探索
　（　）数列模写
　（　）文章の読み
　（　）その他：

（　）位置関係の理解
　（　）アウェアネス
　（　）位置関係語の理解
　（　）方向（＝向き）の弁別
　（　）図形の模写
　（　）地図の理解
　（　）その他：

（　）構成課題
　（　）アウェアネス
　（　）積木模様の構成
　（　）紙袋作り
　（　）描画
　（　）書き取り
　（　）その他：

（　）数量の理解
　（　）アウェアネス
　（　）計数（個数勘定）
　（　）数字の読み取り
　（　）数字の書き取り
　（　）暗算
　（　）時計の読み
　（　）貨幣勘定
　（　）預金通帳の読み取り
　（　）その他：

（　）身体意識・認知
　（　）アウェアネス
　（　）手指呼称または指さし
　（　）身体部位識別
　（　）左右識別
　（　）その他：

（　）動作
　（　）アウェアネス
　（　）自発行為の状況
　（　）口頭命令の実行（客体のない動作）
　（　）動作模倣（客体のない動作）
　（　）道具の使用
　（　）複数物品の使用（系列行為）
　（　）着衣動作
　（　）その他：

（　）遂行機能等
　（　）アウェアネス
　（　）文章読解と要約
　（　）絵画の理解
　（　）算数文章問題
　（　）企画課題
　（　）お使い課題 or その他の模擬課題
　（　）その他：

考察（診断）　※上記の結果を総合的に分析し，障害内容と残存機能を診断する

1994.06/〜/2000.07.07B　NKamakura

以下にこのまとめ表の記録を例示する．ただし2例とも書式改訂以前に担当した事例であるのを現在書式にあてはめて書き直した．このため，およびその他の事情も加わって，実施できた下位検査がかなり不足していることをお断りしておく．

・例1．患者 IHa の場合

　77歳男性である．医学的診断は「脳梗塞，陳旧性右小脳梗塞による右不全麻痺および失語症」であった．失語は理解面・表出面ともにきわめて重度である．口頭言語・書字言語ともに，単語表出はないに等しかった．右片麻痺はほとんど目立たなくなっていた．自由に歩行することができ，院内でのセルフケアは自立していた．

　この患者の認知・行為機能の初期評価のまとめ（作業療法）は表 15-11 のとおりである．手書きの文字が読みにくいと思われるので，「考察（診断）」部分のみ，以下に再掲する．

　　▷重度失語が前景にある．このため検査範囲が著しく制限された．
　　▷検査に対しては協力的．言語表出はないが，表情・態度で応じ，"心が通う"印象を受けた．
　　▷視認は文字・記号以外は良好．視空間知覚もよいと思われる．
　　▷中〜重度の構成障害と系列行為の障害を認める．前者の背後に空間関係判断の障害があると思われる．
　　▷両手に動作失行の疑いがあるが，失語（＋）のため不明．強制課題においてのみ出現（院内ADL は自立）．
　　▷道具の持ちかたは正しいが，操作は不良．おそらく空間性判断の不良による．
　　▷TV 番組を自ら選んで観る能動性（自発性）があるが，理解は不十分かもしれない（WAIS-R の絵画配列不可）．見当識はある程度あるらしい．

・例2．患者 YaHi の場合

　32歳男性．元サッシ工事職人．医学的診断は「クモ膜下出血による左片麻痺，多発性脳動脈瘤術後」となっていた．失語はなかった．左片麻痺は重度．歩行不能のため車椅子を使用．左上肢は廃用レベルであった．セルフケアは，摂食以外はすべて未自立である．

　この患者の認知・行為機能の初期評価のまとめ（作業療法）は表 15-12 のとおりである．これについても，「考察（診断）」部分のみ以下に再掲する．

　　▷最重度左片麻痺の患者．車椅子使用．身体的障害は意識しているが，深刻さはない．本人は精神機能が低下したと思っていない．元々学業不振児？
　　▷視覚的な認知は良好と思われる．但し，気づいた範囲において．
　　▷一般的不注意，空間性不注意が共に認められる．l-UN（左半側無視）は特に重度．あらゆる場面に現れ，行為に影響を与える．
　　▷全体に行為の自己統制が不良である．いい加減，工夫のなさが目立つ．
　　▷空間的課題については，UN（半側無視）のみならず，空間思考の不良ともいうべきものが共存している．構成障害，着衣障害はこの結果と思われる．

表 15-11　例1：認知・行為機能：初期評価のまとめ【作業療法】

患者名： IHa　　　（言語機能など： 重度失語－理解・表出とも ほとんど。右片麻痺残存なし。）
評価実施日： ○年○月～○日　　記入年月日： ○年○月○日　　記入者： 鎌倉矩子

結果　※（ ）内：○＝良好、△＝軽度障害あり、×＝重度障害あり、未＝未実施、NI＝適応なし。※項目脇にメモを記入。

(NI) 一般精神機能検査
　　　見当識はある程度ある？－カレンダー上で日付を　ほぼ正しく指摘

(○?) 注意・作動記憶
　　　"A" Random Letter (視) は良好

(○?) 記憶
　　　物品の10分後再認 (視) は良好

(○×) 視覚的認知
　(NI) アウェアネス
　(○) 顔写真識別 － マッチングが正しい
　(○) 物品識別 － 道具・物品の用途を誤らない
　(未) 絵の識別
　(未) 名所写真の識別
　(NI) 状況図の理解
　(×) 文字・記号の識別 － 数字・かな・漢字いずれも不可
　( ) その他：

(○?) 視空間知覚
　(NI) アウェアネス
　(未) 物品配置
　(○) 記号探索　正答率 11/12、失点は一般的不注意による
　(○) 数列模写　模写エラー(＋)、空間性エラー(－)
　(NI) 文章の読み
　( ) その他：

(×) 位置関係の理解
　(NI) アウェアネス
　(NI) 位置関係語の理解
　(×) 方向(＝向き)の弁別　正答率 4/6
　(△) 図形の模写　透視立方体にマイナーエラー(＋)
　(NI) 地図の理解
　( ) その他：
　　　持ち方はよいが空間的操作に難　両手とも

(×) 構成課題
　(NI) アウェアネス
　(×) 積木模様の構成　きわめて重度 (題意は理解)
　(×) 紙袋作り　〃　(　〃　)
　(×) 描画　〃　(　〃　)
NI(×) 書き取り
　( ) その他：

(?) 数量の理解
　(NI) アウェアネス
NI(未) 計数(個数勘定)
　(NI) 数字の読み取り
NI(×) 数字の書き取り
　(NI) 暗算
　(?) 時計の読み ← 6時、3時、12時、10時30分に関連
　(NI) 貨幣勘定　ある絵をある程度選ぶことができる
　(NI) 預金通帳の読み取り
　( ) その他：

(○?) 身体意識・認知
　(NI) アウェアネス　＊半身不使用(－)、半身無視(－)
未(NI) 手指呼称または指差し
NI(△) 身体部位識別　右手はどれ？左肩はどれ？等に対する提示を求めた
　(○) 左右識別
　( ) その他：

(△×) 動作
　(NI) アウェアネス　　共用TVを、見たい番組の放映
　(○?) 自発行為の状況　時間に自分でスイッチONする
NI(×?) 口頭命令の実行(客体のない動作)
　　手指動作について　右手：2/4正、左手：1/4正
右(×) 動作模倣(客体のない動作)　　　　不正
左(○) 手指構成について 右手：試行錯誤多く結果も　左手：右手で手伝うがほぼ正
　(△) 道具の使用
　(×) 複数物品の使用(系列動作)
　　"お茶いれ"で著しく混乱。ポットの湯を急須に注ぎ、湯のみにナツメに注いだ
　(○) 着衣動作
　( ) その他：

(△×) 遂行機能等
　(NI) アウェアネス
　(NI) 文章読解と要約
　(×) 絵画の理解　WAIS-R「家造り」を解読せず
　(NI) 算数文章問題
　(NI) 企画課題
　(NI) お使い課題orその他の模擬課題
　( ) その他：予約時間にひとりでOTへやってくる。自ら、予定のTV番組を見に行く。

考察(診断)　※上記の結果を総合的に分析し、障害内容と残存機能を診断する

▷ 重度失語が前景にある。このため検査範囲が著しく制限された。
▷ 検査に対しては協力的。言語表出はないが、表情・態度で応じ、"心が通う"印象を受けた。
▷ 視認は、文字・記号以外は良好。視空間知覚もよいと思われる。
▷ 中～重度の構成障害と系列行為の障害を認める。前者の背後に空間関係判断障害があると思われる。
▷ 両手に動作失行の疑いがあるが 失語(＋)のため不明。強制課題においてのみ出現(院内ADL自立)
▷ 道具の持ち方は正しいが操作は不全。おそらく空間性判断の不良による。
▷ TV番組を自ら選んで観る能力がある。理解は不十分かもしれない(WAIS-Rの絵画配列不可)。見当識はある程度あるらしい。

1994.06/～/2000.07.07B NKamakura

表 15-12 例2：認知・行為機能：初期評価のまとめ【作業療法】

患者名：Yahi　　　（言語機能など：失語(-)、左半まひ(+)-機能手レベル、歩行不可

評価実施日：○年○月○～○日　　記入年月日：○年○月○日　　記入者：鎌倉矩子

結果　※( )内：○=良好、△=軽度障害あり、×=重度障害あり、未=未実施、NI=適応なし。※項目脇にメモを記入。

(未)一般精神機能検査　母親によれば元々学校の成績はよくないが今ほどわるくなかった。今はつじつまの合わないことをいうと。	(×)数量の理解 (未)アウェアネス (未)計算（個数勘定） (×)数字の読み取り — ℓ-UN による (未)数字の書き取り (×)暗算　7シリーズ：不正 (○)時計の読み　きわめてslow!! (×)貨幣勘定 (未)預金通帳の読み取り ( )その他：
(△)注意・作動記憶　数列順唱 4ケタまで。 　　　　"A" Random Letter(再度)：16/18	
(×?)記憶　単語の10分後再生：1/4 　　今日の午前中にしたことを思い出せない。	
(○?)視覚的認知 (未)アウェアネス (○)顔写真識別 (○)物品識別 (未)絵の識別 (○)名所写真の識別 (未)状況図の理解 (○)文字・記号の識別　稀に漢字のペンを見落す。 ( )その他：	(○×)身体意識・認知　位置 (×)アウェアネス　左半身への無関心あり。 (○)手指呼称または指差し (○)身体部位識別 (○)左右識別 ( )その他：
(×)視空間知覚 (△)アウェアネス　ℓ-UN指摘され、ある程度気をつけている (×)物品配置　全く無統制 (△)記号探索 — ℓ-UN起る (×)数列模写　}ℓ-UN重る (×)文章の読み ( )その他：	(○×)動作 (未)アウェアネス (未)自発行為の状況 (○)口頭命令の実行（客体のない動作） 　「キツネ」はできないが…。（右手のみ） (○)動作模倣（客体のない動作） 　やや不正確。（右手のみ） (○)道具の使用　釘抜きの使用に「工夫」がない (○)複数物品の使用（系列動作） 　茶筒内の茶葉全部を急須に入れた。動作順序 　　　　　　　　　　　　　　は問題なし。 (×)着衣動作　右手を左袖の袖口に入れる。その右手で左手をエリロからひっぱり入れる。 ( )その他：
(×?)位置関係の理解 (未)アウェアネス (○)位置関係語の理解 (×)方向(=向き)の弁別 — ℓ-UNが影響？ (×)図形の模写 — ℓ-UN(+)による (未)地図の理解 ( )その他：	
(×)構成課題 (未)アウェアネス　紙袋作りに残らし、中止命令が出たのに対し「もう少し時間がほしかった」と。 (×)積木模様の構成　著しく不正。崩壊に近い。 (×)紙袋作り (△)描画　いいかげん、幼稚。 ( )書き取り　内容がしい。 (△)その他（短文を書く） ☆しばしば院内で行方不明 ☆院内キッサ店で無銭飲食	(×)遂行機能等 (未)アウェアネス　な要約を行う (△)文章読解と要約　読み聞かせに対し、きわめて大ざっぱ (△)絵画の理解　絵画配列3枚組はOKだが 　　　　　　　　　5分を要する。6枚組不可 (×)算数文章問題 (未)企画課題　読み落とし(+)。話読みを指摘 (未)お使い課題orその他の模擬課題　された後の内容は 　　　　　　　　　　　　　　　　　正答1/2。 ☆無抑制に　　　 ぺらぺらしゃべる ☆スキューバダイビングがしたいという。

考察（診断）　※上記の結果を総合的に分析し、障害内容と残存機能を診断する

▷最重度左半まひの患者。身体障害は意識しているが、深刻さはない。本人は精神機能が低下したと思っていない。元々学業不振児？

▷視覚的な認知は良好と思われる。但し、気づいた範囲において。

▷一般的不注意、空間性不注意が共に認められる。ℓ-UNは特に重い。あらゆる場面に現われ、行為に影響を与える。

▷全体に行為の自己統制が不良である。いいかげん、工夫のなさが目立つ。

▷空間的課題については、UNのみならず、空間思考の不良ともいうべきものが共存していて、構成障害、着衣障害はこの結果と思われる。

▷無抑制、ルール破りの傾向あり。

▷記憶もよくない。

1994.06/~/2000.07.07B NKamakura

▷無抑制，ルール破りの傾向あり．
　▷記憶もよくない．

　なお，言及する機会がなかったが，個々の認知・行為機能の初期評価も，自分の方針が決まったら書式化しておくのがよい．その書式は手続きと記録のスペースを一体化したものがよい．そうしておけば，後でまとめ表の根拠になっている下位検査記録をしらべようとするとき，それがどのような手続きで行なわれたかをすぐに知ることができる．

15・6　"非定番的"認知機能評価について

　患者の中にはしばしば，ここまでに述べてきたような"定番シナリオ"を使ったのでは障害の質を十分にとらえられないケースがある．たいていは精神機能全般の低下が著しい患者である．

　このような場合は，観察を中心に，臨機応変の課題設定を試みることが必要になる．あらすじとしては，"定番シナリオ"同様，各種認知・行為の点検をめざすことになるが，"この患者は何ならできるのか"，"どういう条件でならできるのか"，"異常性はどのようなものなのか"を問いかけつつ，反応を見ては次の一手を考えて進むことになる．この臨時シナリオの決め手は，"評価者が知りたいと思うこと"である．

　"非定番"であるから，手順の一般化はできない．一事例の紹介をもって説明に代える．

例．患者 KoYo の初期的認知・行為評価（作業療法）
　患者 KoYo は入院中の88歳の女性であった．医学診断は，①脳梗塞（右前大脳動脈・中大脳動脈前1/2灌流域，発症後1か月経過）および②陳旧性脳内出血（左脳後方）となっていた．ADLは全面依存である．重度左片麻痺のほか，左半側空間無視，左半側身体失認，病態失認，Bálint症状群の類似症状が指摘されていた．作業療法評価は，担当作業療法士および筆者によって以下のように行なわれた．

　1）初回面接
・事前情報：KoYo はセルフケアを全面的に介護者に依存しているとのことである．常時おむつを着用．日中は車椅子に乗せられてナースステーションの一隅に置かれ，監視を受けている由．医学カルテによれば左同名半盲がある．
・KoYo は，予約時間に，介護者に車椅子を押されて来室した（通常椅子への移乗にも介助を要した）．はたらきかけがないかぎり俯いて眠っているように見えるが，呼びかけるとすぐに顔を上げて返事をした．顔面はほとんど常に右に回旋しており，眼球も右に偏位していることが多かった．体幹は少しのきっかけで左傾し，しばしばそれに前傾が加わった．左上肢は弛緩して，左大腿上に置かれており，手指には浮腫があった．

・担当作業療法士によれば，左上肢の少なくとも前腕以下は，表在，深部感覚ともに脱失とみられる，とのことであった．
・自発的な発話はなかった．問いかけには無反応または遅れて答える．自分の名前，年齢などの簡単な質問に答える場合でも，応答が始まるまでに数秒を要した．答えは途切れやすく，ひとつの単語または短い語句で終わるか，あるいは数秒または十数秒の休止をはさんで次の単語または語句が発せられるかであった．しかしある程度意味のある会話が成立した．

　　　好きなカラオケは何ですか　→　「……○○慕情」（○○：評価者に聞き取れなかった）
　　　それはどんな歌ですか　→　「……ジョウタツヤの作詞，作曲」．

・"どこが具合わるいですか"には，「左の貼った（？）ところが痛い」「左の手があがんないです，私は」と答えた．しかし"どこかが動かなくて困るのですか"の問いには「右の腕」と答えた（不正）．自分はリハを受けていると答える一方で（正），「（食事は）ジブンデヤリマス」と答えた（不正）．
・"病後，頭のはたらきが変わったと思いますか"には，「変わりましたね，随分．みんな忘れる」と応じた．
・帰り際に礼を言うなど，礼儀正しさをかいま見せた．
・上記の会話中，話すほどに次第に，顔面が右への回旋を強めた．一方，何かの拍子に，ごくわずかに顔面右旋が減じることもあった．

　　　※ここまでにわかったことは以下のとおりである．① 感覚運動麻痺は重度である．② 通常座位での頭位・眼位が常に右方偏位を起こしている．③ 発動性の低下が推測される．しかし ④ 最小限度の会話が成り立つ．⑤ 左半身麻痺と認知機能低下に対する自覚はあると思われる．⑥ 状況認識については，誤認が混じっている可能性がある．

2）精神統制課題
・口頭言語での応答があまりに遅く，かつ途切れるので，WMS-R（Wechsler Memory Scale-Revised）の精神統制課題を実施した．1）"20から始めて逆の順序で1まで，20，19，18，のようにできるだけ早く言ってください"には，30秒経過までに「20，18，30，31」と答えた．2）"五十音をできるだけ早く言う"では，30秒経過までに「カキクケコ，サシスセソ」と答えた．3）"1から始めて3つずつ多い数を言ってください"では，「1，2，3，・・」と答え続けた．1）3）とも，制止令がなかなか利かなかった（いつまでも言い続けた）．
・単語流暢性テスト"四足動物"の結果は，1分間に2個であった．

　　　※ここで明らかになったことは以下のとおりである；① 反応の乏しさ（流暢性の低さ）があるだけでなく，② 課題理解の内容がすぐに変質する可能性がある．③ いったん開始した行動に対

して抑制が利かなくなる可能性がある．

3）注意・記憶関連
・見当識：担当作業療法士によれば，日時はわからないが，場所に関してはある程度わかっているとのことである．日付は，回答の選択肢を与えれば「10月」を正しく選ぶことができた．
・数唱：順唱は4桁まで可．逆唱は不可であった．
・物語の直後再生：WMS-Rの論理的記憶課題である"物語A"を用いた．反応はゼロであった．
・遠隔記憶（思い出）：カラオケをめぐる会話内容等から判断するかぎり，多少の遠隔記憶は保たれていると思われた．

　　※ここで明らかになったことは以下のとおりである：① 見当識は不確かだがゼロというわけではない，② 作動記憶は著しく低下している可能性がある，③ 告げられたことの記憶保持はおそらくできない，④ 何がしかの遠隔記憶（思い出）は心の中にあるらしい．

4）見る行為（視線の定位）
・俯いて眠っているように見える患者に，正面から"KoYoさん！"と呼びかけると，顔面をほぼ正面に上げ，評価者を見た（眼位もほぼ正面）．視線が合ったと感じた．しかし会話応答を始めるとすぐに眼球は右に偏位し，顔面も右回旋位になり，次第にそれを強めた．
・評価者が強制的にKoYoの頭部をひねって正面に向けさせても，眼球は強く右に偏位したままであった．
・"いま何時ですか？"と尋ねると，右に向いていた顔面をさらに大きく右上方へ回して時計を探した（たまたまそこに壁時計があった）．後で"これを見てください"と呼びかけたときも，提示された物品には視線を向けず，時計のときと同じように顔面を大きく右上方へ回して何かを探すようにした．
・机上であっても，空中であっても，正中正面に提示された物品を見ることはなかった．"これを見て！"と大声で言っても，そのとき机面を叩いて音をたてても，見なかった．
・KoYoから見て机の右端に置かれている物品や，空中で右斜め前方に提示された物品は見ることがあった．ただし，意図的な，系統立った探索活動の結果としてそれを見るのではなく，偶然視線の先に入ったものを見る，というふうに見受けられた．
・したがって，KoYoに何かを見てもらうためには，提示物品をKoYoの視線の先に出してやらねばならなかった．しかしこの場合も，すぐに"見てもらえる"わけではない．提示者はKoYoの右空間内でその物を小さく上下左右に動かして，"出会い"を待たねばならない．すると，"あ，見た！"という瞬間が訪れることがあった．
・KoYoの右空間に物品を提示して"これを見て"と言っても，KoYoはそれよりさらに右を見ていることが多かった．その物品を差し出している評価者（KoYoから見て右寄りの位置に，

KoYoに対面するように前かがみ姿勢で立ち，右手で物品を差し出している）の右手元ではなく，評価者の左手首の腕時計や，その周辺を見ていて，「時計」，ついで「衣類」（おそらく評価者の上着のこと）と答えた．一度，床上の突起や壁面のカレンダーを見てしまうと（いずれも右空間），何度もくり返してそれを見るのを認めた．

・"もっと左を見て""（あなたの）左手を探して"などの要請には応じようとする気配を見せることがあった．しかし動きが起こるまでに時間がかかり（数秒か），あるかなきかの動きしか起こらなかった（少なくとも左方向への探索は起こさなかった）．あたかも頭が重い錨で引き留められているかのようであった．

・"見た"物品（サインペン）に対するreachは，要請してもなかなか起こらず，手を出し始めてからも逡巡し，なかなか物品に達しなかった．手を伸ばし始めたとたんに，視線が右へそれることもあった．ただし別の日に輪投げ用の輪を視線上に提示したときには，比較的スムーズにreachし，スムーズに掴んだ．

・空中提示では決して見ようとしなかった物品（電池）をKoYoの右手に置いてみた．KoYoはそれを掴み，すぐにそれを見て，「これは‥‥電池」と答えた！

・左手に関しては，評価者が何度もそれを右空間へ引っ張って行って見るように促してみたが，患者の視線がそれに合ったと感じられたことはなかった．

・評価者がKoYoの両手を持ち，正中位でその2つをすりあわせるように接触させると，KoYoは自ら右手指を左手指に組み合わせた．このとき，顔面は正中位に来て自分の手元を見た（眼はわずかに右に偏位していた）．しかしまた右へ戻った．

・顔面近くに黄色い風船（20×30 cm大）がやってくると，右手で前下正中に向けてそれを叩いた（本セッションより前に，風船バレーをしたことがある）．そして風船の行方を追って，正中を超える左へと顔面を回旋させた．これは頻繁に起こった（左1/2あるいは2/3程度まで回旋することがあった）．この顔面左旋は，自分が打った風船でなくても，空中を浮遊している風船に対しても，他者が抱え歩いている風船に対しても起こった．その時その風船を持つ評価者が左空間から声をかけると，その顔も見た．いずれの場合も，風船の行方を最後まで見届けることはなく，数秒後に顔面は右旋位に戻った．

・風船を持たない評価者がKoYoの右空間から正面へ移動したとき，KoYoがその動きを，顔面を回旋させつつ目で追うのを認めた．

※ここでわかったことは以下のとおりである；① 発話行動が，両眼と顔面の右方偏位を誘発することがある．② 視界に複数対象があるとき，KoYoの視線は常により右にある物に引き寄せられる（標的外のものが右にあればそちらに引き寄せられる）．③ 探索行動は常に右方向へ向かって起こる．促されれば，左への探索を起こす気配を見せることもあるが，それは右への探索が起こらないという形でしか現れない．④ "見た"対象に対するreachは，促されても起こりにくく（＝遅延），動き始めてからも逡巡し，行き届かないことがある．⑤ reachを起こしはじめる瞬間に視線が右へそれることがある．⑥ しかし自分の右手に置かれた物はすぐに見る．

⑦ 他者が KoYo の右手を左手に接触させたときも（正中位），顔面と眼位をほぼ正中位にしてその手元を見ることがある（⑥と⑦の共通点は触覚入力）．⑧ 右空間から左空間へ向かって動いている人や風船に対しては，正中線を越えるところまで顔面を左旋させてこれを追視する．⑨ 自分に向かって動いてくる対象（風船）に対しては，右手による reach が的中する．

5）視覚的認知

- 本人によれば白内障手術の後，色がわからなくなったとのことである．視力は不明．
- "ハサミ"，"電池"，"ペン" などの日常物品を 1 つずつ提示した場合，"見た"（偶然視線が合う，または手に置かれたのですぐ見る）後はすぐに正しく呼称した．
- とても小さな鍵，2 色クリスタルの縦縞模様の柄がついたドライバーは誤って呼称した（爪切り，スプーン）．
- 相貌認知：評価者と風船遊びをした際，たまたま身をかがめた評価者の顔が KoYo の顔の前上方左寄りへ接近すると，KoYo は風船を叩くのとまったく同じように評価者の顔を叩いた．どうやら評価者の顔を風船と間違えたものと思われた．担当作業療法士によると，すでにほぼ 1 か月，毎回名前を告げているにもかかわらず，またこの患者が別の機会に "×××さん" とその作業療法士の名を口にしているにもかかわらず，彼女が顔を見せて名を問うと "ワスレマシタネ"，または無反応とのことである．
- 文字，数字に関しては評価をしなかった．

※ここで明らかになったことは以下のとおりである；① "見る" ことに成功しさえすれば，日常物品の識別は可能であると思われる，② ただし日常物品の一部に視認不能があるので精査を要する（特に視力との関連），③ 人の顔は識別できていない可能性が高い．

6）身体認知

- "右手を上げて"，"左手を上げて"，"○○に触って下さい" と指示したり，"（ある箇所に触れて）これは何ですか" と尋ねたりすることによってしらべた．しかし 2, 3 の正答の後ですぐに誤答続きになることや（易疲労性），視線定位の困難があること，左半身の感覚脱失が疑われることなどにより，身体認知障害の有無については判断が難しかった．
- 別の日に身体部分への reach 動作をしらべた際には，逡巡なくその部位（告げられた部位）へ手を到達させるのを認めた．
- 洗面台での手洗い場面では，担当作業療法士が KoYo の両手を洗面台に入れさせた後，"ほら，石鹸．手を出して" と言って KoYo の右手に石鹸を垂らし，"はいどうぞ" と言うと，KoYo はすぐに右手で左手・前腕を洗い始めた．しかし "今どっちの手を洗っている？" には「ミギ」と答え，"左は？" には「マダアラッテナイ」と答えた．
- 同上場面で，髪を梳くように言われたが，右しか梳かなかった．

※この項ではおぼろげながら次のことが推測される；① いわゆる身体部位失認はおそらくない，② 左半側身体失認がある可能性がある．

7）動作行為

・面談もしくは検査中，KoYoが自ら動作を起こすことはなかった．車椅子上で頻繁に姿勢が崩れたが，自ら体幹を起こすこともなかった．

・一般に動作指示にはなかなか応じなかった．応じるとしても，開始までに数秒の遅れがあったり，2回め，3回めの促しの後にやっと応じる，というふうであった．"セイノッ"，"ハイドウゾ！"などのかけ声をかけてやると動作が始まることがあった．

・サインペンを右空間に提示し，"見た"ことを確認した後でそれを取るように求めたが，なかなか手を出そうとせず，手を出し始めてからも逡巡し，なかなか物品に達しなかった．手を伸ばし始めたとたんに，視線が右へそれることもあった（再掲）．

・別の日に視線上に"輪なげの輪"を提示したときは，比較的すぐに手を出し，逡巡せずに輪に達し，それを持った（再掲）．一度これを行なうと，同じ位置に提示される輪には次々とreachした．次にポールを視線上に提示すると，促せばここに輪を入れたが，かなりの促し（言葉による）が必要であった．

・指示されて自身の身体部分に触れる動作では，動作の逡巡はなく，到達位置のずれはほとんど目立たなかった（鼻の場合のみわずかにずれた）．担当作業療法士によれば，以前はスプーンを口に運ぶとき，左口角の外にスプーンを当ててしまうなどがあったという．

・緩やかに顔面の前に降りてくる黄色い風船を，右手でパンと前方へ打つ．これは何回でもくり返した．促しは全く不要であった．

・自然な動作の要請には反応がはやいと思われた．"この紙のにおいを嗅いでみて"と言って右手に紙を置いてやると，すぐにそれを鼻に運んだ．

・病室での食事場面の観察：担当作業療法士が患者の右空間の空中に，視線の先にスプーンを提示し，これを持つように求めた．しかしなかなか視線が合わず，手も出そうとしなかった．促しと待機と多少の誘導をくり返した後，2分30秒後にようやく右手でスプーンを持った．持ったスプーンを粥の入った深皿へ入れさせるためにまた同様の空中提示，促し，誘導を要した．スプーンボウルが皿の縁の内側に当たるように腕の位置を決めてやると，自分で粥をすくい，口に運んだ．すくうときも，口へ向かってスプーンボウルを持ちあげるときも，視線はスプーンボウルの上にあった．口へのスプーンボウルの挿入は的確だった．その後もセラピストが視線の先に皿を差し出して促すと，スプーンボウルを見ながら粥をすくい，口に運んだ．結果的に，患者は顔面を強く右に向け，著しい右寄り空間でスプーンの上げ下ろしをすることになった．

・食事場面（続き）：最初のスプーン運びに成功したあと，2口めと3口めは軽い促しで最初と同じ位置にある皿から粥をすくい口へ運んだ．しかしその後はペースが落ち，強い促しを頻繁にくり返さなければすくおうとせず，動作も逡巡しがちになった．6口めあたりで全く促しに

応じなくなり，これ以降は食べさせてもらうことになった．スプーンで運んでもらうと，自ら開口し，どんどん摂取した．
・食事場面（続き）：担当作業療法士によれば，約1か月前は，何度持たせてもスプーンを裏返して持つのが見られたという．
・洗面台での手洗いと顔拭き：左腕を洗面台の中に，手がほぼ正面にくるように置いてやり，蛇口からお湯がシャワー状に流れ落ちる状態にした後で手洗いを促した．右手に石鹸液を垂らしてやり，どうぞと促すと，患者は自らその手で左手・左前腕を洗った．このとき視線は右手の上にあるように見えた．後で右手にタオルを置いてやったときも，その手で左手・左腕を自発的に拭いた．おしぼりを渡して顔拭きを促すとすぐに右顔面を拭いたが，左顔面には進まなかった．左顔面も拭くように促すと，右手をその方向へ動かしたが，何度試みても右手は左顔面に達しなかった．担当作業療法士が患者の右手を持って患者の左頬に軽く触れさせてやると，そのあと1，2回，ちょんちょんと触れたが，拭く動作にいたることはなかった．
・紙にペンで名前を書くこと：筆順を見ていると，自分のフルネームを漢字で書こうとしているのだと察することができた．しかし文字配列が崩れているのみならず，字画が欠けたり，ばらばらに離れたり，重なったりしており，仕上がりは崩壊状態に近かった．本人の名前を知らず，運筆の過程を見ていない人には判読不可能な文字であった．しかしその範囲内ながら，その日の作品は1か月前の作品よりbetterであった．

　　　※ここで明らかになったことは以下のとおりである；① 自発動作を認めない，② 動作の口頭命令になかなか反応せず，頻回の促しを要する，③ "見た"物品に対するreachの求めになかなか応じず，ようやく手を出しても動きが逡巡し，対象に到達しにくい．ただし別の機会，別の対象でかなり自然なreachができる場合もある．物品の大きさが関与している可能性があるので要精査．④ 命じられて行なう身体部位へのreachは比較的スムーズである．ただし左半身の一部に対しては成功しない．⑤ 動いている物品（ただし風船）に対するreachは的確である．⑥ 右空間の静止している物品に対するreachは，一度成功すれば，それが同位置にあるかぎり，続く数回も成功する．⑦ スプーンやペンの持ちかた，動かしかたは正常である．

9）まとめ

以上の観察結果をまとめると次のようになる．
① 神経心理学的用語に従えば，発動性低下＋，注意・作動記憶障害＋，相貌失認＋（おそらく），左半側視空間無視＋，左半側身体失認＋ということができる．Bálint症候群＋というべきかは判断を保留する．遂行機能障害＋でもあろうが，精神機能全般の低下が著しくそれを論じるレベルにない．
② 中核にあるのは，発動性の低下と視覚性定位の困難（重度左側無視）だと思われる．この視覚性定位の障害は，左同名半盲，左半身の感覚麻痺と運動麻痺，発動性障害と精神統制不良等の複合的な結果だと解釈できなくはない．

③言語応答であれ，動作応答であれ，反応はすべて遅延する．
④俯いて閉眼状態にあるとき，正面前方から呼びかければほぼ正中線上で顔面を上げ，相手を正視する．このとき眼球もほぼ正中位にある．
⑤開眼状態にあるとき，顔面はほとんど常に右回旋位にあり，眼球も右方に偏位している．視線が右方空間に向かう傾向は，種々の意図的行為に際して，瞬間的にさらに強まる．
⑥視界に複数の対象があるかぎり（通常の室内はそうである），視線はより右にある対象に向かう．すなわち標的よりもさらに右にある物を見る．
⑦視覚的探索はつねに右方向へ向かう．要請されれば左へ視線を向けようとする気配を見せるが，それは右への探索をしないか，あるかなきかの左方への顔面回旋を示す，という現象としてしか現れない．
⑧視線の先に声かけとともに提示された物品をすぐに見ることはない．提示者が物品を揺り動かしつつ声かけを続けていると，やがて"視線が合う＝見る"瞬間にいたる．
⑨"見た"物品に対するreachは要請されてもなかなか起こらず，手は動き始めた後も逡巡し，対象に到達しにくいが，場合により円滑に到達することもある（対象特性については要精査）．
⑩触覚的手がかりがあれば行為は遅延しない（例．手の中のものはすぐ見る，手に持っている物を嗅ぐように言われるとすぐにそうする，洗面台上で右手が左手に触れるとすぐに手洗いを開始する）．
⑪右手を左手に正中位で接触させると，顔面，眼球とも右方回旋を解消し，ほぼ正中位にきて自分の手元を見ることがある．
⑫ゆっくりと動く対象（ただし，人，風船）を追視できる．この場合は対象を追って，右回旋位から左回旋位へ，正中線を越えて顔面を回旋し，左空間を移動する対象を追う．
⑬動く対象（ただし，人，風船）に対しては右手によるreachが的中する（対象特性については要精査）．
⑭"見た"物の視認はおそらく正しい（一部に誤認があるので要精査）．
⑮病識は，おぼろげながらあると推測できる．ただし左側無視をのぞく．
⑯乏しいながらもある程度内容のある会話ができる．

こうして評価者は，KoYoの認知障害をかなりよく理解することができた．見いだしたことの中には治療的介入のためのヒントが数多く含まれていると思われた．精査を要する点は残っているが，それらは追って明らかにされるはずである．

16

作業療法プログラムの立案

16・1 その患者の障害と残存機能の特性を把握する ―― 462
16・2 高次脳機能障害とADL障害との関連を読み解く ―― 464
16・3 必要と可能性の両面から最初の目標を決める ―― 465
16・4 最適課題と最適学習法を考える ―― 467
16・5 達成度をはかる手段を織りこむ ―― 474
付. 余暇活動支援のプログラムについて ―― 478

16　作業療法プログラムの立案

　「トランプの神経衰弱がいいと聞いて，毎晩家族総出でやったことがあります．でも駄目でした」．たまたま会ったある低酸素脳症の青年の親御さんにそう聞かされたことがある．
　狭心症には狭心症に効く薬があり，肩こりには肩こりに効く体操がある．しかし高次脳機能障害に関しては，特定の障害に効く特定のゲームや作業があるのではない．事態を改善する基本はひとえに"学習"であるが，何をどのように学習するのがよいかは，たとえ同種の障害であっても患者ごとに異なる．障害の質も程度も患者ごとに必ず異なるものであるうえに，障害の複合状況や残存機能の質と程度も，またそれまでの人生経験やこれからの人生進路も，さらにいっそう異なるものだからである．仮に「神経衰弱」が選ばれることがあるとしても，ゲームの方法はそのときのその患者のために慎重に選ばれるであろうし，同じ方法ばかりを続けることも滅多にない．高次脳機能障害者のための作業療法は，すべて個人仕様なのである．
　各種の高次脳機能障害があるとき，対処法としてどのような選択肢があるかは，すでに基礎知識編で述べた．しかしそれらは全て，これまでに試みられたことの紹介である．あり得る対処法の全てではない．あなたは，あなたの知識とあなたの経験にあなたの思考を重ねて，"その患者"のための最適プログラムを作りださなければならない．高次脳機能障害者のためのプログラム作りは，毎回が新たな挑戦である．
　本章では，ひとりの高次脳機能障害者を迎え入れたとき，作業療法のプログラムをどのように組み立てていけばよいかを考える．

16・1　その患者の障害と残存機能の特性を把握する

　プログラムを考える作業の第一歩は，その患者の障害と残存機能の特性を把握することにある．このことは評価の最終段階で総括（まとめ）を書くときに既に行なっているので，プログラム立案にあたってはもう一度それを熟読玩味し，さらなる凝縮を試みることになる．評価のまとめを読み直していると，新たな疑問や解釈が生じ，もう一度検査データにさかのぼって考え直す，ということも稀ではない．
　脳損傷者はたいてい，多種類の認知障害（＝高次脳機能障害）をもっている．一部はある障害の二次的な結果だと見なせる場合もあるし，あるいは複数の障害に通底する共通要因を推定できる場合もある．
　たとえば，前章の第2例，患者YaHiの場合は（15・4・7参照），視空間知覚の障害も，位置関係の理解の障害も，構成障害も，数量関連課題の障害も認められたが，その誤りかたをしらべると，大部分が半側視空間無視に起因することが明らかである．さらには左半身への無関知も

あった．したがってこの患者の中核的障害の1つは，半側空間無視だと考えることができる．このほかに認められた全般的不注意や行為全般の工夫のなさ，抑制欠如，社会的ルールの無視は，行為の自己統制の不良すなわち遂行機能障害と見なすことができるだろう．記憶の低下や生来の知的活動の不振がこれらを助長している可能性もある．したがって患者YaHiの中核的障害は，私の見解では，第1が左半側空間無視，第2が行為の自己統制不良（＝遂行機能障害），第3が記憶障害ということになる．他方，同患者の利点は，もしも存在に気づいた後ならば視覚的認知が良好であること，失語がなく言語コミュニケーションに不自由がないことである．

　前章の第1例，患者IHaの場合には，大部分の行為に失語の影響が大きな影を落としていた，ということをまず認めなくてはならない．作業療法士は言語性障害に直接の介入をすることはないが，しかし言語の障害が行為に与える影響の大きさは承知していなければならない．次に目立つのは位置関係の理解の障害，重度の構成障害，道具使用における空間性操作の困難であるが，この3つには空間関係の判断の不良という共通性がある．それがきわめて重度であることは，作品の出来映えのわるさだけでなく，単純図形の向きの弁別さえも誤りがちであるところから推測できる．ただし病室―作業療法室間の移動を自立して行なっている点からみて，空間関係の判断の不良は実空間内の移動には影響を与えていないと判断できる．次に目立つこととして，複数物品を扱う系列行為の障害がある．道具・物品の用途を大筋において誤らないことを考え合わせると，やはりこれは行為の時間的統合のまずさからくるものであろうと考えざるを得ない．以上のように考えると，この患者の高次脳機能障害の中核は，私の見解では，第1が失語，第2が空間性統合の不良（位置関係の判断と操作の障害），第3が時間的統合の不良（系列行為の障害）だということになる．他方，同患者の利点は，人の顔や物品の視覚的認知はよいらしいこと，生活場面において自然な能動性が発揮されていることである．

　前章の最後に"非定番的"評価の例としてあげた患者KoYoは，発動性の低下と視覚性定位の困難（左側無視性）が中核にあるとみられたケースである．左側無視は最重度というべきであるが，静止している視覚対象と動いている視覚対象に対しては反応が異なること，触覚入力があれば視線の定位が正常化されやすいことなど，この患者に固有の障害特性が評価の過程で明らかになっていた．この患者の利点は，通常は傾眠傾向にあるもののはたらきかけには応じること，触覚入力を契機としてごくわずかな目的動作を実行できること，負荷がなければ摂食の意欲はあること，多少の意味のある会話を交わすだけの心の動きがあること，である．

　患者の脳機能に関するこのような読み解きは，患者のどの部分にどのようにはたらきかけていくかを判断するための基盤になる．この読み解きには主観的判断が混じるから，読者の中にはそのことに不安や不信をもつ方がおられるかもしれない．しかし，指導であれ支援であれ，ひとへのはたらきかけは，それを行なおうとする者の意思・判断なしには成り立たないものである．

　とはいえ，主観判断による不適切な偏りを最小にする努力はしなければならない．自分が見届けた事実を判断材料に据える，文献や他者の意見を参考にする，それでよかったかを検証す

る手はずをととのえる，などの心がけが大切だと思う．

16・2　高次脳機能障害とADL障害との関連を読み解く

　次に行なうのは，高次脳機能障害がその患者のADL障害をどの程度説明できるかを読み解くことである．ただしここでのADLは広義のADLを指す．

　9・4・4および10・3・2で紹介した患者OM（67歳の主婦）は，セルフケアにはほとんど問題を示していなかったケースである．家族が指摘した異変は，電話でまともに応対ができない，箸やスプーンの持ち方がおかしいが本人は平気でいる，計算ができない，字が書けない，であった．本人が作業療法士に語った不具合は，（包丁で）たくあんを切ったらズルズルっとつながっていたが直せなかった，電車の切符を買うことができなかった，貯金通帳を見ても理解できなかった，である．「病気だと思って寝ていた」というのは結局のところ，主婦としての役割をはたせなくなったことの間接表現であったろう．入院後の病棟生活では，他の患者の車椅子を押してあげるなどの心配りを見せる一方で，衣服のボタンを掛け違えることがある，キャラメルやみかんの皮をむけない，などの小さなトラブルを目撃されていた．

　評価の結果は，この患者の中核的障害が① 空間性認知と操作の障害にあり，それに ② 行為の時間系列をととのえることの障害（系列行為の障害）と，③ 数字・数量操作の障害が加わっていることを示すと思われた．①の"空間性認知と操作の障害"はきわめて広範囲に及んでおり，軽い右半側無視，図形の向きの弁別障害，模倣構成の障害，描画の困難，関係を表す言葉の理解の障害，身体部位認知の障害，道具の持ち方と操作方向の混乱に及んでいた．与えられた言葉から視覚的イメージを想起することもできなかった．

　入院時に聴取または目撃された種々のADL障害が，これら高次脳機能障害の結果であることは容易に理解できる．電話での応対ができなかったのはおそらく，空間関係や視覚的イメージの想起を必要とする言葉が理解できなかったり，数値・数量関連の言葉を理解できなかったりしたためであろう．箸やスプーンの持ち方がおかしかったり，包丁をうまく使えなかったりしたのは，手と道具の位置関係や，道具と物の位置関係をうまく処理できなかったためである．文字が全く書けないのも，空間操作の障害が書字行為に及んだものと理解できる．電車の切符を買うことができないのは券売機のキーの位置の意味や数値の意味を理解することができないためであり，貯金通帳を理解できないのは"欄"の意味や数値の意味を理解できなかったためであろうと推測できる．系列行為の障害が見いだされたことは，調理にせよ，その他にせよ，段取りを要する種々の家事作業が実行困難に陥っていたことを推測させる．つまり，OMにおける生活機能障害のほぼ全ては，彼女が有する高次脳機能障害によって説明可能であり，生活機能を取り戻すには，高次脳機能障害の攻略が必要であることを示している．

　15・4・7の第2例YaHiは，左半身に重度の感覚運動麻痺があった患者である．移動には車椅子を使用していたが，行方不明になるなどの理由により要監視の状態にあった．セルフケアは，

摂食のほかは何ひとつ自立しておらず，移乗も，排泄も，整容も，更衣も，服薬時間を守ることも，全て介助を要した．この患者の中核的高次脳機能障害は，さきにも述べたように，重度の左半側空間無視，行為の自己統制不良（＝遂行機能障害），記憶障害である．重度の左片麻痺にこれら3つが加わされば，生活機能がほぼ停止状態に陥るであろうことは容易に理解できる．

15章最後の事例 KoYo のような超重度事例の場合でさえも，生活機能の障害と高次脳機能障害の関連は明らかである．KoYo はセルフケアを全面的に他者に依存しており，食事のために麻痺のない健手でスプーンを取り上げることすらもしなかった．高次脳機能評価の結果は，この患者の中核的障害が発動性の低下（活動水準の低下）と超重度の視覚性定位の障害にあるという推論をもたらした．この推論は，KoYo がなぜスプーンを取り上げないかを十分説明することができる．KoYo の前には，室内風景と机上風景とが無数の視覚刺激となって展開している．KoYo には何かをしようとする発意がなく，しかも視線は常に視界の最右端の対象に引き寄せられてしまうのだとしたら，たとえ右手に麻痺がなくても，自らスプーンを取り上げようとしないのは当然である．

16・3　必要と可能性の両面から最初の目標を決める

治療目標（介入目標）の決定については，一般に2つの考え方がある．ひとつはその患者に欠けている機能を基礎から満たして積み上げていこうとするものである．もうひとつは，患者にとっての必要（ニーズ）を満たすことを第一優先と考え，その範囲において機能の補完や強化をはかろうとするものである．

高次脳機能障害の場合，基礎から積み上げる方式すなわちボトムアップ・アプローチは有効にはたらかないことが多い．理由のひとつは，私たちが現在用いている脳機能の種別は，説明のための暫定的ラベルにすぎないという点にある．実際の脳は各種の下位機能を集めたモザイク構造体ではなく，私たちの想像をはるかに超えたネットワークシステムとして成り立っているらしいからである．基礎訓練と称する訓練プログラムの多くは検査の類似課題であるが，それらをどんなにくり返したとしても，またそれらに上達したとしても，生活機能上の変化は最小か，あるいはもたらされないことが多いのである．すでに行なわれた研究の多くが，訓練効果の般化の困難を告げていることがその根拠である．

基礎訓練が有効にはたらかないもうひとつの理由は，損傷脳の学習には膨大な時間が必要になる，という点にある．どんな損傷脳にも学習の余地はあるといえようが，しかしそのテンポは遅く，かつ，損傷前のレベルにまで到達することはめったにない．一定の実利を得るためには，目標を絞りこみ，そこにエネルギーを集中させることが必要になる．

必要（ニーズ）を優先させる第二の方式，すなわちトップダウン・アプローチは，目標を絞るのが容易だという点で非常にわかりやすい方式である．患者が生活の中で困っていることを取り上げ，その解決をはかることが介入の目標になる．字が書けないで困っている人のために

は書字訓練を，調理ができないで困っている人には調理訓練を，復職を願っている人にはそのための予備訓練を提供することになるだろう．ただしこの方式の弱点は，素人くささの抜けない，単純反復主義に陥りやすいことである．できないことをくり返せばいつかはできるようになるだろうという期待のもとに，苦手課題の反復が行なわれることになるが，これもまた有効でない場合が多い．脳は"難しすぎる"ことは決して学習しないからである．

したがって，最初の介入目標を決めるに際しては，その患者に欠けていてかつ必要な機能のうち，学習できる可能性があるものを選ぶことが必要になる．

経験的にみて，いまできかかっているもの，できたりできなかったりの浮動が激しいもの，できるけれどもおそろしく時間を要するものは，訓練によって成績を安定させることができる．つまり，全部ができるようになり，常にできるようになり，速くできるようになることが期待できる．一方，いま痕跡程度の能力しか示されていないものは，仮に学習が進むとしても，獲得できるのは少量だと覚悟しなければならない．

さきに 8-5-5 で紹介した連合型視覚失認の患者 AH は，「もう一度字が読めるようになりたい」という強い願いをもって病院を訪れてきた患者であった．彼ははじめひらがな文字 46 枚中 28 枚を読むことができなかった（図 8-4 参照）．逆にいえば，夥しい時間を要したものの（1文字を読むのに数十秒かかることがあった），18 枚は読むことができた．したがって当初目標として，"平仮名文字の全てを個々に即座に読む"を掲げることができたのである．

一方，9，10 章で述べた患者 OM（ゲルストマン症候群と構成障害）の場合は，図 9-5 に示したように，たとえ見本があっても，文字を書くことは全くできていなかった．彼女が紙面に残すことができたのは，もやしのひげのような痕跡のみである．だが，別の精査によって OM は，I，V，T，⊥，Z のような単純記号ならば，おおむね正しく模写できることがわかっていた（図10-2）．それゆえ，文字要素の模写から訓練を積み重ねていけば，自分の名前 7 文字程度ならひらがなで書くことができるようになるかもしれない，と期待することができた．ひらがな 46 文字を書けるようになることはとても期待できないが，いずれ家庭に帰る日が来ることを考えると，せめて自筆署名ができるようにしておくことは必要だと思われた．OM はこれに同意し，実際 5 か月をかけてこの目標を達成したのであった．

つまり，筆者がここで言いたいことは，介入目標を決めるためには，たんにそれがその患者に必要だからというだけでなく，現有能力がその学習を可能にするであろうことを見定める必要があるということである．もちろん私たちは全てを予見することはできない．自験例や文献例からの推測を重ねて，臨床家としての見積もり力を鍛えていく必要があるだろう．

実際にプログラムを実行に移した後で，そのプログラムが少しも効を奏さないのに気づくこともある．そのときはもう一度現有能力と目標能力の隔たりを分析し直し，目標を設定し直さなければならない．

しかしながら，発症後間もない時期には，病状のゆくえや将来の生活の予想がつかず，したがって生活上の必要（ニーズ）も見定められない時期というのがある．"猶予期間"ともいうべ

きこの時期は，いわゆる基礎訓練を行ないつつ近い将来にそなえるのも意味のあることだと思う．

16・4　最適課題と最適学習法を考える

　その患者，その目標のために最適の学習法を考えるのはセラピストの役割である．セラピストはそのために存在する．

　ヒントは文献や過去の臨床経験の中からも見いだすことができる．しかし最も有用なヒントは，当の患者を注意深く観察する中から得られる．

・AH および OM の場合

　患者の"できる"を実現するために，保存されている能力を利用するやりかたは，高次脳機能再建のオーソドックスな手法である．

　さきにもあげた連合型視覚失認の患者 AH はひらがな 46 枚中 18 枚は読むことができた．したがって全てを読めるようになることが最初の目標となったが，どのようにしてそれを学ばせるかが最初の関門であった．読める文字でさえも，カードを提示されてから答えを発するまでに数十秒を要することが稀でなかったから，単純にカードを見せて答えが湧き上がるのを待つ方法がよいとは思えなかった．

　すでに述べたように，AH のために採用した方法は"絵の利用"である（8・5・5 を参照）．評価の際に，文字を読むことすなわち字に結びつく音を想起することは著しく障害されていたが，絵（単品の写実的な絵）を見てその名称を言うことはそれほど侵されていないことがわかっていた．それゆえ，絵を利用することができたのである．結果として，学習は順調に進んだ．

　しかし最適学習法のヒントは，通常の初期評価の所見の中にいつもあるわけではない．これもすでに登場した OM の場合，通常評価で見いだされたのはあまりにも重い構成障害であったから，逆に，"どのくらい易しい問題ならば構成ができるか"を探る必要があった．そして文字の要素に類似のレベルまで難度を下げていけば模写可能とわかり，このレベルが書字訓練開始の出発点となったのである（10・3・2 参照）．

　前章で私が精査とよんだものの中には，実はこのような検査が含まれている．評価の定番シナリオは，患者の脳機能の見取り図を得るためのものであるから，個々の機能の水準までは特定できない．"どこまで問題を易しくすればできるようになるのか"を見極めること，つまり，その患者のその機能の水準を特定する作業は，最適学習の出発点を決めるために是非ともしなければならないことである．

・KoYo の場合

　しばしば例に引いている 88 歳の女性 KoYo（15・6 参照）は，左半身の最重度の感覚・運動麻

痺のほか，発動性の低下と最重度の左半側無視（視空間，身体空間とも）を有する患者であった．ADLは完全に他者依存であり，自らは健手でスプーンを取り上げることさえしなかった．放置されれば容易に傾眠状態に陥った．

　このKoYoに対する最初の作業療法目標は，a）セルフケアのせめてひとつを達成すべく，その糸口をつくる，b）活動水準を上げ，覚醒時間がより長く続くようにする，あたりが妥当なところであろう．

　まず目標a）から考えよう．セルフケア活動のうち，最も易しいのは摂食である．ではそれをどこから始めるのがよいであろうか．セラピストの中には，スプーンを見て持って使うことの訓練からそれを始めようと考える人があるかもしれない．患者の視線の先にスプーンを差し出し，"はい，お匙を見てください，ここですよ，ここですよ．はい，持ってください，持ってください"と呼びかけ，視線が合うのを待ち，手が伸びるのを待ち…，というふうにしようと考えるかもしれない．

　しかしKoYoに限っていえば，これは難しすぎる課題だと私は思う．もしもスプーンの右（＝KoYoから見て右）にセラピストの手や腕があれば（それは必ずある！），またその右後方空間に家具や壁に貼られたカレンダーがあれば（この種のものも必ずある！），KoYoの視線はそちらに引きつけられてしまう，ということを評価所見は教えていた．セラピストが振りかざすスプーンの上にKoYoの視線がたまたま落ちる瞬間はあるかもしれないが，しかし手を伸ばそうとするとたんに視線が右へと弾かれることが起こるし，手はなかなかスプーンに達しない，ということもわかっている．実際このやりかたでスプーン把握を誘導した場合，呼びかけがあってから持つまでに2分30秒を要した，ということもある日の観察からわかっている（既述）．

　一方で，やはり評価の結果から，KoYoが外界を知るルートとして3つが残されていることがわかっている．第一のルートは右手に入る受動的触覚刺激，第二は動く視覚刺激，そして第三は聴覚刺激（少なくとも人声）である．KoYoは右手に置かれた物ならばすぐにそれを見て視認することができたし，右手を左手に触れさせてもらえばすぐにその手先を見ることができた．また，自分の前を左空間に向かって移動するセラピストを追視し，自分に向かってくる風船を叩き返した．しかもそれが風船バレーという遊びだということを承知していた．また誰かに話しかけられれば，遅れや途切れはあるものの，短い対話を交わすことができた．

　これらを考え合わせると，KoYoに対する摂食動作の誘導は，負担の軽い触覚ルートから始めるのが適切ではないか，と思われてくる．もしもすでに視線が極度に右に向けられているならば（たいていはそうなっているはずである），一度俯かせ，目を閉じさせて視覚刺激の影響を消し去り，少量の飲み物が入ったカップを正面に置いて"お茶ですよ"と呼びかけて開眼を待ち，同時に右手をカップの柄に沿わせてやる．KoYoは触れれば必ず手元を見るであろうから，"飲んでください"と声をかければ，KoYoはそれをやり遂げるであろうと期待できる．お粥もスプーンを差し入れた状態で同じような方法で供することができる．スプーンの柄とスプーンボウルの距離はカップの柄と吸い位置の距離よりも大きいが，評価時の所見から，そのことは

障碍にならないと推測できる．こうして，飲むこととすくって食べることの出発点を助けながら，カップとスプーンを一回の食事に必要な回数分だけ自分で口へ運ぶようになることを最初の目標にするのがよいのではなかろうか．これによって体性感覚を介して摂食という行為を習慣化することが期待できる．そしてもしこれが確立できれば，次は右手を用具に沿わせる介助をやめることを目標にできる．

そこまで進んだ場合の手順は，① 正面にカップ（またはスプーンを差し入れたお粥の浅鉢）を置き，どうぞと言う．② もしも手を出さなければ右手をカップ（スプーン）の柄に沿わせてやり，どうぞと言う．③ それでも動作を起こさなければ助けて飲ませる（食べさせる），ということになるだろう．毎回，①〜③のどのレベルで成功したかを記録していけば，進歩の状況を確認できる．

目標b）＜活動水準を上げて覚醒時間を長くする＞という目標のために利用できるのも，さきにあげた3つのルートである．歌を聴くことや歌うこと，会話を交わすこと，風船のように大きくて動くものを使って（触れて）遊ぶこと，などが考えられる．さいわいKoYoはもともとカラオケ好きでもあった．右手で左半身に触れる機会を作ることもまた，覚醒を促す手段となる可能性がある．これらを行なうときはセラピストも，快活によく動き，歯切れよく話しかけることが必要であろう．

したがって私の考えでは，KoYoのための最初の作業療法プログラムは，① 触覚誘導を使って摂食行為の練習を行なう，② セラピストと共に歌や風船遊びに参加する，③ 手洗いなど右手で左手，左腕に触れる機会を作る，ということになる．

もちろんこれらは，評価の結果から導いたひとつの試案である．的を得ているかどうかは，期間を限って実行し，結果を検証してみなければわからない．1日1食，1, 2週間連続実施して変化の兆しがなければ，このプログラムは棄却される．

・公式初期評価を経ない事例

特殊なケースとして，公式初期評価を実施する状況がととのわないまま，生活上の問題に対処する必要に迫られることがある．時間的に逼迫している場合や，指導する者とされる者の間に公式の検査を持ち込むことがためらわれる場合などがそれにあたる．このような場合は公式の初期評価を省いて必要最小限の非公式検査を行ない，その中で指導のためのヒントを探すことになる．

次の1例は，"自分でできる家事"の実現を助ける必要があり，しかも公式な作業療法を受ける状況になかった1老人のために，家人である作業療法士（筆者）が家庭の中で即興の評価を試み，その中から支援の糸口をみつけたケースである．

97歳の女性Kは，5・1に登場した第2例と同一人物である．主症状は軽微の左半球脳梗塞による記憶障害であった（両側前頭葉の血流量低下もあった）．感覚・運動麻痺はなかった．娘と二人暮らしで，病前は家事のほぼ全てをになっていた．発症後2か月ほどはうつ状態にあっ

表 16-1 キッチン・シンクの前でのKと娘の会話（番号は発話の順序）

本人（K）	娘
1．（洗い桶の中の食器を水と素手で洗っている）	2．「あーあ．洗剤とスポンジ使ってね」
3．「洗剤どこ？」（眼前にある）	4．「これ」（触れてみせる）
5．（洗剤を桶の中の水に垂らし，また素手で食器を洗う）	6．「スポンジも使ってね」
7．「スポンジって？」（眼前にあるが，別の瓶に触れる）	8．「違う．これ！（手渡す）」「手袋はめなくちゃ」
9．「もう，いや！」（放棄）	

表 16-2 観察メモ1：米を研ぐ-キッチンシンクの前での2人の会話（数字は発話の順序）

娘	本人（K）
1．「お米洗って．3合」	2．「何で？（＝何を使って？）」
3．「お釜で」	4．「お釜どこ？」
5．「この中」	6．「お米はどこ？」
7．「ここ」	8．「カップはどこ？」
9．「ここ」	10．カップで米を計って釜に入れ，シンクに運んで水で研ぎ，適量の水を入れ，炊飯器まで運び，中に入れた

たが，やがて「バカは治らないけど身体は元気になった」と言い，食後は毎回，「（食器を）洗うのは私がするよ！」と主張するようになった．それはKにとっては自己の存在証明であるらしかったが，娘にとっては有り難迷惑なことであった．というのは，Kは洗剤もスポンジも使わずに素手で洗うので娘のほうは介入せざるを得ず，すると娘の口出しがKを苛立たせることになり，結局は不幸な結末を迎えることになったからである（**表 16-1**）．

そこで娘はKの行動をしばらく観察し，メモを取り，そこから作業遂行不能の原因を探ることにした．

最初の観察シーンは，ある日Kに"お米を研いで"と頼んだときのものである．そのときの2人のやりとりは**表 16-2**のとおりであった．この結果は，①Kが作業に必要な道具を想起できない場合があること，②馴染んでいた物品の在りかを想起できないこと，を示すものと思わ

表 16-3 観察メモ2：ベランダでプランターの植物を植え替えようとしているときの2人の会話（数字は発話の順序）

娘	本人（K）
1.「そこの白い長いプランター，曲がってるから直して」	2.「？？」（あれこれに触る）
3.（棒先をにゅっと出して尖端で触れて）「これ」	4.（そのプランターの向きを正しく直した）
5.「白いってわかる？」	6.「わかる」
7.「長いってわかる？」	8.「わかる」
9.「プランターってわかる？」	10.「わかるよ，みんな」
11.「ふーん，どうしてわからなかったんだろうねえ」	12.「はやく言い過ぎたんだよ」

表 16-4 観察メモ3：Kに対する4つの日常物品を使った視認，呼称，選択，イメージ想起に関する擬似検査（○：正解，×：誤答または回答不可）

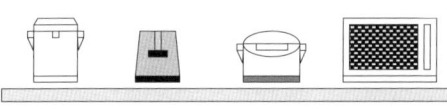

質問	湯沸しポット	トースター	炊飯器	電子レンジ
①これは何ですか？	○	○	○	○
②これは何をするものですか？	○	○	○	○
③＊＊するものはどれですか？	○	×（炊飯器）	○	○
④＊＊の姿，思い浮かべられますか？	○	×	○	○

れた．一方で，(1) 作業の順序は想起できるらしいこと，(2) 道具と材料を入手すればあとは作業を順次実行できること，が明らかになった．

第2の観察シーンは，ある日ベランダで二人で草花の植え替えをしたときの一部である．ベランダには多種類の道具や容器や材料があった．Kは移植ごてを使ったり，ほうきと塵取りを使ったりすることには何の問題も示さなかったが，プランターをめぐって表 16-3 のようなやりとりがあった．この結果は，③Kの聴覚的記銘スパンが短いか，あるいはたくさんの選択肢から選ぶことの困難の，いずれかまたは両方の可能性を示すと思われた．また，同表とは別の会話から明らかになったこととして，④娘が手なり棒なりで物に触れて"これ"とか"それ"

表 16-5　K のための「食器洗い支援計画」

順序	手続き
1	あらかじめシンクに，食器の入った洗い桶，洗剤，スポンジだけを置き，それ以外のものを取り除く
2	手袋を手渡しながら，「はい，手袋はめて」と言い，K がそれをはめるのを見届ける
3	洗剤を手渡しながら，「はい，洗剤」と言い，K がそれをたらすのを見届ける
4	スポンジを桶に入れながら，「ここにスポンジね」と言い，K がそれを見るのを確かめてから，「ではお願いします」と言う
5	K が洗い始めるのを見届けて去る

という場合は何を指しているかがわかるが，言葉だけで"それ"とか"あれ"という場合は何を指しているかがわからない，ということもわかった．手にした道具は正しく使えるということは，この場面でも確認された．

第3の観察は自然場面ではなく，作為的状況をつくって行なわれた．それは，日常物品の名称と機能を言うことができるか，複数の選択肢から指定された一品を選べるか，名称を聞いて物品のイメージを思い浮かべられるか，をしらべるためのものである．たまたまキッチンの作業台にあった4つの物品を用いて，そのための擬似検査が行なわれた．結果は**表 16-4** に示すとおりである．この結果は，⑤告げられた名称に相当する一品を複数選択肢から正しく選べない場合があること，⑥その誤りの原因は，名称からイメージを想起することの困難に起因する可能性があること，を示すと思われた．

つまり，上記の①〜⑥の一部または全部が，K の作業遂行困難を生んでいる可能性が高い．一方で，手にした道具や材料は正しく，順序よく扱う，という強みがある．

このことを前提に置くと，K に対する作業支援は次のようにするのがよいと思われた．

a）必要な物は手渡す（言葉だけではイメージ想起ができないこと，選択肢からの選択が困難であることを考慮）
b）1つの受け入れを見届けてから次を手渡す（多数情報の処理が困難であることを配慮）
c）必要なら，手で触れて"コレ"，"ココ"と指定する
d）道具と材料がととのったら，作業が滑り出すまでを見届ける

これに基づいてつくりあげた「食器洗い支援計画」は**表 16-5** のとおりである．

ねらいは的中した．同表の手順4の後，K はただちに自発的に下洗いを始め，すすぎ，籠入れへと滞りなく進んだ．2人の間には平穏が戻った．試しに娘が手順1〜4を省いてみると，状況はたちまちにして初期の状態（表 16-1）に戻った．

・素朴な経験学習の誘導

　課題や指導方法の選定に特別な技術を凝らさず，目標作業の獲得に向けて，類似の作業体験を易しいものから難しいものへ順に導いていく手法は，作業療法の伝統の中に古くからあるものである．これもまた，時と相手を選べば，強力な手法となり得る．

　Simon（1988）は，41歳の元自動車修理工を，そのようなやりかたで復職させるに至った．経過は以下のとおりである．

　患者Aaronは，就業中の転落事故により頭部外傷をこうむった．4週間の入院治療とリハビリテーションを終えたとき，セルフケアはすべて自立しており，監督下で補助具なしの歩行が可能であった．しかし退院後のAaronの経過を追っていたリハビリテーション・ナースが，職業面の作業療法を継続する必要があると気づき，その手配によって作業療法が再開されることになった．かつてのAaronは技能表彰を受けるほどに腕のいい修理工であり，一方では多種類のスポーツとアウトドア活動を好む"男らしい男"であった．

　初期評価の結果，Aaronにはめまいと耐久力のなさなど多少の身体的問題が残るほか，視空間性障害といわゆる前頭葉性機能障害があることが明らかになった．しかしそれに対する彼自身の認識は甘く，「めまいさえなければすぐに仕事に戻れる」と考えていた．心理的にはわずかにうつの状態にあり，「何もすることがないから寝ていよう」という心境であった．これに対するSimonらの治療目標は"類似作業を通して就業準備状態を作り出すこと"であった．週に1回，2時間ずつの作業療法を実施することについて合意が成った．

　治療的作業として選ばれたのは，自動車のオイル交換，自転車修理，芝刈り，樹木剪定，鏡を使っての廃車解体（前職復帰のためには鏡の使用が欠かせないため），電気ソケット交換，ビデオ録画のプログラム作り，自動車内の暖房機交換，見知らぬ車のマスター・シリンダー交換である．これをさまざまな姿勢で（地面に横たわって，頭上で，前かがみで，しゃがみ姿勢で），また屋外や屋内や車庫内で実施することにした．店舗やその他の地域機関へ往復するという課題も含めた．これらを易しいものから始めて次第に難度を上げるように実施した．たとえばオイル交換は，はじめは自宅の車で，しばらくしたら見知らぬ車でルーティンの課題として行なうようにした．集中力と問題解決力が増した段階では，書面に従って玩具を組み立てることや家庭用電化製品のプログラム操作を課した．また神経科医の同意を得て，受傷後4か月時点での自動車運転評価を予定に組んだ．Aaronはこれらのプログラムに素直に従った．はじめは懐疑的であったが，ひとたびそれが復職につながることを理解すると夢中になった．自動車運転テストにも合格した．

　受傷後7か月になって，神経科医と作業療法士の勧めにより，試験的雇用が開始された．あらかじめ雇用主には全経過を知らせてあり，週4.5日の勤務から始めることになった．試験雇用中にAaronが担当した車は全て，品質監査にかけた．初日には作業療法士が同行し，職場の安全を確認するとともにAaronの作業進行を見守った．彼は慎重に作業を行ない，品質監査に合格した．これ以上の立会いはもはや不要であったが，毎週のクライエント・雇用主・作業療法士によるミーティングは続行することを決めた．その月の最後には，Aaronはフルタイム

文章入力 10 分課題の所要時間

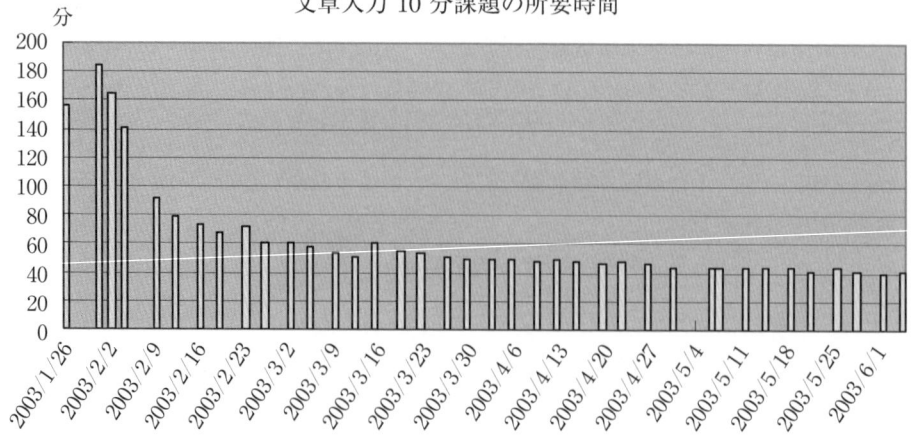

図 16-1 認知作業の遅さが問題となった患者 TH（37 歳男性，左被殻出血）におけるワープロ入力の所要時間の変化

の仕事を与えられた．そのときまでに，彼の業務実績（生産性）は同僚の 82.4％になっていた．これは雇用主の期待域内の低いほうであったが，最低ではなかった．復帰当初は受け身が目立ったが，翌月に入る頃にはそれも改善した．3 か月を経て，彼は正社員となった．彼は仕事を楽しんでおり，もはや病気を思い煩うことはないとのことであった．1 年後の彼の業務実績は，正社員としてまずまずのところにいた．生産性の点では最後尾にいたが，質の点では平均以上のところにいた．試験雇用開始後もセラピストは Aaron の妻と電話で連絡を取り合っていた．それにより，彼の感情面も仕事への復帰とともに好転し始めたことがわかった．妻によれば，家族や仕事に対する否定的感情が減少したとのことであった．

16・5　達成度をはかる手段を織りこむ

　プログラムの輪郭が決まったら，あらかじめプログラムごとの，目標達成度を確認する手段を講じておくようにしたい．こうすることで内容があいまいになることや，漫然実施による時間の浪費を防ぐことができる．また，患者の積極的参加を促すことにもなる．

　目標の達成度をはかる手段としては，出来高，速度，正確さ，成功率，達成水準の推移など，さまざまな測度を利用することができる．それらの計測を毎セッションで行ない，成績の継時的変化をみるようにすれば，プログラムの評価が可能になる．すでに基礎知識編で紹介したいくつかの治療事例においても，そのような工夫が施されていた．

　一般に脳損傷者の学習曲線は，開始直後は動揺を見せることが多いが，すぐに比較的急速な上昇または下降を見せ，やがて同傾向の緩慢な変化に転じる．**図 16-1** はその 1 例である．これは認知作業の遅さが問題となった 37 歳の男性患者 TH（左被殻出血後遺症）にワープロ入力

を課した際の，同水準課題に対する所要時間の変化を示したものである．この場合は開始後2か月以降の変化がきわめて小さくなっていることがわかる．実際にはさらに2か月を費やしたが，本当はもう少し早めに打ち切って次のプログラムへ移ってもよかったケースである．

このような例と違い，成績の変化が見えないか，乱高下がいつまでも続く場合は，プログラムが適切でなかったとみなければならない．経験から述べると，週あたり数セッションのペースで進み，それを2，3週間続けても改善の兆しがみえない場合，その後によい徴候があらわれたことはほとんどなかった，といってよいと思う．

たいていの作業療法プログラムは，易しい課題から着手し，次第に課題の水準を引き上げ，最終段階で本来目標に達するように組まれる．したがって経過課題の小目標をいかに設定するかがプログラムの要である．

以下に2例を掲げる．第1例は素朴な方法を使っているが，第2例は基準値変更型的シングルケース実験のデザインを採用している．

・Yuen ら（1991）の事例：液体しか受けつけなかった頭部外傷患者を常食摂取に導くまで

患者は53歳の男性である．原疾患は頭部外傷であるが，元アルコール症患者でもあった．両側性前頭葉機能不全，記憶障害，思考判断低下が見いだされていた．この患者は受傷後3か月の間常食を全く受けつけず，吐き出してしまっていた．摂取するのはわずかな流動食のみで，それもストローを使っていた．リハビリテーション医は神経学的原因による嚥下障害はないと判断し，監視下での常食摂取を指示した．そこで作業療法士であるYuenらが摂食指導を受け持つことになった．彼らは"般化の訓練"の考え方に基づき，患者の現在レベル（流動食摂取）から開始して，食材・容器・道具を少しずつ変化させ，目標レベルへと誘導しようと考えた．

摂食指導は以下のように進行した；

1）ベースライン測定：通常の方法で常食を提供した．結果：患者は連続5回，これを拒否した．
2）介入第1段階：患者が現在摂取できているチョコレートミルクをグラスに入れ，これに少量のオートミールを加えてストローとともに提供した．スプーンも添えた．結果：患者はストローでミルクを飲んだ後，グラス底に現れたオートミールを自らスプーンで口に入れ，咀嚼・嚥下した．
3）介入第2段階：グラスに流動食ときざみ食を入れて提供した．傍らに常食も添えておいた．結果：患者はグラス内の食物のみを摂取した（3食連続）．常食摂取は拒否した．
4）介入第3段階：グラスにきざみ食のみを入れて提供した．結果：患者はこれを摂取した（3日間連続）．
5）介入第4段階：皿に常食を刻んでのせて提供した．結果：患者はこれを摂取した（3日間連続）．

6）介入第5段階：常食にナイフとフォークを添えて提供した．結果：患者はふつうに
　　　ナイフとフォークを使い始め，次の施設へ転出するまでの45日間，これを続けた．
　7）3か月後：6）の状態が維持されていることが確認された．

　彼らの論文は通常の事例報告として書かれているため，プログラム立案の段階で最終段階までの細部がすべて決まっていたかは明らかでない．しかし少なくとも進行段階の大筋は最初から設計されていたとみてよいと思う．

・Stanton ら（1983）の事例：通常訓練では移乗を学習できなかった右半球損傷患者のための新たな訓練プログラム
　本プログラムは理学療法と作業療法の共同企画として行なわれたものである．患者は44歳の女性で，右内頸動脈の完全閉塞をきたしており，重度の左半身麻痺のほか，衝動性，全般性不注意，左側無視，集中力低下，視空間知覚障害などの高次脳機能障害があった．理学療法，作業療法，言語療法が直ちに開始され，移動訓練，移乗訓練，ADL訓練，左側無視に対応した読みの訓練が実施された．言語的訓練に対する反応は最初から良好であった．全体方針は，1）行なおうとすることを言葉に出して言わせる（行為の自覚を促すため），2）（セラピスト側からは）言語的キューを与える，3）小刻みにプログラム変更を行なう，4）データに依拠したプログラム変更を行なう，5）高頻度で反復する，というものであった．
　3週間後に，機能回復が思わしくないことが判明した．これは主として症状の重さによるものである．8週めまでには車椅子移動と上半身更衣について中等度の進歩があったが，移乗と下半身更衣は進歩がないままであった．原因は認知障害にあった．言語面の進歩は順調であり，そのときまでに，左側無視を起こさずに読みができるようになっていた．そこでこれを利点として生かすことに決め，車椅子移乗の訓練では，次の6項を紙に大書して椅子に貼ることにした：(1) 車椅子を正しい位置に置く，(2) 左右のブレーキをかける，(3) 両足を床に下ろす，(4) アーム・レストを外す，(5) 前かがみになる，(6) 立ち上がる．しかし11週目になっても，車椅子からベッドマットへの移乗は学習されなかった．患者が6項目の注意書きを読んで理解できていることは明らかであったが，統合された行為へとそれらを活かすことはできなかったのである．
　そこでチーム・メンバーは相集い，戦略を立て直すことにした．まずそれまでの観察所見に基づき，車椅子—ベッドマット移乗の過程を26ステップに分割した．次いで読みの訓練の成功を教訓に，新たな移乗訓練プログラムを作り上げた．それは階層性をもつ段階式訓練プログラムで，患者の言語的な強みと，反復練習と，データ収集による訓練方針の調整を取り入れたものである．新プログラムは第12週めから実行に移された．3, 4週後に退院予定が迫っていた．
　プログラムは4相から成っていた．
　第I相は，セラピストが26ステップを1回に1つ読み上げては，それを患者に実行させると

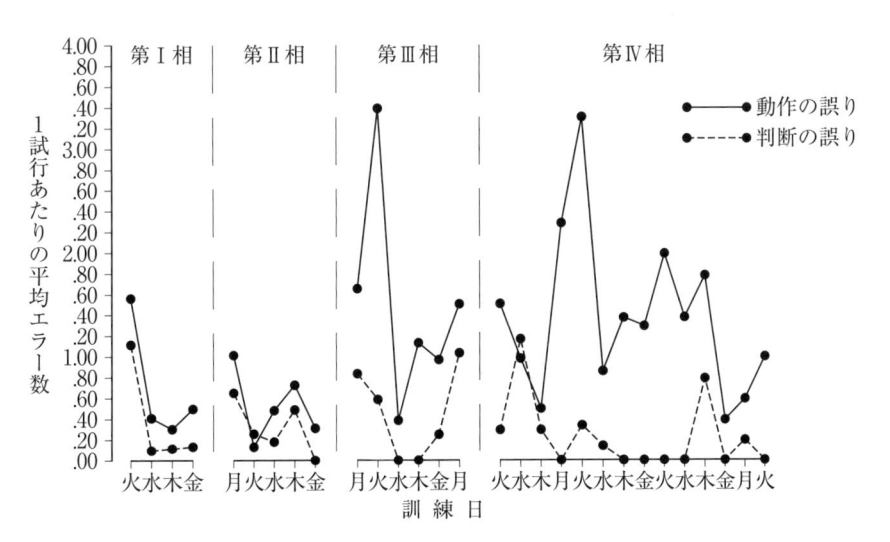

図 16-2 ある患者の階層化された訓練における移乗動作の誤りとそれに関する自己判断の誤りの推移（Stanton et al, 1983）

いうものである．患者がそれを実行すると，次にはそれを自己判断させた．たとえばセラピストが"右のブレーキをかける"と言ったとする．そして患者が右ブレーキをかけたとすると，次にセラピストは"右のブレーキをかけましたか"と聞くのである．患者は「はい」（または「いいえ」）と答えることになる．このやりかたで 26 ステップ全部を毎日 5 試行，理学療法と作業療法の双方でくり返すことにした．あらかじめデータ・シートを用意し，毎試行の各ステップの成績を「動作」と「判断」に分けて記録した．1 試行が終わるごとに，全体成績を患者にフィード・バックした．第Ⅱ相へ移行するための基準は，1 試行あたりの平均エラー数がともに 1 以下であること，とした．

第Ⅱ相は，患者に 26 ステップを書いたシートを渡し，各ステップを順に，①声に出して読む，②その動作を行なう，③動作をし終えたか自問する，④もし終えていたらシート上の該当ステップに印をつける，ようにさせるものである．しかしこれは実際に行なってみると，ペンを携えているのが困難なうえ，シート上のどこまで進んだかを見失うという問題が生じた．そこで，2 本のスリットを備えたプラスチックボードにシートを通して 1 ステップだけが見えるようにし，行の移動は"ガイド"をずらせば実現できるように修正した．試行数，データ・シートへの記入，フィード・バックのしかた，次相へ移行するための基準は第Ⅰ相と同じである．

第Ⅲ相は，ほかの目標のために時間を割かなければならない事情が生じたため，1 セッションあたりの試行数を 3 回に減らした．また，退院までの時間が逼迫してきたため，次相への移行基準を連続 3 日間の平均エラー数が 1.5 以下になること，とした．

第Ⅳ相は最終相である．ここで 26 ステップを圧縮して 13 ステップに変えた．これをシートに記載し，これまで同様，読み上げる，実行する，自問する，ガイドをずらす，を実行させた．理学療法士と作業療法士はそれぞれ，毎日 3 試行を見守り，データシートへの記入を行ない，毎試行後の患者へのフィードバックを実施した．

この患者の，第Ⅰ～Ⅳ相における成績の推移は**図 16-2** に示すとおりである．一見したところ，全体を通して成績があまり変わらないように見えるが，実際は相を追うごとに実施条件が厳しくなっているので，パフォーマンスは向上していることに注意されたい．（その後患者は自宅退院した．訪問看護ステーションの理学療法士による多少の補完，補正を要したが，自宅における移乗動作はまもなく安定に至ったという．ステップシートも実際に自宅で使われていた.)

　Stanton らによるこの報告はいろいろな点で示唆に富むものである．ここでは達成度評価を織り込んだ訓練プランの重要性を示す意味で紹介した．

付．余暇活動支援のプログラムについて

　本章では，患者の障害特性に合わせた個人仕様のプログラムを作り上げることの重要さを述べ，そのための工夫のいくつかを実例を引きながら説明した．唯一の気がかりは，引用したプログラムが全て，ADL と読み書きに集中していることである．これは，文献上の事例も私自身の臨床活動もこの領域に向かいがちであった，という事情による．

　しかしひとの生活はセルフケアと仕事（家事，学業を含む）だけで成り立っているわけではない．遊びや余暇活動も重要な部分である．とりわけ超重度高次脳機能障害をもつ人々に対しては，余暇時間を有意義に過ごすための支援をいかにすべきかが，重要度の高いテーマとして作業療法士の前にある．

　おそらくそれは，患者に残された力に作業療法士の力を加えて，協業としての意味ある時間を生み出す，というところから始めるべきものと思われる．どのような障害，どのような残存能力，どのような個性に対して，どのような支援が有効にはたらくのか．それらの追究もまた，作業療法に託された重要なテーマのひとつである．

17
プログラムの実行

17 プログラムの実行

　本章で述べることは少ない．作業療法プログラムができあがったら，実行あるのみである．プログラム立案に注ぎ込むのがセラピストのある限りの思考力だとしたら，プログラム実施に注ぎ込むのは，セラピストのある限りの観察力と想像力である．

　最初に行なうことは患者への説明である．まず評価の結果を説明し，どのようなプログラムを提案したいかを説明する．「私はあなたの障害と問題をこのように理解しました．その結果として，このようなプログラムをあなたに提案したいと思います」という言い方がよいと私はおもう．説明をめぐるいくつかの論考点はすでに14章で述べた．

　実際にプログラムを開始したら，原則として，セラピストは終始患者につきそう．計画に従って指導・支援を行なうとともに，想定外のことが起きてはいないか，注意深い観察を続けることが重要である．課題が難しすぎることはないか（易しすぎることはないか），改良の余地はないか．患者はどのように反応しているか．全体として期待した方向へ向かっているか．患者はその課題を積極的に受け入れているか．エラーの質はどのようなものか．このような質問がいつも頭の中にあるようにしたい．

　多くの場合，当初のプログラムは軌道修正を要することになるであろう．抜本的な軌道修正が必要になることもある．その好例は，前章の最後に，Stantonら（1983）の事例として紹介した．

　当初目標が達成されたとき，あるいは何らかの理由で患者があなたのもとを去ることになったとき，ひとつの介入が終わる．あなたの介入はその患者にどのようなプラスをもたらしたか（もたらさなかったか）．あなたがその患者から学んだことはなにか．これらを心の中で整理してみるようにしよう．こうした経験の積み重ねがあなたの臨床家としての財産をつくる．それはまた，同業者との共有財産にもなり得るものである．

◆引用文献◆ (筆頭著者名が同一の場合，単著論文をまとめて先に掲載した．)

Adair JC, Schwartz R, Barrett AM (2003). Anosognosia. In：Heilman KM, et al (Eds.). *Clinical Neuropsychology, 4th ed.* Oxford University Press, pp185-214.

Adler A (1944). Disintegration and restoration of optic recognition in visual agnosia. *Arch Neurol Psychiatry*, 51, 243-259.

Adler A (1950). Course and outcome of visual agnosia. *J Nerv Ment Dis*, 111(1), 41-51.

Aguirre GK, D'Esposito M (1999). Topographical disorientation：a synthesis and taxonomy. *Brain*, 122(Pt 9), 1613-1628.

秋元波留夫 (1935/1976). 「失行症」東京大学出版会, 1976＜金原書店, 1935年刊の復刻改訂版＞.

秋元波留夫，大橋博司，杉下守弘，鳥居方策編 (1982). 「神経心理学の源流　失語編　上」創造出版.

秋元波留夫 (2002). 序説　失行研究とHugo Liepmann. 秋元波留夫，他編「神経心理学の源流—失行編・失認編」創造出版, pp3-16.

Albert ML (1973). A simple test of visual neglect. *Neurology*, 23, 658-664.

Alderman N (1996). Central executive deficit and response to operant conditioning methods. *Neuropsychol Rehabil*, 6(3), 161-186.

Alderman N, Ward A (1991). Behavioural treatment of the dysexecutive syndrome：reduction of repetitive speech using response cost and cognitive overlearning. *Neuropsychol Rehabil*, 1(1), 65-80.

Alderman N, Burgess P (1994). A comparison of treatment methods for behaviour disorder following herpes simplex encephalitis. *Neuropsychol Rehabil*, 4(1), 31-48.

Alderman N, Fry RK, Youngson HA (1995). Improvement of self-monitoring skills, reduction of behaviour disturbance and the dysexecutive syndrome：comparison of response cost and a new programme of self-monitoring training. *Neuropsychol Rehabil*, 5(3), 193-221.

Alderman N, Burgess PW, Knight C, Henman C (2003). Ecological validity of a simplified version of the multiple errands shopping test. *J Int Neuropsychol Soc*, 9(1), 31-44.

Anderson ND, Wincur G, Palmer H (2003). Principles of cognitive rehabilitation. In：Halligan PW, et al (Eds.). *Handbook of Clinical Neuropsychology.* Oxford University Press, pp48-69.

Andrés P (2003). Frontal cortex as the central executive of working memory：time to revise our view. *Cortex*, 39(4-5), 871-895.

Antonucci G, Guariglia C, Judica A, Magnotti L, Paolucci S, Pizzamiglio L, Zoccolotti P (1995). Effectiveness of neglect rehabilitation in a randomized group study. *J Clin Exp Neuropsychol*, 17(3), 383-389.

Arai T, Ohi H, Sasaki H, Nobuto H, Tanaka K (1997). Hemispatial sunglasses：effect on unilateral spatial neglect. *Arch Phys Med Rehabil*, 78(2), 230-232.

Ardila A, Rosselli M (1993). Spatial agraphia. *Brain Cogn*, 22(2), 137-147.

Ardila A, Rosselli M (1994a). Spatial alexia. *Int J Neurosci*, 76(1-2), 49-59.

Ardila A, Rosselli M (1994b). Spatial acalculia. *Int J Neurosci*, 78(3-4), 177-184.

Azouvi P, Marchal F, Samuel C, Morin L, Renard C, Louise-Drefus A, Jokic C, Wiart L, Pradat-Dieht P, Deloche G, Bergego C (1996). Functional consequences and awareness of unilateral neglect : study of an evaluation scale. *Neuropsychol Rehabil*, 6, 133-150.

Azouvi P, Olivier S, de Montety G, Samuel C, Louis-Dreyfus A, Tesio L (2003). Behavioral assessment of unilateral neglect : study of the psychometric properties of the Catherine Bergego Scale. *Arch Phys Med Rehabil*, 84(1), 51-57.

Ayres AJ (1975). *Southern California Sensory Integration Tests*. Western Psychological Services.

Baddeley A (1992). Working memory. *Science*, 31 ; 255(5044), 556-559.

Baddeley A (2000). Short-term and working memory. In : Tulving E, et al (Eds.). *The Oxford Handbook of Memory*. Oxford University Press, pp77-92.

Baddeley A, Wilson B (1988). Frontal amnesia and the dysexecutive syndrome. *Brain Cogn*, 7(2), 212-230.

Baddeley A, Wilson BA (1994). When implicit learning fails : amnesia and the problem of error elimination. *Neuropsychologia*, 32(1), 53-68.

Barrett AM, Crucian GP, Beversdorf DQ, Heilman KM (2001). Monocular patching may worsen sensory-attentional neglect : a case report. *Arch Phys Med Rehabil*, 82(4), 516-518.

Bauer RM, Grande L, Valenstein E (2003). Amnesic disorders. In : Heilman KM, et al (Eds.). *Clinical neuropsychology, 4th ed*. Oxford University Press, pp495-573.

Beaumont JG, et al (Eds.) (1996). *The Blackwell Dictionary of Neuropsychology*. Blackwell Publishers Ltd. (岩田誠, 他監訳, 2007. 「神経心理学事典」医学書院)

Bechara A, Damasio AR, Damasio H, Anderson SW (1994). Insensitivity to future consequences following damage to human prefrontal cortex. *Cognition*, 50(1-3), 7-15.

Bechara A, Tranel D, Damasio H, Damasio AR (1996). Failure to respond autonomically to anticipated future outcomes following damage to prefrontal cortex. *Cereb Cortex*, 6(2), 215-225.

Bechara A, Damasio H, Tranel D, Damasio AR (1997). Deciding advantageously before knowing the advantageous strategy. *Science*, 275(5304), 1293-1295.

Beis JM, André JM, Baumgarten A, Challier B (1999). Eye patching in unilateral spatial neglect : efficacy of two methods. *Arch Phys Med Rehabil*, 80(1), 71-76.

Benson, DF (1994). *The Neurology of Thinking*. Oxford University Press, New York (橋本篤孝監訳, 1996. 「思考の神経心理学」金芳堂).

Benson DF, Greenberg GP (1969). Visual form agnosia : a specific defect in visual discrimination. *Arch Neurol*, 20, 82-89.

Benton AL (1961). The fiction of the "Gerstmann syndrome". *J Neurol Neurosurg Psychiat*, 24, 176-181.

Benton AL (高橋剛夫訳, 1966.).「ベントン視覚記銘検査」三京房.

Ben-Yishay Y (1996). Reflections on the evolution of the therapeutic Milieu concept.

Neuropsychol Rehabil, 6(4), 327-343.

Ben-Yishay Y, Diller L (1993). Cognitive remediation in traumatic brain injury : update and issues. *Arch Phys Med Rehabil*, 74(2), 204-213.

Berti A, Làdavas E, Della Corte M (1996). Anosognosia for hemiplegia, neglect dyslexia, and drawing neglect : clinical findings and theoretical considerations. *J Int Neuropsychol Soc*, 2(5), 426-440.

Beschin N, Robertson IH (1997). Personal versus extrapersonal neglect : a group study of their dissociation using a reliable clinical test. *Cortex*, 33(2), 379-384.

Biran I, Coslett HB (2003). Visual agnosia. *Curr Neurol Neurosci Rep*, 3(6), 508-512.

Bisiach E, Luzzatti C (1978). Note : unilateral neglect of representational space. *Cortex*, 14(1), 129-133.

Bisiach E, Luzzati C, Perani D (1979). Unilateral neglect, representational schema and consciousness. *Brain*, 102, 609-618.

Bisiach E, Capitani E, Luzzatti C, Perani D (1981). Brain and conscious representation of outside reality. *Neuropsychologia*, 19(4), 543-551.

Bisiach E, Vallar G, Perani D, Papagno C, Berti A (1986). Unawareness of disease following lesions of the right hemisphere : anosognosia for hemiplegia and anosognosia for hemianopia. *Neuropsychologia*, 24(4), 471-482.

Bisiach E, Rusconi ML, Vallar G (1991). Remission of somatoparaphrenic delusion through vestibular stimulation. *Neuropsychologia*, 29(10), 1029-1031.

BIT 日本版作製委員会（代表．石合純夫）(1999).「BIT 行動性無視検査日本版」新興医学出版社．(原版：Wilson B, Cockburn J, Halligan PW, 1987. *Behavioural inattention test*. Thames Valley Test Co.)

Boake C (1989). A history of cognitive rehabilitation of head-injured patients, 1915 to 1980. *J Head Trauma Rehabil*, 4(3), 1-8.

Boelen DHE, Spikman JM, Rietveld AC, Fasotti L (2009). Executive dysfunction in chronic brain-injured patients : assessment in outpatient rehabilitation. *Neuropsychol Rehabil*, 19(5), 625-644.

Bourgeois MS (1990). Enhancing conversation skills in patients with Alzheimer's disease using a prosthetic memory aid. *J Appl Behav Anal*, 23(1), 29-42.

Bradley V, Kapur N (2003). Neuropsychological assessment of memory disorders. In : Halligan PW, et al (Eds.). *Handbook of Clinical Neuropsychology*. Oxford University Press, pp147-166.

Brain WR (1941). Visual disorientation with special reference to lesions of the right cerebral hemisphere. *Brain*, 64, 244-272.

Brooks DN, Baddeley AD (1976). What can amnesic patients learn? *Neuropsychologia*, 14(1), 111-122.

Bruyer R, Laterre C, Seron X, Feyereisen P, Strypstein E, Pierrard E, Rectem D (1983). A case of prosopagnosia with some preserved covert remembrance of familiar faces. *Brain Cogn*, 2(3), 257-284.

Burgess PW (2000). Strategy application disorder : the role of the frontal lobes in human multitasking. *Psychol Res*, 63(3-4), 279-288.

Burgess PW (2003). Assessment of executive function. In : Hallingan PW, et al (Eds.). *Handbook of Clinical Neuropsychology*. Oxford University Press, pp302-321.

Burgess PW, Alderman N, Emslie H, Evans JJ, Wilson BA (1996). The dysexecutive questionnaire. In : Wilson BA, et al (Eds.). *Behavioural assessment of the dysexecutive syndrome*. Thames Valley Test Co.

Burgess PW, Alderman N, Evans J, Emslie H, Wilson BA (1998). The ecological validity of tests of executive function. *J Int Neuropsychol Soc*, 4(6), 547-558.

Burgess PW, McNeil JE (1999). Content-specific confabulation. *Cortex*, 35(2), 163-182.

Burgess PW, Veitch E, de Lacy Costello A, Shallice T (2000). The cognitive and neuroanatomical correlates of multitasking. *Neuropsychologia*, 38(6), 848-863.

Burgess PW, Robertson IH (2002). Principles of the rehabilitation of executive function. In : Stuss DT, et al. (Eds.). *Principles of frontal lobe function*. Oxford University Press, pp. 557-572.

Burke WH, Zencius AH, Wesolowski MD, Doubleday F (1991). Improving executive function disorders in brain-injured clients. *Brain Inj*, 5(3), 241-252.

Butter CM, Kirsch N (1992). Combined and separate effects of eye patching and visual stimulation on unilateral neglect following stroke. *Arch Phys Med Rehabil*, 73(12), 1133-1139.

Buxbaum LJ, Ferraro MK, Veramonti T, Farne A, Whyte J, Ladavas E, Frassinetti F, Coslett HB (2004). Hemispatial neglect : subtypes, neuroanatomy, and disability. *Neurology*, 62(5), 749-756.

Carroll VB (1958). Implications of measured visuospatial impairment if a group of left hemiplegic patients. *Arch Phys Med Rehabil*, 39(1), 11-14.

Chatterjee A (1996). Anosognosia for hemiplegia : patient retrospections. *Cogn Neuropsychiatry*, 1(3), 221-237.

Cherney LR, Halper AS (2001a). Unilateral visual neglect in right-hemisphere stroke : a longitudinal study. *Brain Inj*, 15(7), 585-592.

Cherney LR, Halper AS, Kwasnica CM, Harvey RL, Zhang M (2001b). Recovery of functional status after right hemisphere stroke : relationship with unilateral neglect. *Arch Phys Med Rehabil*, 82(3), 322-328.

地域ST連絡会失語症会話パートナー養成部会編 (2004).「失語症の人と話そう」中央法規.

Chokron S, Imbert M (1995). Variations of the egocentric reference among normal subjects and a patient with unilateral neglect. *Neuropsychologia*, 33(6), 703-711.

Cicerone KD, Wood JC (1987). Planning disorder after closed head injury : a case study. *Arch Phys Med Rehabil*, 68(2), 111-115.

Cicerone KD, Dahlberg C, Kalmar K, Langenbahn DM, Malec JF, Bergquist TF, Felicetti T, Giacino JT, Harley JP, Harrington DE, Herzog J, Kneipp S, Laatsch L, Morse PA (2000a). Evidence-based cognitive rehabilitation : recommendations for clinical practice. *Arch Phys Med Rehabil*, 81(12), 1596-1615.

Cicerone KD, Fraser RT (2000b). Counseling interactions for clients with traumatic brain injury. In : Fraser RT, et al (Eds.). *Traumatic brain injury rehabilitation* : practical, vocational, neuropsychological, and psychotherapy intervention. CRS Press, pp95-127.

Clare L (2004). Awareness in early-stage Alzheimer's disease : a review of methods and evidence. *Br J Clin Psychol*, 43, 177-196.

Clare L, Wilson BA, Carter G, Breen K, Gosses A, Hodges JR (2000). Intervening with everyday memory problems in dementia of Alzheimer type : an errorless learning approach. *J Clin Exp Neuropsychol*, 22(1), 132-146.

Clare L, Wilson BA, Carter G, Hodges JR, Adams M (2001). Long-term maintenance of treatment gains following a cognitive rehabilitation intervention in early dementia of Alzheimer type : a single case study. *Neuropsychol Rehabil*, 11(3/4), 477-494.

Clare L, Wilson BA, Carter G, Roth I, Hodges JR (2002a). Relearning face-name associations in early Alzheimer's disease. *Neuropsychology*, 16(4), 538-547.

Clare L, Wilson BA, Carter G, Roth I, Hodges JR (2002b). Assessing awareness in early-stage Alzheimer's disease : development and piloting of the Memory Awareness Rating Scale. *Neuropsychol Rehabil*, 12(4), 341-362.

Clare L, Wilson BA (2006) Longitudinal assessment of awareness in early-stage Alzheimer's disease using comparable questionnaire-based and performance-based measures : a prospective one-year follow-up study. *Aging Ment Health*, 10(2), 156-165.

Cocchini G, Beschin N, Jehkonen M (2001). The Fluff Test : a simple task to assess body representation neglect. *Neuropsychol Rehabil*, 11(1), 17-31.

Cohen NJ, Squire LR (1980). Preserved learning and retention of pattern-analyzing skill in amnesia : dissociation of knowing how and knowing that. *Science*, 210(4466), 207-210.

コーエン (Cohen) G, 川口　潤, 他訳 (1992).「日常記憶の心理学」サイエンス社（原書 1989）.

Corrigan JD, Arnett JA, Houck LJ, Jackson RD (1985). Reality orientation for brain injured patients : group treatment and monitoring of recovery. *Arch Phys Med Rehabil*, 66(9), 626-630.

Coslett HB (2003). Acquired dyslexia. In : Heilman KM, et al (Eds.). *Clinical Neuropsychology, 4th Ed*. Oxford University Press, pp108-145.

Coslett HB, Saffran E (1991). Simultanagnosia : to see but not two see. *Brain*, 114 (Pt 4), 1523-1545.

Craik FIM, Anderson ND, Kerr SA, Li KZH (1995). Memory changes in normal ageing. In : Baddeley AD, et al (Eds.). *Handbook of memory disorders*. Ajohn Wiley & Sons Ltd., pp211-241.

Cutting J (1978). Study of anosognosia. *J Neurol Neurosurg Psychiatry*, 41(6), 548-555.

Dayus B, van den Broek MD (2000). Treatment of stable delusional confabulations using self-monitoring training. *Neuropsychol Rehabil*, 10(4), 415-427.

Deloche G, Seron X, Ferrand I (1989). Re-education of number transcoding mechanisms : a procedural approach. In : Seron X, et al (Eds.). *Cognitive approaches in neuropsychological rehabilitation*. pp249-287, Lawrence Erlbaum.

Denberg NL, Tranel D (2003). Acalculia and disturbances of the body schema. In : Heilman KM, et al (Eds.). *Clinical Neuropsychology, 4th Ed*. Oxford University Press, pp161-184.

Denes G (1989). Disorders of body awareness and body knowledge. In : Boller F, Graftman J (Eds.). *Handbook of Neuropsychology, Vol. 2*. Elsevier, pp207-228.

Denes G, Cappelletti JY, Zilli T, Dalla Porta F, Gallana A (2000). A category-specific deficit of spatial representation : the case of autotopagnosia. *Neuropsychologia*, 38(4), 345-350.

DePoy E (1987). Community-based occupational therapy with a head-injured adult. *Am J Occup Ther*, 41(7), 461-464.

De Renzi E (2000). Disorders of visual recognition. *Semin Neurol*, 20(4), 479-485.

De Renzi E, Pieczuro A, Vignolo LA (1968). Ideational apraxia : a quantitative study. *Neuropsychologia*, 6, 41-52.

De Renzi E, Motti F, Nichelli P (1980). Imitating gestures : a quantitative approach to ideomotor apraxia. *Arch Neurol*, 37(1), 6-10.

De Renzi E, Lucchelli F (1988). Ideational apraxia. *Brain*, 111 (Pt 5), 1173-1185.

De Renzi E, Saetti MC (1997). Associative agnosia and optic aphasia : qualitative or quantitative difference? *Cortex*, 33(1), 115-130.

de Seze M, Wiart L, Bon-Saint-Come A, Debelleix X, de Seze M, Joseph PA, Mazaux JM, Barat M (2001). Rehabilitation of postural disturbances of hemiplegic patients by using trunk control retraining during exploratory exercises. *Arch Phys Med Rehabil*, 82(6), 793-800.

Dritschel BH, Kogan L, Burton A, Burton E, Goddard L (1998). Everyday planning difficulties following traumatic brain injury : a role for autobiographical memory. *Brain Inj*, 12(10), 875-886.

Driver J, Halligan PW (1991). Can visual neglect operate in object-centred co-ordinates? An affirmative single case study. *Cogn Neuropsychol*, 8(6), 475-496.

Duncan J (1986). Disorganization of behaviour after frontal lobe damage. *Cogn Neuropsychol*, 3(3), 271-290.

Duncan J, Emslie H, Williams P, Johnson R, Freer C (1996). Intelligence and the frontal lobe : the organization of goal-directed behavior. *Cogn Psychol*, 30(3), 257-303.

Edmoundson A, McIntosh J (1995). Cognitive neuropsychology and aphasia therapy : putting the theory into practice. In : Code C and Muller DJ (Eds.) *The treatment of Aphasia*. Whurr Publishers.

Eling P (Ed.) (1994). *Reader in the History of Aphasia*. John Benjamins Publishing Co..

遠藤正臣 (2002). 解説. フーゴー・リープマン著「失行 (運動性失象徴) の病像—半側失行の1例を基礎として」の歴史的背景と失行症論のその後の発展. 秋元波留夫, 他編「神経心理学の源流—失行編・失認編」創造出版, pp66-74.

Eslinger PJ, Damasio AR (1985). Severe disturbance of higher cognition after bilateral frontal lobe ablation：patient EVR. *Neurology*, 35(12), 1731-1741.

Evans JJ (2003). Rehabilitation of executive deficits. In：Wilson BA (Ed.) *Neuropsychological Rehabilitation：theory and practice*. Swets & Zeitlinger, pp53-70.

Evans JJ, Emslie H, Wilson BA (1998). External cueing systems in the rehabilitation of executive impairments of action. *J Int Neuropsychol Soc*, 4(4), 399-408.

Evans JJ, Wilson BA, Schuri U, Andrade J, Baddeley A, Bruna O, Canavan T, Sala, SD, Green R, Laaksonen R, Lorenzi L, Taussik I (2000). A comparison of "errorless" and "trial-and-error" learning methods for teaching individuals with acquired memory deficits. *Neuropsychol Rehabil*, 10(1), 67-101.

Evans JJ, Wilson BA, Needham P, Brentnall S (2003). Who makes good use of memory aids? Results of a survey of people with acquired brain injury. *J Int Neuropsychol Soc*, 9(6), 925-935.

Fan J, McCandliss BD, Fossella J, Flombaum JI, Posner MI (2005). The activation of attentional networks. *Neuroimage*, 26(2), 471-479.

Farah MJ (1990). Visual Agnosia. *Disorders of object recognition and what they tell us about normal vision*. The MIT Press.（河内十郎・福沢一吉訳, 1996.「視覚性失認―認知の障害から健常な視覚を考える」新興医学出版社）

Farah MJ (2003). Disorders of visual-spatial perception and cognition. In：Heilman KM, et al (Eds). *Clinical Neuropsychology, 4th ed*. Oxford University Press, pp146-160.

Farah MJ, Levine DN, Calvanio R (1988). A case study of mental imagery deficit. *Brain Cogn*, 8(2), 147-164.

Farné A, Buxbaum LJ, Ferraro M, Frassinetti F, Whyte J, Veramonti T, Angeli V, Coslett HB, Ládavas E (2004). Patterns of spontaneous recovery of neglect and associated disorders in acute right brain-damaged patients. *J Neurol Neurosurg Psychiatry*, 75(10), 1401-1410.

Fasotti L, Kovacs F, Eling PATM, Brouwer WH (2000). Time pressure management as a compensatory strategy training after closed head injury. *Neuropsychol Rehabil*, 10(1), 47-65.

Feinberg TE, Farah MJ (1997). The development of modern behavioural neurology and neuropsychology. In：Feinberg TE and Farah MJ (Eds.). *Behavioural Neurology and Neuropsychology*. The McGraw-Hill Co. Inc., pp3-23.

Fillingham JK, Sage K, Lambon Ralph MA (2006). The treatment of anomia using errorless learning. *Neuropsychol Rehabil*, 16(2), 129-154.

Flor H, Denke C, Schaefer M, Grüsser S (2001). Effect of sensory discrimination training on cortical reorganisation and phantom limb pain. *Lancet*, 357 (9270), 1763-1764.

Folsom JC (1967). Intensive hospital therapy of geriatric patients. *Curr Psychiatr Ther*, 7, 209-215.

Folstein MF, Folstein SE, McHugh PR (1975). "Mini-mental state"：a practical method for grading the cognitive state of patients for the clinician. *J Psychiatr Res*, 12(3), 189-198.

Folstein MF, Folstein SE, McHugh PR, Fanjiang G (2001). *MMSE, Mini-Mental State Examination : User's Guide*. Psychological Assessment Resources, Inc.

Frassinetti F, Rossi M, Ládavas E (2001). Passive limb movements improve visual neglect. *Neuropsychologia*, 39(7), 725-733.

Frassinetti F, Angeli V, Meneghello F, Avanzi S, Ládavas E (2002). Long-lasting amelioration of visuospatial neglect by prism adaptation. *Brain*, 125 (Pt 3), 608-623.

Freedman PE, Bleiberg J, Freedland K (1987). Anticipatory behaviour deficits in closed head injury. *J Neurol Neurosurg Psychiatry*, 50(4), 398-401.

渕　雅子，林　克樹，浅海岩生（1991）．左半側無視患者に対する神経発達的治療（ボバース法）の試み—2症例を通して．作業療法，10(3)，253-263．

藤森美里，山鳥　重，今村　徹，山下　光，吉田高志（1993）．左頭頂葉損傷で生じた身体部位と屋内家屋部位のカテゴリーに特異的な呼称・理解障害．神経心理学，9(4)，240-247．

藤林眞理子，長塚紀子，吉田　敬，Howard D, Franklin S, Whitworth A（2004）．「SALA失語症検査」エスコアール．

藤田郁代，三宅孝子（1986）．「失語症構文検査（試案ⅡA）」コミュニケーション研究会．

藤田郁代，物井寿子，奥平奈保子，植田　恵，小野久里子，古谷二三代，下垣由美子，井口由子，笹沼澄子（2001）．「失語症語彙検査」エスコアール．

福永知子，西村　健（2006）．大阪大学方式．日常診療に活かす老年病ハンドブック7　高齢者への包括的アプローチとリハビリテーション．メジカルビュー社，pp57-63．

古本英晴（1999）．相貌失認の回復過程における熟知相貌内の差違—家族の相貌についてのみ改善を示した相貌失認．神経心理学，15(2)，pp132-139．

古本英晴，山本達夫，吉山容正，得丸幸夫，平山恵造（1989）．Bálint症候群を伴うAlzheimer型痴呆．神経心理学，5(2)，pp117-123．

古本英晴，北野邦孝（1993）．数概念の喪失による失計算　数概念の構造．神経心理学　9(4)，pp221-229．

Gainotti G, Tiacci C (1970). Patterns of drawing disability in right and left hemispheric patients. *Neuropsychologia*, 8(3), 379-384.

Gainotti G, Cianchetti C, Tiacci C (1972a). The influence of the hemispheric side of lesion on non verbal tasks of finger localization. *Cortex*, 8(4), 364-377.

Gainotti G, Messerli P, Tissot R. (1972b). Qualitative analysis of unilateral spatial neglect in relation to laterality of cerebral lesions. *J Neurol Neurosurg Psychiatry*, 35(4), 545-550.

Gainotti G, Miceli G, Caltagirone C (1977). Constructional apraxia in left brain-damaged patients : a plannning disorder? *Cortex*, 13(2), 109-118.

Gerstmann J (1940). Syndrome of finger agnosia, disorientation for right and left, agraphia and acalculia. *Arch Neurol Psychiat*, 44, 398-408.

Gianutsos R (1981). Training the short- and long-term verbal recall of a postencephalitic amnesic. *J Clin Neuropsychol*, 3(2), 143-153.

Gianutsos R (1989). Foreword. In : Sohlberg MM, Mateer C (Eds.). *Introduction to cognitive rehabilitation : theory and practice*. The Guilford Press.

Giles GM, Clark-Wilson J (1988). The use of behavioral techniques in functional skills training after severe brain injury. *Am J Occup Ther*, 42(10), 658-665.

Giles GM, Shore M (1989). A rapid method for teaching severely brain injured adults how to wash and dress. *Arch Phys Med Rehabil*, 70(2), 156-158.

Gillen R, Tennen H, McKee T (2005). Unilateral spatial neglect: relation to rehabilitation outcomes in patients with right hemisphere stroke. *Arch Phys Med Rehabil*, 86(4), 763-767.

Girelli L, Delazer M, Semenza C, Denes G (1996). The representation of arithmetical facts: evidence from two rehabilitation studies. *Cortex*, 32(1), 49-66.

Gitelman DR, Nobre AC, Parrish TB, LaBar KS, Kim YH, Meyer JR, Mesulam M (1999). A large-scale distributed network for covert spatial attention: further anatomical delineation based on stringent behavioural and cognitive controls. *Brain*, 122 (Pt 6), 1093-1106.

Glasgow RE, Zeiss RA, Barrera M Jr, Lewinsohn PM (1977). Case studies on remediating memory deficits in brain-damaged individuals. *J Clin Psychol*, 33(4), 1049-1054.

Glisky EL (1992). Acquisition and transfer of declarative and procedural knowledge by memory-impaired patients: a computer data-entry task. *Neuropsychologia*, 30(10), 899-910.

Glisky EL, Schacter DL (1987). Acquisition of domain-specific knowledge in organic amnesia: training for computer-related work. *Neuropsychologia*, 25(6), 893-906.

Glisky EL, Schacter DL (1989). Extending the limits of complex learning in organic amnesia: computer training in a vocational domain. *Neuropsychologia*, 27(1), 107-120.

Goldberg E, Podell K. (2000). Adaptive decision making, ecological validity, and the frontal lobes. *J Clin Exp Neuropsychol*, 22(1), 56-68.

Golden C (1978, 1994). *Stroop Color and Word Test*. Stoelting Co.

Goldenberg G, Hagmann S (1998). Therapy of activities of daily living in patients with apraxia. *Neuropsychol Rehabil*, 8(2), 123-142.

Goldenberg G (2003). Neuropsychological assessment and treatment of disorders of volutary movement. In: Halligan PW, et al. (Eds.). *Handbook of Clinical Neuropsychology*. Oxford University Press, pp340-352.

Goldenberg G, Daumüller M, Hagmann S (2001a). Assessment and therapy of complex activities of daily living in apraxia. *Neuropsychol Rehabil*, 11(2), 147-169.

Goldenberg G, Laimgruber K, Hermsdörfer J (2001b). Imitation of gestures by disconnected hemispheres. *Neuropsychologia*, 39(13), 1432-1443.

Goodglass H, Kaplan, E (1972) *The assessment of aphasia and related disorders*. Lea and Febiger.(笹沼澄子，物井寿子訳，1975.『失語症の評価』医学書院)

Gouvier, WD, Bua BG, Blanton PD, Urey JR (1987). Behavioral changes following visual scanning training: observations of five cases. *Int J Clin Neuropsychol*, 9(2), 74-80.

Grant DA, Berg EA (1981, 1983, 1993). Wisconsin Card Sorting Test. Psychological Assessment Resources Inc.

Gray JM, Robertson I (1992). Microcomputer-based attentional retraining after brain damage : a randomised group controlled trial. *Neuropsychol rehabil*, 2(2), 97-115.

Greene JG, Timbury GC, Smith R, Gardiner M (1983). Reality orientation with elderly patients in the community : an empirical evaluation. *Age Ageing*, 12(1), 38-43.

Gronwall DM (1977). Paced auditory serial-addition task : a measure of recovery from concussion. *Percept Mo Skills*, 44(2), 367-373.

Guariglia C, Piccardi L, Puglisi Allegra MC, Traballesi M (2002). Is autotopoagnosia real? EC says yes : a case study. *Neuropsychologia*, 40(10), 1744-1749.

Guariglia C, Piccardi L, Iaria G, Nico D, Pizzamiglio L (2005). Representational neglect and navigation in real space. *Neuropsychologia*, 43(8), 1138-1143.

Halligan PW, Marshall JC (1989). Laterality of motor response in visuo-spatial neglect : a case study. *Neuropsychologia*, 27(10), 1301-1307.

Halligan PW, Manning L, Marshall JC (1991a). Hemispheric activation vs spatio-motor cueing in visual neglect : a case study. *Neuropsychologia*, 29(2), 165-176.

Halligan PW, Marshall JC (1991b). Left neglect for near but not far space in man. *Nature*, 350 (6318), 498-500.

Halligan PW, Donegan CA, Marshall JC (1992). When is a cue not a cue? : on the intractability of visuospatial neglect. *Neuropsychol Rehabil*, 2(4), 283-293.

Halligan PW, Marshall JC (1993). When two is one : a case study of spatial parsing in visual neglect. Perception, 22(3), 309-312.

Halligan PW, Marshall JC (1994). Right-sided cueing can ameliorate left neglect. *Neuropsychol Rehabili*, 4(1), 63-73.

Halligan PW, Marshall JC, Wade DT (1995). Unilateral somatoparaphrenia after right hemisphere stroke : a case description. *Cortex*, 31(1), 173-182.

Halligan PW, Kischka U, Marshall JC (Eds.) (2003). *Handbook of Clinical Neuropsychology*. Oxford University Press.

濱田紘一郎, 稲益由紀子, 浜田博文, 東 淳一, 新牧一良, 猪鹿倉武 (2003). パーキンソン病患者の注意障害に関する検討とその認知訓練. 総合リハ, 31(8), pp772-778.

Hanley JR, Kay J (2003). Neuropsychological assessment and treatment of disorders of reading. In : Halligan PW, et al (Eds). *Handbook of Clinical Neuropsychology*, Oxford University Press, pp255-280.

原田浩美, 能登谷晶子, 四十住縁 (2006). 重度運動性失語例の長期経過. 高次脳機能研究, 26(4), 408-415.

Harlow JM (1848) Passage of iron bar through the head. *Boston Med Surg J*, 13, 389-393 (Mataró et al, 2001 の引用による).

Harvey M, Hood B, North A, Robertson IH (2003). The effects of visuomotor feedback training on the recovery of hemispatial neglect symptoms : assessment of a 2-week and follow-up intervention. *Neuropsychologia*, 41(8), 886-893.

Haslam C, Gilroy D, Black S, Beesley T (2006). How successful is errorless learning in supporting memory for high and low-level knowledge in dementia? *Neuropsychol Rehabil*, 16(5), 505-536.

Hatada Y, Miall RC, Rossetti Y (2006). Two waves of a long-lasting after effect of prism adaptation measured over 7 days. *Exp Brain Res*. 169(3), 417-426.

波多野和夫, 中村 光, 道関京子, 横張琴子 (2002).「言語聴覚士のための失語症学」医歯薬出版.

林 明香, 浜田博文, 木村 隆 (2001). 高齢の脳梗塞患者の健忘症に対する記憶訓練. 総合リハ, 29(1), 77-80.

Heaton RK, Chelune GJ, Talley JL, Kay GG, Curtiss G (1981, 1993). *Wisconsin Card Sorting Test Manual*: *revised and expanded*. Psychological Assessment Resources, Inc..

Hécaen H, Assal G (1970). A comparison of constructive deficits following right and left hemispheric lesions. *Neuropsychologia*, 8(3), 289-303.

Heilman KM, Valenstien IE, Watson RI (1985). The neglect syndrome. In: Vinken PJ, Bruyn GW, Klawans HL (Eds.). *Handbook of Clinical Neurology, Vol. 45*. Elsevier Science Publishers, pp152-183（次の文献での引用による：Stone SP, Halligan PW, Marshall JC, Greenwood RJ, 1998. Unilateral neglect: a common but heterogeneous syndrome. *Neurology*, 50(6), 1902-1905).

Heilman KM, Watson RT, Valenstein E (1993). Neglect and related disorders. In: Heilman KM, et al (Eds.). *Clinical Neuropsychology, 3th Ed*. Oxford University Press, pp279-336.

Heilman KM, Maher LM, Greenwald ML, Rothi LJ (1997). Conceptual apraxia from lateralized lesions. *Neurology*, 49(2), 457-464.

Heilman KM, Watson RT, Valenstein E (2003a). Neglect and related disorders. In: Heilman KM, et al (Eds.). *Clinical Neuropsychology, 4th Ed*. Oxford University Press, pp296-346.

Heilman KM, Rothi LTG (2003b). Apraxia. In: Heilman KM, et al (Eds.). *Clinical Neuropsychology, 4th Ed*. Oxford University Press, pp215-235.

Hewitt J, Evans JJ, Dritschel B (2006). Theory driven rehabilitation of executive functioning: improving planning skills in people with traumatic brain injury through the use of an autobiographical episodic memory cueing procedure. *Neuropsychologia*, 44(8), 1468-1474.

Hillis AE, Rapp B (1998). Unilateral spatial neglect in dissociable frames of reference: a comment on Farah, Brunn, Wong, Wallace, and Carpenter (1990). *Neuropsychologia*, 36(11), 1257-1262.

Hillis AE (2005). Stages and mechanisms of recovery from aphasia. 神経心理学, 21(1), 35-43.

平澤哲哉 (2003).「失語症者言語聴覚士になる」雲母書房.

平山和美 (2004). 視覚性失認の評価. 田川皓一編「神経心理学評価ハンドブック」西村書店, pp215-224.

北條 敬, 大山博史, 渡辺俊三, 目時弘文, 山田ふみ子 (1996). 失語症者の言語障害に対する不認知的態度について. 失語症研究, 16(1), 16-25.

Holland A (1982). Observing functional communication of aphasic adults. *Journal of*

Speech and Hearing Disorders, 47, 50-56.

本多留美, 松浦晴美（脚本指導），綿森淑子・小澤勲監修（2001）．ビデオ「痴呆患者の認知障害の解釈と援助方法―コミュニケーションケアの実際」．企画・制作広島県．

本田哲三（1997）．認知リハビリテーションの展開―遂行機能障害のリハビリテーションを中心に．認知リハビリテーション，2(1)，26-32．

標準失語症検査作製委員会（1975）．「標準失語症検査」鳳鳴堂書店．

池田 学, 小森憲治郎, 田邊敬貴（1999）．意味記憶とその障害．精神医学，41(1)，35-40．

飯干紀代子, 浜田博文, 白浜育子, 相星さゆり, 猪鹿倉武（2002）．アルツハイマー型痴呆患者に対する記憶訓練―日常生活上の問題点に即したアプローチ．失語症研究，22(4)，pp327-334．

井村恒郎（1943）．失語―日本語に於ける特性．精神経誌，47(4)，196-218．

井村恒郎, 野上芳美, 千秋哲郎, 後藤 弘（1960）．視覚失認の象徴型．精神医学，2(12)，797-806．

Ishiai S, Furukawa T, Tsukagoshi H（1989）．Visuospatial processes of line bisection and the mechanisms underlying unilateral spatial neglect. *Brain*, 112（Pt 6），1485-1502.

Ishiai S, Sugishita M, Ichikawa T, Gono S, Watabiki S（1993）．Clock-drawing test and unilateral spatial neglect. *Neurology*, 43（1），106-110.

石合純夫（1999）．注意の神経機構．松下正明総編「臨床精神医学講座 21．脳と行動」中山書店，pp103-114．

岩田 誠（1998）．神経心理学の展開．神経心理学，14(1)，2-7．

岩田 誠（2002）．「高次脳機能障害」座長記．失語症研究，22(3)，183-184．

Jehkonen M, Ahonen JP, Dastidar P, Laippala P, Vilkki J（2000）．Unawareness of deficits after right hemisphere stroke: double-dissociations of anosognosias. *Acta Neurol Scand*, 102（6），378-384.

Jewsbury FCO（1969）．Parietal lobe syndromes. In: Vinken PJ et al（Eds.）．*Handbook of Clinical Neurology, Vol. 2.* North Holland Publ. Co.

Johnston MV, Lewis FD（1991）．Outcomes of community re-entry programmes for brain injury survivors: part 1: independent living and productive activities. *Brain Inj*, 5(2), 141-154.

嘉斉亜弥, 坂本一世, 松葉正子（1993）．失語を伴う記憶障害に"料理ノート"を使い, 調理動作, 買い物が改善した一例．作業療法，12(4)，309-316．

鹿島晴雄（1990）．高次脳機能障害のリハビリテーション 注意障害のリハビリテーション―前頭葉損傷3例での経験．神経心理学，6(3)，164-170．

鹿島晴雄, 加藤元一郎, 半田貴士（1985）．慢性分裂病の前頭葉機能に関する神経心理学的検討―Wisconsin Card Sorting Test 新修正法による結果．臨床精神医学 14(10)，1479-1489．

鹿島晴雄, 半田貴士, 加藤元一郎, 本田哲三, 佐久間啓, 村松太郎, 吉野相栄, 斎藤寿昭, 大江康雄（1986）．注意障害と前頭葉損傷．神経進歩，30(5)，847-858．

鹿島晴雄, 加藤元一郎（1993）．前頭葉機能検査―障害の形式と評価法．神経進歩，37(1)，93-109．

鹿島晴雄, 加藤元一郎 (1995). Wisconsin Card Sorting Test (Keio Version) (KWCST). 脳と精神の医学, 6(2), 209-216.

加藤元一郎 (1988). 前頭葉損傷における概念の形成と変換について―新修正 Wisconsin Card Sorting Test を用いた検討. 慶應医学, 65(6), 861-885, 1988.

加藤元一郎 (1995). 随意性注意の障害―反応選択と Supervisory Attentional Control. 神経心理学, 11(2), 70-84.

加藤元一郎 (1999). 認知障害のリハビリテーション. 松下正明総編「臨床精神医学講座 21. 脳と行動」中山書店, pp617-628.

加藤元一郎 (2004). 脳の可塑性と高次脳機能障害. 高次脳機能障害のリハビリテーション Ver. 2. 医歯薬出版, pp13-18.

加藤元一郎 (2005a). 他者知覚プロセスの脳基盤―特に視線, 口唇, 表情の動きの認知について. 第 29 回日本神経心理学会総会, シンポジウム「身体・情緒・他者理解」, 京都.

加藤元一郎 (2005b). カテゴリー特異的意味障害. 笹沼澄子編「言語コミュニケーション障害の新しい視点と介入理論」医学書院. pp33-56.

加藤元一郎, 鹿島晴雄 (1989). 概念の形成と変換に関する検査について (2). 精神科治療学 4(5), 675-679.

加藤元一郎, 吉野文浩, 斎藤文恵 (2002). 認知リハビリテーション―特に選択的意味記憶障害の直接認知訓練の効果について. 神経心理学, 18(3), 163-170.

加藤伸司, 下垣 光, 小野寺敦志, 植田宏樹, 老川賢三, 池田一彦, 小坂敦二, 今井幸充, 長谷川和夫 (1991). 改訂長谷川式簡易知能評価スケール (HDS-R) の作成. 老年精医誌, 2(11), 1339-1347.

鎌倉矩子 (1971). 失行・失認患者の治療例―あるゲルストマン症候群患者の場合. 理学療法と作業療法, 5(6), 514-520.

鎌倉矩子 (1975). 失行症・失認症の特性把握と治療的訓練. 総合リハ, 3(11), 911-922.

鎌倉矩子 (1979). 視覚失認の二次評価と訓練. 理学療法と作業療法, 13(8), 567-573.

鎌倉矩子 (1982). 失行・失認の治療とリハビリテーション. 大橋博司編「精神科MOOK No1, 失語・失行・失認」金原出版, pp148-154.

鎌倉矩子 (1984). 一側性無視がある患者の探索時の注視点移動の特徴―脳血管障害による右半球損傷の場合. 脳と神経, 36(11), 1119-1125.

鎌倉矩子 (1985). 一側性無視の出現と課題差, 神経心理学, 1(2), 114-120.

鎌倉矩子 (1990). 失行・失認のリハビリテーション. 神経心理学, 6(3), 150-156.

鎌倉矩子 (1996). 高次脳機能・老人領域作業療法の 30 年と今後. OT ジャーナル, 30(5), 399-407.

鎌倉矩子 (2001). 鎌倉矩子, 山根 寛, 二木淑子編「作業療法の世界―作業療法を知りたい・考えたい人のために」三輪書店, 2001 (第 2 版：2004).

鎌倉矩子 (2003). 身体意識の障害. 鹿島晴雄・種村 純編「よくわかる失語症と高次脳機能障害」永井書店, pp286-293.

鎌倉矩子 (2008). ADL の評価. 伊藤利之・鎌倉矩子編「ADL とその周辺―評価・指導・介護の実際」第 2 版. 医学書院, p. 9-37.

鎌倉矩子, 小林雅夫, 佐田 剛, 伊東仁香 (1987). 刺激の密度と一側性無視―右半球損

傷の場合．神経心理学，3(1)，pp49-59.

鎌倉矩子，大滝恭子（1991）．半側無視テストの感度について．リハ医学，28(3)，207-214.

鎌田克也，下堂薗恵，川平和美（2002）．半側無視患者のパソコンデータ入力作業におけるプリズム眼鏡の効果．作業療法，21(6)，561-568.

鎌田克也，川平和美，中間知子（2003）．観念失行を伴う脳卒中片麻痺患者への調理訓練の有効性について．作業療法，22(2)，119-128.

菅　弥生，望月　聡，河村　満（2001）．健忘症例における単純呈示効果の検討．神経心理学，17(4)，241-247.

Karnath HO, Fetter M（1995）. Ocular space exploration in the dark and its relation to subjective and objective body orientation in neglect patients with parietal lesions. *Neuropsychologia*, 33(3), 371-377.

Karnath HO, Ferber S, Himmelbach M（2001）. Spatial awareness is a function of the temporal not the posterior parietal lobe. *Nature*, 411(6840), 950-953.

Katzmann S, Mix C（1994）. Improving functional independence in a patient with encephalitis through behavior modification shaping techniques. *Am J Occup Ther*, 48(3), 259-262.

河村　満（1989a）．失行の診かた．*Clin Neurosci*, 7, 674-675.

河村　満（1989b）．古典失行―新しい視点から．神経心理，5(2)，108-114.

河村　満（1992）．「他人の手徴候」とその関連症候．神経内科，36，555-560.

河村　満（2001）．「街の顔」と「人の顔」．失語症研究，21(2)，128-132.

河村　満，平山恵三，塩田純一（1986）．中心領域（Liepmann）の限局病変による肢節運動失行．臨床神経，26(1)，20-27.

Kerkhoff G（2000）. Neurovisual rehabilitation：recent developments and future directions. *J Neurol Neurosurg Psychiatry*, 68(6), 691-706.

Kertesz A（1979）. Visual agnosia：the dual deficit of perception and recognition. *Cortex*, 15(3), 403-419.

Kertesz A, Gold BT（2003）. Recovery of cognition. In：Heilman KM, Valenstein E（Eds.）. *Clinical Neuropsychology, 4th Ed*. pp617-639.

毛束真知子（2004）．読み書き障害の評価．田川皓一編「神経心理学評価ハンドブック」西村書店，pp188-197.

Kleist K（1934）. Konstruktive（Optische）Apraxie. In：Kleist K（Ed.）. *Gehirn Pathologie*. Vornehmlich auf Grund der Kreigserharrungen. Verlag von Johann Ambrousius Barth, pp483-491.

Knight C, Alderman N, Burgess PW（2002）. Development of a simplified version of the multiple errands test for use in hospital settings. *Neuropsychol Rehabil*, 12, 231-255.

小嶋知幸（2002）．言語情報処理の考え方から失語症を捉えなおす―障害メカニズムと訓練法．宇野　彰，波多野和夫編「高次神経機能障害の臨床はここまで変わった」医学書院.

Kolb B, Whishaw IQ（2003）. *Fundamentals of Human Neuropsychology, 5th Ed*. Worth Publishers.

小森憲治郎, 池田 学, 田辺敬貴 (2005). 原発性進行性失語. 笹沼澄子編「言語コミュニケーション障害の新しい視点と介入理論」医学書院.

紺野加奈江 (2001). 「失語症言語治療の基礎—診断法から治療理論まで」診断と治療社.

Kopelman M, Wilson B, Baddeley A (1990). *The Autobiographical Memory Interview*. Thames Valley Test Co.

Kopelman MD, Stanhope N, Guinan E (1998). Subjective memory evaluations in patients with focal frontal, diencephalic, and temporal lobe lesion. *Cortex*, 34(2), 191-207.

高次脳機能障害全国実態調査委員会 (2011). 高次脳機能障害全国実態調査報告. 高次脳機能研究, 31(1), 19-31.

小山善子, 鳥居方策, 今井昌夫, 玉井 顯 (1996). 相貌失認の長期経過. 失語症研究, 16(2), 143-152.

Laine M, Butters N (1982). A preliminary study of the problem-solving strategies of detoxified long-term alcoholics. *Drug Alcohol Depend*, 10(2-3), 235-242.

Lawson IR (1962). Visual-spatial neglect in lesions of the right cerebral hemisphere: a study in recovery. *Neurology*, 12, 23-33.

Lebrun Y (1987). Anosognosia in Aphasics. *Cortex*, 23(2), 251-263.

Levine DN, Warach J, Farah M (1985). Two visual systems in mental imagery: dissociation of "what" and "where" in imagery disorders due to bilateral posterior cerebral lesions. *Neurology*, 35(7), 1010-1018.

Levine B, Stuss DT, Milberg WP (1995). Concept generation: validation of a test of executive functioning in a normal aging population. *J Clin Exp Neuropsychol*, 17(5), 740-758.

Levine B, Robertson IH, Clare L, Carter G, Hong J, Wilson BA, Duncan J, Stuss DT (2000). Rehabilitation of executive functioning: an experimental-clinical validation of goal management training. *J Int Neuropsychol Soc*, 6(3), 299-312.

Lezak MD (1982). The problem of assessing executive functions. *Int J Psychol*, 17, 281-297.

Lezak MD, Howieson DB, Loring DW, Hannay HJ, Fischer JS (2004). *Neuropsychological Assessment, 4th Ed*. Oxford University Press.

Lhermitte F, Beauvois MF (1973). A visual-speech disconnexion syndrome: report of a case with optic aphasia, agnosic alexia and colour agnosia. *Brain*, 96(4), 695-714.

Liepert J, Uhde I, Gräf S, Leidner O, Weiller C (2001). Motor cortex plasticity during forced-use therapy in stroke patients: a preliminary study. *J Neurol*, 248(4), 315-321.

Liepmann H (1900). Das Krankheirsbild der Apraxie ("motorische Asymbolie") auf Grund ienes Falles von einseitiger Apraseie. *Mschr Psychiatr Neurol*, 8, 15-44, 102-132, 182-197. (遠藤正臣, 中村一郎訳, 2002. リープマン・H: 失行 (運動性失象徴) の病像—半側失行の1例を基礎として. 秋元波留夫, 他編「神経心理学の源流—失行編・失認編」創造出版, pp17-65) ※同邦訳文は精神医学, 22: 93-106, 327-342, 429-442, 1980 が初出.

Lissauer H (1890). Ein Fall von Seelenblindheit nebst einem Beitrag zur Theorie

Delslben. *Archiv fur Psychiatrie*, 21, 222-270.（Translated by Jackson. A case of visual agnosia with a contributuion to theory. *Cogn Neuropsycol* 5, 157-192, 1988）

Luria AR（1948）/translated by Zangwill OL（1963）. *Restoration of Function after Brain Injury*. Pergamon Press.

牧　德彦, 池田　学, 鉾石和彦, 佐野　輝, 田辺敬貴（1998）. Progressive posterior cerebral dysfunctionの1症例. 神経心理学, 14(1), pp49-54.

Manly T（2003）. Rehabilition for disorders of attention. In：Wilson BA（Ed.）. *Neuropsychological Rehabilitation：Theory and Practice*. Swets & Zeitlinger, pp23-52.

Manly T, Hawkins K, Evans J, Woldt K, Robertson IH（2002）. Rehabilitation of executive function：facilitation of effective goal management on complex tasks using periodic auditory alerts. *Neuropsychologia*, 40(3), 271-281.

Manly T, Robertson IH（2003）. The rehabilitaion of attentional deficits. In：Halligan PW, et al（Eds.）. *Handbook of Clinical Neuropsychology*. Oxford University Press, pp89-107.

Manly T, Dobler VB, Dodds CM, George MA（2005）. Rightward shift in spatial awareness with declining alertness. *Neuropsychologia*, 43(12), 1721-1728.

Manning L（2003）. Assessment and treatment of disorders of visuospatial, imaginal, and constructional processes. In：Halligan PW, et al（Eds.）. *Handbook of Clinical Neuropsychology*. Oxford University Press, pp181-194.

Markowitsch HJ（2003）. Functional neuroanatomy of learning and memory. In：Halligan PW, et al（Eds.）. *Handbook of Clinical Neuropsychology*. Oxford University Press. pp724-740.

Marshall JC, Halligan PW（1988）. Blindsight and insight in visuo-spatial neglect. *Nature*, 336(6201), 766-767.

Marshall JC, Halligan PW（1993）. Visuo-spatial neglect：a new copying test to assess perceptual parsing. *J Neurol*, 240(1), 37-40.

Mataró M, Jurado MA, García-Sánchez C, Barraquer L, Costa-Jussà FR, Junqué C（2001）. Long-term effects of bilateral frontal brain lesion：60 years after injury with an iron bar. *Arch Neurol*, 58(7), 1139-1142.

松田　実（2003）：読字の障害　失読症. 鹿島晴雄, 種村　純編「よくわかる失語症と高次脳機能障害」永井書店.

松本絵里子, 大東祥考, 埴原秋児, 藤森美里, 森　悦朗（2000）. 大きさに依存した視覚認知障害についてADの1例. 神経心理学, 16(1), 56-65.

Matthey S（1996）. Modification of perseverative behaviour in an adult with anoxic brain damage. *Brain Inj*, 10(3), 219-227.

Mattingley JB, Pierson JM, Bradshaw JL, Phillips JG, Bradshaw JA（1993）. To see or not to see：the effects of visible and invisible cues on line bisection judgements in unilateral neglect. *Neuropsychologia*, 31(11), 1201-1215.

McIntosh RD, Rossetti Y, Milner AD（2002）. Prism adaptation improves chronic visual and haptic neglect：a single case study. *Cortex*, 38(3), 309-320.

Mcpherson A, Furniss FG, Sdogati C, Cesaroni F, Tartaglini B, Lindesay J（2001）.

Effects of individualized memory aids on the conversation of persons with severe dementia: a pilot study. *Aging Ment Health*, 5(3), 289-294.

Meizner M, Djundja D, Djundja D, Barthel G, Elbert T, Rockstroh B (2005). Long-term stability of improved language functions in chronic aphasia after constraint-induced aphasia therapy. *Stroke*, 36(7), 1462-1466.

Mendez MF, Ghajarania M, Perryman KM (2002). Posterior cortical atrophy: clinical characteristics and differences compared to Alzheimer's disease. *Dement Geriatr Cogn Disord*, 14(1), 33-40.

Mesulam MM (1981). A cortical network for directed attention and unilateral neglect. *Ann Neurol*, 10(4), 309-325.

Mesulam, MM (1982). Slowly progressive aphasia without generalized dementia. *Annals of Neurology* 11(6), 592-598.

Mesulam MM (1999). Spatial attention and neglect: parietal, frontal and cingulate contributions to the mental representation and attentional targeting of salient extrapersonal events. *Philos Trans R Soc Lond B Biol Sci*, 29, 354 (1387), 1325-1346.

Metcalfe J (2000). Metamemory: theory and data. In: Tulving E, et al (Eds.). *The Oxford Handbook of memory*. Oxford University Press, pp197-211.

Meyers JE, Meyers KR (1995). *Rey Complex Figure Test and Recognition Trial*. The Psychological Co.

緑川 晶, 河村 満 (2007). 運動視の脳内機構. Brain & Nerve, 59 (1), 37-44.

Migliorelli R, Tesón A, Sabe L, Petracca G, Petracchi M, Leiguarda R, Starkstein SE (1995). Anosognosia in Alzheimer's disease: a study of associated factors. *J Neuropsychiatry Clin Neurosci*, 7(3), 338-344.

Milner AD, McIntosh RD (2005). The neurological basis of visual neglect. *Curr Opin Neurol*, 18(6), 748-753.

Mitrushina MN, Boone KB, D'Elia LF (1999). *Handbook of Normative Data for Neuropsychological Assessment*. Oxford University Press.

水落和也, 大川嗣雄, 佐鹿博信 (1986). 両側後頭頭頂葉脳梗塞2症例のリハビリテーションの経験. 総合リハ, 14(2), 135-138.

水田秀子, 目黒祐子 (2009). 失語症候群. 藤田郁代, 立石雅子編「失語症学」医学書院.

物井寿子 (1990). 失語症の読み書き障害の訓練―仮名書字訓練を中心に. 神経心理学, 6(1), 33-40.

物井寿子 (1996). 老年者のコミュニケーション障害とそのリハビリ. *Gerontology*, 8 (1), 61.

物井寿子, 辰巳 格 (1995). 失語と awareness. 失語症研究, 15(2), 150-156.

森 悦郎, 三谷洋子, 山鳥 重 (1985). 神経疾患患者における日本語版 Mini-Mental State テストの有用性. 神経心理学, 1(2), 82-89.

Morlaás J (1928). Contribution á l'étude de l'apraxie. Thèse, Paris (大東祥孝訳, AJ.モルラース (2002). 失行症研究への貢献. 秋元波留夫, 他編「神経心理学の源流―失行編・失認編」創造出版, pp75-92)

Morris AP, Kritikos A, Berberovic N, Pisella L, Chambers CD, Mattingley JB (2004).

Prism adaptation and spatial attention: a study of visual search in normals and patients with unilateral neglect. *Cortex*, 40(4-5), 703-721.

Morris HH, Lüders H, Lesser RP, Dinner DS, Hahn J (1984). Transient neuropsychological abnormalities (including Gerstmann's syndrome) during cortical stimulation. *Neurology*, 34(7), 877-883.

毛利史子, 能登真一, 二木淑子, 網本　和, 高橋裕秀 (2001). 非日常慣用物品の使用が可能になった観念失行の一例. 作業療法, 20(2), 154-162.

村田　潤, 鎌倉矩子, 齋藤恭子 (1999). シングルケーススタディ. 左側無視患者に対する左側方向への注意喚起を促す指示の効果の検討. 作業療法, 18(3), 204-211.

永吉美砂子, 木村啓介, 和田明美, 内田　恵, 辻　純子, 松下　幸, 中村真美, 若山　恵 (2009). 通所リハビリテーション―包括的・全体論的リハビリテーションプログラム. 総合リハ, 37(1), 29-35.

Nelson HE (1976). A modified card sorting test sensitive to frontal lobe defects. *Cortex*, 12(4), 313-324 (Lezak et al, 2004, p 591 による).

日本失語症学会 (1999). 「標準失語症検査補助テスト」新興医学出版社.

日本版 WAIS-Ⅲ刊行委員会 (2006). 「日本版 WAIS-Ⅲ成人知能検査」日本文化科学社 (原版: Wechsler, 1997. *Wechsler Adult Intelligent Scale-3rd Ed*. Harcourt Assessment Inc.)

日本失語症学会失認症検査法検討小委員会 (1997). 「標準高次視知覚検査」新興医学出版.

日本失語症学会高次動作性検査法作成小委員会 (1999). 「改訂版標準高次動作性検査―失行症を中心として」新興医学出版.

日本リハビリテーション医学会・評価基準委員会 (1992). ADL 評価に関する検討―検討の経緯と結果. リハ医学, 29(9), 691-698.

野上芳美, とどろき俊一, 佐藤公典 (1974). 皮質盲よりの回復過程で種々の視覚失認を呈した1例. 精神医学, 16(3), 29-35.

Norman DA, Shallice T (1980). Attention to action: willed and automatic control of behavior. Center for Human Information Processing Techinicalo Report no. 99. (Shallice, 1982 による)

野崎小枝・吉永繁彦 (1983). 視覚失認例に対するリハビリテーションの経験. 総合リハ, 11(8), 637-640.

能登真一, 杉原　浩, 網本　和, 二木淑子 (1998). 長期に持続した身体パラフレニア (somatoparaphrenia) の2症例. 神経心理学, 14(3), pp188-196.

Nudo RJ, Wise BM, SiFuentes F, Milliken GW (1996). Neural substrates for the effects of rehabilitative training on motor recovery after ischemic infarct. *Science*, 21 ; 272(5269), 1791-1794.

布谷芳久, 岡島康友, 椿原彰夫, 本田哲三, 千野直一, 鹿島晴雄 (1993). アラーム付タイマーを用いたメモリーノート導入訓練―記憶障害に対するリハビリテーションのための一工夫. 総合リハ, 21(7), 597-601.

布谷芳久, 椿原彰夫 (1994). 発動性の評価とリハビリテーション. 脳と精神の医学, 5, 331-336.

O'brian KP, Prigatano GP, Pittman HW (1988). Neurobehavioural education of a patient and spouse following right oligodendroglioma excision. *Neuropsychology*, 2, 145-159.

Ochipa C, Rothi LJ, Heilman KM (1989). Ideational apraxia : a deficit in tool selection and use. *Ann Neurol*, 25(2), 190-193.

Ochipa C, Rothi LJ, Heilman KM (1992). Conceptual apraxia in Alzheimer's disease. *Brain*, 115 (Pt 4), 1061-1071.

Ochipa C, Rapcsak SZ, Maher LM, Rothi LJ, Bowers D, Heilman KM (1997). Selective deficit of praxis imagery in ideomotor apraxia. *Neurology*, 49(2), 474-480.

Ogden JA (1985). Autotopagnosia. Occurrence in a patient without nominal aphasia and with an intact ability to point to parts of animals and objects. *Brain*, 108 (Pt 4), 1009-1022.

小倉　純, 山鳥　重 (1983). 手指模倣障害と構成障害および古典的失行の関係について. 脳神経, 36(8), 759-763.

小野千恵, 平林　一, 望月秀郎, 石井文子, 橋本茂樹 (1994). 「道具の強迫的使用」を呈した1症例に対する作業療法訓練の試み. OTジャーナル, 28(8), 649-654.

大橋博司 (1965). 「臨床脳病理学」医学書院.

大橋正洋 (2002). 一般用語になりつつある高次脳機能障害. 失語症研究, 22(3), 194-199.

大橋正洋 (2005). 高次脳機能障害支援モデル事業の背景と今後. 作業療法, 24(1), 4-10.

大東祥孝 (1994). 失行論の歴史的変遷. 神経進歩, 38(4), 526-532, 1994.

大東祥孝 (2000). 「同時失認」をどう捉えるか. 認知リハビリテーション 2000, 19-28.

大東祥孝 (2002a). 同時失認について. 秋元波留夫, 他編「神経心理学の源流, 失行編・失認編」創造出版, pp461-474.

大東祥孝 (2002b). 「AJモルラース：失行症研究への貢献」解説. 秋元波留夫, 他編「神経心理学の源流－失行編・失認編」創造出版, pp93-99.

大東祥孝, 石島　裕 (1975). 同時失認, 相貌失認などの特異的な認知障害を示した急性壊死性脳炎の臨床例. 脳と神経, 27(11), 1203-1211.

大松慶子, 加藤昌子, 石川佳子, 吉本恵子, 池田信明 (1983). 視覚失認を呈した1症例とその家庭復帰について. 総合リハ, 11(8), 641-643.

大滝恭子 (2005). 事例研究：視覚失認を伴うアルツハイマー病と診断された77歳女性が1年半のひとり暮しを維持できた理由. 平成16年度国際医療福祉大学大学院医療福祉学研究科修士論文 (指導：鎌倉矩子).

大滝恭子, 鎌倉矩子 (1991). ゲルストマン症候群, 構成障害等を呈した一主婦への作業療法プログラムとその効果. 作業療法, 10(4), 300-309.

大竹浩也, 藤井俊勝 (2004). 記憶障害の評価. 田川皓一編. 「神経心理学評価ハンドブック」西村書店, pp129-140.

大塚　忍, 森岡　周, 宮本省三 (2001). 身体と壁面の接触課題によって姿勢が改善した半側空間無視の1症例. 総合リハ, 29(12), 1141-1145.

Pallis CA (1955). Impaired identification of faces and places with agnosia for colours : report of a case due to cerebral embolism. *J Neurol Neurosurg Psychiatry*, 18(3), 218-

224.

Paolucci S, Antonucci G, Grasso MG, Pizzamiglio L (2001). The role of unilateral spatial neglect in rehabilitation of right brain-damaged ischemic stroke patients : a matched comparison. *Arch Phys Med Rehabil*, 82(6), 743-749.

Parr S, Byng S, Gilpin S, Ireland C (1997). *Talking about aphasia : Living with loss of Language after Stroke*. Open University Press（遠藤尚志訳，1998.「失語症をもって生きる―イギリスの脳卒中体験者50人の証言」筒井書房）.

Pedersen PM, Jørgensen HS, Nakayama H, Raaschou HO, Olsen TS (1996). Frequency, determinats, and consequences of anosognosia in acute stroke. *J Neuro Rehab*, 10(4), 243-250.

Petrides M (1985). Deficits on conditional associative-learning tasks after frontal- and temporal-lobe lesions in man. *Neuropsychologia*, 23(5), 601-614.

Petrides M (1990). Nonspatial conditional learning impaired in patients with unilateral frontal but not unilateral temporal lobe excisions. *Neuropsychologia*, 28(2), 137-149.

Petrides M, Milner B (1982). Deficits on subject-ordered tasks after frontal-and temporal-lobe lesions in man. *Neuropsychologia*, 20, 249-262.

Pick A (1922). Störung der Orientierung am eignen Körper-Beitrag zur Lehre vom Bewußtsein des eigenen Körpers-Psychol. *Forsch*, 46, 303-318（波多野和夫・浜中淑彦訳，1979．精神医学，21(3), 311-323).

Piercy M, Hecaen H, de Ajuriaguerra J (1960). Constructional apraxia associated with unilateral cerebral lesions : left and right sided cases compared. *Brain*, 83, 225-242.

Pilgrim E, Humphreys GW (1994). Rehabilitation of a case of ideomotor apraxia. In : Riddoch MJ, Humphreys GW (Eds.). *Cognitive neuropsychology and cognitive rehabilitation*. Hove, Lawrence Erlbaum Associates.

Pizzamiglio L, Antonucci G, Judica A, Montenero P, Razzano C, Zoccolotti P (1992). Cognitive rehabilitation of the hemineglect disorder in chronic patients with unilateral right brain damage. *J Clin Exp Neuropsychol*, 14(6), 901-923.

Ponsford JL, Kinsella G (1988). Evaluation of a remedial programme for attentional deficits following closed-head injury. *J Clin Exp Neuropsychol*, 10(6), 693-708.

Ponsford JL, Kinsella G (1991). The use of a rating scale o attentional behaviour. *Neuropsychol Rehabil*, 1(4), 241-257.

Posner MI, Petersen SE (1990). The attention system of the human brain. *Annu Rev Neurosci*, 13, 25-42.

Prigatano GP (2003). Assessment and rehabilitation of anosognosia and syndromes of impaired awareness. In : Hallingan PW, et al (Eds.). *Handbook of Clinical Neuropsychology*. Oxford University Press, pp387-397.

Prigatano GP, Fordyce DJ, Zeiner HK, Roueche JR, Pepping M, Wood BC (1986). *Neuropsychological Rehabilitation after Brain Injury*. The Johns Hopkins University Press（八田武志，他訳，1988．脳損傷のリハビリテーション―神経心理学的療法．医歯薬出版).

Prigatano GP, Amin K, Jaramillo K (1993). Memory performance and use of a compensation after traumatic brain injury. *Neuropsychol Rehabil*, 3(1), 53-62.

Psychological Corporation (1997, 2002). WAIS-III-WMS-III Technical Manual.

Pulvermüller F, Neininger B, Elbert T, Mohr B, Rockstroh B, Koebbel P, Taub E (2001). Constraint-induced therapy of chronic aphasia after stroke. *Stroke*, 32, 1621-1626.

Ramachandran VS, Rogers-Ramachandran D (1996). Synaesthesia in phantom limbs induced with mirrors. *Proc Biol Sci*, 22 ; 263(1369), 377-386.

Regard M (1981). *Stroop Test : Victoria Version*. The Test Material Sales Office, Psychology Clinic, Department of Psychology, University of Victoria, P. O. Box 1700, Victoria, B. C., Canada.

Reitan RM (1979, 1992). *Trail Making Test*. Reitan Neuropsychology Laboratory, 2920 South 4th Avenue, Sputh Tucson, Arizona 85713-4819 (www.reitanlabs.com).

Reynolds CR (2002). Comprehensive Trail-Making Test. PRO-ED. Inc. 8700 Shoal Creek Boulevard, Austin Texas 78757-6897 (www.proedinc.com).

Riddoch MJ, Humphreys GW (1983). The effect of cueing on unilateral neglect. *Neuropsychologia*, 21(6), 589-599.

Riddoch MJ, Humphreys GW (1987a). Visual object processing in optic aphasia : a case of semantic access agnosia. *Cognitive Neuropsychology*, 4(2), 131-185.

Riddoch MJ, Humphreys GW. (1987b). A case of integrative visual agnosia. *Brain*, 110 (Pt 6), 1431-1462.

Riddoch MJ, Humphreys GW, Gannon T, Blott W, Jones V (1999). Memories are made of this : the effects of time on stored visual knowledge in a case of visual agnosia. *Brain*, 122 (Pt 3), 537-559.

Riddoch MJ, Humphreys GW (2003). Visual agnosia. *Neurol Clin*, 21(2), 501-520.

Rizzo M, Vecera SP (2002). Psychoanatomical substrates of Bálint's syndrome. *J Neurol Neurosurg Psychiatry*, 72(2), 162-178.

Robertson IH (1999). The rehabilitaion of attention. In : Stuss D, Winocur G, Robertson IH (Eds). *Cognitive Rehabilitation*, pp302-313.

Robertson IH (2001). Do we need the "lateral" in unilateral neglect? Spatially nonselective attention deficits in unilateral neglect and their implications for rehabilitation. *NeuroImage*, 14, S85-90.

Robertson IH, North N (1992a). Spatio-motor cueing in unilateral left neglect : the role of hemispace, hand and motor activation. *Neuropsychologia*, 30(6), 553-563.

Robertson IH, North NT, Geggie C (1992b). Spatiomotor cueing in unilateral left neglect : three case studies of its therapeutic effects. *J Neurol Neurosurg Psychiatry*, 55(9), 799-805.

Robertson IH, North NT (1994a). One hand is better than two : motor extinction of left hand advantage in unilateral neglect. *Neuropsychologia*, 32(1), 1-11.

Robertson IH, Tegnér R, Goodrich SJ, Wilson C (1994b). Walking trajectory and hand movements in unilateral left neglect : a vestibular hypothesis. *Neuropsychologia*, 32 (12), 1495-1502.

Robertson IH, Ward T, Ridgeway V, Nimmo-Smith I (1994c). *The Test of Everyday*

Attention. Thames Valley Test Co.

Robertson IH, Tegnér R, Tham K, Lo A, Nimmo-Smith I (1995a). Sustained attention training for unilateral neglect: theoretical and rehabilitation implications. *J Clin Exp Neuropsychol*, 17(3), 416-430.

Robertson IH, Nico D, Hood BM (1995b). The intention to act improves unilateral left neglect: two demonstrations. *Neuroreport*, 29, 7(1), 246-248.

Robertson IH, Manly T, Beschin N, Daini R, Haeske-Dewick H, Hömberg V, Jehkonen M, Pizzamiglio G, Shiel A, Weber E (1997a). Auditory sustained attention is a marker of unilateral spatial neglect. *Neuropsychologia*, 35(12), 1527-1532.

Robertson IH, Nico D, Hood, BM (1997b). Believing what you feel: using proprioceptive feedback to reduce unilateral neglect. *Neuropsychology*, 11(1), 53-58.

Robertson IH, Mattingley JB, Rorden C, Driver J (1998a). Phasic alerting of neglect patients overcomes their spatial deficit in visual awareness. *Nature*, 10 ; 395 (6698), 169-172.

Robertson IH, Hogg K, McMillan TM (1998b). Rehabilitation of unilateral neglect: improving function by contralesional limb activation. *Neuropsychol Rehabil*, 8(1), 19-29.

Robertson IH, Halligan PW (1999a). *Spatial Neglect : a clinical handbook for diagnosis and treatment.* Psychology Press（佐藤貴子，原　寛美訳，2004.「半側空間無視の診断と治療」診断と治療社）.

Robertson IH, Murre JM (1999b). Rehabilitation of brain damage: brain plasticity and principles of guided recovery. *Psychol Bull*, 125, 544-575.

Rode G, Charles N, Perenin MT, Vighetto A, Trillet M, Aimard G (1992). Partial remission of hemiplegia and somatoparaphrenia through vestibular stimulation in a case of unilateral neglect. *Cortex*, 28(2), 203-208.

Roeltgen DP (2003). Agraphia. In : Heilman KM et al (Eds). *Clinical Neuropsychology*. Oxford University Press, pp126-145.

Roeltgen DP, Sevush S, Heilman KM (1983). Pure Gerstmann's syndrome from a focal lesion. *Arch Neurol*, 40(1), 46-47.

Rossetti Y, Rode G, Pisella L, Farné A, Li L, Boisson D, Perenin MT (1998). Prism adaptation to a rightward optical deviation rehabilitates left hemispatial neglect. *Nature*, 395(6698), 166-169.

Rothi LJ, Heilman KM (1984). Acquisition and retention of gestures by apraxic patients. *Brain Cogn*, 3, 426-437.

Rothi LJ, Heilman KM, Watson RT (1985). Pantomime comprehension and ideomotor apraxia. *J Neurol Neurosurg Psychiatry*, 48(3), 207-210.

Rothi LJG, Mack L, Verfaellie M, Brown P, Heilman KM (1988). Ideomotor apraxia : error pattern analysis. *Aphasiology*, 2(314), 381-388.

Rothi LJG, Mack L, Heilman KM (1990). Unawareness of apraxic errors. *Neurology*, 40 (Suppl. 1), 202.

Rubens AB, Benson DF (1971). Associative visual agnosia. *Arch Neurol*, 24 (4), 305-316.

サックス．O（Sacks O）（1985）/高見幸郎・金沢泰子訳（1992）．妻を帽子とまちがえた男．晶文社．

佐野洋子，加藤正弘，小嶋知幸（1996）．失語症状の長期経過．失語症研究，16(2)，123-133．

笹沼澄子，綿森淑子，物井寿子，伊藤元信，福迫陽子（1978）．「失語症の言語治療」（付．鑑別診断検査・治療絵カード）医学書院．

笹沼澄子編，柴田貞雄，伊藤裕之，矢守麻奈，進藤美津子，森永京子，森山梅千代著（2001）．「リハビリテーション医学全書11　言語障害　第2版，失語症・運動障害性構音障害・嚥下障害・脳性麻痺の言語障害」医歯薬出版．

佐藤ひとみ（2001）．「臨床失語症学―言語聴覚士のための理論と実践」医学書院．

境　信哉，平山和美，山脇理恵，藤本ちあき，近藤裕見子，山鳥　重（2003）．著しい大脳性視野狭窄例に対する神経視覚リハビリテーションの経験．総合リハ，31(1)，pp63-71．

坂本一世（1993）．視覚失認・記憶障害を主症状とする一症例の訓練経過．作業療法，12，317-325．

佐久間啓，鹿島晴雄，半田貴士，加藤元一郎，保崎秀夫，鶴岡はつ，新井弘之，阿部春樹（1985）．大脳性色覚障害の1例．失語症研究，5(3)，929-936．

Schindler I, Kerkhoff G, Karnath HO, Keller I, Goldenberg G (2002). Neck muscle vibration induces lasting recovery in spatial neglect. *J Neurol Neurosurg Psychiatry*, 73(4), 412-419.

Schindler I, Kerkhoff G (2004). Convergent and divergent effects of neck proprioceptive and visual motion stimulation on visual space processing in neglect. *Neuropsychologia*, 42(9), 1149-1155.

瀬間久美子，早川裕子，加藤元一郎，齋藤　薫，高岡　徹，飯野光治（2004a）．左手に病的把握現象を呈した一症例―把握して使えない手から使える手へ．作業療法，23(特)，257．

瀬間久美子，早川裕子，加藤元一郎，三村　將（2004b）．左手に認められた病的把握現象の回復メカニズム――一症例の経過から．第28回日本神経心理学会総会プログラム予稿集，102．

Semenza C (1988). Impairment in localization of body parts following brain damage. *Cortex*, 24(3), 443-449.

Semenza C (2003). Assessing disorders of awareness and representation of body parts. In：Hallingan PW, et al (Eds.). *Handbook of Clinical Neuropsychology*. Oxford University Press, pp195-213.

Semenza C, Goodglass H (1985). Localization of body parts in brain injured subjects. *Neuropsychologia*, 23(2), 161-175.

先崎　章，平川孝枝，加藤元一郎，三村　將，鹿島晴雄（1997）．前交通動脈瘤破裂後の逆向健忘に対するリハビリテーションの試み．総合リハ，25(9)，849-854．

Serfaty C, Soroker N, Glicksohn J, Sepkuti J, Myslobodsky MS (1995). Does monocular viewing improve target detection in hemispatial neglect? *Rest Neurol Neurosci*, 9, 7-13.

Shallice T (1982). Specific impairments of planning. *Philos Trans R Soc Lond B Biol Sci*, 298 (1089), 199-209.

Shallice T, Evans ME (1978). The involvement of the frontal lobes in cognitive estimation. *Cortex*, 14(2), 294-303.

Shallice T, Burgess PW (1991). Deficits in strategy application following frontal lobe damage in man. *Brain*, 114 (Pt 2), 727-741.

Shallice T, Burgess P (1996). The domain of supervisory processes and temporal organization of behaviour. *Philos Trans R Soc Lond B Biol Sci*, 351 (1348), 1405-1411 ; discussion 1411-1412.

下垣由美子, 奥平奈保子, 吉田恭子, 小倉美智子, 木島理恵子 (1998).「失語症会話ノート」エスコアール.

品川不二郎, 小林重雄, 藤田和弘, 前川久男（共訳編著）(1990).「日本版WAIS-R成人知能検査法」日本文化科学社.（原版：Wechsler D, 1981. The Wechsler Adult Intelligence Scale-Revised. The Psychological Corporation）

Simon KB (1988). Outpatient treatment for an adult with traumatic brain injury. *Am J Occup Ther*, 42(4), 247-251.

Sirigu A, Grafman J, Bressler K, Sunderland T (1991). Multiple representations contribute to body knowledge processing : evidence from a case of autotopagnosia. *Brain*, 114 (Pt 1B), 629-642.

Smania N, Girardi F, Domenicali C, Lora E, Aglioti S (2000). The rehabilitation of limb apraxia : a study in left-brain-damaged patients. *Arch Phys Med Rehabil*, 81(4), 379-388.

Sohlberg MM, Mateer CA (1987). Effectiveness of an attention : training program. *J Clin Exp Neuropsychol*, 9(2), 117-130.

Sohlberg MM, Mateer CA (1989). Training use of compensatory memory books : a three stage behavioral approach. *J Clin Exp Neuropsychol*, 11(6), 871-891.

Sohlberg MM, McLaughlin KA, Pavese A, Heidrich A, Posner MI (2000). Evaluation of attention process training and brain injury education in persons with acquired brain injury. *J Clin Exp Neuropsychol*, 22(5), 656-676.

Sohlberg MM, Mateer CA (2001). Improving attention and managing attentional problems : adapting rehabilitation techniques to adults with ADHD. *Ann N Y Acad Sci*, 931, 359-375.

相馬芳明, 田邊敬貴 (2003).「失語の症候学」医学書院.

Sparr SA, Jay M, Drislane FW, Venna N (1991). A historic case of visual agnosia revisited after 40 years. *Brain*, 114(Pt 2), 789-800.

Spikman JM, Kiers HA, Deelman BG, van Zomeren AH (2001). Construct validity of concepts of attention in healthy controls and patients with CHI. *Brain Cogn*, 47(3), 446-460.

Spreen O, Strauss E (1998). *A Compendium of Neuropsychological Tests. Administraion, Norms, and Commentary, 2nd Ed*. Oxford University Press.

Stanton KM, Pepping M, Brockway JA, Bliss L, Frankel D, Waggener S (1983).

Wheelchair transfer training for right cerebral dysfunctions: an interdisciplinary approach. *Arch Phys Med Rehabil*, 64(6), 276-280.

Starkstein SE, Fedoroff JP, Price TR, Robinson RG (1993). Denial of illness scale: a reliability and validity study. *Neuropsychiatry Neuropsychol Behav Neurol*, 6, 93-97.

Stone SP, Patel P, Greenwood RJ, Halligan PW (1992). Measuring visual neglect in acute stroke and predicting its recovery: the visual neglect recovery index. *J Neurol Neurosurg Psychiatry*, 55(6), 431-436.

Stone SP, Halligan PW, Greenwood RJ (1993). The incidence of neglect phenomena and related disorders in patients with an acute right or left hemisphere stroke. *Age Ageing*, 22(1), 46-52.

Stone SP, Halligan PW, Marshall JC, Greenwood RJ (1998). Unilateral neglect: a common but heterogeneous syndrome. *Neurology*, 50(6), 1902-1905.

Strub RL, Black FW (1993). *The Mental Status Examination in Neurology, 3rd Ed.* FA Davis Co. (江藤文夫訳，1995.「高次脳機能検査法―失行・失認・失語の本態と診断 原著第3版」医歯薬出版)

Sturm W, Willmes K, Orgass B (1997). Do specific attention deficits need specific training? *Neuropsychol Rehabil*, 7(2), 81-103.

Stuss DT, Alexander MP (2000). Executive functions and the frontal lobes: a conceptual view. *Psychol Res*, 63(3-4), 289-298.

Stuss DT, Levine B (2002). Adult clinical neuropsychology: lessons from studies of the frontal lobes. *Annu Rev Psychol*, 53, 401-433.

杉本 諭，網本 和，三好邦達（1995）．体幹左回旋により見かけ上の右無視（左偏位）を示した左半側無視の1例―線分2等分での検討．失語症研究，15(2), 209-214.

杉下守弘（1985）．「言語と脳」紀伊國屋書店．

杉下守弘（訳著）（2001）．「日本版ウェクスラー記憶検査法（WMS-R）」日本文化科学社．（原版：Wechsler D, 1987. The Wechsler Memory Scale-Revised. The Psychological Co.）

Sunderland A, Harris JE, Gleave J (1984). Memory failures in everyday life following severe head injury. *J Clin Neuropsychol*, 6(2), 127-142.

Suzuki K, Yamadori A, Fujii T (1997). Category-specific comprehension deficits restricted to body parts. *Neurocase*, 3, 193-200.

高畑進一（1999）．在宅生活を営む左半側無視患者の介護者が困っていること．平成10年度広島大学大学院医学系研究科保健学専攻修士論文（指導：鎌倉矩子）．

高橋剛夫（訳）（1966）．「ベントン視覚記銘検査」三京房．

高橋雅子，綿森淑子（2001）．コミュニケーションがとりにくい高齢者への対応術．外来看護新時代，7(2), 35-41.

Takahashi N, Kawamura M, Shiota J, Kasahata N, Hirayama K (1997). Pure topographic disorientation due to right retrosplenial lesion. *Neurology*, 49(2), 464-469.

高橋洋司（2001）．視覚．臨床看護，27(13), 2093-2106.

高岩亜輝子，恒藤澄子，安部博史，寺井 敏，田川皓一（2001）．視覚情報が触覚情報に干渉を与えた視覚失認の一例．神経心理学，17(1), 45-53.

Takaiwa A, Yoshimura H, Abe H, Terai S (2003). Radical "visual capture" observed in a patient with severe visual agnosia. *Behav Neurol*, 14(1-2), 47-53.

高岩亜輝子, 山下謙一郎, 野村拓夫, 志田堅四郎, 谷脇考恭 (2005). 炭鉱爆発による一酸化炭素中毒後遺症患者40年後の神経心理学的検討—画像失認の1例. 脳と神経, 57(11), 997-1002.

高森亜弥, 山崎文子, 渡辺加奈子 (1997). 著名な前頭葉・記銘障害を呈する症例における徘徊行動に対するアプローチ. 作業療法, 16(4), 286-294.

竹内愛子, 中西之信, 中村京子, 堀田牧子, 毛束邦洋 (1997).「重度失語症検査」協同医書出版.

武田恵子, 種村留美, 種村 純, 長谷川恒雄 (1994). 失語症を伴う失行症例における指示様式別効果の相違. 作業療法, 13(2), 93-101.

玉井 顕, 鳥居方策, 榎戸秀昭, 松原三郎, 三原栄作 (1987a). 熟知相貌に対する失認と正常な未知相貌弁別能力を示した右後大脳動脈外側枝閉塞の一例. 失語症研究, 7(2), 160-166.

玉井 顕, 鳥居方策 (1987b). 色彩失認. 失語症研究, 7(3), 216-221.

田邊敬貴, 池田 学, 中川賀嗣, 山本晴子, 池尻義隆, 数井裕之, 橋川一雄, 原田貢士 (1992). 語義失語と意味記憶障害. 失語症研究, 12(2), 153-167.

田中 久, 髙木維治, 武田明夫, 濱中淑彦 (1999). 左後頭葉病変に伴い右視野中心部の視覚性保続を呈した1例. 神経心理学, 15(3), 181-186.

田中茂樹, 片山正寛, 小澤智子, 乾 敏郎 (2002). 他者の書字動作の観察による読字のメカニズム—純粋失読症例での検討. 神経心理学, 18(2), 68-75.

田中康文 (1991). 拮抗失行およびその類縁症候. 神経進歩, 36(6), 1015-1027.

田中康文, 吉田あつ子, 橋本律夫, 宮沢保春 (1994). 拮抗失行と脳梁失行. 神経進歩, 38(4), 606-623, 1994.

種村留美 (1994). 観念失行の作業療法—行為処理過程分析に基づく訓練とADL・APDLへの展開. OTジャーナル, 28(8), 608-613.

種村留美, 種村 純, 重野幸次, 長谷川恒雄 (1991). 離断症候群の症例に対する言語的行動調整の試み. 作業療法, 10(2), 139-145.

種村留美, 鎌倉矩子 (2003). 1失行症例にみられた動作・行為の特徴—検査場面と日常生活場面の観察から. 作業療法, 22(1), 29-40.

立神粧子 (2010).「前頭葉機能不全 その先の戦略 Rusk通院プログラムと神経心理ピラミッド」医学書院.

Tatemichi TK, Desmond DW, Stern Y, Paik M, Sano M, Bagiella E (1994). Cognitive impairment after stroke: frequency, patterns, and relationship to functional abilities. *J Neurol Neurosurg Psychiatry*, 57, 202-207.

Tegnér R, Levander M (1991). Through a looking glass: a new technique to demonstrate directional hypokinesia in unilateral neglect. *Brain*, 114(Pt 4), 1943-1951.

Tham K, Borell L (1996). Motivation for training: a case study of four persons with unilateral neglect. *Occup Ther Health Care*, 10(3), 65-79.

Tham K, Tegner R (1997). Video feedback in the rehabilitation of patients with unilateral neglect. *Arch Phys Med Rehabil*, 78(4), 410-413.

Tham K, Bernspnag G, Fisher AG (1999). Development of the assessment of awareness of disabilities (AAD). *Scandinavian Journal of Occupational Therapy*, 6, 184-190.

Tham K, Borell L, Gustavsson A. (2000). The discovery of disability : a phenomenological study of unilateral neglect. *Am J Occup Ther*, 54(4), 398-406.

Tham K, Ginsburg E, Fisher AG, Tegnér R (2001). Training to improve awareness of disabilities in clients with unilateral neglect. *Am J Occup Ther*, 55(1), 46-54.

Tham K, Kielhofner G (2003). Impact of the social environment on occupational experience and performance among persons with unilateral neglect. *Am J Occup Ther*, 57, 403-412.

所小百合, 長沢千浩, 原　寛美, 中沢律子, 名倉真由美 (1990). 観念失行患者におけるADLの分析とアプローチについて―食事動作を中心に. 作業療法, 9(1), 29-36.

所小百合, 長沢千浩, 松井おりえ, 中沢律子, 名倉真由美 (1992). 観念失行患者のADL分析とその経過. 作業療法, 11(1), 21-30.

東京都高次脳機能障害者実態調査検討委員会 (2008). 高次脳機能障害者実態調査報告書. 東京都福祉保健局障害者施策推進部.

鳥居方策, 福田　孜, 小山善子 (1972). 純粋失読の症候論について―脳血管障害の3例を中心に. 精神経誌, 74, 546-576.

鳥居方策, 玉井　顕 (1985). 相貌失認. 失語症研究, 5(2), 854-857.

豊倉　穣, 本田哲三, 石田　暉, 村上恵一 (1992). 注意障害に対するAttention process trainingの紹介とその有用性. リハ医学, 29(2), 153-158.

Trenerry MR, Crosson B, DeBroe J, Leber WR (1989). *STROOP Neuropsychological Screening Test*. Psychological Assessment Resources, Inc.

Tulving E (2000). Concepts of memory. In : Tulving E, et al (Eds.). *The Oxford Handbook of Memory*. Oxford University Press, pp33-43.

上田　敏 (1983). 高次脳機能障害とリハビリテーション医学―特集によせて. 総合リハ, 11(8), 605-606.

植松光俊, 木村美子, 大峰三郎, 江西一成 (1988). 歩行失行の一症例について, 理学療法と作業療法, 22(2), 125-128.

van Heugten CM, Dekker J, Deelman BG, van Dijk AJ, Stehmann-Saris JC, Kinebanian A (1998). Outcome of strategy training in stroke patients with apraxia : a phase Ⅱ study. *Clin Rehabil*, 12(4), 294-303.

van Zomeren E, Spikman J (2003). Assessment of attention. In : Halligan PW, Kischka U, Marshall JC (Eds.). *Handbook of Clinical Neuropsychology*. Oxford University Press, pp73-88.

von Cramon DY, Matthes-von Cramon G, Mai N (1991). Problem-solving deficits in brain-injured patients : a therapeutic approach. *Neuropsychol Rehabil*, 1(1), 45-64.

von Cramon DY, Matthes-von Cramon G (1992). Reflections on the treatment of a brain-injured patients suffering from problem-solving disoarders. *Neuropsychol Rehabil*, 2(3), 207-229.

von Cramon DY, Matthes-von Cramon G (1994). Back to work with a chronic dysexecutive syndrome? : a case report. *Neuropsychol Rehabil*, 4(4), 399-417.

Vuilleumier P, Valenza N, Mayer E, Reverdin A, Landis T (1998). Near and far visual space in unilateral neglect. *Ann Neurol*, 43(3), 406-410.

WAB失語症検査作成委員会 (1986). 「WAB失語症検査日本語版」医学書院.

Wade DT, Wood VA, Hewer RL (1988). Recovery of cognitive function soon after stroke : a study of visual neglect, attention span and verbal recall. *J Neurol Neurosurg Psychiatry*, 51(1), 10-13.

Wagenaar RC, van Wieringen PC, Netelenbos JB, Meijer OG, Kuik DJ (1992). The transfer of scanning training effects in visual inattention after stroke : five single-case studies. *Disabil Rehabil*, 14(1), 51-60.

WAIS-Ⅲ/WMS-Ⅲ Technical Manual, Updated. Psychological Corporation, 2002.

若井正一 (1998). 症例1　緩徐進行性統覚型視覚失認の一例. 失語症研究, 18(4), 277-281.

涌井冨美子, 園田　茂, 赤星和人, 中西之信, 沢　俊二, 内田成男, 田中さつき, 林　淑子, 布谷佳久, 椿原彰夫 (1993). 脳障害患者に対する新しい自発性評価表 (S-Score) 使用の試み. 総合リハ, 21, 507-510, 1993.

Walker R, Young AW, Lincoln NB (1996). Eye patching and the rehabilitation of visual neglect. *Neuropsychol Rehabil*, 6(3), 219-231.

Warrington EK, Shallice T (1984). Category specific semantic impairments. *Brain*, 107 (Pt 3), 829-854.

綿森淑子, 竹内愛子, 福迫陽子, 伊藤元信, 鈴木　勉, 遠藤敦子, 高橋　正, 高橋真知子, 笹沼澄子 (1990). 実用コミュニケーション能力検査—CADL検査. 医歯薬出版.

綿森淑子, 原　寛美, 宮森孝史, 江藤文夫 (2002). 日本版リバーミード行動記憶検査. 千葉テストセンター. (原版 : Wilson BA, Cockburn JM, Baddeley AD, 1985. The Revermead Behavioural Memory Test. Thames Valley Test Co.)

綿森淑子, 本多留美 (2005). コミュニケーション障害に対するリハビリテーションの実際. 上田　敏編「改訂新・セミナー介護福祉　リハビリテーションの理論と実際」ミネルヴァ書房.

Webster JS, Jones S, Blanton P, Gross R, Beissel GF, Wofford JD (1984). Visual scanning training with stroke patients. *Behavior Therapy*, 15, 129-143.

Webster JS, Cottam G, Gouvier WD, Blanton P, Beissel GF, Wofford J (1988). Wheelchair obstacle course performance in right cerebral vascular accident victims. *J Clin Exp Neuropsychol*, 11(2), 295-310.

Webster JS, McFarland PT, Rapport LJ, Morrill B, Roades LA, Abadee PS (2001). Computer-assisted training for improving wheelchair mobility in unilateral neglect patients. *Arch Phys Med Rehabil*, 82(6), 769-775.

Wechsler D (1987). Wechsler Memory Scale-Revised. The Psychological Co. (日本版 : 杉下守弘, 2001. 「日本版ウェクスラー記憶検査 (WMS-R)」日本文化科学社)

Wechsler D (1997a). Wechsler Adult Intelligence Scale—3rd Ed. The Psychological Corporation. (日本版 : 日本版WAIS-Ⅲ刊行委員会, 2006. 「WAIS-Ⅲ成人知能検査」日本文化科学社)

Wechsler D (1997b). Wechsler Memory Scale—Third Edition. The Psychological Corporation.

Weinberg J, Diller L, Gordon WA, Gerstman LJ, Lieberman A, Lakin P, Hodges G, Ezrachi O (1977). Visual scanning training effect on reading-related tasks in acquired right brain damage. *Arch Phys Med Rehabil*, 58(11), 479-486.

Weinberg J, Diller L, Gordon WA, Gerstman LJ, Lieberman A, Lakin P, Hodges G, Ezrachi O (1979). Training sensory awareness and spatial organization in people with right brain damage. *Arch Phys Med Rehabil*, 60(11), 491-496.

Wheeler MA (2000). Episodic memory and autonoetic awareness. In：Tulving E, et al (Eds.). *The Oxford Handbook of Memory*. Oxford University Press, pp597-608.

Whyte J, Hart T, Bode RK, Malec JF (2003). The Moss Attention Rating Scale for traumatic brain injury：initial psychometric assessment. *Arch Phys Med Rehabil*, 84(2), 268-276.

Wiart L, Côme AB, Debelleix X, Petit H, Joseph PA, Mazaux JM, Barat M (1997). Unilateral neglect syndrome rehabilitation by trunk rotation and scanning training. *Arch Phys Med Rehabil*, 78(4), 424-429.

Wilson B (1982). Success and failure in memory training following a cerebral vascular accident. *Cortex*, 18(4), 581-594.

Wilson BA (1997). Cognitive rehabilitation：how it is and how it might be. *J Int Neuropsychol Soc*, 3, 487-496.

Wilson BA (1999). Case studies in Neuropsychological Rehabilitation. Oxford University Press（鎌倉矩子，山﨑せつ子訳，2003.「事例でみる神経心理学リハビリテーション」三輪書店）.

Wilson BA (2002). Towards a comprehensive model of cognitive rehabilitation. *Neuropsychol Rehabil*, 12(2), 97-110.

Wilson BA (2003). Rehabilitation of memory deficits. In：Wilson BA (Ed). *Neuropsychological rehabilitation：theory and practice*. Swets & Zeitlinger, pp71-87.

Wilson BA, Cockburn JM, Baddeley AD (1985). *The Rivermead Behavioural Memory Test*. Thames Valley Test Co.（綿森淑子，原　寛美，宮森孝史，江藤文夫，2002.『日本版/RBMT リバーミード行動記憶検査』，千葉テストセンター）

Wilson BA, Cockburn J, Halligan P (1987). Behavioural inattention test. Thames Valley Test Co.（日本版：BIT 日本版作製委員会（代表．石合純夫），1999「BIT 行動性無視検査日本版」新興医学出版社）

Wilson BA, Davidoff J (1993). Partial recovery from visual object agnosia：a 10 year follow-up study. *Cortex*, 29(3), 529-542.

Wilson BA, Baddeley A, Evans J, Shiel A (1994). Errorless learning in the rehabilitation of memory impaired people. *Neuropsychol Rehabil*, 4(3), 307-326.

Wilson BA, Watson PC (1996a). A practical framework for understanding compensatory behaviour in people with organic memory impairment. *Memory*, 4(5), 465-486.

Wilson BA, Alderman N, Burgess PW, Emslie H, Evans JJ (1996b). Behavioural Assessment of the Dysexecutive Syndrome (BADS). Thames Valley Test Co.（鹿島

晴雄監訳, 三村　將, 田渕　肇, 森山　泰, 加藤元一郎訳, 2003.「BADS 遂行機能障害症候群の行動評価, 日本版」新興医学出版)

Wilson BA, JC, Hughes E (1997a). Coping with amnesia: the natural history of a compensatory memory systems. *Neuropsychol Rehabil*, 7(1), 43-56.

Wilson BA, Evans JJ, Emslie H, Malinek V (1997b). Evaluation of NeuroPage: a new memory aid. *J Neurol Neurosurg Psychiatry*, 63(1), 113-115.

Wilson BA, Emslie H, Quirk K, Evans J (1999a). George: learning to live independently with NeuroPage. *Rehabil Psychol*, 44(3), 284-296.

Wilson BA, Clare L, Cockburn JM, Baddeley AD, Tate R, Watson P (1999b). *The Rivermead Behavioural Memory Test-Extended Version*. Thames Valley Test Co. Ltd.

Wilson BA, Emslie HC, Quirk K, Evans JJ (2001). Reducing everyday memory and planning problems by means of a paging system: a randomised control crossover study. *J Neurol Neurosurg Psychiatry*, 70(4), 477-482.

Wilson BA, Scott H, Evans J, Emslie H (2003). Preliminary report of a NeuroPage service within a health care system. *NeuroRehabilitation*, 18(1), 3-8.

Wilson C, Robertson IH (1992). A home-based intervention for attentional slips during reading following head injury: a single case study. *Neuropsychol Rehabil*, 2(3), 193-205.

Winkens I, van Heugten CM, Wade DT, Fasotti L (2009). Training patients in Time Pressure Management, a cognitive strategy for mental slowness. *Clin Rehabil*, 23(1), 79-90.

Wolk DA, Coslett HB, Glosser G (2005). The role of sensory-motor information in object recognition: evidence from category-specific visual agnosia. *Brain Lang*, 94(2), 131-146.

Wolpert I (1924). Die Simultanagnosie-Störung der Gesamtauffassung. *Z gesamte Neurol Psychiat*, 93, 397-415 (池村義明訳, 2002. 同時失認―全体把握の障害. 秋元波留夫, 他編「神経心理学の源流　失行編・失認編」創造出版)

Wood RL (1987). *Brain injury rehabilitation: a neurobehavioural approach*, Croom Helm.

Worthington AD (1996). Cueing strategies in neglect dyslexia. *Neuropsychol Rehabil* 6, 1-17.

山田一彰 (1978).「失語症の歌―手記・脳外科手術患者の復権」ぶどう社.

山田　孝, 竹原　敦 (1993). 単一システムデザインによる半側視空間失認患者に対する知覚―運動アプローチの効果. 作業療法, 12(2), 127-136.

山田規畝子 (2004).「壊れた脳　生存する知」講談社

山田規畝子 (2007).「それでも脳は学習する」講談社

山鳥　重 (1984). 古典失行の症候学―その分類上の問題. 神経進歩, 28(6), 1032-1038.

山鳥　重 (1985).「神経心理学入門」医学書院.

山鳥　重 (1996).「失行の神経機構」脳と神経, 48, 991-998.

山鳥　重 (2002a).「記憶の神経心理学」医学書院.

山鳥　重 (2002b). 記憶障害のみかた. 失語症研究, 22(3), 237-240.

山鳥　重（2004）．解説―神経心理学が解く山田さんの障害．山田規畝子「壊れた脳 生存する知」講談社，pp234-254.

山鳥　重，大角幸雄，藤定英夫（1985）．失読，物体失認，空間失認を伴わない画像失認．臨床神経，25，744-750.

吉畑博代，髙橋雅子，綿森淑子（1999）．入門講座　言語聴覚障害2　失語症．OTジャーナル，33，153-159.

吉田玲子，浅川和夫（1985）．両側―後頭・側頭葉病変による視覚失認の1例．失語症研究，5(3)，921-928.

吉益晴夫，加藤元一郎，鹿島晴雄，浅井昌弘（1993）．自叙伝的記憶と新しい検査法について．脳と精神の医学，4，87-91.

吉益晴夫，加藤元一郎，三村　將，若松直樹，斎藤文恵，鹿島晴雄，浅井昌弘（1998）．遠隔記憶の神経心理学的評価．失語症研究，18(3)，205-214.

米田千賀子，園田　茂，鈴木美保，花村美穂，工藤栄一（2004）．ADLに即した半側空間無視の新しい評価法　車椅子移動テストの検討．総合リハ，32(5)，467-471.

吉村京子，浜田博文，尾堂友予，濱園茂樹，新牧一良，猪鹿倉武（2004）．注意障害を伴う脳血管性痴呆患者に対する認知リハビリテーション．総合リハ，32(1)，83-87.

吉野眞理子，山鳥　重，高岡　徹（1999）．純粋失読のリハビリテーション―単語全体読み促進を目ざしたフラッシュカード訓練とMOR法による検討．失語症研究，19(2)，136-145.

Young AW, Hellawell DJ, Welch J（1992）. Neglect and visual recognition. *Brain*, 115, 51-71.

Yuen HK, Hartwick JA（1992）. Diet manipulation to resume regular food consumption for an adult with traumatic brain injury. *Am J Occup Ther*, 46(10), 943-945.

Zanetti O, Zanieri G, Giovanni GD, De Vreese LP, Pezzini A, Metitieri T, Trabucchi M（2001）. Effectiveness of procedural memory stimulation in mild Alzheimer's disease patients：a controlled study. *Neuropsychol Rehabil*, 11(3/4), 263-272.

Zihl J（2000）. Rehabilitation of Visual Disorders after Brain Injury. Psychology Press（平山和美監訳，2004．「脳損傷による視覚障害のリハビリテーション」医学書院）．

和文索引

【あ】

アウェアネス　21,81,130,162,
　　175,177,183,224,233,330,341,
　　383,385,435,437,438,441,443,
　　444,447
　　──（の）障害　21,22,415
　　──，即時的　177
　　──，知的　177
　　──，予見的　177
アプローチ　35
　　──，患者駆動型の　34
　　──，代償の　34
　　──，トップダウン・　35,58,
　　465
　　──，包括的　34
　　──，ボトムアップ・　35,58,
　　465
アルコール性脳症　23,24
アルツハイマー病　24,82,106,
　　112,113,140
アンカー・ポイント　181
アンカリング
　　──，運動性　188
　　──，知覚性　188
アントン症状　221
維持期リハビリテーション　36
位置関係語の理解　438
一次感覚運動野　20
一次性の失算　276
一酸化炭素中毒　24
一側空間性運動低下　297
一側性空間無視　149
一側性失書　275
一側性無視　146,149,244
一般精神機能検査　426
意味型同時失認　216
意味記憶　72,73,94,127
意味性錯読　124
意味性認知症　129
意味理解の障害　127
イメージ（心像）空間　149
インフォームド・コンセント
　　412

ヴァニッシング・キュー　106
ウェクスラー記憶検査第3版
　　87,89,434
ウェルニッケ失語　121,126,130
迂言　123
運動維持困難　327,329
運動エングラム　317,320
運動開始困難　325,327,330
運動企図イメージ　317
運動視の障害　222
運動障害性構音障害　121
運動消去　297
運動性アンカリング　188
運動拙劣症　325
運動保続　327,330
運動無視　158,297,327
運動盲　222
エイズ　24
エクササイズ　34
絵の識別　435
エピソード記憶　71,72,79
エラー
　　──分析の問題　340
　　──，空間的　338,339
　　──，時間的　338,339
　　──，動作（の）　338,339
　　──，内容的　339
エラーフル学習　104〜106
エラー分析の問題　340
エラーレス学習　104〜106
遠位空間　155
遠隔記憶　73,93
延長リハーサル法　106
奥行き知覚　259
音韻失読　125,273
音韻性錯語　123,125
音韻性錯書　125
音韻性失書　274

【か】

絵画の理解　447
外空間　149
回収　77,80

外傷後健忘　76
外傷性頭部損傷　23
外傷性脳損傷　371,390
回想記憶　76
改訂長谷川式簡易知能評価スケール　429
改訂版標準高次動作性検査　334,
　　335
外的記憶補助具　107,110
概念化効果　156
概念失行　322,326
回避反応　327,328
回復
　　──，機能の　32
　　──，自動　33
　　──，導かれた　33
回復期リハビリテーション　36
解剖学的性差　33
乖離分析　90
会話手帳　112
顔写真の識別　435
書き取り　441
学習　70,75,78
学習理論　34,35
覚醒　46,58
　　──水準　42,44
拡大ADL実施状況　420,423
仮性同時失認　215
画像失認　210
家族（の）写真　89,112
可塑性　28〜30,32
片麻痺に対する病態失認　298,
　　299,305
片麻痺否認　298,307
片麻痺無関心　298
片麻痺無認知　298
カテゴリー特異性　210
感覚の対側逆転　151
環境失認　214
喚語困難　123,127
監視注意システム　367
患肢の強制的な使用　31
患者駆動型のアプローチ　34
患者能力評定表　385,398

緩徐進行性失語　128
観念運動失行　267, 317, 318, 321, 324, 332
観念失行　267, 317, 321, 333
記憶　25, 42, 46, 69, 70, 72
　——（の）障害　19, 20, 23, 24, 35, 64, 67
　——，意味　72, 73, 94, 127
　——，エピソード　71, 72, 79
　——，遠隔　73, 93
　——，回想　76
　——，近時　73
　——，顕在　77
　——，作業　74
　——，作動　46, 52, 58, 74, 75, 94, 272, 433
　——，視覚性　77
　——，触覚性　77
　——，図形　88, 94
　——，生活　72
　——，宣言的　70
　——，潜在　76
　——，即時　73
　——，短期　73, 74, 101
　——，知的な　72
　——，聴覚性　77
　——，長期　73, 74, 101
　——，陳述　70
　——，出来事　71, 72
　——，手続き　71, 95
　——，動作性　77
　——，認知　70
　——，非陳述　71
　——，メタ　78, 79
　——，予定　76
　——，論理的　88, 89
記憶アウェアネス評価スケール　96
記憶術　101, 102
記憶スパン　100
記憶代償システム　109
記憶日記　83, 96
記憶範囲
　——，視覚性　88, 90
記憶補助具　83
企画課題　448
記号探索　437
記号探索検査　172

記号抹消検査　172
規則語　124
拮抗失行　325, 329, 355
技能学習　77
機能再編成法　135
機能的性差　33
機能的代償　33
機能の回復　28, 32
基本指標　90
基本評価点　90
逆向健忘　76
逆唱　88
客体のない動作　445
キュー　185, 186, 188
キューイング　185, 188, 189
　——，空間-運動性　189
　——，視覚-運動性　189
急性期リハビリテーション　36
強化報酬　390
協業　414
近位空間　155
近時記憶　73
空間
　——，イメージ（心像）　149
　——，遠位　155
　——，近位　155
　——，個人　155
　——，作業域中心　152
　——，視　149
　——，自己中心　151
　——，身体　149, 155
　——，他者中心　152
　——，聴　149
　——，物体中心　153
空間-運動性キューイング　189
空間性失算　276
空間性失書　274〜276, 281
空間性失読　273
空間性注意　42, 46, 160
　——の大規模分散型神経ネットワーク　160, 161
空間性認知障害　19, 20, 244
空間的エラー　338, 339
訓練
　——，探究的　345
　——，直接的　345
慶應版自伝的記憶検査　93
警戒　46, 58

計算（の）障害　276, 284
計数（個数勘定）　442
形態失認　210
形態性錯書　125
計量器使用の障害　278, 286
系列行為　446
決断能力の障害　366
ゲルストマン症状群　295
言語性障害　20
言語性対連合　88, 89
言語的促し　390
顕在記憶　77
幻肢　295, 306
見当識　25, 87, 89, 433
原発性進行性失語　128
原版 RBMT　92
健忘
　——，外傷後　76
　——，逆向　76
　——，前向　75
健忘（失名詞）失語　126, 130
構音　128
構音障害
　——，運動障害性　121
交叉性失語　128
高次運動障害　312
構成失行　253, 254
構成障害　244, 254, 265, 267
交替性注意　44
行動神経学　6
行動日誌　403
行動療法　386
コース立方体組み合わせテスト　261
語音整列　90
語音認知　122
語義失語　73, 124, 127
語義失書　275
固視点移動訓練　263
個人空間　155
語性錯語　123, 125
語性錯書　125
古典失行　317
語頭文字法　102
孤独病　137
コミュニケーション　137, 138, 141, 142
　——，実用的　136

――，補助・代替 136
コミュニケーション障害 140
　　――，右半球損傷者の 142
コミュニケーション・ノート 136,139
コミュニケーション・ボード 136
コミュニケーション補助具 112
根拠の強さ 36
混合型超皮質性失語 127,130

【さ】

再生 77,78
　　――，視覚性 88,90
再認 78
作業域中心空間 152
作業活動歴 424,425
作業記憶 74
作業的存在 10
錯語
　　――，音韻性 123,125
　　――，語性 123,125
　　――，字性 123
錯書
　　――，音韻性 125
　　――，形態性 125
　　――，語性 125
錯読
　　――，意味性 124
　　――，類音的 127
錯文法 123
作動記憶 46,52,58,74,75,94,272,433
作動記憶モデル 74,75
左右見当識障害 294,306
左右識別 444
三次連合野 20
肢位構成障害 325
視覚-運動性キューイング 189
視覚―言語離断 214
視覚イメージ法 102,103
視覚失認 16,202,209,232
　　――，統覚型 24,217
　　――，統合型 220
　　――，連合型 218
視覚失認性失読 212
視覚性記憶 77

視覚性記憶範囲 88,90
視覚性見当 259
視覚性再生 88,90
視覚性失見当 252,263
視覚性失語 210
視覚性失調 253,259,263
視覚性対連合 88
視覚性探索検査 51
視覚性認知（の）障害 22,202
視覚性抹消検査 51
視覚的走査 180
視覚的走査（の）訓練 181,182,184
視覚保続 222
時間圧力管理法 401
時間的エラー 338,339
色彩失認 213,214,224
色彩失名辞 213
色彩認知 231
色名健忘 213
視空間 149
視空間知覚 19
視空間知覚障害 244
視空間認知 19
視空間能力 25
刺激促通法 135
思考 20
　　――力低下 23
自己教示訓練 393
自己教示法 186
自己身体部位失認 291,301,306
自己身体部位認知 300
自己中心空間 151
視床失語 128
辞書性失書 274
字性錯語 123
肢節運動失行 317,319,324,333
持続性注意 44,46
失運動視 222
失演算 276
失語
　　――，ウェルニッケ 121,126,130
　　――，緩徐進行性 128
　　――，原発性進行性 128
　　――，健忘（失名詞） 126,130
　　――，交叉性 128
　　――，語義 73,124,127

――，混合型超皮質性 127,130
――，視覚性 210
――，視床 128
――，小児後天性 128
――，進行性非流暢性 129
――，全 127
――，線条体 128
――，超皮質性運動 127,130
――，超皮質性感覚 127,130
――，超皮質性混合性 127
――，伝導 126,130
――，皮質下性 128
――，ブローカ 121,126,129,130
失行
――，概念 322,326
――，観念 267,317,321,333
――，観念運動 267,317,318,321,324,332
――，古典 317
――，肢節運動 317,319,324,333
失行症 312
失行性失書 274,275,281
失行論 316,320,321
失語症 118,119,121,122,126
失語症鑑別診断検査 132
失語性失書 274
実在語 124
失算 276
――，一次性の 276
――，空間性 276
――，数字の失読/失書による 276
失書 273
――，一側性 275
――，音韻性 274
――，空間性 274〜276,281
――，語義 275
――，辞書性 274
――，失行性 274,275,281
――，失語性 274
――，失読 129,274
――，ジャルゴン 128
――，純粋 129,273,281
――，書記素バッファーの損傷による 275

索引　515

──，書体貯蔵庫の損傷による　275
──，深層　274
──，脳梁性　275
失読　272
──，音韻　125,273
──，空間性　273
──，視覚失認症　212
──，周辺性　272,273,281
──，純粋　129,212,224,227,238,273
──，深層　125,273
──，注意性　273,281
──，中心性　272
──，表層　124,273
──，無視性　189,273,281
失読失書　129,274
失文法　123,128
実用コミュニケーション能力検査　279
実用的コミュニケーション　136
自伝的記憶　66,93
──，慶應版検査　93
──面接　93
自動復元　33
自動車運転　200
始動障害　392
自発行為　444
自発性評価表　370
シミュレーション訓練　136,137
視野欠損　151
ジャルゴン　123,130
ジャルゴン失書　128
集中　44,58
周辺性失読　272,273,281
熟知顔貌　212,237
手指呼称　444
手指失認　294,306
順唱　88
純粋語唖　129
純粋語聾　129
純粋失書　129,273,281
純粋失読　129,212,224,227,238,273
──，統覚型　237
──，連合型　238
純粋発語失行　129
障害アウェアネス評価法　184

障碍物コーステスト　175
消去　151
状況図の理解　436
使用行動　327,328
焦点性注意　44,46,186
衝動性眼球運動　236
小児後天性失語　128
初回面接　419,421
書記素バッファーの損傷による失書　275
書字運動　238
書字運動促通　212
書字訓練　135
書体貯蔵庫の損傷による失書　275
触覚性記憶　77
思路形成　44,52
心筋梗塞　24
神経学　6
神経心理学　6,7,34
神経変性疾患　23,24
進行性非流暢性失語　129
心像　150,257,268
──の検査　262
──の障害　257
新造語　123
深層失書　274
深層失読　125,273
身体意識　443
──の障害　244,288,291
──，半身性　297
──，非半身性　291
──，両側性　291
身体空間　149,155
身体図式　291
身体像　291
身体部位識別　444
身体部位失認　244,294
シンボル認知　231
遂行機能　42,45,364
──障害　24,360,361,364,367,369
遂行機能障害質問表　365
遂行障害　23
数唱　88,90
数操作の評価　280
数値知識の検査　280
数列逆唱　52

数列順唱　50
スキル学習　113
図形失認　210
図形（の）記憶　88,94
図形模写　172
生活記憶　72
生活現況　420
制御　46
──，警戒の　46
──，遂行の　46
──，注意の　46
──，方向の　46
性差
──，解剖学的　33
──，機能的　33
精神統制　52,88,90
正の強化　386
セルフ・モニタリング　389,390
宣言的記憶　70
前向健忘　75
潜在記憶　76
全失語　127
線条体失語　128
選択性注意　44,46,47,58
前頭側頭葉変性症　129
前頭葉症状　361
全般性注意　42
全般性注意の障害　186
全般性認知障害　24
線分傾斜の知覚障害　253
線分二等分　157,167,172,185,187
線分抹消　167
相貌失認　211,224
相貌認知　211,230
即時記憶　73
即時的アウェアネス　177

【た】

代償　28,29
──，機能的　33
代償的アプローチ　34
大小弁別　259
大脳性弱視　222
タイム・アウト　386,388
対連合
──，言語性　88,89

──，視覚性　88
他者中心空間　152
他人の手徴候　329
多発性硬化症　24
タン　6,119
単眼遮蔽　192
単眼パッチング　192
短期記憶　73,74,101
探究的訓練　345
単語リスト　89
単純ヘルペス脳炎　24,65
チェック・リスト　402
知覚型同時失認　216
知覚性アンカリング　188
地誌の見当（識）　232,259
地誌的失見当　214
地誌的障害　253,264
知的アウェアネス　177
知的な記憶　72
着衣失行　244
着衣動作　446
注意　25,42〜44,46,433
　　──訓練　56〜58
　　──行動評価スケール　48
　　──（の）障害　20,23,42,47,61
　　──の制御　45
　　──，空間性　42,46,160
　　──，交替性　44
　　──，持続性　44,46
　　──，焦点性　44,46
　　──，選択性　44,46,47,58
　　──，全般性　42
　　──，転換性　44
　　──，分割性　44,58
　　──，方向性　42,45,46
注意型同時失認　216
注意訓練プログラム　44
注意行動評価スケール　48,56
注意性失読　273,281
注意配分　19
中央遂行（要素）　74,368
注視麻痺　151
抽象的思考　25
中心性失読　272
中枢性色覚障害　213
聴覚性記憶　77
聴覚的理解　122

長期記憶　73,74,101
聴空間　149
超皮質性運動失語　127,130
超皮質性感覚失語　127,130
超皮質性混合性失語　127
直接的訓練　345
貯蔵　77,80
治療基準　36
治療契約　413
治療的コミュニティ　9
陳述記憶　70
積木模様の構成　441
低酸素脳症　23,24
手がかり（キュー）　184
出来事記憶　71,72
溺水　24
手続き記憶　71,95
転換性注意　44
伝導失語　126,130
伝導失行　326
統覚　216
統覚型　217,220,221,233,237
　　──視覚失認　24,217
　　──純粋失読　237
　　──物体失認　223
道具使用の障害　244
道具の強迫的使用　328,354
道具の使用　445
統合型　233,237
　　──視覚失認　220
統語構造　122
統語障害　123
動作（の）エラー　338,339
動作企図性無視　158
動作性記憶　77
同時失認　214,215,224
　　──，仮性　215
　　──，知覚型　216
　　──，注意型　216
　　──，背側型　215
　　──，腹側型　215
　　──，意味型　216
頭部外傷　23,42,142,403
頭部外傷リハビリテーション　8
動物失認　211
同名半盲　149,150
登録　77,80
トークン　386,388

読書力検査　279
トップダウン・アプローチ　35,58,465
ドリル　34

【な】

内容的エラー　339
二次感覚運動連合野　20
二重課題　367
日常生活注意テスト　45,54
日本版 RBMT　91,92
日本版 WAIS-Ⅲ成人知能検査法　280,429
日本版ウェクスラー記憶検査（WMS-R）　87
日本版リバーミード行動記憶検査　91,92,434
ニューロページ　111,402
認知記憶　70
認知症　140,141
認知神経心理学　6,132
認知心理学　6,7,34
認知リハビリテーション　7〜9,34,36,37
年齢要因　33
脳炎　23,24
脳外傷　23
脳外傷家族会　5
脳機能の再組織化　29,31
脳血管障害　23,24,26
脳腫瘍　23,24
脳地図　29,31
脳の可塑性　28
脳の機能回復　28
脳梁性失書　275

【は】

パーキンソン病　24
背側型同時失認　215
背側路　161,223,252
場所失認　214
発語失行　123
発話障害　123
パノラマ的注意　186
般化の訓練　475
反社会的行動　23

索引　517

半視野遮蔽　192,193
半身異物感　298
半身運動幻覚　298
半身幻覚　298
半身性身体意識の障害　297
半身パラフレニー　298,307,308
半身変容感　298
半身無視　297,302,305
半側視空間無視　146
半側身体失認　297
半側無視　10,146,148〜150,244,252
パントマイム失認　326
皮質下性失語　128
非実在語　124
皮質盲　221
左手の使用　187
左（右）を見ることの促し　177,178
非陳述記憶　71
非半身性身体意識の障害　291
飛躍的眼球運動　157,180,236
描画　441
描画テスト　174
標準高次視知覚検査　171,229,232
標準高次動作性検査　333
標準失語症検査　132,278
標準失語症検査補助テスト　279
表情失認　211
表層失読　124,273
病態失認　21,151,308
　——，片麻痺に対する　298,299,305
　——質問紙　303
病的把握現象　327,352
非流暢型　126,128
フェイディング法　102
不規則語　124
復元　28,29
復号　77
腹側型同時失認　215
腹側路　161,223,252
物体・画像認知　230
物体失認　209,210,234
　——，統覚型　223
　——，連合型　223
物体中心空間　153

物品識別　435
物品配置　437
プライミング　77
フラッシュカード訓練　235
プランニング（企画）障害　366
プリズム眼鏡　194,195
プリズム・ゴーグル　194
プリズム適応　194
　——訓練　194
　——効果　195
ブローカ失語　121,126,129,130
プロソディ　128
分割性注意　44,58
文章読解と要約　447
変形視　222
片側空間　151
片側不注意　151
片側無視　146
片側無動　151
ベントン視覚記銘検査　94
包括的アプローチ　34
方向性注意　42,45,46
方向の制御　46
方向（＝向き）の弁別　439
補償的ストラテジー　342
補助・代替コミュニケーション　136
保続　123
ボトムアップ・アプローチ　35,58,465

【ま】

麻酔事故　24
街並失認　214,224
右半球損傷者のコミュニケーション障害　142
道順障害　214,253,264
未知相貌　212
導かれた回復　33
身振り失行　325
三宅式記銘検査　95
無作為配列"A"文字テスト
　——視覚版　49
　——聴覚版　49
無視　151
　——，一側性　146
　——，一側性空間　149

　——，運動　158
　——，動作企図性　158
　——，半身　297,302,305
　——，半側　10,146,148〜150,244,252
　——，半側視空間　146
　——，片側　146
無視症候群　150
無視性失読　189,273,281
"無政府的な"手　327
名所写真の識別　436
メタ記憶　78,79
メタ知識　79
メモリー・ノート　107,108
盲視　222
模擬課題　448
目標管理訓練　398
目標無視　366
文字・記号の識別　436
模倣行為　328
模倣行動　327
モヤモヤ病　247
問題解決　366
　——訓練　394
問題行動　61

【や】

予期的行動の障害　366
予見的アウェアネス　177
余剰幻肢　298
予定記憶　76

【ら】

ライト・ボード　181,184
ラベリング法　235
リアリティ・オリエンテーション　97,112
離断および乖離性失行　326
リハーサル法　101,102
リバーミード行動記憶検査　87
　——，日本版　91,92,434
リハビリテーション　34
　——，維持期　36
　——，回復期　36
　——，急性期　36
　——，頭部外傷　8

――，認知 7〜9,34,36,37
流暢型 126,128
両側性身体意識の障害 291
類音的錯読 127

レスポンス・コスト 386
連合 216
連合型 217,220,221,233,237
　――視覚失認 218

――純粋失読 238
――物体失認 223
連鎖化 350
論理的記憶 88,89

欧文索引

【A】

AAC（augmentative and alternative communication） 136
AAD（Assessment of Awareness of Disability） 176, 184
ADL 実態チェック表試案 420
ADT 51
Albert の線分抹消検査 172
AMI 93
AMM 51
APT（Attention Process Training） 56
"A" Random Letter Test 49
Autobiographical Memory Interview 93

【B】

BADS（Behavioural Assessment of the Dysexecutive Syndrome） 370, 380
BADS 遂行機能障害症候群の行動評価 日本版 380
Bálint 症状群 215
Barthel Index 420
BIT（Behavioural Inattention Test） 169, 170
BIT 行動性無視検査日本版 169, 170
BTT（Baking Tray Task） 174, 183

【C】

CADL 279
CBS（Catherine Bergego Scale） 168, 175
CE（Central Executive） 367
Cognitive Estimates Test 376
Corsi Block-tapping Test 51

【E】

EDT（Everyday Description Task） 382

【F】

FIM（Functional Independence Measure） 420

【G】

GMT（Goal Management Training） 398, 399

【H】

HDS-R 429

【K】

Kapur と Pearson の記憶評価スケール 95, 96

【M】

MARS（Memory Awareness Rating Scale） 96
MET（Multiple Errands Test） 379, 448
MMS（Mini-Mental State） 427, 428
MMS-H 427
MMSE（Mini-Mental State Examination） 427
MOR 法（Mutiple Oral Reading Method） 236

【N】

N 式精神機能検査（改訂版） 429～431, 434

【P】

PACE（promoting aphasics' communicative effectiveness） 136
PASAT 52, 58
Patient Competency Rating Scale 385, 398
PQRST 法 101, 103
PST（problem-solving training） 394, 395
Pyramids and Palm Trees Test 94

【R】

RBMT（Rivermead Behavioural Memory Test） 87, 91
── , 原版 92
── , 日本版 91, 92, 434
RBMT-E 91, 92
RO（Reality Orientation） 97, 112
Rey-Osterrieth の複雑図形 94
Rey の複雑図形 94

【S】

SAS（Supervisory Attentional System） 367
SET（Six Element Test） 378
SLTA 132, 278
SLTA-ST 279
ST（Stroop Test） 54, 374

【T】

TEA（Test of Everyday Attention） 45, 54
TMT（Trail Making Test） 53, 374
Tower of London 377
TPM（Time Pressure Management） 401
Twenty Questions Test 381

【V】

Verbal Fluency Test　377
VPTA　229, 232

【W】

WAB失語症検査　132
WAB失語症検査日本語版　279
WAIS-Ⅲ　431, 432
WAIS-Ⅲ成人知能検査　261
WAIS-R　431
WCST（Wisconsin Card Sorting Test）　374
　──の変法　376
"what"システム　252
"where"システム　252
WMS-Ⅲ（Wechsler Memory Scale—Third Edition）　87, 89, 434
WMS-R（Wechsler Memory Scale—Revised）　87〜89, 434

〈著者略歴〉

鎌倉矩子（かまくら のりこ）

1962年，東京大学医学部衛生看護学科卒業．1976年，医学博士（東京大学）．大学卒業時にリハビリテーションに惹かれて日本肢体不自由児協会整肢療護園に就職．以後，東京大学医学部附属病院技官，東京都老人総合研究所主任研究員，東京都立医療技術短期大学教授，広島大学医学部保健学科教授，同大学医学系研究科保健学専攻教授併任．2001年より広島大学名誉教授，国際医療福祉大学大学院教授．2008年より国際医療福祉大学名誉教授．
著書：『手のかたち 手のうごき』（単著，医歯薬出版），『ADLとその周辺』（共編著，医学書院），『PT・OT学生のための運動学実習』（共編著，三輪書店），『作業療法士のための研究法入門』（共著，同），『失語症臨床ハンドブック』（分担執筆，金剛出版），『臨床精神医学講座第21巻，脳と行動』（分担執筆，中山書店），『作業療法の世界—作業療法を知りたい・考えたい人のために』（単著，三輪書店），『よくわかる失語症と高次脳機能障害』（分担執筆，永井書店），『手を診る力をきたえる』（共編著，三輪書店），『Postures and Movement Patterns of the Human Hand. A Framework for Understanding Hand Activity for Clinicians and Engineers』（BrownWalker Press）など

本多留美（ほんだ るみ）

1985年，上智大学外国語学部イスパニア語学科卒業．1993年，上智大学大学院言語障害研究コース修了，言語のリハビリテーションに携る．2001年広島大学大学院医学系研究科保健学専攻修了，博士（保健学）．埼玉医科大学附属病院，東京慈恵会医科大学附属病院に勤務の後，広島県立保健福祉短期大学言語聴覚療法学科（現県立広島大学保健福祉学部コミュニケーション障害学科）助手，2005年より講師，2009年より准教授．2018年より広島都市学園大学言語聴覚専攻科教授．NPO法人高次脳機能障害サポートネットひろしま副理事長を経て，現在社会福祉法人萌生会理事．
著書：『言語コミュニケーション障害の新しい視点と介入理論』（分担執筆，医学書院）『標準言語聴覚障害学 高次脳機能障害学』（分担執筆，医学書院）『よくわかる失語症セラピーと認知リハビリテーション』（分担執筆，永井書店）など

高次脳機能障害の作業療法

発　行	2010年6月20日　第1版第1刷 2024年3月15日　第1版第6刷Ⓒ
編　者	鎌倉矩子・山根　寛・二木淑子
著　者	鎌倉矩子・本多留美
発行者	青山　智
発行所	株式会社　三輪書店 〒113-0033　東京都文京区本郷6-17-9　本郷綱ビル ☎ 03-3816-7796　FAX 03-3816-7756 http://www.miwapubl.com
装　丁	株式会社　アーリーバード
印刷所	三報社印刷　株式会社

本書の無断複写・複製・転載は，著作権・出版権の侵害となることがありますのでご注意ください．

ISBN 978-4-89590-359-2　C 3047

JCOPY 〈出版者著作権管理機構　委託出版物〉
本書の無断複製は著作権法上での例外を除き禁じられています．複製される場合は，そのつど事前に，出版者著作権管理機構（電話 03-5244-5088，FAX 03-5244-5089，e-mail：info@jcopy.or.jp）の許諾を得てください．

■ OTの広さ、長さ、深さを俯瞰し展望する作業療法概論の白眉

作業療法の世界【第2版】

編集　鎌倉 矩子・山根 寛・二木 淑子
著者　鎌倉 矩子

　作業療法とは何か―。OTのアイデンティティを問うこの古くて新しい根本問題を、その歴史、事例、実践スタイル、理論、効果検証、そして自身の経験と洞察から考え抜き、ゆるぎない視点から再構築した著者渾身の書き下ろし。初学者向けの概論書として、また臨床家のバイブルとして、すべての作業療法士と作業療法学生必携の一冊。

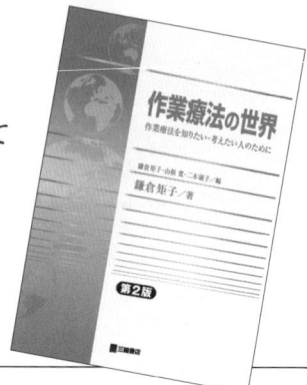

■ 主な内容 ■
序章 私は作業療法士 ／ 1 作業療法の生い立ち ／ 2 わが国における作業療法の発展
3 作業療法の現在 ／ 4 作業療法実践の枠組み ／ 5 作業療法モデル論 ／ 6 作業療法の進化
終章 よりよい作業的存在の支援をめざして

● 定価3,630円（本体3,300円+税10%）B5　220頁　2004年　ISBN 978-4-89590-205-2

■ いま、研究がおもしろい。卒論、学会発表、論文執筆に必携

作業療法士のための
研究法入門

鎌倉 矩子・宮前 珠子・清水 一

　作業療法の臨床と科学に寄与する「研究」の手ほどき。本書では研究を始める心構えや準備、研究計画の立て方、必要な手続きなどの量的研究をはじめ、エスノグラフィックスタディや事例研究などの質的研究までを射程に入れ、さまざまな様式の作業療法研究の進め方を、実例をまじえながら具体的にわかりやすく解説。

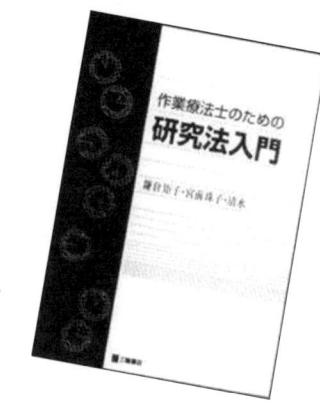

■ 主な内容 ■
1 研究をするということ ／ 2 作業療法と研究 ／ 3 研究疑問と研究の様式 ／ 4 研究の流れ
5 研究の倫理と管理 ／ 6 文献レビュー ／ 7 文献的研究および理論的研究 ／ 8 調査的研究
9 実験的研究 ／ 10 シングルケース実験法 ／ 11 事例研究 ／ 12 研究の発表

● 定価3,520円（本体3,200円+税10%）B5　160頁　1997年　ISBN 978-4-89590-068-3

お求めの三輪書店の出版物が小売店にない場合は、その書店にご注文ください．お急ぎの場合は直接小社に．

〒113-0033
東京都文京区本郷6-17-9 本郷綱ビル

三輪書店

編集 ☎03-3816-7796　FAX 03-3816-7756
販売 ☎03-6801-8357　FAX 03-6801-8352
ホームページ：http://www.miwapubl.com

■ 鴨下賢一氏が参画！
現状に即して発達検査や制度、新たな課題など全般をアップデート！

発達障害の作業療法
基礎編【第3版】

著　岩﨑　清隆（NPO法人 ぷねうま群馬 代表）
　　鴨下　賢一（株式会社児童発達支援協会 代表取締役）

発達障害の作業療法において著名であり、経験豊富な鴨下賢一氏が執筆陣に参画。日本語版SDQ、日本版Vineland-II、日本語版M-CHATを追加するなど、旧版以降、改訂された発達検査や現場で使いやすい検査を新たに追加し、詳細な解説を加えた。主要な検査法については、検査項目一覧を別表として掲載している。また旧版から変更があった法的・制度的内容についてもアップデートを図った。「出生前診断」についても考察を加えるなど、現状に即した内容を心がけ、学生のみならず、臨床4、5年の作業療法士も想定したつくりとなっている。

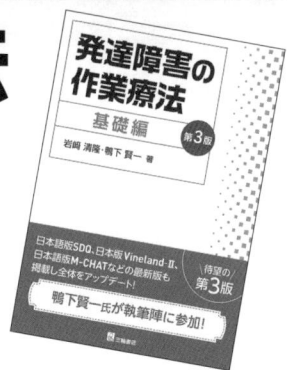

■ 主な内容 ■

第I章　発達障害が意味するもの
- I-A　発達障害の概念の定義
- I-B　トータル・アプローチの示唆
- I-C　教育・治療を促す視点の提供
- I-D　障害構造の理解への示唆
- I-E　人権思想としての「発達障害」の概念

第II章　発達障害児の処遇の歴史と作業療法
- II-A　学問にとっての歴史の意味
- II-B　発達障害児の処遇の歴史
- II-C　作業療法からの発達障害児への関わり
- II-D　発達障害児への処遇の歴史からみえてくるもの ―結びにかえて

第III章　作業療法というアプローチ
- III-A　発達 ―いる場所に，人に適応する過程
- III-B　不適応への二つのアプローチ
- III-C　作業療法の目的
- III-D　治療手段としての作業 ―方法論としての作業療法の独自性
- III-E　作業療法の対象となる疾患
- III-F　チームワークによる子どもの支援

第IV章　子育ての援助としての作業療法
- IV-A　養育するものとされるものにとっての子育ての意味
- IV-B　子育てが問われるとき
- IV-C　個別的なものとしての親子関係
- IV-D　親子関係を規定するもの
- IV-E　親と子の自立の過程
- IV-F　父性原理と母性原理
- IV-G　親による子どもの障害理解の過程
- IV-H　当事者の問題である親の初期の悩み
- IV-I　親の初期の悩みの内容
- IV-J　悩みの構造
- IV-K　社会の価値観に根を持つ不幸感
- IV-L　二つの障害受容論の限界
- IV-M　再起への契機
- IV-N　再起期における親の気づき
- IV-O　支援者としての作業療法士の役割
- IV-P　障害児のきょうだいに対する配慮の重要性

第V章　発達障害児の子育て支援の法的・制度的環境
- V-A　障害者総合支援法に至るまでの制度の推移
- V-B　障害者総合支援法の理念
- V-C　児童福祉法に一元化された児童の支援
- V-D　発達障害児・者福祉のサービスの内容
- V-E　障害支援区分と対象の拡大
- V-F　障害者の自立と共生社会の実現を目指すその他の試み
- V-G　障害児福祉の法的整備に関わる基本的問題
- V-H　障害者総合支援法と作業療法

第VI章　作業療法士としての成長と学習過程
- VI-A　発達障害領域の作業療法士の資質 ―優しい人より有能な人
- VI-B　能力を培う勤勉さ
- VI-C　学習を可能にするぶれないおとな
- VI-D　良い臨床に接すること ―自己変革のきっかけ
- VI-E　自己変革を支えるもの
- VI-F　自己変革の構造 ―影響を受け，影響を与える
- VI-G　ユーモアのススメ

第VII章　発達障害の作業療法の基礎となる知識
- VII-A　治療指針としての典型的発達指標
- VII-B　治療を助ける発達の理解
- VII-C　発達の知識の学習の仕方
- VII-D　発達区分と領域
- VII-E　発達段階

第VIII章　発達障害の作業療法の基礎となる手段 ―遊び
- VIII-A　子どもにとっての遊びとは
- VIII-B　遊びの発達的意義
- VIII-C　遊びの楽しさの分析
- VIII-D　遊びの発達
- VIII-E　遊びの種類と遊具

第IX章　発達検査から学ぶこと
- IX-A　発達検査とは
- IX-B　発達検査の種類と内容
- IX-C　発達検査の構成に関する神経心理学的知識
- IX-D　発達検査の実施に関わる問題
- IX-E　発達学習の道具としての知能検査・発達検査
- IX-F　発達検査の紹介
- IX-G　発達検査からの学びの応用

別表IX-I～IX-XII「検査項目一覧」

● 定価 4,180円（本体 3,800円＋税10％）　B5　372頁　2019年　ISBN 978-4-89590-670-8

お求めの三輪書店の出版物が小売書店にない場合は，その書店にご注文ください．お急ぎの場合は直接小社に．

三輪書店
〒113-0033 東京都文京区本郷6-17-9 本郷綱ビル
編集☎03-3816-7796　FAX 03-3816-7756　販売☎03-6801-8357　FAX 03-6801-8352
ホームページ：https://www.miwapubl.com

■ 児童発達支援センター、学校教育分野における
発達障害の作業療法についても網羅！

発達障害の作業療法
実践編【第3版】

著　岩﨑　清隆（NPO法人 ぷねうま群馬 代表）
　　鴨下　賢一（株式会社児童発達支援協会 代表取締役）
　　岸本　光夫（重症児・者福祉医療施設ソレイユ川崎）

　主な改訂点として、運動障害を主訴とするもの、知的・行動障害を主訴とするものの療育上の課題をライフステージに沿って記述する項目を追加。また医療機関などから児童発達支援センター、学校教育へと拡がるOTの職域の現状を鑑み、「指導形態（職場）別」の項目も追加した。また旧版では「遊びと学習への支援」をまとめて解説したが、これからのOTにとって重要なテーマである「学習支援」を独立させ、OTが関わるべき支援内容について症例を随時織り込みながら明示し、IT用具を用いた学習支援も豊富に掲載した。発刊から約20年、学生にも臨床にも対応した王道の1冊。

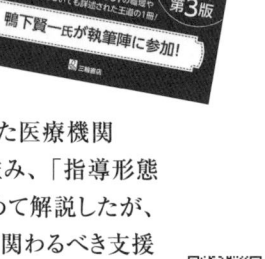

■ 主な内容 ■

第Ⅰ章　作業療法における評価
- Ⅰ-A　作業療法評価の基本的理念
- Ⅰ-B　評価の手順

第Ⅱ章　作業療法における治療
- Ⅱ-A　治療の実施における基本理念
- Ⅱ-B　学習の推進としての作業療法での治療
- Ⅱ-C　治療・指導の目標と指導領域
- Ⅱ-D　作業療法における治療理論
- Ⅱ-E　介入理論適用に関わる問題点
- Ⅱ-F　作業療法の心・技・体
- Ⅱ-G　指導形態・治療場所・治療の展開上の問題
- Ⅱ-H　治療の限界，作業療法の限界
- Ⅱ-I　職場形態によるはたらき方の違い

第Ⅲ章　生存と健康生活への支援
- Ⅲ-A　睡眠と覚醒リズムの確立への援助
- Ⅲ-B　姿勢と移動の援助
- Ⅲ-C　食事の援助

第Ⅳ章　生活の自立の支援
- Ⅳ-A　排泄行動の援助
- Ⅳ-B　更衣の援助
- Ⅳ-C　生活を豊かにする道具—IT機器を中心に

第Ⅴ章　遊びへの支援
- Ⅴ-A　遊びによる評価の可能性
- Ⅴ-B　遊びの観察のポイント
- Ⅴ-C　遊びの指導原則
- Ⅴ-D　遊びへの支援
- Ⅴ-E　学業と遊びの発達の道すじ
- Ⅴ-F　指導目的別課題内容

第Ⅵ章　学業および学校生活への支援
- Ⅵ-A　はじめに
- Ⅵ-B　障害児の学習の困難さとそのメカニズム
- Ⅵ-C　発達障害児の学校生活への支援
- Ⅵ-D　学習を円滑に行うための用具選び
　　　　—行為の目的と用具使用による可能性
- Ⅵ-E　支援の実際

第Ⅶ章　問題行動の理解とその対処
- Ⅶ-A　問題行動の理解とその対処

● 定価 4,180円（本体 3,800円+税10%）　B5　312頁　2019年　ISBN 978-4-89590-671-5

お求めの三輪書店の出版物が小売書店にない場合は，その書店にご注文ください．お急ぎの場合は直接小社に．

三輪書店　〒113-0033　東京都文京区本郷6-17-9　本郷綱ビル
編集☎03-3816-7796 ℻03-3816-7756　販売☎03-6801-8357 ℻03-6801-8352
ホームページ：https://www.miwapubl.com

■ 初版の基本姿勢を踏襲しながら昨今の社会情勢に応じ、
職種職域を越えて利用できる新版として生まれ変わったベストセラー

ひとと集団・場【新版】
治療や援助、支援における場と集団のもちい方

著　山根 寛（「ひとと作業・生活」研究会）

　エビデンス・ベイスドにより医療の科学性、客観性とは何かが問われ、治療援助の場が入院、入所といった専門施設からひとが暮らす生活の場が中心に遷るなかで、虐待や引きこもり、うつによる就労への影響、さまざまなハラスメント、震災時の緊急支援やそれにともなって生じる精神的問題など地域コミュニティに関するものを統合した療法や関与が必須の時代を迎えている。それにともない、集団療法も対象や関与の視点が大きく変化してきている。
　こうした社会情勢に応じ新版として生まれ変わった本書では、従来の集団療法の成書ではみられなかった、個と所属集団の間、および集団間のダイナミックスなど新たなダイナミックスや、パラレルな場（トポス）と称されている成熟させるが凝集させない、並行集団の特性を活かした作業療法特有の場の利用のしかたなどについて、その理論、技法、臨床の知と技をまとめて紹介する。
　10章で採りあげた、「入院医療中心から地域生活中心へ」という医療の改革にむけて、新たな治療やリハビリテーションとして転換をはかる精神科領域における作業療法がどのような問題や課題を抱え、それをどのように改変したのかを調査分析し、こうした問題や課題を解決する課程におきたダイナミックスを詳述した事例は、ひとの集まりや場で見られる現象や精神科医療改革にむけた集団のもちい方の具体的な理解のために多くの示唆を与えるだろう。
　新たに加わった終章では、ひとが集団や場の影響を受けて自分に気づき自己変容する個人の経緯を、著者の小集団体験を通して紹介する。

● 定価 3,850円(本体 3,500円＋税10％)　B5　270頁　2018年　ISBN 978-4-89590-615-9

お求めの三輪書店の出版物が小売書店にない場合は，その書店にご注文ください．お急ぎの場合は直接小社に．

三輪書店　〒113-0033 東京都文京区本郷6-17-9 本郷綱ビル
編集 ☎03-3816-7796　FAX 03-3816-7756　販売 ☎03-6801-8357　FAX 03-6801-8352
ホームページ：https://www.miwapubl.com

■「ひとにとって作業とは」、「ひとが作業するとは何か」、を
あらためてとらえなおした、作業療法の指針となる一冊

ひとと作業・作業活動
作業の知をとき技を育む【新版】

山根 寛

　ひとのくらし（生活）に視点をあてた初版からの基本的な考えを踏襲しながら、非侵襲的な脳機能測定の進歩、社会脳などへの作業研究の広がり、地域生活支援時代の作業療法、積み重ねられた筆者の臨床経験から見えてきた知見・視点を反映し、「ひとにとって作業とは」、「ひとが作業するとは何か」、をあらためてとらえなおした、作業療法の指針となる一冊。

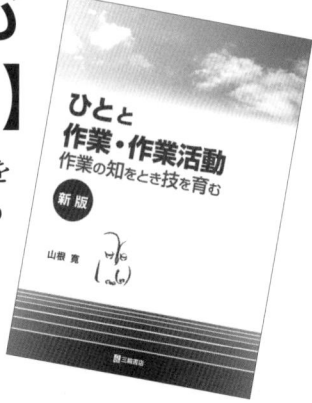

● 定価 3,850円(本体 3,500円＋税10％)　B5　290頁　2015年　ISBN 978-4-89590-504-6

お求めの三輪書店の出版物が小売書店にない場合は，その書店にご注文ください．お急ぎの場合は直接小社に．

〒113-0033
東京都文京区本郷6-17-9 本郷綱ビル　**三輪書店**
編集 ☎03-3816-7796　FAX 03-3816-7756
販売 ☎03-6801-8357　FAX 03-6801-8352
ホームページ：https://www.miwapubl.com

■ 定評ある精神科作業療法テキスト、装いも中身も新たに、全面改訂。

精神障害と作業療法【新版】
病いを生きる、病いと生きる　精神認知系作業療法の理論と実践

山根　寛

『精神障害と作業療法　第3版』の発行から7年。社会情勢の大きな変化に応じて、新版として全面改訂。

入院医療中心から地域生活中心へという動き、疾患構造の変化などにより、大きく転換を迫られているわが国の精神保健において、作業療法は何を担うのか、ひとの生活における目的と意味のある作業「生活行為」を手段に、対象者の生活を支援するという作業療法の特性、治療・支援構造・手順といった基本の軸を示しつつ、病理の違いによる障害の特性に応じた作業療法の概要、医療・保健・福祉、各領域での作業療法の実践を示す。

疾患や障害の新たなとらえ方としてスペクトラムという視点や高次脳機能障害の項目も追加。さらに、障害と受容、作業療法の原理など作業療法の哲学的課題についても言及。

● 定価 4,400 円(本体 4,000 円+税 10%)　B5　414頁　2017年　ISBN 978-4-89590-583-1

お求めの三輪書店の出版物が小売書店にない場合は、そちらにご注文ください．お急ぎの場合は直接小社に．

三輪書店　〒113-0033 東京都文京区本郷6-17-9 本郷綱ビル
編集☎03-3816-7796 ＦＡＸ03-3816-7756　販売☎03-6801-8357 ＦＡＸ03-6801-8352
ホームページ：https://www.miwapubl.com

■ 手の機能評価に新たな枠組みを示す一冊！

手を診る力をきたえる

編著　鎌倉 矩子・中田 眞由美

手の障害をどのように診たらよいのか、回復すべき手の機能とは何か、ということは作業療法士の重大な関心事である。しかし一方、手の機能を"診断する"ことは容易ではない。手の巧緻性とは何か、手がどのようになれば正常機能に近づいたと言えるのだろうか、手や上肢の動作を関節運動と筋力、動作速度という観点からのみ評価するだけでよいのだろうか。鎌倉は手を診る視点として、手のフォームと動きのパターンについて提唱している。「フォームを形成する」という手の"動きのかたちを産出する能力"こそが、実は人の動作を解く鍵である。患者の手のかたちを見れば、たとえその時、何かをしていなくても、その手の機能をある程度予想することができる。

本書が書かれた目的は2つある。その1つは、作業療法士が行う手の機能評価に関してひとつの枠組み（考えかた）を提案すること、2つめは、臨床で手のフォームと動きのパターンを診断するための、基準となるべき正常類型を解説することである。

付録つき！
付録1：『NOMA手・上肢機能診断』
付録2：早見表：手のかたちと動き
　　　（静止のフォームと動きのパターン）

● 定価5,280円(本体4,800円+税10%) B5　272頁　2013年　ISBN 978-4-89590-448-3

お求めの三輪書店の出版物が小売書店にない場合は，そちらにご注文ください．お急ぎの場合は直接小社に．

〒113-0033
東京都文京区本郷6-17-9 本郷綱ビル　**三輪書店**
編集☎03-3816-7796 ＦＡＸ03-3816-7756
販売☎03-6801-8357 ＦＡＸ03-6801-8352
ホームページ：http://www.miwapubl.com